Manuela Heider de Jahnsen

Das große Handbuch der
Chinesischen
Ernährungslehre

Eine Anleitung zur gesunden Lebensgestaltung

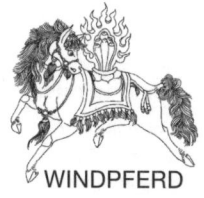

WINDPFERD

Wichtiger Hinweis: *Das große Handbuch der Chinesischen Ernährungslehre* macht die Betreuung durch einen Arzt, Heilpraktiker oder Psychotherapeuten nicht überflüssig, wenn der Verdacht auf eine ernsthafte Gesundheitsstörung besteht. Die Informationen in diesem Buch sind nach bestem Wissen und Gewissen dargestellt. Der Autor und der Verlag übernehmen jedoch keine Haftung für irgendwelche Schäden aus dem richtigen oder unrichtigen Gebrauch der in diesem Buch vorgestellten Methoden. Diese sind zur Information und zur Weiterbildung gedacht.

4. Auflage Februar 2011
© 2005 by Windpferd Verlagsgesellschaft mbH, Oberstdorf
Alle Rechte vorbehalten
Umschlaggestaltung: Peter Krafft Designagentur, Buggingen
Illustrationen: D. Niemann
Layout: Marx Grafik & ArtWork
Lektorat: Claudia Seele-Nyima
Tabellen im Anhang: erstellt von Beate Friede
Gesetzt aus der Adobe Garamond
Druck: Himmer AG, Augsburg

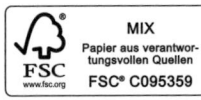

MIX
Papier aus verantwor-
tungsvollen Quellen
FSC
www.fsc.org FSC® C095359

Printed in Germany
ISBN 978-3-89385-511-7
www.windpferd.de

Inhalt

Vorwort 7
Zur Entstehung des Buches 8
Danksagung 9
Zum Geleit 12

Teil 1 – Grundlagen 13

Einführung 14
1 – Ernährungsbehandlung – ein Schlüssel zum Selbst 18
2 – Die Mitte des Menschen als energetischer Raum 23
Angewandte Theorie des Dreifachen Erwärmers 27
Voraussetzungen für die Behandlung 31

3 – Yin und Yang – die schattige und die sonnenbeschienene Seite des Hanges ... 33
Jing, Qi und Shen – die „Drei Schätze" 36
Die „Innere Alchimie" 40
Drache und Tiger 45
Yin und Yang nach dem Yi Jing (I Ging) 48
Yin und Yang benötigen einen Bezugsrahmen 50

4 – Die Acht Leitkriterien – vereinfachte diagnostische Betrachtung
und Anwendung 52
Betrachten Sie sich selbst 54
Erste Regel der Anwendung: den Yin- und Yang-Charakter einer Erkrankung
unterscheiden 56
Zweite Regel der Anwendung: innere und äußere Erkrankungen unterscheiden 58
Dritte Regel der Anwendung: Leere und Fülle unterscheiden 59
Vierte Regel der Anwendung: Kälte und Hitze unterscheiden 64

Teil 2 – Kriterien der Nahrungsmittelauswahl 73

5 – Die Thermik 74
Thermische Grundmuster der Nahrungsmittel und die Wandlungen ... 74
Die Ernährungsbehandlung mit thermischen Qualitäten 79
Veränderung der Nahrungsmittel durch die Zubereitung 85
Die Techniken der Veränderung 86
Generelle Anhaltspunkte für eine gesunde Ernährung 93

6 – Der Geschmack 96
Der Geschmack als Mittel der Entfaltung und der Kontrolle 96
Der saure Geschmack 99
Der bittere Geschmack 103

Der süße Geschmack 107
Der scharfe, durchdringende Geschmack 111
Der salzige Geschmack 116
Folgen übermäßiger Bevorzugung eines bestimmten Geschmacks 120

7 – Die Grundwirktendenzen 121
Die Bewegungsrichtung der Energien in Nahrungsmitteln als Auswahlkriterium . . 121
Die Veränderung der Wirkung durch Verarbeitung 126
Die günstigste Jahreszeit der Anwendung 127
Allgemeine Empfehlungen 130

8 – Das Zusammenstellen der Heilmahlzeiten 132
Kaiser, Minister, Beamte, Diener 133
Die Basisdiät – Anteile der Agierenden 139
Die Organuhr 140

Teil 3 – Die Lehre der fünf Wandlungsphasen 145

9 – Die Fünf Wandlungsphasen (wu xing) 146
Die Fünf Wandlungsphasen in zyklischer Anordnung 147
Die Fünf Wandlungsphasen als Achsenkreuz 153

10 – Die Wandlungsphase Wasser 157
Yin im Yin – absolutes Yin 157
Verschiedene Aspekte der Wandlungsphase Wasser 158
Die Ernährung im Winter 171
Die Syndrome der Niere 171
Empfohlene Nahrungsmittel 177

11 – Die Wandlungsphase Holz 179
Frühes Yang, junges Yang 179
Verschiedene Aspekte der Wandlungsphase Holz 183
Die Ernährung im Frühling 189
Die Ernährungsbehandlung bei Problemen in Leber und Gallenblase 190

12 – Die Wandlungsphase Feuer 199
Yang im Yang – weit entfernt 199
Verschiedene Aspekte der Wandlungsphase Feuer 201
Die Ernährung im Sommer 209
Ernährungsbehandlung bei mangelndem Herz-Yin und Herz-Blut 209
Erkrankungen des Dünndarms und ihre Behandlung 216

13 – Die Wandlungsphase Erde 221
Das Zentrum – die Achse 222
Verschiedene Aspekte der Wandlungsphase Erde 223
Der Magen 231
Die Ernährung im Spätsommer 234
Ernährungsbehandlung von Erkrankungen der Mitte 234

14 – Die Wandlungsphase Metall 250
Frühes Yin – die Rückkehr 250

Verschiedene Aspekte der Wandlungsphase Metall 251
Die Ernährung im Herbst 262
Ernährungsempfehlungen bei Störungen oder Erkrankungen
von Lunge und Dickdarm 263

Teil 4 – Spezielle Aspekte von Diagnose und Therapie 275

15 – Zur Bedeutung des Blutes und des Qi in der fernöstlichen Medizin 276
Das Verhältnis von Qi zu Blut und Blut zu Qi 279
Zur Unterscheidung von Blut- und Qi-Mangel 282
Symptome von Blutdisharmonien 284

16 – Die Jing-Tonika 297
Jing-Tonika und Anti-Aging 300
Auswahlkriterien der Tonika – Faktoren, die das Jing erschöpfen 302
Diagnose und Behandlungsempfehlungen 303
Vorstellung einiger Tonika 306
Der Klassiker eines einfachen Mädchens 308

17 – Fallstudien: Asthma bronchiale, Endometriose, Menstruationsbeschwerden 311
Fallbeispiel Asthma bronchiale: Tobias 311
Fallbeispiel Endometriose: Melina 316
Fallbeispiele Menstruationsbeschwerden 322

Teil 5 – Ernährungsbehandlung im Alltag 329

18 – Einfache Richtlinien für Eilige 330

19 – Die kleine Hausapotheke 333

20 – Die besondere Ernährung von Kleinkindern 337
Die Ernährung des Säuglings 337
Vitaminsubstitution stillender Frauen 339
Die Übergangskost 340
Die Einschränkungen bis zum Ende des dritten Lebensjahres 341

21 – Entgiftung 343
Das Programm 345
Geistige Veränderungen 349
Ernährung für Übergangsphasen 351

Anhang
Tabellen 354
Anmerkungen 413
Literatur 421
Verzeichnis der Abbildungen 426
Über die Autorin 427

Vorwort

Von Dr. Constantin Kästner

Es hat mich immer gefreut, mit Frau Heider de Jahnsen zusammenzuarbeiten, und es ist mir eine besondere Freude, ihrem Buch ein paar Worte zum Geleit voranstellen zu dürfen. Ich kenne sie seit Jahren als ambitionierte Lehrerin und Therapeutin im Bereich der chinesischen Medizin. Ihr Wissen verdient immer wieder meinen Respekt. Sie versucht mit ganzem Herzen, nicht nur das Wissen oberflächlicher Zusammenfassungen zu vermitteln, sondern leistet fundierte Quellenarbeit und scheut sich auch nicht, durch eben diese Quellenarbeit einen Disput einzugehen, wenn es zur Wahrheitsfindung gehört. Das macht ihr Leben nicht immer leichter, aber ihre Arbeit umso authentischer.

Manuela Heider de Jahnsen legt hier ein gut recherchiertes Buch über die chinesische Ernährungstherapie und damit über die Grundlage jeder chinesischen Therapie vor.

Sun Simiao, ein berühmter Arzt, sagte einmal, er würde niemanden behandeln, der nicht willens sei, zuallererst seine Ernährung umzustellen. Die Ernährungslehre ist die Basis der chinesischen Medizin, der Kernpunkt der Gesunderhaltung. Sie ermöglicht es, die Entstehung von Krankheiten im Anfang zu erkennen und zu vermeiden – und sie ist Frau Heider de Jahnsens Spezialgebiet.

Dieses Buch bietet nicht nur einen guten Einstieg für Laien, sondern ist auch ein Nachschlagewerk für Praktiker der chinesischen Medizin. Damit ist es eins der wenigen Bücher, die in Küchen und im Bibliotheksregal gleichermaßen gut platziert sind. Es basiert auf großem Fachwissen, wurde aber für den täglichen Gebrauch geschrieben und ist damit sicherlich eine Fundgrube für jeden Interessierten.

Constantin Kästner
Berlin, den 14. August 2006

Zur Entstehung des Buches

Dieses Buch ist aus Skripten entstanden, die ich für meinen Unterricht der fernöstlichen Medizin im Bereich Ernährungslehre über die letzten zehn Jahre erstellt habe, spiegelt also die Auseinandersetzung mit unterschiedlichen Erwartungen wider – angefangen bei grundlegenden Fragen von Neueinsteigern bis hin zu Themen, die Therapeuten der fernöstlichen Medizin besonders interessieren. Ich habe mich stets bemüht, diesem breiten Spektrum gerecht zu werden und Interessierte und „Profis" gleichermaßen anzusprechen. Das Buch ist daher auch so konzipiert, dass es als Ganzes zu lesen ist, aber auch einzelne Kapitel separat erarbeitet werden können.

In den folgenden Kapiteln möchte ich Ihnen, liebe Leserin, lieber Leser, nicht nur eine Anleitung zum „richtigen Kochen" geben, sondern Ihnen darüber hinaus helfen, auch die Hintergründe der fernöstlichen Ernährungslehre zu durchschauen und umzusetzen. Denn letztendlich ist es sinnvoller und auch befriedigender, wenn Sie selbst ein Gespür für die Zusammensetzung einer gesunden Ernährung entwickeln, sie im Zusammenhang mit Ihrem eigenen Lebensstil sehen und sie so anwenden, wie es Ihnen für Ihre spezielle Lebenssituation angemessen erscheint, statt sich lediglich an Vorgaben zu halten, die andere für Sie aufgestellt haben.

Diese umfassendere Sicht ermöglicht es auch, zu einer ganzheitlicheren, bewussteren Lebensweise zu finden. Denn die fernöstliche Ernährungslehre umfasst viel mehr als nur die Nahrungszusammenstellung und -zubereitung – sie ist eine Weltanschauung, die auf jahrtausendealter Weisheit beruht, und gibt uns nicht zuletzt dadurch die Möglichkeit, uns selbst mit anderen Augen zu sehen und neu zu begegnen.

Dennoch sollen die praktischen Aspekte der fernöstlichen Ernährungslehre natürlich nicht zu kurz kommen. Therapeuten können ihren Patienten über die Lektüre der geeigneten Kapitel die Bedeutung individueller Ernährung für einen ganzheitlichen Heilungsprozess veranschaulichen. Tabellen und Listen der empfohlenen Nahrungsmittel im Anhang ermöglichen außerdem ein schnelles Nachschlagen bestimmter Themen.

Ich hoffe sehr, dass es mir gelungen ist, allgemein verständlich und interessant über den wichtigen Zweig der richtigen Lebensführung, Wiederherstellung und Erhaltung der Gesundheit zu schreiben, so dass dieses Buch für Sie, wie es in der fernöstlichen Ernährungslehre sein soll, „leicht verdaulich" ist. Außerdem wünsche ich Ihnen Abenteuergeist beim Entdecken, Einsichten beim Innehalten, Qualität in der Auswahl, starken Durchhaltewillen und unendliches Glück – womit wir den Zyklus der Wandlungen durchschritten haben.

Danksagung

Zuerst möchte ich meinen wunderbaren drei Töchtern Naira, Mimi und Selina danken, deren beständige Beobachtung und Bewertung meiner Versuche am Kochtopf und im Leben eine stetige Herausforderung sind. Ich danke ihnen für ihre zärtliche Geduld während der letzten Wochen und, ehrlicherweise, auch in der Zeit davor. Ich verdanke ihnen den tiefen Respekt vor dem Leben. An ihnen kann ich sehen, wie sich ein himmlischer Plan in einem Menschen vollzieht.

Danken möchte ich auch meinen Eltern, Manfred und Helga Heider, die meine diätetischen Versuche überstanden und mich all die Jahre unterstützt haben, indem sie meine Kinder betreuten, wenn ich meine Pläne verwirklichen wollte, oder mich finanziell über Wasser hielten – und ohne die ich ja auch nicht da wäre!

Obwohl sie schon verstorben sind, möchte ich es dennoch nicht versäumen, zwei Frauen meinen Dank auszusprechen, die in meinem Leben sehr wichtig waren – oder es eigentlich immer noch sind: meiner Großmutter Trudel Schara und meiner Großtante Martha Sprycha. Denn von ihnen stammt meine unergründliche Liebe zur Küche, zu klappernden Töpfen, dampfenden Speisen, brutzelnden Stücken und duftenden Gewürzen und die Einsicht: Wenn etwas fehlt, nimm etwas anderes, aber gut riechen und reichen muss es. Meine Familie kam – und kommt immer noch – in der Küche zu tieferen Gedankenpfaden und den schönsten Gesprächen.

Meinem lieben Partner Stefanos Kokkalis möchte ich danken, der meine Zusammenbrüche am Computer ebenso überstand wie die des Computers selbst, der meine Vorträge über die optimale Lebensweise sogar bis ins Schlafzimmer hinein erduldete und seine eigene diätetische Hausapotheke in einer Ecke der Wohnung betreibt, mit allem, was einem griechischen Mann heilig ist und Kindern nun einmal besonders schmeckt.

Ich danke auch Dr. Carlos Jahnsen, da ich mit ihm selbst in entlegene Küchen des Fernen Ostens und Südamerikas gelangte und er meine Neugier geduldig ertrug.

Meinen Schülern danke ich, die mich mit ihren hartnäckigen und bohrenden Fragen vorantrieben und nach Lösungen Ausschau halten ließen – allen voran meine Koautorin Beate Friede, mit der mich etwas Spezielles verbindet. Mit niemandem sonst kann ich so effizient, hart und konzentriert arbeiten. Sie ist ein echter Glücksfall an Loyalität.

Danken möchte auch meinem Freund und ärztlichen Kollegen Dr. Constantin Kästner, der mich immer zur Praxis zurückrief, wenn ich mich gerade in der Theorie ausruhte, und von dem die Forderung stammt, dass meine Ernährungsratschläge sich in der Praxis bewähren müssten, bevor er auch nur irgendetwas von dem essen würde.

Weiterhin gilt mein herzlicher Dank meinen Freunden Fatiha ben Naoum und Klaus Knecht für ihre oft rettenden Suppen und die guten Gespräche voller Herzenswärme, ebenso wie Fiaz Khan für sein unermüdliches Lob meines Essens.

Ich danke auch meinem Freund Achim Wypler, der mich mit seinem Humor über die Untiefen des Alltags hinweg rettete, mich von jedem triumphalen Glücksgefühl befreite, bevor es sich wieder auflöste und mich stets zu skeptischem Betrachten meiner Skepsis anhielt, bevor ich skeptisch wurde.

Meinem Freund Dr. Barry Clark, der mich mit seinen „mouthwatering juicy discourses" immer erfreute und mit seinem Appetit vor Rätsel stellte, gilt ebenfalls mein Dank.

Dank möchte ich auch Lothar Zurke und Frank Sandschulte sagen, meinen ersten Lesern. Sie sind vermutlich die Einzigen, die alles gelesen und unverdrossen mit Rotstift versehen haben, ohne Rücksicht auf persönliche Nachteile oder heftige Drohungen. Für weitere Unterstützung danke ich Nikky, Julian, Hanna, Siddhartha, Bert, Tom, Gunda und vielen, vielen anderen, die mich seit Jahren an der Freien Heilpraktikerschule in Berlin begleiten.

Meinen Patienten danke ich, die an meinen ungelenken Vorschlägen verzweifelten und mich dazu brachten, das ganze Thema handlich zu machen.

Ich möchte hier auch all meinen Lehrern aus tiefem Respekt danken. Stellvertretend für viele andere nenne ich hier Michio und Aveline Kushi, Mantak Chia Stephen Birch, François Ramakers, Wataru Ohashi, Nguyen Thai Thu, Pankaj Sharma, Hans Schmid, Punarattana Maha Thera, Bhante Medhayo Thera, Panavisuddhi Maha Thera(†), Kim Da Gu, seine wunderbare Frau Walli-Walli und die unvergleichliche Familie Sharma, von der jedes einzelne Mitglied mir am Herzen liegt und mir Lehren erteilt, allen voran mein Freund Sanjay, dem ich den Zugang zu einigen Quellen und heiligen Wassern verdanke.

Allen weiteren Menschen danke ich, mit denen ich freundschaftlich verbunden bin oder war, und allen anderen ungenannten, nicht weniger wichtigen lebenden wie längst verstorbenen Meistern, die ihr Leben der Verbreitung von Wissen und Wahrheit widmeten und widmen.

Nicht zuletzt danke ich Claudia Seele-Nyima, die tapfer das Lektorat im Hochsommer übernommen hat und mit viel Liebe und Enthusiasmus dieses

Buch realisieren half, und natürlich der unverdrossenen und mutigen Monika Jünemann, die mir in ihrem Verlag die Chance gab, all das zusammenzuführen, was ich schon immer zusammen sehen wollte.

Mögen alle Wesen glücklich sein!

Manuela Heider de Jahnsen
Berlin, im Juli 2006

Zum Geleit

Von Dr. Barry Clark

Manuela Heider de Jahnsen ist eine engagierte Lehrerin der chinesischen Medizin. Sie besitzt die seltene Gabe, die Prinzipien dieses uralten Systems einem Laienpublikum lebendig zu vermitteln und das Thema für jeden zugänglich und persönlich anwendbar zu machen.

Das alte Ideal der „Nahrung als Heilmittel" ist von außerordentlichem Nutzen in einer Zeit, in der bloßes Wissen den Vorrang vor Weisheit hat. Die Philosophie und praktische Nutzung der Ernährung, wie sie in diesem Buch dargestellt sind, kann Menschen dabei helfen, sowohl ihren Gesundheitszustand zu optimieren als auch Krankheit vorzubeugen und sogar die therapeutischen Wirkungen einer Behandlung zu unterstützen.

Wir alle spüren, dass die Eigenschaften von Ernährungsfaktoren durch die Zubereitung verändert werden – aber auf welche Weise? Die meisten von uns glauben, dass wir etwas für eine gesündere Ernährung tun könnten – aber wie? Die verschiedenen Geschmacksrichtungen lösen unterschiedliche Wirkungen aus – aber welche Wirkungen und warum? Wie verändert der Verarbeitungsprozess die Wirkung von Nahrungsquellen? Wie kann man zwischen schädlichen und bekömmlichen Ernährungsfaktoren unterscheiden? In diesem Buch gibt Manuela Heider de Jahnsen auf all diese Fragen ausführliche Antworten, so dass der Leser seine Wissenslücken füllen und ein nützliches und praktisches Verständnis der Prinzipien der chinesischen Ernährungslehre gewinnen kann.

Ihr Buch erfüllt eine wertvolle Funktion darin, sowohl den interessierten Laien zu informieren als auch das Verständnis von Studierenden der chinesischen Medizin zu vertiefen. Manuela Heider de Jahnsen kann dazu beglückwünscht werden, einen herausragenden Beitrag auf diesem Gebiet geleistet zu haben.

Barry Clark
Berlin, den 13. 8. 2006

TEIL I

Grundlagen

Einführung

Die Kunst der Prävention und Heilung durch Ernährung ist das zentrale Thema dieses Buches. Ernährung rutscht hierzulande oft in die Hobbyecke. Gemäß dem Verständnis der chinesischen bzw. fernöstlichen Medizin ist die richtige Ernährung jedoch viel umfassender: Sie bildet eine der Brücken des Menschen, um in Harmonie mit dem Kosmos zu gelangen – mit positiver Wirkung für das Leben aller. Darüber hinaus bietet die Ernährungslehre durch die Aufforderung, das eigene Leben bewusster zu gestalten, einen Schlüssel, sich selbst und andere besser zu verstehen.

Fernöstliche Ernährungslehre – was ist das?

In diesem Buch werde ich bewusst von *fernöstlicher,* nicht von *chinesischer* Ernährungslehre sprechen. Die Behandlung durch Ernährung ist ein wesentlicher Pfeiler der Medizin in Asien. Fernöstliche Medizin unterscheidet sich von dem, was als „Traditionelle Chinesische Medizin" (TCM) im Westen zu einem Fachbegriff wurde, in einigen Punkten, jedoch nicht grundsätzlich – es handelt sich also nicht um eine „neue" Medizin. Der Begriff fernöstliche Medizin soll jedoch der Tatsache Rechnung tragen, dass die ihr eigene Form der Betrachtung des Kosmos und des Menschen (Makrokosmos und Mikrokosmos) nicht auf das Gebiet der heutigen Volksrepublik China beschränkt ist, sondern sich vom indischen Subkontinent über Tibet, die Mongolei bis Vietnam, Korea und Japan erstreckt.

Nach der Kulturrevolution wurden in China wichtige Werke der Medizin vermisst oder aus dem ideologischen Programm gestrichen. Sie überdauerten in Tibet, Indien, Vietnam, Korea und Japan, denen so mit der Formulierung fernöstliche Medizin Respekt entgegengebracht wird. Selbstverständlich liegt es mir fern, die zweifelsfrei geniale Leistung des alten chinesischen Medizinsystems gering schätzen zu wollen!

Wir sehen: Die fernöstliche Medizin stellt kein Gesamtwerk dar, dass aus einem Guss entstanden ist. Östliche Auffassungen unterschiedlicher Herkunft sind daher in unsere Betrachtungen mit eingeflossen.

Vor etwa zweitausend Jahren sind in Asien etwa zeitgleich zwei große Heilsysteme entstanden: die fernöstliche Heilkunde mit dem Zentrum des chinesischen

Kernlandes und das System des Ayurveda, ausgehend vom indischen Subkontinent. Beiden gemein ist, dass sie die Gesunderhaltung des Menschen durch Harmonisierung seiner engen Beziehung zum Kosmos definieren. Krankheit ist in erster Linie ein Zeichen für eine bestehende Disharmonie zwischen dem Menschen, seiner Bestimmung und den universalen Zusammenhängen.

Die spirituelle Entwicklung ist ebenfalls ursprünglich in beiden Medizinsystemen wichtig – mehr noch, die spirituelle Persönlichkeitsentwicklung ist ein fester Bestandteil der Diagnostik und der Behandlung. Dies macht einen deutlichen Unterschied gegenüber unserer modernen westlichen Schulmedizin aus.

Trotz dieser Parallelen unterscheiden sich jedoch die Methoden der Untersuchung, der Diagnose und der anschließenden Therapie im Ayurveda und in der fernöstlichen Medizin sehr voneinander. Und auch die fernöstliche Medizin selbst stellt kein einheitliches System dar, sondern greift auf Quellen unterschiedlicher Art und Herkunft zurück.

Quellen und Einflüsse

Zu diesen Quellen zählt das Standardwerk der chinesischen Medizin *Huang Di Nei Jing Su Wen* (von nun an in der Kurzform *Su wen* zitiert), auch bekannt als „Innerer Klassiker des Gelben Kaisers". Es befasst sich mit den Aufgaben des Arztes, indem es sie in fiktiven Dialogen des legendären Gelben Kaisers mit seinem Berater thematisiert. Angefangen beim Bezug des Menschen zum Kosmos über Ratschläge aller Art bis hin zur grundlegenden Frage, warum die Menschen nicht mehr so gesund und heiter sind wie noch in alter Zeit und vielen weiteren Fragen wird ein weit reichendes Spektrum an Themen abgehandelt, das nicht nur den medizinischen, sondern auch den philosophischen Bereich umfasst. Genau genommen handelt es sich bei diesem Werk um eine Sammlung von Texten verschiedener Autoren bis zur Zeitenwende. So, wie es in seiner heutigen Form bekannt ist, dürfte das *Su wen*, wie von Sinologen angenommen wird, jedoch auf Aufzeichnungen etwa aus dem elften Jahrhundert n. Chr. zurückgehen.

Aber auch andere Quellen der Heilkunst in diesem großen Raum des Fernen Ostens haben ihre Prägungen hinterlassen.

Die *taoistischen*[1] *Schulen* nutzen insbesondere das System des so genannten „Dreifachen Erwärmers" (s. Kap. 2), das ursprünglich die angestrebten alchimistischen Prozesse zur Bewusstseinsverfeinerung erklären sollte. Auf einer schlichteren Ebene, nämlich der Gesunderhaltung in unserer „hitzigen" modernen Zeit, findet sich dieses Wissen in einem stark reduzierten Rahmen in diesem Buch wieder.

Die *Naturbetrachtung* hat in den philosophischen Schulen des chinesischen Reiches eine besondere Bedeutung erlangt. Die Verbindung von Mikro- und Makrokosmos ist der Grundpfeiler sämtlicher Theorien. Diese Beobachtungen führten dazu, auch im Menschen selbst die verehrte Natur mit ihren unterschiedlichen Landschaftsausprägungen in Form von „inneren Landschaften" zu erkennen, aber auch die gefürchteten Naturkatastrophen abwenden zu wollen. In der Lehre der Fünf Wandlungsphasen *(wu xing)*, finden wir diese Allegorien der mikrokosmischen Landschaften und ihrer makrokosmischen Vernetzungen.

Das *konfuzianische Bild der Gesellschaft,* ein fast zeitgleich zum Taoismus entstandener Entwurf der Betrachtung der Gesellschaft, geht von einem festen hierarchischen System der Ordnung aus. In den Hinweisen zum Erstellen der Heilmahlzeiten finden wir diese sozialen Belange umgesetzt in therapeutisches Handeln.

Was will dieses Buch?

Wie sich dieses breit gefächerte und traditionsreiche Wissen auch durch eine bewusste Auswahl von Nahrungsmitteln und ihrer Zubereitungsmethoden in eine permanente Praxis der Erfahrung und Einsicht entwickeln kann, soll im vorliegenden Buch dargestellt werden.

Aus der Einsicht unserer unlösbaren Vernetzung mit allem, was uns umgibt, können wir zu authentisch Handelnden wachsen, die Verantwortung für alle Aspekte unseres Lebens wie für die Zukunft unseres Planeten übernehmen. Achtsamer Umgang am Herd ist beständige Schulung und meditative Praxis, die uns gewahr werden lässt, wie fest wir eingebunden sind, aber auch, wie empfindsam wir selbst und unsere Welt für Störungen sind – eine äußere Welt, in die sich Landschaften in ähnlicher Weise eingegraben haben wie in unsere „innere Welt", in der unsere Erfahrungen die geistig-seelisch-körperliche Landschaft gestalten.

Das Buch ist in mehrere Teile gegliedert. Sie können zuerst die einfacheren Regeln studieren und ausprobieren, die im ersten Teil, den Grundlagen, vorgestellt werden. Dieser Teil befasst sich im Wesentlichen mit Lehre von Yin und Yang und ihrem Verständnis sowie der praktischen Anwendung in Diagnose und Therapie.

Der zweite Teil, „Kriterien der Nahrungsmittelauswahl", stellt Ihnen präzisere Werkzeuge zur Verfeinerung Ihres Urteils und zur subtileren Behandlung vor. Sie lernen hier etwas über die energetische Betrachtungsweise von Dingen, die wir bisher zu kennen glaubten, ebenso wie über Temperatur und Geschmack und wie Sie ihre besondere Wirkung in der Heilung erkennen können.

Der dritte Teil ist unter der Überschrift „die hohe Lehre der Fünf Wandlungsphasen" der ausführlichste. Er vereint nicht nur alle vorangegangenen Betrachtungen, sondern erklärt darüber hinaus das exakte Bild der kosmischen Landschaften in uns. Auch diesem Teil folgen in jedem Kapitel spezifische Anweisungen, die sich auf besondere Anforderungen beziehen.

Der vierte Teil greift spezielle Aspekte von Diagnose und Therapie auf, die zu „sperrig" für die anderen Kapitel, aber von nicht minder großer Bedeutung sind. Es ist ratsam, dieses Kapitel erst anzugehen, wenn Sie sich in den vorhergehenden Bereichen sicher fühlen. Hier finden Sie auch Fallbeispiele aus der Praxis der Ernährungsbehandlung.

Der fünfte Teil, „Ernährungsbehandlung im Alltag", widmet sich noch einmal der täglichen Praxis, allerdings in Bezug auf besondere Anlässe. Themen wie die kleine Hausapotheke und die besondere Ernährung von Kleinkindern werden in diesem Teil vorgestellt.

Im Anhang finden Sie in übersichtlicher Form Tabellen und weitere Informationen.

Da es im Rahmen dieses Buches nicht möglich ist, alle Strömungen der fernöstlichen Medizin vorzustellen und auf ihre jeweilige Bedeutung einzugehen, werden im Literaturverzeichnis umfangreiche Quellen und weiterführende Literatur aufgeführt, auf die Sie beim weiteren Studium zurückgreifen können.

1
Ernährungsbehandlung – ein Schlüssel zum Selbst

Wir sind aus dem gleichen Stoff,

wie unsere Träume sind.

Und unser kleines Leben

ist eingehüllt in Schlaf.

(Shakespeare)[2]

Wir essen, um zu leben – doch nicht nur, um zu überleben! Mehrmals am Tag greifen wir nach etwas Essbarem, um uns zu beruhigen, aufzumuntern, zu entspannen, Energie zu gewinnen, Hunger zu stillen, Appetit zu befriedigen, Genuss zu erleben. Wir essen aus Vernunft, um etwas Neues zu probieren oder Erinnerungen zu wecken. Nichts tun wir so regelmäßig, wie uns mit Nahrung zu versorgen. Wir verwenden viel Zeit unseres Lebens auf die Beschaffung von Nahrungsmitteln, suchen die besten Zutaten aus, legen Wege dafür zurück, stehen am Herd oder putzen Pilze und Gemüse. Wir veranstalten Hochzeitsbanketts oder Geburtstagsbuffets, Dinner-Partys, Arbeitsessen, Picknicks.

Und dennoch fällt es den meisten unter uns offensichtlich schwer einzusehen, dass persönliches Wohlbefinden und gute Ernährung zusammenhängen. Wenn ich in der Praxis Patienten oder Schülern vorschlage, ihre Ernährungsgewohnheiten zu analysieren, um bestimmte Störungen ihres körperlich-geistigen Wohlbefindens zu beseitigen, wird mir oft ein unüberwindlicher Berg an Argumenten entgegengehalten: Keine Zeit, kein Geld – an Hindernissen scheint kein Mangel zu bestehen. Warum nur fällt es vielen so schwer, mit den einfachen und nahe liegenden Verbesserungen des Lebens zu beginnen?

Der Beginn

Der Beginn setzt die Einsicht voraus, dass ein großer Teil unserer Beschwerden in einem Feld liegt, das von uns beeinflussbar ist. Nicht beeinflussbar sind Grundlagen für Erkrankungen, die sich unserem aktiven Denken und Handeln entziehen. So kann zum Beispiel niemand mehr ändern, dass sich die eigene Mutter in der Schwangerschaft Rauch ausgesetzt hatte oder dass bei ihm durch Babynahrung eine Allergie ausgelöst wurde. Nicht alle können es sich leisten, in ein Luftgebiet erster Güte oder an die See zu ziehen, und kaum jemand hat die Möglichkeit, in einem schadstoffkontrollierten Umfeld zu arbeiten.

Dennoch: Selbst ungünstige Wirkungen in dem von uns nicht aktiv oder nur gering beeinflussbaren Feld lassen sich zu einem nicht unerheblichen Teil mildern. Degenerative Prozesse, die durch ungünstige Bedingungen in der Kindheit oder hohe Schadstoffexposition beschleunigt oder vorzeitig einsetzen, lassen sich durchaus stoppen und in einigen Fällen sogar beseitigen. Zu solchen Erkrankungen gehören zum Beispiel arterielle Durchblutungsstörungen, Bluthochdruck, Arthritis und Arthrose, Nervenleiden oder auch Sterilität.

Doch dem muss erst einmal eine bewusste Entscheidung vorausgehen. In dem Moment, da wir beginnen, Entscheidungen für unser Leben bewusst zu fällen, lösen wir normalerweise auch unsere Ernährung von der des Elternhauses ab. Wir entwickeln Vorlieben, Abneigungen und eigene Gewohnheiten, wie wir unsere Ernährung gestalten. Und ebenso wie in vielen anderen Bereichen, können wir auch hier entscheiden, ob wir etwas hundertprozentig – somit aus tiefstem Herzen – oder nur halbherzig tun. Die Hingabe, mit der wir etwas tun, kann auch aus etwas scheinbar Nebensächlichen eine Quelle von Freude und Selbsterkenntnis werden lassen. Wie es bei Friedrich Schiller heißt: Der Mensch ist nur da ganz Mensch, wo er spielt."[3]

Betrachten Sie ein Kind: Mit welcher meditativen Hingabe und Ausschließlichkeit gibt es sich Dingen hin, denen Sie sich längst verweigern – dem staunenden Betrachten einer Blüte zum Beispiel. Beginnen Sie Ihre Ernährung genauso zu betrachten: spielerisch und hingebungsvoll. Lernen Sie wieder, etwas hingebungsvoll zu schmecken, das Sie lieben.

Auch die Art und Weise, wie Sie Ihre Mahlzeiten zubereiten, und der Rahmen, in dem Sie sie einnehmen, erzählt von Ihrem Selbst. All das zeigt, ob Sie bereit sind, für sich zu sorgen und Ihre Bedürfnisse kennen zu lernen. Ob Sie sich von kurzweiligen Ablenkungen zerstreuen lassen oder ob Sie verantwortungsvoll und konzentriert Ihr Leben gestalten.

Der Weg

Sie werden beobachten, wie die bewusste Ernährung beginnt, Ihr Leben zu verändern.

Wenn Sie lernen, mit Hingabe eine Mohrrübe zu schälen, lernen Sie gleichzeitig auch die Technik der vollkommen Aufmerksamkeit und Achtsamkeit. Dies verändert behutsam Ihr Leben. Mein Freund Barry Clark, ein beliebter Arzt für tibetische Medizin, sagt es gerne mit den Worten seines Lehrers: Don't think big things, think small things. Achtsamkeit verändert Ihre Beziehungen, weil sie in jedem Moment geübt wird. Leben Sie eine Beziehung, in der es keine offenen Hintertüren und keine nachträglichen Entschuldigungen gibt, sondern in der Sie in jedem Moment ihre wahren Bedürfnisse erkennen und mit denen des Partners, des Kindes oder denen anderer Menschen verbinden können.

Achtsamkeit und Respekt sind Dinge, für die wir nicht während Retreats oder in Einsiedeleien vorbereitet werden, sondern die stets und unmittelbar geübt werden können. Sie müssen nicht aufgeschoben werden („wenn die Kinder erst mal aus dem Haus sind …"). Der Kochtopf ist ein leicht zu erreichender Ort.

Sie werden viel über sich lernen: Sie werden Ihre Ausreden kennen lernen – und Sie werden sich mit der Zeit fragen, warum Sie vor sich selbst Ausreden benutzen. Warum Sie nicht konsequent sind. Und ob dies vielleicht auch auf andere Bereiche des Lebens zutrifft. „Heute konnte ich nicht für mich sorgen, weil …" – Ausreden, Ausflüchte und Selbstlügen werden Ihnen begegnen. Lächeln Sie sie an, und vergessen Sie sie. Denn wenn wir nicht für uns sorgen können, wer soll es dann tun?

Sie werden auch etwas über die Natur des Zweifels als Hindernis auf dem Weg zur Gesundheit und Erfüllung lernen. Feuerstein[4] schreibt: Seit frühesten Zeiten wurde Zweifel als eines der Haupthindernisse auf dem Weg für die spirituelle Realisierung angesehen. Es kann uns nur gelingen, die Realität zu erfassen, wenn wir frei von Zweifel sind.

Und noch eine andere Reaktion des Geistes werden Sie beobachten: die Trägheit. Durch die Säulen der Gesundheit – das *richtige* Essen in der *richtigen* Geisteshaltung und die *richtige* Bewegung – gelingt es uns, den Geist mit Selbstdisziplin von Trägheit zu befreien.[5]

Seien Sie ehrlich mit sich. An den heiligen Orten am Ganges gibt es die überlieferte Aufforderung an die Pilger, nur Dinge zu sagen, die wahr sind. Sich nicht selbst zu belügen und keine Ausreden und Ausflüchte zu benutzen ist in diese Aufforderung eingeschlossen. Im Eigentlichen ist es keine Aufforderung, sondern eine Einladung, eine Chance. Üben Sie dies. Hier und Jetzt.

Der Herd ist in Asien neben dem Hausaltar der heiligste Ort. Ihm zu Ehren werden Feiertage begangen. Hierzulande ist der Herd zwar kein heiliger Ort, aber Unachtsamkeit, Unaufmerksamkeit sollten wir dennoch selbst bei scheinbar so belanglosen Dingen wie der Nahrungszubereitung vermeiden. Denn wie schnell schneidet man sich träumerisch in den Finger, hobelt gedankenverloren die Fingernägel oder versalzt verliebt die Speisen.

Da Sie auch den Bedürfnissen Ihres Körpers gerecht werden und seine Grenzen achten müssen, ist es sinnvoll, ein ökonomisches Zeitmanagement erlernen. Gehen Sie achtsam mit Ihrer Zeit um, auch mit der Zeit, die Sie für sich verwenden. Hinterfragen Sie Ihre Bedürfnisse. Verlieren Sie keine Energie durch Beschäftigung mit Überflüssigem, das Sie in Ihrem Geist, Ihrem Körper, Ihrer Umgebung anhäufen. Schaffen Sie sich Freiräume.

Das Zubereiten von Nahrung ist ein kreativer, schöpferischer Prozess – einen unterkühlten Früchte-Joghurt aus dem Kühlschrank fischen ist es nicht. Wenn Sie kochen, tauchen Sie ein in eine sinnliche Welt. Sie ertasten die Oberflächen von Früchten und Gemüse: schrumpelige Pilze, glatte, polierte Äpfel, samtige Pfirsiche. Sie riechen frischen Sellerie und Zimt. Manches ist kühl, wie frisch gewaschene Trauben, manches warm, wie ein Hefeteig, der im Backofen aufgeht.

Sie üben und schulen Ihre Sinne in der Wahrnehmung, die Sie für Ihre Diagnose – auch Ihre Selbstdiagnose – brauchen.

Erzwingen Sie nichts. Zwang erzeugt Verbitterung. Bleiben Sie offen, und folgen Sie dem Lauf des Wassers. Beharrlich , ausdauernd, unablässig.

Der Zeitpunkt

Frühjahrskur? Steht Weihnachten vor der Tür? Erst noch die Tagung abwarten? Wozu? Der beste Zeitpunkt, etwas zu beginnen, ist stets *jetzt*.

Das Ziel

Es wird sich uns auf dem Weg zeigen – leuchtend und strahlend. Wir beobachten in unserem Geist und Körper Gelassenheit und Linderung von Beschwerden, die unser Leben qualitativ eingeschränkt haben, eventuell Heilung von Krankheiten und Beschwerden, die wir längst innerlich als lästige oder schmerzvolle Begleiter akzeptiert hatten. Unsere Leistungsfähigkeit und Belastbarkeit nimmt zu, das Erleben von Stress deutlich ab.

Wie viel Lebenszeit und Lebensqualität gehen uns verloren durch vermeidbare oder selbst verschuldete Beschwerden oder Erkrankungen oder durch unnötigen Konsum?

Dies ist keine Forderung nach einer asketischen Lebensweise und sollte so nicht missverstanden werden. Es ist die Aufforderung zu einer selbst bestimmten Lebensweise, die nicht dominiert wird durch die Jagd nach Dingen, die wir nicht brauchen. Eine solche Lebensweise ist geprägt von der Dankbarkeit für Dinge, die wir haben, die wir besitzen können, ohne dass es Güter sind – zum Beispiel erlebte Erfahrungen oder intime Stunden mit geliebten Menschen und, nicht zuletzt, ausreichende Nahrung. Beschenkt werden wir unablässig durch ein zufriedenes und friedvolles Leben mit unseren Nächsten, unserer Umgebung; durch eine ökologische und ökonomische Verantwortung und somit das Schaffen einer friedlichen Basis für unsere Kinder.

Wir nennen all dies Heilung, wirkliche Gesundheit, da sie allumfassend ist. Wir finden ein Leben im Einklang mit uns selbst. So wie das Wasser sich seinen Weg durch Ausdauer formt und doch nur dem Meer zustrebt. Das ist der Schlüssel zur inneren Ausgeglichenheit und Stille.

2
Die Mitte des Menschen
als energetischer Raum

Hara ist dem Menschen zwar ursprünglich gegeben,
aber eben darum auch aufgegeben – so wie der Mensch sich selbst als das,
was er im Grunde ist, nicht einfach gegeben, sondern aufgegeben ist.

(Karlfried Graf Dürckheim)[6]

Wenn wir in der fernöstlichen Medizin von Ernährungsveränderung sprechen und uns dabei auf eine bestimmte Person beziehen, müssen wir stets berücksichtigen, in welchem Zustand sie ist. Mitunter sind krankheitsbedingte Störungen nämlich nicht spontan mit Nahrungsumstellung zu heilen, und so entsteht hin und wieder der Eindruck, mit der gesunden Ernährung könne es nicht weit her sein, und krank bleiben sei auch einfacher und billiger zu haben.

In diesem Zusammenhang ist die Auffassung von der Mitte des Menschen als energetischem Zentrum, von dem aus Heilungsprozesse beeinflusst werden können, für die fernöstliche Medizin sehr wichtig.

Die Mitte des Menschen, in der fernöstlichen Medizin als „Mittlere Wärmekammer" bezeichnet, beherbergt den Magen, die Milz und die Leber. Im Magen werden alle Nährstoffe aufgenommen, weiter zerkleinert, wie in einem Zementmischer pastös vermengt, aufgespalten und gewässert. Die Feinstteile – das Nahrungs-Qi, auch „der Geist der Nahrung" – werden von der Milz extrahiert und zu körpereigenem Qi, dem so genannten „weißen Blut" transformiert. Erst wenn dieses „weiße Blut" das Herz passiert hat, wird es zum „roten Blut" (s. Kap. 12, „Die Wandlungsphase Feuer").

Ist die Mitte jedoch geschwächt, kann dies die Ursache für das Fehlschlagen einer Ernährungsumstellung sein. Um diese Zusammenhänge besser zu verstehen, wollen wir uns nun dem so genannten „Dreifachen Erwärmer" zuwenden.

Das Konzept des „Dreifachen Erwärmers" oder der „Drei Wärmekammern" ist ein besonderes Kapitel der fernöstlichen Medizin. Anders als die Organe, wie wir sie auch aus der „Anatomie" kennen (Herz, Dünndarm, Lunge, Dickdarm, Niere, Blase, Leber, Gallenblase, Magen, Milz), die den Wandlungsphasen als Botschafter (s. Teil 3) unterstehen, hat der Dreifache Erwärmer keine sichtbare Form und lässt sich anatomisch nicht begründen. Er stellt vielmehr einen energetischen bzw. funktionalen Raum dar.

Sun Simiao, ein legendärer chinesischer Arzt und einflussreicher Medizintheoretiker (581–682), bemerkt: „Eine andere Bezeichnung für den Dreifachen Erwärmer ist ‚die drei Tore'. Er hat einen Namen, aber keine Form. Er kontrolliert die fünf Yin und die sechs Yang und zirkuliert auf dem Weg des Shen. Er hilft dem *Jing Qi* zu reisen und dem Wasser zu fließen."[7]

Das Konzept der Nicht-Form des Dreifachen Erwärmers entspricht dem Tao, dem Urgrund allen Seins, das aus der Leere Yin und Yang hervorbringt. Damit ist der Dreifache Erwärmer der Katalysator der Existenz, denn auch hier entsteht Form aus Nicht-Form, oder, anders ausgedrückt, aus der Formlosigkeit oder der Leere.

Leben ist gemäß der Auffassung von der Mitte des Menschen als energetischer Raum die Folge der Interaktion der drei fundamentalen Substanzen *Jing, Shen* und *Qi*. Sie fusionieren in einem beständigen Kreislauf zum Leben, und den Raum für diese Fusion bildet der Dreifache Erwärmer. Es ist diese Zirkulation, die aus unseren Anlagen (Jing) mithilfe der Wärme des Feuers im unteren Erwärmer und dem Qi (Energie), der zugeführten Nahrung und der Luft die feine Seele unseres Ich schafft. Man könnte dies in gewisser Weise auch als eine annähernde Entsprechung unseres europäischen Konzepts von Körper-Geist-Seele interpretieren.

Im 18. Kapitel des *Ling Shu* steht zu lesen: „Der Obere Erwärmer, die Obere Brennkammer, ist wie ein Nebel, der Mittlere Erwärmer wie eine Gärkammer, und der Untere Erwärmer ist wie eine Drainage."

Neben der Zirkulation der Essenzen beinhaltet die Funktion des Dreifachen Erwärmers das Erzeugen von Flüssigkeiten durch Transformation von Qi; er gewährleistet auch das freie Fließen in den Wasserwegen. Qi-Transformation im Dreifachen Erwärmer ist eine vereinfachte Bezeichnung für die Rolle der Lunge, der Milz, der Nieren, des Magens, des Dünndarms, Dickdarms und der Blase in den jeweiligen Wärmekammern bei der Erzeugung, Bewegung und Klärung der Körperflüssigkeiten.

Nach Ansicht einiger Autoren besteht der Dreifache Erwärmer aus kleinen und größeren Kammern – so genannten *cou li*. Die *cou li* stellen ein Netzwerk dar, das innere und äußere, tiefe und oberflächliche Körperstrukturen ver-

Nach-Himmel

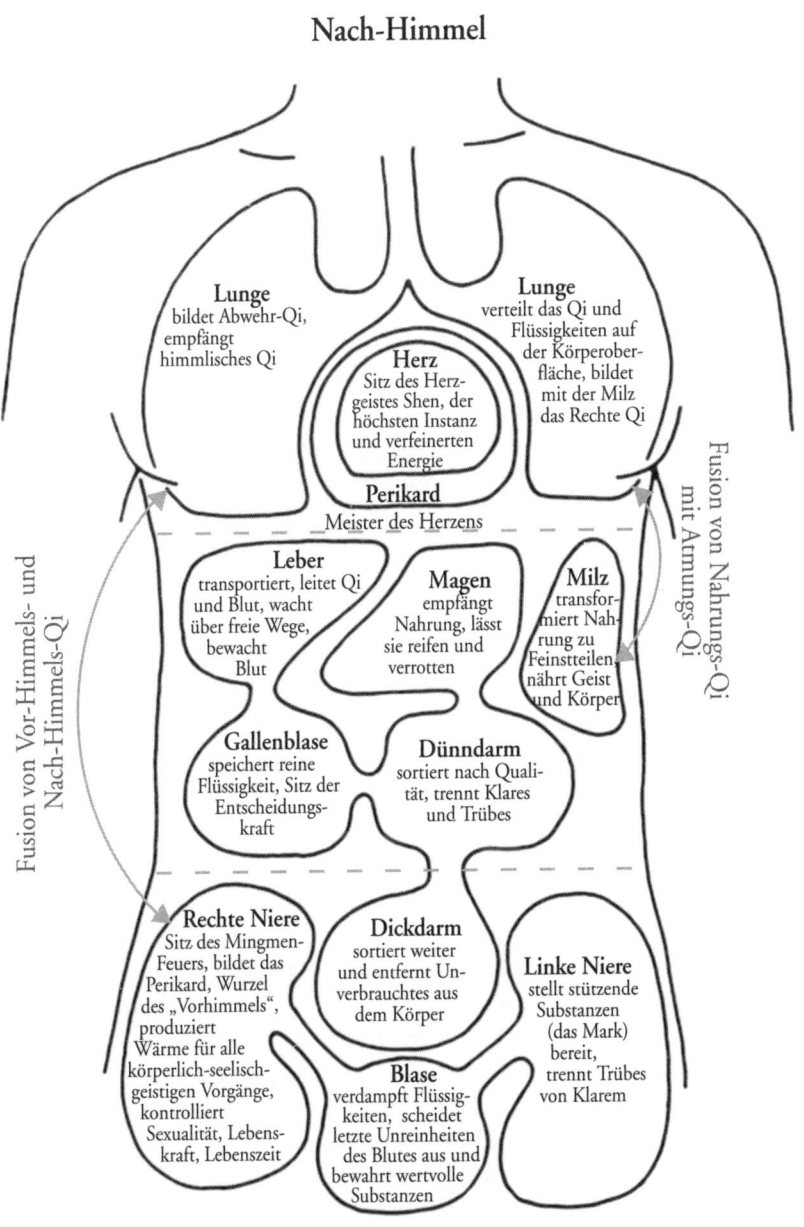

Lunge
bildet Abwehr-Qi,
empfängt
himmlisches Qi

Herz
Sitz des Herz-
geistes Shen, der
höchsten Instanz
und verfeinerten
Energie

Lunge
verteilt das Qi und
Flüssigkeiten auf
der Körperober-
fläche, bildet
mit der Milz
das Rechte Qi

Perikard
Meister des Herzens

Leber
transportiert, leitet Qi
und Blut, wacht
über freie Wege,
bewacht
Blut

Magen
empfängt
Nahrung, lässt
sie reifen und
verrotten

Milz
transfor-
miert Nah-
rung zu
Feinstteilen,
nährt Geist
und Körper

Gallenblase
speichert reine
Flüssigkeit, Sitz der
Entscheidungs-
kraft

Dünndarm
sortiert nach Quali-
tät, trennt Klares
und Trübes

Rechte Niere
Sitz des Mingmen-
Feuers, bildet das
Perikard, Wurzel
des „Vorhimmels",
produziert
Wärme für alle
körperlich-seelisch-
geistigen Vorgänge,
kontrolliert
Sexualität, Lebens-
kraft, Lebenszeit

Dickdarm
sortiert weiter
und entfernt Un-
verbrauchtes aus
dem Körper

Linke Niere
stellt stützende
Substanzen
(das Mark)
bereit,
trennt Trübes
von Klarem

Blase
verdampft Flüssig-
keiten, scheidet
letzte Unreinheiten
des Blutes aus und
bewahrt wertvolle
Substanzen

Fusion von Vor-Himmels- und
Nach-Himmels-Qi

Fusion von Nahrungs-Qi
mit Atmungs-Qi

Abb. 1: Der Dreifache Erwärmer

bindet. Diese Räume wehren zum Beispiel Wind und Kälte ab und erhalten die konstante Temperatur im Körper. Unsere Körpertemperatur wird durch ein gleichmäßiges inneres Feuer erzeugt. Pflegen wir dieses Feuer nicht angemessen und legen – metaphorisch – zu viel, zu wenig oder ungeeigneten Brennstoff nach, befächeln wir das Feuer zu viel oder zu wenig, dann verändern sich nicht nur die Wärme und das Wärmeempfinden, sondern auch die Zirkulation der Wärme.

So können bei unangemessenem Leben bzw. Verhalten in bestimmten Situationen kalte Füße und Hände auftreten oder, umgekehrt, Hände und Füße sich glühend heiß anfühlen. Brust und Kopf werden vielleicht als voll und heiß empfunden, während der Unterleib kalt ist und die Beine kaum ausreichende Muskulatur aufbauen.

Die erforderliche Wärme bezieht der Mittlere Erwärmer aus dem Feuer, das sich der Beschreibung nach zwischen den Nieren bewegt, dem so genannten *Mingmen*-Feuer. Ming bezeichnet etwas, das gemeinhin mit „Schicksal" oder „Lebenslos" übersetzt wird. Es kann auch als Kontrakt mit dem Himmel verstanden werden, den wir erfüllen können, jedoch nicht müssen. *Men* ist das Wort für „Tor". Somit finden wir hier ein Tor, einen Durchgang zur Erfüllung unseres himmlischen Auftrags. Dieser Auftrag wird häufig als die Aufgabe gesehen, sich selbst und die Natur aller Dinge zu erkennen.

Das Feuer des Mingmen determiniert maßgeblich unsere Lebenszeit und unsere Lebensqualität. Es ist sozusagen unser Lebenslicht. Es erhellt den Weg leuchtend und klar, wenn es stark ist, und ermöglicht uns dadurch Einsicht in unser Schicksal. Oder es flackert mit wenig Reserven und lässt uns im Dunkeln tappen.

Nimmt das Mingmen-Feuer im Alter ab, da jeder Lebenstag einen gewissen Tribut fordert, so werden auch die Leistungen der Organe schwächer. Verständlich also, dass besonders ältere Menschen unter Schwäche- oder Mangelerscheinungen leiden.

Wird das Mingmen-Feuer durch frühen Raubbau an der Gesundheit vorzeitig geschwächt oder waren bereits die Anlagen von Geburt an gering, können bereits in jungen Jahren degenerative Erkrankungen auftreten. Auch Umwelteinflüsse können in unterschiedlicher Stärke unserem Jing schaden. Degenerative Erkrankungen, die einen beschleunigten Abbau von physiologischer Substanz oder unangemessenes Reagieren auf Außenreize bedingen, sind Arthrose, Rheuma, Allergien, Multiple Sklerose, Fruchtbarkeitsprobleme, Potenzstörungen, Tinnitus, Stress, Rückenschmerzen, Krebs.

Angewandte Theorie
des Dreifachen Erwärmers

Karlfried Graf Dürckheim beschreibt die Aktivität und die Intensität des Mingmen-Feuers: „In seinem ,Wesen' hat der Mensch in jeweils individueller Weise teil am *Sein;* so hat er auch in seinem kleinen, von Geburt und Tod begrenzten Leben teil am überraumzeitlichen *Großen Leben.* Das Wesen ist die Weise, in der das Sein in einem Menschen danach drängt, offenbar zu werden in der Welt."

Wird das Mingmen-Feuer reichlich von unserer ererbten Substanz, dem *Jing,* mit hochwertigem Brennstoff gespeist, brennt dieses Feuer ausdauernd und stetig. Betrachten wir eine einfache Szene: Stellen wir uns vor, dass unter dem Kessel mit der uns zugeführten Nahrung ein Feuer sanft und gleichmäßig brennt und die Suppe simmern lässt – ein Bild voll gelassener Ruhe.

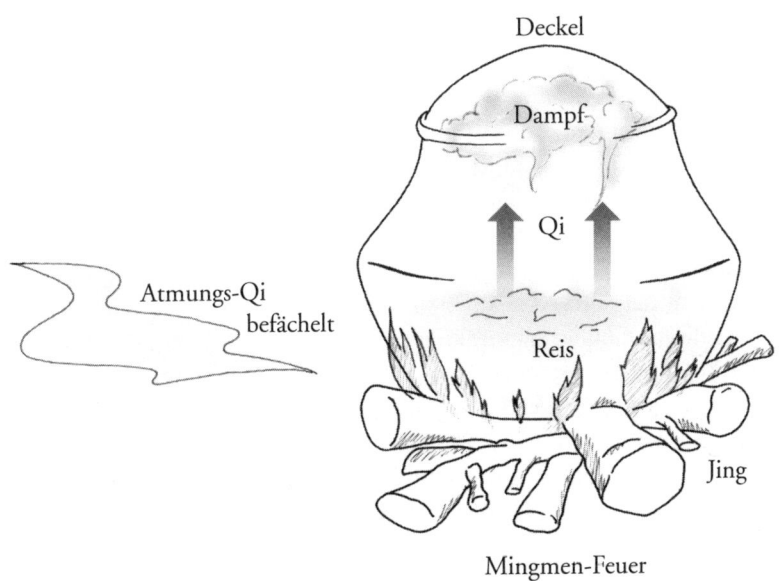

Deckel

Dampf

Qi

Atmungs-Qi befächelt

Reis

Jing

Mingmen-Feuer

Abb. 2: Das Mingmen-Feuer

Die Speise braucht ihre Zeit, um perfekt zubereitet zu sein, damit das Wertvollste daraus gezogen werden kann. Bei Menschen, die ihr Lebensfeuer strapaziert haben, ist die Suppe oben kalt, weil die Wärme nicht mehr ausreicht, und da alles so lange dauert, hängt das Ganze auch noch am Boden des Topfes an. Das Essen verliert seinen Duft und riecht fade-übel. Dieser

Geruch ist dann als Mundgeruch und unangenehme Körperausdünstung wahrzunehmen. Wir nennen dieses Bild einer Störung *Nahrungsstagnation*. Bleiben wir bei diesem Bild: Was geschieht, wenn der Koch ständig in Eile ist? Das Feuer wird hochgefahren. Es wird irgendetwas nachgelegt, oben aus dem Topf spritzt dann die Suppe, fertig ist sie nicht wirklich, nur heiß. Große Stücke bleiben innen roh. Die Hitze steigt eilig weiter nach oben, über dem Topf wird es empfindlich heiß.

Wir nennen dieses Krankheitsbild *aufsteigendes Magenfeuer*, eine Erscheinung, die häufig unter Stress entsteht, wenn beispielsweise der „General der Leber" zum Aufbruch drängt (üppiges Leber-Yang). Das Magen-Feuer führt zum sauren Aufstoßen (Reflux; der Geschmack *sauer* weist auf Leberbeteiligung hin), Sodbrennen (brennendes Gefühl ist immer Hinweis auf Hitze im Körper), Gastritis und Karies.

Bei Karies sehen wir den engen Bezug zum Verbrauch des Nieren-Feuers, denn die Zähne gehören wie die Haare und Knochen zu den besonderen Orten, in denen *Jing*-Essenz bewahrt wird. Nimmt die Essenz ab, werden die Zähne empfindlich, förmlich durchlässig, das Haar kann ebenfalls dünner werden oder schütter. Die Behaarung des Körpers untersteht allerdings der Wandlungsphase Metall.

Was geschieht nun, wenn ursprünglich das Nieren-Feuer ausreichend war, aber jemand immer wieder Kühles zuführt? Um bei dem Bild des Topfes zu bleiben: Wann immer die Suppe vielleicht gerade geköchelt hatte, wird irgendetwas anderes aus dem Kühlschrank dazugeworfen. Sind unten Möhren, Reis und Zwiebeln und gute Vorsätze im Topf, wird Minuten später Joghurt hineingerührt, viel kaltes Mineralwasser mit Gasbläschen muss unbedingt dazu, und vielleicht ein Glas kalorienarme Gürkchen. Aber es vergeht auch danach keine Zeit, in der nicht wieder etwas anders untergemengt wird. Je nach Überzeugung Knäckebrot oder Sahnetorte, Speiseeis oder kalte, frische Blattsalate.

Unten quält sich das Feuer. Die Zeit verstreicht. Das Essen bleibt kalt, aber der Kessel läuft fast über – oben bildet sich Schaum. Verwertbar ist eigentlich nichts. So viel Gutes, aber alles ist durcheinander, und nichts ist gar!

Müde und gelangweilt sitzt die Person am Topf und wartet weiter. Hände und Füße sind kalt. Der Hunger bleibt, obwohl der Topf so voll ist. Die Trägheit greift auf den Geist über, die Gedanken werden schwer, die Aufnahmefähigkeit lässt nach. Alles wird unklar, verschwommen, wie eben auch die Brühe im Topf. Woher soll denn nun die Kraft kommen? Das Organ der zentralen Qi-Bildung müht sich.

Wir nennen dies *Kälte in Milz und Magen*. Durch den ständigen Hunger bei vollem Topf zeigen sich nicht nur Zeichen von Nahrungsstagnation, sondern häufig auch Übergewicht und beständiges Hungergefühl.

Da alles so feucht und schwer ist, sinken die Stoffe entgegen der zentrierenden Kraft des Ming nach unten, denn der energetischen Kraft der Milz gelingt es nicht mehr, gegen die Schwerkraft anzuheben. Wir erkennen hier unschwer die Ursache für Leistenbrüche, Organsenkungen und Prolapse an allen Orten. Wenn alles sinkt, so auch manches, dass eigentlich nach oben gehört. Da in einer Schwangerschaft die Mitte der Frau ohnehin schwer durch die räumliche Konkurrenz belastet ist, kann es unter den beschriebenen Umständen auch zum Abort oder zur Frühgeburt kommen, da auch das Kind vorzeitig sinkt.

Die Kälte und Feuchtigkeit im Topf bilden Niederschlag am Deckel. Dieser Niederschlag kann durchsichtig oder milchig-trüb sein, abhängig davon, wie viel Kälte sich mit welcher Menge Feuchtigkeit verbindet. Wir finden diesen Niederschlag im Körper des ewig unzufriedenen Naschers in Form von ständig triefender Nase oder Ausfluss aus den Genitalien, der hefeartig oder fischig riechen könnte. Auch kalter Schweiß bei kleiner Anstrengung kann auftreten. Vaginalinfektionen mit *Candida albicans* greifen häufig vom Darm aus über.

Ist dauerhaft Kälte im Topf und die Umgebungstemperatur kühlt sich ebenfalls ab, entsteht eine Situation des Übergewichts an Yin-Substanzen. Dem Gesetz der Wandlungen entsprechend birgt eine Steigerung der einen Energie stets eine relative Schwächung der kontrollierenden Energie mit sich.

Beruhigt Kühle zunächst und verlangsamt – ein träger Geist kann auch ein Gefühl von Ruhe vermitteln –, kann sie sich unter bestimmten Voraussetzungen in Hitze verwandeln. Kälte wirkt verlangsamend auf das Qi (den Fluss der Energien, als Qi-Bewegung beschrieben). Das Einschnüren und Verlangsamen des Qi-Flusses und dessen Folgen kann man sich wie das Heißlaufen eines Reifens vorstellen, wenn während der Fahrt die Bremse gezogen wird.

Hitze reduziert Flüssigkeiten, somit auch das Blut. Im Blut ruht der Geist, nun wird seine Ruhestätte ausgedünnt. Wenn vorher beständig ein Gedanke kreiste, so sind es jetzt zu viele, die auf die Person einstürmen; es tritt keine Ruhe mehr ein, und ein Ende der Gedanken ist nicht möglich. Alles wird begonnen und führt nicht zum erwünschten Ziel. Kann man tagsüber zu keinem Schluss kommen, wenn die Zeit des Yang ist, so ist es in der Yin-Zeit, der Nacht, unmöglich, Ruhe zu finden. Immer wieder spuken die unverdauten Eindrücke und Gedanken im Kopf herum. Der Schlaf nähert sich – und wird verjagt durch das Gefühl großer Hitze im Körper, durch so viel Schwere und Fülle. Die Milz quält sich, aus ausgetrockneten Erdklumpen Verwertbares zu ziehen.

Störungen der Mittleren Brennkammer entstehen auch, wenn zum Beispiel der „Heerführer Leber" die Mitte einschnürt. Zum Verständnis der Entstehung dieser krankheitserregenden Ursache müssen wir vorgreifen (s. zu diesem Thema auch Kap. 11, „Die Wandlungsphase Holz").

In jungen Jahren sind die Zukunftsvorstellungen und Pläne groß. Jedes Individuum drängt nach persönlicher Entfaltung, nach dem Leben der eigenen Kapazitäten. Kreativität bringt Kinder dazu, sich die Welt anzueignen. Sie gestalten sie nach ihren Wünschen. Aus einem Sandkasten wird eine Landschaft, die bewohnt ist von Fabeltieren, durchzogen von imaginären Tunneln, in denen goldenen Flüsse fließen. Sie träumen sich als Flugzeugkapitäne, Filmschauspielerinnen, schön, stark oder beides. Sie wollen auf jeden Fall bemerkt werden. Gibt es für Visionen und Entfaltung keinen Raum, kein schützendes Umfeld liebevoller Toleranz, bleibt die Persönlichkeit stecken.

Im Fall einer harmonischen Balance zwischen den eigenen Möglichkeiten und den Bedingungen des Umfelds weichen die Vorstellungen der Kindheit. Dazu ist es jedoch nötig, kreative Freiräume zu schaffen und erhalten zu können, in unserem häuslichen und beruflichen Umfeld ebenso wie in unseren Herzensbeziehungen.

Wird uns dies dauerhaft verwehrt, die Bedeutung der tiefsten Herzenswünsche abgesprochen, verliert unsere Persönlichkeit ihre Originalität und die Vision für das eigene Leben. Der Drang, sich zu entfalten, bleibt als aufgestaute Kraft, als ungenutztes Potenzial eingezwängt.

Ein chinesisches Schriftzeichen stellt diesen Zustand dar. Es zeigt einen Baum, der aus einer zu klein gewordenen Schachtel drängt. Es gibt kein traurigeres Gefühl als das, keine Hoffnung mehr zu haben. Dies schnürt die Mitte ein, als könnten wir den Deckel nicht mehr anheben, und unter diesem beginnt es zu gären.

Wieder ist der Topf voll, doch die Person bleibt ungesättigt, es bilden sich übel riechende Gase. Appetitlosigkeit ist ein Signal. Die Chinesen beschreiben diesen Zustand, in dem man bei voller Tafel sitzt, aber nicht die Lust zu essen verspürt, mit dem Ausdruck: *Das Essen hat keinen Duft.* Es ist ein depressiver Zustand, der der Hoffnungslosigkeit folgt.

Aus diesem Gefühl kann eine Magersucht erwachsen, die ja auch in unserer medizinischen Sprache als *Anorexia nervosa,* als nervöse Appetitlosigkeit, bezeichnet wird.

Mildere Fälle werden von Stauungs- bzw. Blockierungszeichen geplagt, die sich zum Beispiel in einem unangenehm aufgeblähten Leib äußern können. Durch den schlechten Transport von Flüssigkeiten, die sich nun unter dem Deckel stauen, kommt es zu Schwellungen. Bei Frauen schwellen schmerzhaft die Brüste vor der Menstruation, bei Männern stauen sich Flüssigkeiten in den Hoden. Die Stimmung ist gereizt. Der Stuhlgang zeigt beständige Veränderungen, mal verstopft, mal weich und ungeformt. Durch den schlechten Transport, der auf die *Bedrängung der Milz* folgt, und die ungenügende Bewachung der Transportwege durch die „Wachen der Leber" kommt es auch hier häufig zu kalten Händen und Füßen. Die Bildung von Blut und Qi ist blockiert. Selbst wenn nur das Beste angeboten würde, würde es nicht genügen.

Wir sehen an diesen Beispielen von Störungen, wie wichtig es ist, unsere Mitte angemessen zu ernähren und in Harmonie zu bringen, gleich welche Ziele im Leben wir anstreben. „Gesundheit ist mehr wert, als Tee von China", sagt ein chinesisches Sprichwort. Selbst unsere feinsten spirituellen Ziele werden wir nicht erreichen können, wenn wir essenzielle Bedürfnisse unseres Körpers ignorieren oder seine Sprache nicht verstehen wollen.

Voraussetzungen für die Behandlung

Wollen wir eine Ernährungsbehandlung durchführen oder streben sogar eine dauerhafte Umstellung auf biologisch und ökologisch erzeugte Nahrungsmittel nach den Grundsätzen der fernöstlichen Ernährungslehre an, müssen wir die Voraussetzungen schaffen, unter denen die Dinge, die wir zu uns nehmen, den vollen Nutzen entfalten können.

Um günstige Voraussetzungen für eine Ernährungsbehandlung zu schaffen, sollte eine gründliche Diagnose erfolgen. Bei Nahrungs-, Blut- oder Qi-Stagnation ist eine begleitende Behandlung mit Akupunktur oder Kräutern unbedingt notwendig, um beste Resultate zu gewährleisten. Auch Tui-Na-Massagen können die Bewegung der Energien so nachhaltig stützen, dass die erkrankte Person in der Lage ist, das Beste aus ihrer Ernährung zu empfangen.

Da Kräuter aber im Prinzip potenzierte Nahrungsmittel sind, sollten sie nie ohne fachkundige Anleitung, Verschreibung und Verlaufskontrolle eingenommen werden. Insbesondere chinesische, tibetische und indische Pflanzen, aber auch einige einheimische, können sehr starke Arzneiwirkungen haben oder toxisch, das heißt giftig, sein. Sie sind, anders als die Ernährungstherapie, nie zum Selbstversuch geeignet, und sollten schon gar nicht auf die Empfehlung von Dritten hin „mal ausprobiert" werden. Wenden Sie daher nach der Beseitigung von ungünstigen Voraussetzungen die Ernährungsbehandlung konsequent an. Auf diese Weise können Sie auch von teuren Behandlungen unabhängig werden.

Bewegung ist ebenfalls sehr wichtig, wenn Sie Ihre Tage in bester Gesundheit verleben wollen. So wie Sie ein Kleidungsstück zum Lüften hinaushängen, sollten Sie sich täglich mit dem reinen Qi des Himmels versorgen. Bewegen Sie sich täglich ausreichend in frischer Luft. Meiden Sie Plätze, in denen die Luft unnötig belastet ist, und belasten Sie sie nicht noch selbst. Zu Hause oder in Gruppen bieten sich gesundheitsfördernde Bewegungslehren an.

Ernährung allein kann nicht alles behandeln und nicht alles verhindern, aber sie kann Heilungen und Perspektiven optimal unterstützen. Wir können uns bewusst gesund und im Einklang mit uns und der Welt ernähren und von den Wirkungen täglich – ein ganzes Leben lang – profitieren. Reflexion über persönliche Lebenswelten ist unerlässlich. Um die Energien frei fließen zu lassen, muss aufgeräumt werden. Auch hier unterstützen Nadel- und Kräuterbehandlungen den Prozess der Reinigung. Im Kapitel „Entgiftung" finden Sie weitere Anregungen, wie Sie eine Ernährungsbehandlung erfolgreich beginnen können.

3
Yin und Yang – die schattige und die sonnenbeschienene Seite des Hanges

Als eines der vier Tiere der Weltrichtungen steht er (der Drache) im Osten, der Richtung des Sonnenaufgangs, des Zeugens, des Frühlingsregens und des Regens allgemein. Hier wird er blaugrüner Drache (ching-lung) genannt, und sein Widerpart ist der weiße Tiger (po-hu), Herrscher über den Westen und den Tod.[8]

In der Stille der Leere
Leuchtet der volle Mond.[9]

Yin und Yang sind keine Substanzen. Auch die Auffassung, es würde sich dabei um Kräfte handeln, ist nicht ganz korrekt. Sie beschreiben vielmehr die *Wirkungen* der Kräfte. Es ist mein Anliegen, Yin und Yang nicht als primär substanzielles, aber auch nicht als ausschließlich energetisches Geschehen zu betrachten. Vielmehr geht es um eine beständig sich wandelnde Relation des Qi zum Raum, dass heißt von mehr Substanz zu mehr Feinstofflichkeit, mehr Wirkkräften. Es geht um die Frage, was haben ein Stein und meine Seele gemeinsam? Und worin liegt der Unterschied?[10]

Ebenso wenig soll die Verwendung der Termini Yin und Yang den Eindruck erwecken, es handele sich um eine Zustandsbeschreibung. Wir können zu keinem Zeitpunkt behaupten: Dieses ist Yin, und jenes ist Yang. Weder gibt es einen ausschließlichen Yin-Zustand oder Yang-Zustand noch einen Endpunkt der Transformationen von mehr Yin zu mehr Yang, und mehr Yang zu mehr Yin.

Yin und Yang ergänzen sich und verdrängen einander. Sie sind ständig in Bewegung, bestrebt, einen Vorteil zu erlangen. Dies ist der Beginn aller

Wandlungen durch Erzeugen, Kontrollieren und Zerstören. Der Ausdruck von Harmonie, wie er in der idealen Zusammensetzung von 50:50 in der Tai-Ji-Monade zu sehen ist, entspricht nicht den kosmischen Gesetzen der Wandlungen, sondern stellt die Momentaufnahme eines Prozesses dar, bei dem zum Zeitpunkt der Betrachtung allerdings unklar ist, in welche Richtung die Wandlung sich vollziehen wird.

„Zurückkehren ist die Bewegung des Tao.
Nachgeben ist die Weise des Tao.
Die zehntausend Dinge werden aus dem Sein geboren.
Sein entsteht aus Nicht-Sein." (Laozi)

Wo noch Yin und Yang vorhanden sind, ist nicht das Tao. Yin und Yang sind kein paradiesischer Garten Eden vor dem Sündenfall. Es ist ein Wettstreit des Verdrängens – ein kontinuierliches Erzeugen, Empfangen, Zurückweichen. Überdauern, erhalten und zerstören können Yin und Yang nur gemeinsam, wenn jeweils das eine einen Vorteil vor dem anderen erzielt und das andere zurückweicht. Die Ruhe strebt nach mehr Ruhe, die Aktivität nach mehr Aktivität. Beide sind Teil des Einen.

„Jene karminfarbenen Wolken zu Sonnenaufgang, das strahlende Mittagslicht, die Folge der Jahreszeiten, das Zunehmen und Abnehmen des Mondes – das alles sind nicht erhabene Zeichen oder verheißungsvolle Symbole dessen, was sich dahinter verbirgt: Sie sind das *tao*. Geboren zu werden, zu atmen, zu essen, zu trinken, zu gehen, zu sitzen, zu wachen, zu schlafen, zu leben, zu sterben: Das zu tun heißt, zum *tao* gelangt zu sein. Wenn man die Dinge zu nehmen versteht, wie sie kommen, und sich nicht um Glück und Sorge schert, wenn man ein gestepptes oder ungefüttertes Gewand nicht deshalb trägt, weil es Mode ist, sondern weil die Witterung den Wechsel erfordert, wenn man Kiefernsamen oder Pilze nicht um ihres Geschmacks willen sammelt, sondern um den Hunger zu stillen (…), wenn man sich treiben lässt, ohne einen Gedanken daran zu verschwenden, dass etwas anders sein sollte, als es ist – dann ist man eins mit dem Nebel des Tales, mit den dahinziehenden Wolken."[11]

In der fernöstlichen Philosophie ist die Transformation ein grundlegendes Prinzip. Die Wandlung des Einen, des Tao, in zwei Pole ist der erste Beginn der Differenzierung. Die Dualität ist der Preis, den wir zahlen, wenn wir existieren, wenn wir uns mit dem Moment der Zeugung vom Tao entfernen.

Wenn wir das Schöne schaffen, erzeugen wir damit das Hässliche. Das Ziel ist daher die Rückkehr ins Undifferenzierte, in das Eine. Diese ist zu

Lebzeiten möglich und verleiht der Person dann den Titel „der Unsterbliche", da sie die Dualität überwunden hat.

Die Entstehung von Yin und Yang

Aus dem Einen, dem Ungeteilten, entstehen zwei, die sich komplementär zueinander verhalten und so erst die Definition ihres Seins durch die ihres Gegenübers erhalten. Erkennen wir Freude, so durch die Nicht-Freude – in der Abwesenheit der Freude wird die Freude erst bewusst. „Glück erkennt man nicht, drinnen man geboren; Glück erkennt man erst, wenn man es verloren", gab mir mein Großvater mit auf den Weg. Wenn etwas gefüllt wird, leert sich etwas anderes. Wo etwas geleert wird, kann sich etwas anderes füllen. Wenn es einen Tag gibt, so gibt es auch einen Nicht-Tag – die Nacht. Leben wird deutlich durch Tod; Substanzloses ist der ewige Spiegel der Substanz; Fülle kann nur durch Leere existieren, Gut durch Böse.

Dieser Logik folgen die Akupunkturpunkte und solche Sonderpunkte wie die Punkte der Shaolin, die das Qi im Körper lebensspendend bewegen oder es auch blockieren. In der Betrachtung von Yin und Yang ist eine Qualität nicht erfahrbar ohne die andere, ihren Widerpart. Das Leben kann unter dem Gesichtspunkt der kontinuierlichen Abfolge von Transformationen als eine Reihe von Toren des Yin und des Yang betrachtet werden. Mit jedem Atemzug und jeder Atempause wird die Entscheidung gefällt, in welche Richtung wir gehen.

Wir treten ein oder aus. Yin oder Yang: Durch die Geburt treten wir ein in die Wandlungen. Im Tod beenden wir die Wandlungen dieser Existenz. Dies sind die großen Tore.

Vielleicht haben Sie sich schon als Kind gefragt, was in der Zeit zwischen 24.00 Uhr und 0.00 Uhr liegt? Wir können nicht entscheiden, wo Yin beginnt, weil Yang endet. Wir können nur beobachten, dass etwas mehr Anteile von Yin zeigt als etwas anderes und weniger Anteile von Yang in sich trägt oder etwas mehr Yang-Qualitäten als Yin-Qualitäten aufweist. Bevor wir gezeugt wurden, waren wir weder yin noch yang. Wir waren im Tao – formlos und undifferenziert vom Tao. Da wir nicht geboren waren, konnten wir nicht sterben. Ohne geboren zu sein, konnten wir nicht wachsen, aber auch nicht verfallen. Wir waren ohne Gestalt, ohne gedankliches Bewusstsein, ohne Ich.

Im Moment der Vereinigung mütterlicher und väterlicher Energien gibt es einen Bruch mit dem Tao. Wir beginnen, uns vom Tao zu entfernen und Gestalt, gedankliches Bewusstsein und Ich-Identität anzunehmen.

Wir durchlaufen nun den Zirkel der Wandlungen (s. dazu auch Kap 9). In diesem Kreislauf entfernt uns das Holz weiter vom Tao; das Feuer strebt dem am weitesten entfernten Zustand zu; die Erde bildet im Zyklus der Phasen die Achse zwischen den Extremen der Wandlungen, und das Metall leitet die Rückkehr ein, die im Wasser endet; das Wasser bringt uns dem Tao in seiner Qualität am nächsten.

Im Fötus hat sich der Bruch mit dem Tao bereits vollzogen, obwohl er noch keinen Kontakt zur sterblichen Welt hatte und unberührt ist, das Ich-Bewusstsein noch nicht erwacht ist. Noch besteht ein Zustand unsterblicher Ruhe.

Jing, Qi und Shen – die „Drei Schätze"

Je mehr sich der Fötus nach der Zeugung differenziert, desto mehr bildet er eine separate Einheit jenseits der Mutter. Tritt nun der Kontakt mit der äußeren Welt ein, wird die innere Energie gespalten in die drei Komponenten *jing, qi* und *shen*.

„Das Dao bringt Yin und Yang hervor. Yin und Yang bringen Himmel und Erde hervor. Himmel und Erde bringen Vater und Mutter hervor. Vater und Mutter bringen die ‚Ich-Persönlichkeit' (woshen) hervor. Emotionen ‚qing', natürliche Anlagen ‚xing', körperliche Gestalt ‚xing' und ‚Verlauf des Lebens', ‚ming', werden (alle) aus dem(-selben) ursprünglichen Qi gespeist."[12]

Im Jing finden wir die Energie konserviert, die unsere Vorfahren in endlosen Generationen bewahrt und an uns weitergereicht haben. Es ist ein Erbe, das es zu verwalten gilt, denn wir werden die Nächsten sein, die diesen Schatz weiterreichen. Jing determiniert aber auch in seiner Aktivität unsere spezifische Lebensqualität im Sinne von *Reserve der Lebenskraft*.

Im Qi bilden sich die vitalen Kräfte unserer Persönlichkeit, unsere körperliche Leistungsfähigkeit ab. Qi formt und bewegt die „Botschafter der Wandlungsphasen", die ihnen zugeordneten Organe. Es ist feinstofflicher und beweglicher als die Reserve Jing.. Shen stellt den am meisten verfeinerten Anteil der drei Komponenten dar. Es beschreibt den reinen Geist.

„Wenn man das Herz im Inneren ruhig stellt, dann ist das Qi gefestigt. Wenn man sein Herz im Inneren festigt, dann sind (die Sinneswahrnehmungen von) Ohren und Augen klar und die vier Gliedmaßen sind hart und fest,

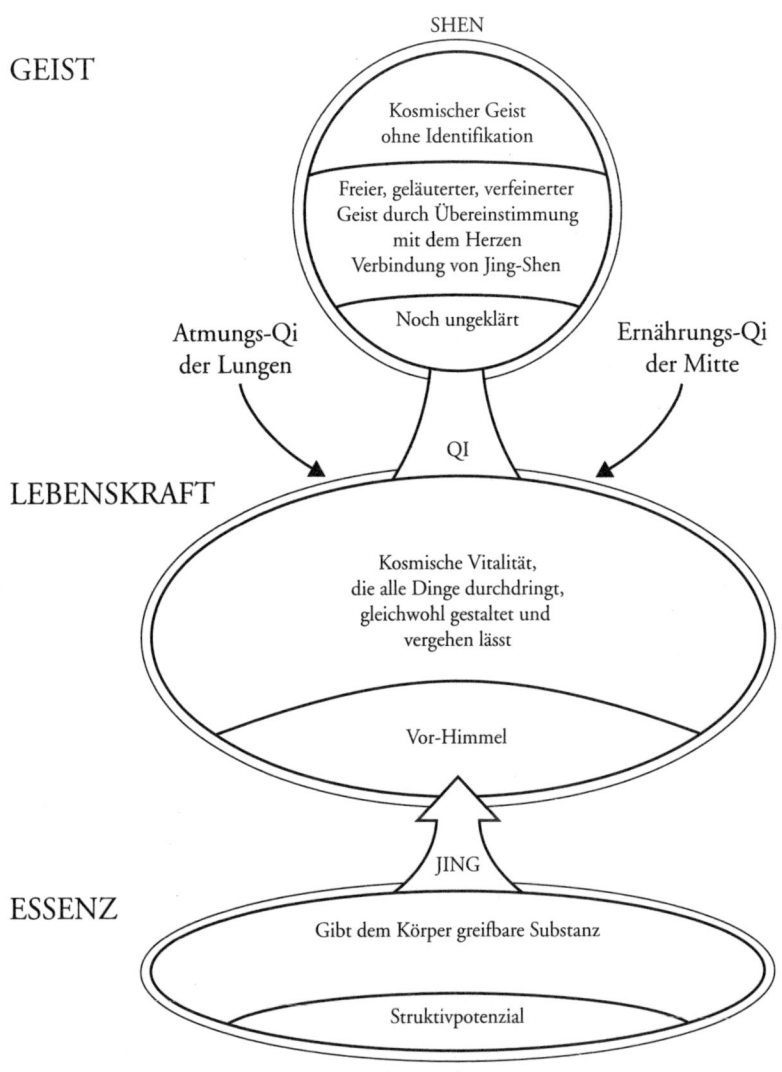

GEIST

SHEN

Kosmischer Geist
ohne Identifikation

Freier, geläuterter, verfeinerter
Geist durch Übereinstimmung
mit dem Herzen
Verbindung von Jing-Shen

Atmungs-Qi
der Lungen

Noch ungeklärt

Ernährungs-Qi
der Mitte

QI

LEBENSKRAFT

Kosmische Vitalität,
die alle Dinge durchdringt,
gleichwohl gestaltet und
vergehen lässt

Vor-Himmel

JING

ESSENZ

Gibt dem Körper greifbare Substanz

Struktivpotenzial

Abb. 3: Die Drei Schätze

37

so dass man das Feinstoffliche in sich beherbergen kann. Das Feinstoffliche ist das Klare des Qi. Das Qi und das Dao bewirken Leben. Leben bewirkt Gedanken. Gedanken bewirken Erkennen. Erkennen bewirkt Rast (im Sinne von Ruhe)."[13]

Shen stellt reines Bewusstsein als aktive Gestalt dar. Es leuchtet durch den stillen Glanz der Augen und ermöglicht geistige wie spirituelle Präsenz. Ein Aspekt des Shen wird deshalb als das Charisma eines Menschen wahrgenommen. Im Su wen heißt es:

„Man kann Shen nicht mit Worten ausdrücken, sondern nur mit dem Herzen erfassen (…) Shen, die schöpferische Kraft, wird dem Menschen ganz plötzlich transparent, als ob der Wind Wolken und Nebel wegbläst (…) Sein Ursprung sind die drei Regionen (die drei Brennkammern, Anm. d. A.) und neun Zustände."[14]

Shen ermöglicht die Wahrnehmung des Selbst, wie auch – in seiner Verfeinerung – die Ich-Erkenntnis. Es formt die Idee des Ich und öffnet die Tür.

Je mehr jede dieser Kräfte auf Entfaltung drängt, desto mehr entfernen sich Körper und Geist voneinander. Schließlich werden sie als getrennte Einheiten wahrgenommen. Ramana Maharshi lehrte, man müsse nur aufhören, sich – das heißt Körper und Geist – als getrennt zu begreifen. Die Trennung entsteht erst mit der Funktion des Geistes.

Das ursprüngliche Piktogramm für Shen beinhaltet die Zeichen Himmel und Sonne, Mond und Sterne. Diese breiten sich in die fünf Richtungen aus.

„Wer sein Shen nährt, stirbt nicht (…). Unaufhörlich, unerschöpflich ist es vorhanden, mühelos kannst du es nutzen."[15]

Wenn wir heranwachsen, entfalten die Wandlungen ihre Kräfte und transformieren Jing, Qi und Shen. Diese Aktivität untersteht dem Gesetz der Wandlungen, ist jedoch in einem gewissen Maße von uns kontrollierbar. Wir können uns unwillkürlich von den Entwicklungszyklen treiben lassen oder willentlich Entscheidungen über den Einsatz der Energien treffen. Wir können steuern, ob wir mittels spezieller Praktiken der taoistischen Inneren Alchimie unsere Energien bewahren lernen oder ob wir sie wie Wasser aus einem kaputten Eimer hinaussickern lassen.

Der Verlust der Energien der drei Schätze Jing, Qi, Shen.

Auf dem Boden der Praktiken der Inneren Alchimie stehen die Überlegungen, dass das Jing durch das Entstehen sexuellen Verlangens und der unüberlegten oder unwissenden Ausführung sexueller Aktivitäten unwiderruflich verloren geht. Auch konsumptive oder unangemessene Lebensweise, die die Gesetzmäßigkeiten von Yin und Yang nicht respektiert, schmälert das Jing. So entstehen degenerative Erkrankungen, und Lebenszeit und Lebensqualität werden vermindert. Schließlich tritt der Tod ein. Das Jing existiert nur in einer kleinen Menge, ist aber hoch konzentriert. Manche modernen Autoren gehen dazu über, Jing mit der DNA zu vergleichen. Die Menge der DNA am Gesamtorganismus ist winzig, doch ihre Wirkkraft lässt die unterschiedlichsten Lebensformen entstehen veranlasst, dass bereits bestimmte Schicksalswege und Ausprägungen unseres Selbst optional angelegt werden.

Das Qi hingegen wird durch die Emotionen gemindert. Die Emotionen verbrauchen Qi, zerstreuen es, lassen es ungeordnet werden, stauen es ein oder verknoten es. Die Organe und ihre Funktionen, die von Qi gebildet werden und die der Sitz der jeweiligen Seelen sind (s. dazu Kap. 9), büßen ihre Kraft zur Bewältigung der Aufgaben ein. Krankheit und Degeneration entstehen. Ein sorgsamer Umgang mit den Emotionen ist empfehlenswert. Man sollte sie nicht zum Spaß heraufbeschwören und willkürlich Angst, Schrecken oder Wut herbeiführen, sondern sich in Gelassenheit üben. Dies meint nicht, Gefühlskälte zu kultivieren, sondern – allegorisch beschrieben – wie ein Bambus federnd zu seiner Ausgangsposition zurückzukehren.

Den Wandlungsphasen werden auch Eigenschaften zugeordnet wie liebende Güte (Erde), Weisheit (Wasser), Gerechtigkeit (Metall), Aufrichtigkeit (Feuer) und Wohlwollen (Holz). Sie lassen sich kultivieren, und die volle Entfaltung der spezifischen Qualität der Phase wird an ihnen erkennbar.

Die Emotionen entsprechen in ihrer ungeläuterten Qualität einem ungebändigten Pferd, das erschrickt, bald hierhin, bald dorthin läuft und ohne Nutzen bleibt. Emotionen zu läutern entspricht dem gezähmten Pferd, das Eigenschaften nutzbar macht.

Qi wird auch ohne Kenntnisse der Inneren Alchimie ergänzt: Atmung und Ernährung füllen es auf, wenn beide optimal genutzt werden.

Shen verliert seine Radianz, sein Glänzen und Strahlen mit gedanklicher Aktivität, mit der Bildung von Ich-Identität und Ego. Es verliert damit seinen imperialen Zustand des *wu wei*, „Nicht-Handeln" im Sinne von absichtslosem Handeln.

Gemeinsam mit Jing und Qi bildet das Shen die „drei Schätze". Sie werden auch als die „drei Blumen" oder die „drei Kräuter" bezeichnet.

Die Innere Alchimie des Taoismus lehrt, wie der Verlust an Jing, Qi und Shen verhindert werden kann. Dies ist die Voraussetzung für Unsterblichkeit, da Geist und Körper nicht mehr den Alterungsprozessen durch Energieverluste unterliegen. Der Begriff „Unsterblichkeit" findet sich in verschiedenen taoistischen Klassikern, wird aber häufig auf hundert Jahre eingeschränkt. Als Indiz für die Beherrschung der Inneren Alchimie gilt bei Männern häufig die Zeugungskraft bis ins hohe Alter.

Im *Huangdi Nei jing Su Wen* ist eine Passage überliefert, in der Huangdi, der legendäre Gelbe Kaiser, seinen Berater fragt, ob er ihm von den Menschen der früheren Zeiten erzählen könne. Huangdi sagt: „Ich habe von Menschen früherer Zeiten gehört, die Unsterbliche genannt wurden und bekannt dafür waren, dass sie die Geheimnisse des Universums in der Hand hielten. Sie entnahmen der Natur die Essenz und übten sich in verschiedenen Techniken wie (…) Qi Gong, in Atem- oder Visualisierungsmethoden, um Körper und Geist zu einen. Sie veränderten sich nicht und vollbrachten außerordentliche Leistungen. (…)"

Die Antwort des Beraters lässt uns irritiert zurück, denn die in diesem Text angeführten Probleme „gewöhnlicher Menschen" sind offensichtlich kein modernes Phänomen, wie man annehmen könnte, sondern allem Anschein nach zeitlos, denn es gab sie schon im chinesischen Altertum. Er beschreibt drei Arten von geläuterten Menschen (Wiedergabe gekürzt):

„Diese vollendeten Menschen lebten nicht wie gewöhnliche Menschen, die immer dazu tendieren, Raubbau mit sich selbst zu betreiben. Sie waren fähig, durch Zeit und Raum zu streifen. (…) Die Weisen lebten in Frieden unter dem Himmel auf der Erde. (…) Ihre Gefühle kannten keine Extreme, sie lebten ein ausgewogenes und zufriedenes Leben. (…) Im Inneren vermieden sie es, sich übermäßig zu belasten. Sie weilten in Stille und erkannten die leere Natur der Erscheinungen. Diese Weisen lebten über hundert Jahre, weil sie ihre Energien nicht zerstreuten und schwächten. (…)"[16]

Die „Innere Alchimie"

Zur Methodik der Inneren Alchimie lehren manche taoistischen Schulen, mit der Kultivierung des Körpers vor der Kultivierung des Geistes zu beginnen. Dies bedeutet nicht, dass der Körper einem Fitnessprogramm unterzogen wird. Eine Körper-Geist-Dualität, wie sie im Abendland erörtert wird, ist im Taoismus unbekannt; daher gibt es gemäß dieser Sicht auch keine reine Geisteserkrankung, wie sie die moderne Psychiatrie postuliert. Geist ohne Körper ist nach Auffassung der fernöstlichen Medizin ein Gespenst.

Die Techniken der Inneren Alchimie zielen auf die Vorbereitung des Körpers für die gewaltigen Fusionsprozesse noch getrennter Energien ab. Der Körper muss gestärkt und geläutert, gereinigt, geöffnet werden; die energetischen „Leckpunkte" hingegen werden verschlossen. Die Gelenke müssen durchgängig gemacht, das heißt von Blockierungen befreit werden, damit die aufsteigende große Energie nicht in ihnen stecken bleibt. Besondere Aufmerksamkeit wird jedoch auf die Wirbelsäule gerichtet, da Energie mittels spezieller Atemübungen von der Unteren Brennkammer im Wirbelkanal zum Schädeldach gezogen wird.

Die Orte der Transformation werden als Zinnoberfelder oder Brennkammern bezeichnet. Die Untere Brennkammer, die wie ein Ofen beschrieben wird, liegt im Bereich der unteren Wirbelsäule. In der Wirbelsäule werden Kräfte der Unteren Brennkammer, des Unteren Zinnoberfelds, in die Ebenen der oberen Brennkammern des Mittleren und des Höchsten Zinnoberfelds aufwärts bewegt. Durch die Wirbelsäule läuft die Sonder- oder Wunderleitbahn des *Du mai.*

Die unterste Brennkammer bewahrt das Jing. Ihr Tor ist das des *mingmen,* ein Punkt, der direkt auf der Wirbelsäule lokalisiert wird. *Ming* beschreibt den Auftrag des Himmels für jeden Einzelnen. Schicksal tritt ein, wenn man seinen Auftrag verfehlt hat. Der Name des Punktes wird, wie bereits erwähnt, übersetzt als *Tor des Lebensloses.*

Um den Transformationsprozess in Gang zu setzen, muss, ähnlich wie in der Küche, exakt die richtige Temperatur gefunden werden. Ist die Temperatur zu hoch, werden die Zutaten ihrer Wirksamkeit schnell beraubt und sie verbrennen. Ist die Temperatur zu niedrig, bleiben die Zutaten ungekocht. Ein wesentliches Moment der Hitzeregulierung ist, wie am Herdfeuer, die Zufuhr von Luft. Das Zwerchfell (Diaphragma) reguliert, wie viel Luft und wie tief die Luft, das Himmlische Qi, in die Untere Brennkammer gelangt. Es ist also wichtig, auf das Atmen und die Atemluft als kosmisches Qi zu achten. Um das himmlische Qi in seiner reinen Kraft aufnehmen zu können, sucht man Plätze mit reiner Luft auf. Spezielle Übungen, die sich in Varianten des indischen Hatha-Yoga und auch im taoistischen Yoga finden, befördern das Qi in die Kanäle. Sie machen die Gelenke durchgängig und korrigieren Fehlstellungen der Wirbelsäule. Durch intensive Arbeit an der Wirbelsäule werden sämtliche Organe innerlich energetisch massiert und damit optimiert. Von der Wirbelsäule aus gehen innere Muskel- und Nervenverläufe zu sämtlichen Organen. Diese inhibieren oder fördern die Bewegung und Funktion in den Organen. In jedem Organ wohnen Seelen oder, nach anderer Übersetzung, Geister, die sich über Emotionen ausdrücken (s. Kap. 9, „Die Fünf Wandlungsphasen"). Gemäß einer anderen Interpretation können diese als die geistig-seelischen Aspekte der Wandlungsphasen aufgefasst werden. Ein gleichmäßiger, entspannter Qi-Fluss befriedet die Geister, und es geht kein Qi durch übermäßige oder ungeordnete Aktivität verloren. Auch die Untere Brennkammer mit dem gespeicherten Jing gilt es zu beherrschen. Mit jedem Samenerguss, mit jeder Schwangerschaft und Geburt geht Jing verloren. Jede Handlung, die über unsere Reserven hinausgeht, verschlingt Jing. Wir lernen, mit Jing zu haushalten, da es die tiefste und innerste Basis für die Transformationsprozesse zur Verfügung stellt. Allen großen spirituellen Schulen gemein sind Anweisungen zum Zölibat oder Techniken, sexuelles Begehren zu sublimieren, um diese Kraft zu generieren. Durch sexuelles Begehren wird der unberührte Zustand des Jing in gewöhnliches Austreten und Verlieren der Kraft verändert.

Für Menschen, die in ihrem Leben nicht so große Pläne verfolgen, geht dennoch aus dieser Betrachtung die Einsicht hervor, dass Sex in Zeiten von Schwäche, Erkrankung und Erschöpfung die Rekonvaleszenz erheblich erschwert. Ebenso werden degenerative Erkrankungen durch unangemessenes sexuelles Verhalten verschlimmert. Es ist gut, Techniken zu erlernen, mit denen sexuelle Freuden genossen werden können, ohne erhebliche Mengen von Jing zu verlieren. Auch sollten sexuelle Wünsche zwar kontrolliert, aber nicht unterdrückt werden. Dies ist kein Aufruf zu einer verstaubten Moral. Es ist eine energetische Betrachtungsweise.

Wir sollten in unseren sexuellen Begegnungen die Liebe als die Fusion von Feuer und Wasser als Triebkraft nutzen und nicht dem rein körperlichen Verlangen nachgeben. So können wir unsere Kraft erhalten, und das Qi bleibt ruhig in regelmäßigem Fluss. Unsere Sinne bleiben in Stille. Sex ohne Liebe gewährt keine Befriedigung des Herzens, sondern leert das Blut des Herzens aus.

„In früheren Zeiten fertigte ich, Hsuan Nu, magische Trommeln für den Gelben Kaiser und half ihm so, die Dämonen der ‚Zeit‘ zu bezwingen. Nun, erneut, bedrohen Dämonen unsere Welt, und die sexuellen Geheimnisse sind vergessen. Wir drei jungen Mädchen besitzen den Sohn des Himmels in uns. Ist es die Zeit, für ‚das spielende Pferd‘ oder die ‚aufgefädelten Perlen‘? Vereinigen wir unsere vorhandenen Kräfte in eine, formen wir mit unserem Körper die wertvollen Dreiheit der Unsterblichkeit. Lasst uns das Elixier jetzt vollenden! Das Elixier des Lebens wurde einundachtzig Tage und Nächte lang potenziert. Während dieser Zeit wurden alle Hindernisse leicht besiegt. Dann, sich von den Ufern eines Sees erhebend, flog der himmlische Drache mit den Zeichen der Sonne und des ekliptischen Mondes zum Berg Meru und erleuchtete Sämtliches von dort."[17]

Das Qi wird durch Emotionen verbraucht; es verlässt in der Emotionalität seine geordneten Bahnen und geht außen verloren. Jeder Energieverlust wiegt schwer. Wir müssen nicht unaufhörlich unsere Emotionen strapazieren, sie aber auch nicht negieren oder verdrängen, sondern bewusst und sorgsam mit ihnen umgehen. Seine Heiligkeit, der Dalai Lama, hat einmal gesagt: „Es ist leicht die Chinesen zu hassen, aber der Hass ist schlimmer als die Chinesen."

Wir sagen, das Qi ist dann nicht mehr an seinem Platz. Der frei gewordene Platz wird schnell besetzt: Krankheitserreger dringen in den Körper ein, oder – nach Schulen der Dämonenmedizin im alten China – herumirrende Geister besetzen ihn und verursachen Störungen des Geistes.

Qi entsteht im Mittleren Erwärmer, in der mittleren Brennkammer (Vgl. Kap. 2), durch Transformation von Jing. Es wird täglich durch Nach-Himmels-Qi ergänzt. Der Nach-Himmel bezeichnet die Zeit nach unserer Geburt. Nach-Himmels-Qi hat zwei Quellen: die Atemluft und die Nahrung. Wenn wir bewusst unseren Lebensstil der Ernährung anpassen und unsere Ernährung dem Lebensstil, ist es uns möglich, unsere Gesundheit im weitesten Sinne zu schützen, da wir eine Übereinstimmung von Ressourcen, Möglichkeiten und Anforderungen herstellen – sofern wir die Regeln zur Kultivierung des Atmens beherzigen.

Qi bedeutet „Dampf". Wenn Jing unter dem Kessel das Brennmaterial darstellt und sich in dem Kessel Reis und Wasser befinden, dann entsteht durch die Aktivität des Jing Dampf beim Kochen von Reis. Wie viel Wärme sich in welcher Zeit entwickeln kann, ist abhängig von der Qualität und Quantität des Jing sowie von der Menge an „Reis und Wasser" (Ernährung) und der Belüftung. Diese Faktoren bestimmen, wie viel Qi produziert wird. Das schließlich treibt wie eine Turbine die Lebensvorgänge an, formt damit unser Dasein und unser Schicksal. Daher bewahren wir unser Qi und zerstreuen es nicht einfach, da seine Entfaltung und Wirksamkeit an den Verbrauch unserer Lebenskraft und unserer Lebenszeit, gespeichert im Jing, gekoppelt ist.

„Die Reissuppe schenkt zehn Dinge: Leben und Schönheit, Leichtigkeit und Kraft. (…) Sie vertreibt Hunger, Durst und Wind."[18]

Entgegen landläufiger Interpretationen handelt es sich hier nicht wirklich um Reissuppe. Einige Ärzte raten zwar tatsächlich ihren Patienten auf der Grundlage dieser Aussage, Reissuppe zu essen. Der Text, der die Grundlagen der so genannten 60 000 Erkrankungen beschreibt – Hunger, Durst und Wind – ist an dieser Stelle jedoch symbolisch zu verstehen. Er bezieht sich hier auf die negativen Funktionen des Geistes, die im Buddhismus auch als Gier/Begehren, Hass und Unwissenheit bekannt sind. In der tibetischen buddhistischen Medizin werden sie als Schleim, Galle, Wind, im indischen Ayurveda als Vata, Pitta, Kapha (Hunger: Kapha, Durst: Pitta, Wind: Vata) beschrieben.

Die Reissuppe bezeichnet also zum einen die Beschränkung der Sinne, zum anderen die richtige Verwendung der eigenen Kräfte.

Ein wesentlicher Aspekt der Inneren Alchimie ist die innere Stille. Wenn Begehren, Verlangen oder Abneigung entstehen, verändert sich Shen, wird aus seiner Verankerung gelöst – Atmung und Herzschlag zeigen einen veränderten, konsumierenden Zustand an.

Wir sollten bei unseren Übungen stets eine Beschleunigung der Atmung und des Herzschlags vermeiden. Die Praktiken des taoistischen Yoga schulen uns, auch unter Belastungen Gleichmut und innere Stille zu bewahren. Praktizierende erlangen Einsicht in die Veränderungen, die sie selbst herbeiführen.

Die Emotionen Traurigkeit, Wut, Ärger, Angst und Frustration stehen dem Mehren der vitalen Energie Qi entgegen. Auch das Vernachlässigen von vitalen, Qi spendenden Stoffen in der Ernährung, die Modeidealen, weltanschaulichen oder sonstigen Überlegungen folgt, ist schädigend und führt zu Erschöpfung. Unsere gesamte Lebensweise und Anschauung sollte der Kultivierung unserer vitalen Kräfte unterstehen und nicht dem willkürlichen Schädigen unseres geschenkten Daseins. Wenn wir unser Qi wie auch unser Jing kultiviert und verfeinert haben, wird die dritte Ebene der drei Brennkammern geöffnet. Dieser Vorgang wird als das *Erblühen der Silbernen Blüte* beschrieben. Die drei Kammern sind miteinander in Verbindung getreten, und die Energie zirkuliert frei.

Das Ende des Weges der Inneren Alchimie ist die Eröffnung der legendären *Goldenen Blüte* – die Verfeinerung der spirituellen Energie Shen für die Rückkehr ins Tao. Diese Arbeit der absoluten Verfeinerung der Energien ist nur durch Initiation und lebenslange Hingabe zu erreichen. Der heilende Weg zu Gesundheit und zur Eröffnung von neuen Möglichkeiten der Lebensgestaltung, zu größerer Zufriedenheit in partnerschaftlichen wie sozialen Belangen, ist jedoch schon mit geringerer Anstrengung und weniger Einschränkungen zu erreichen und in jedem Fall lohnenswert.

Der Fokus sollte stets beim Entdecken und dem Entwickeln unseres Seins liegen und, daraus resultierend, auf der Erfüllung unserer wahren Bedürfnisse. Wir lernen in diesem Prozess der Reflektion, die Motive unseres Handelns und Begehrens zu erkennen und zu unterscheiden. Dadurch wird der Blick behutsam nach innen gerichtet, und äußere Störungen wie Misserfolge oder Ablehnung können keine Verheerungen der inneren Landschaften anrichten. Wir gestalten unser Leben ruhig und ausgeglichen, in Zufriedenheit und Übereinstimmung mit unserer Umgebung.

Drache und Tiger

Die Vereinigung von Yin und Yang im Körper wird als die Vereinigung von Tiger (yin) und Drache (yang) bezeichnet. Die Vereinigung der beiden geschieht auf allen Ebenen des Körpers: Die Vorderseite entspricht dem Yin, die Rückseite dem Yang, der Kopf ist dem Himmel und damit dem Yang am nächsten, die Füße sind der Erde und damit dem Yin nahe. Jeder der Stellvertreter der Wandlungsphasen hat sowohl Yin- als auch Yang-Qualität.

In der Wandlungsphase Holz entsprechen Leber und Gallenblase dem Yin und dem Yang. Die Leber wird als Vollorgan bezeichnet (zang) und besitzt die Yin-Qualität des Bewahrens und Haltens. Die Gallenblase hat Yang-Qualität, da alle Yang-Organe „gefüllt sind, ohne voll zu sein", das heißt, sie sind Passage-Organe, in denen der Inhalt weitergeleitet wird. Die Gallenblase stellt jedoch innerhalb des Systems eine Ausnahme dar, da sie die Galle tatsächlich bis zu einem gewissen Grad speichert.

„Wenn du sie vom Standpunkt der Unterschiede aus betrachtest, dann sind dort Leber und Galle, Ju und Yue. Aber wenn du sie vom Standpunkt der Gemeinsamkeit aus betrachtest, dann sind alle zehntausend Dinge eins."[19]

In der Wandlungsphase Feuer sind vier Aspekte zu betrachten: zwei – Herz und Perikard – mit mehr Yin- und zwei – Dünndarm, Dreifacher Erwärmer – mit mehr Yang-Qualität.
Die Wandlungsphase Erde hat im Magen ihren Yang-Aspekt, in der Milz ihren Yin-Aspekt. Im Metall ist die Lunge *yin* und der Dickdarm *yang*. Im Wasser hat die Niere die Yin-Essenz und die Blase den Yang-Charakter. Dennoch trägt hier wiederum jedes Yin ein Yin und ein Yang, und jedes Yin

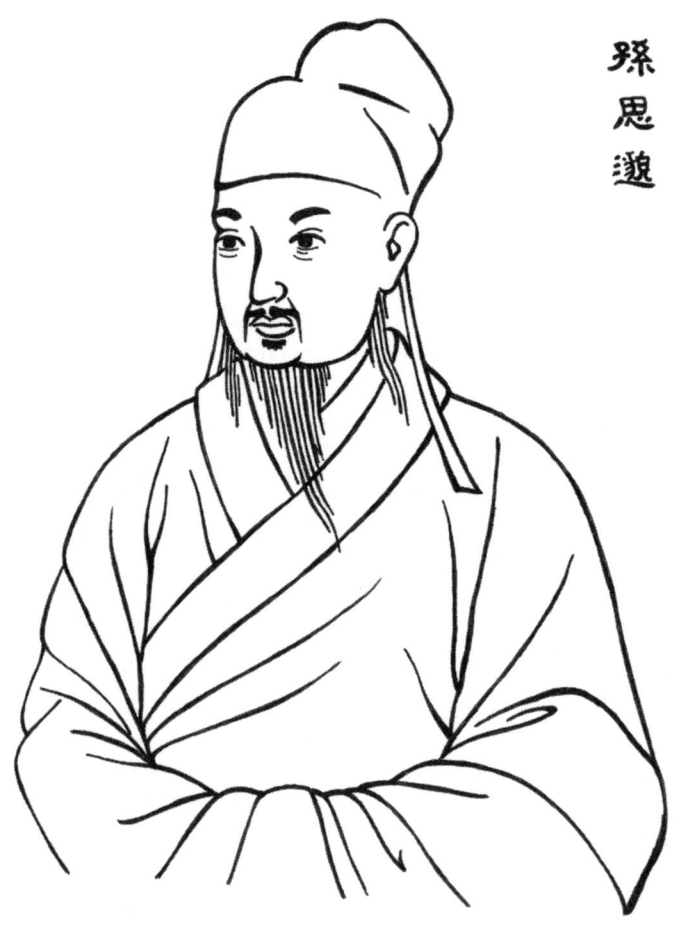

孫思邈

Abb. 4: Sun Simiao

im Yin ein weiteres Yin und Yang in sich. Dies entspricht dem System der chinesischen Lackschachteln, von denen immer eine noch kleinere sich in einer Schachtel versteckt. In der letzten ist der leere Raum.

Yin und Yang stellen Relationen her. Die chinesischen Schriftzeichen für Yin und Yang[20] zeigen einen besonnten Hügel für Yang und einen beschatteten für Yin. Diese Piktogramme helfen, uns dem inneren Verständnis dieser beiden Begriffe zu nähern.

Die Sonne erwärmt die besonnte Seite. Der Frühling kehrt früh ein, und mit ihm entfalten sich alle Kräfte des Himmels.

Auf der sonnenabgewandten Nordseite ist es dunkler und kühler. Es kann sogar noch Schnee liegen, während die ersten Blumen auf der Südseite des Hanges bereits blühen. An einer Stelle des sonnenbeschienenen Hanges ist es besonders warm, da die Sonne dort von ihrem höchsten Stand aus scheint. Hier entwickelt sich alles am schnellsten.

Auf der beschatteten Seite gibt es einen Platz, der von der Sonne am weitesten entfernt ist und an dem die Yin-Qualitäten von Kälte und Bewahren am längsten vorherrschen. Da das Leben sich auf der besonnten Seite schneller entfaltet, setzt dort auch schneller der Verfall ein. Die kühle, langsame Seite hingegen erhält die Substanzen länger und bewahrt sie schützend. Die Sonne lässt die Erde schnell trocken werden, wenn diese zu stark dem klaren Yang des Himmels ohne den kühlenden Yin-Aspekt des Regens und der Wolken ausgesetzt ist. Die beschattete Seite wiederum bringt nichts hervor, wenn die wärmende Yang-Qualität nicht ausreicht. Die Potenziale verfaulen. Die Erde bleibt trüb und dunkel.

Auch dem Menschen werden Yin- und Yang-Qualitäten zugeordnet, die sich auf alle Aspekte seines Daseins beziehen. Das Wärmere ist *yang,* das Kühlere *yin.* Das Zusammenziehende ist und wird mehr *yin,* das Ausdehnende ist und wird mehr *yang.* Zentrifugale Bewegung beschreibt die Yin-Richtung, zentripetale die Yang-Richtung. Helle, leuchtende Farben entstehen im Yang, gedämpfte, pastellene Farben entstammen dem Yin.

So können wir diese Faktoren auf den Geist und die Seele des Menschen, auf seine konstitutionelle wie auch seine augenblickliche Verfassung übertragen. Eine laute, fröhliche Natur entspricht einem Yang-Charakter, eine stille, in sich gekehrte einem Yin-Charakter. Treten bei einer Erkrankung Hitzezeichen auf, so hat die Erkrankung einen Yang-Charakter; treten Kältezeichen auf, so ist sie von Yin-Natur. Hat also die erkrankte Person hohes Fieber und leuchtende Wangen, ist diese Erkrankung mehr *yang,* friert sie trotz Decken und liegt zusammengekrümmt, so liegt die Erkrankung stärker im Yin. Jeder Aspekt von Yin und Yang lässt sich im Wesentlichen von der Betrachtung der besonnten und der beschatteten Seite des Hügels ableiten – auch die Tatsache, dass Yin und Yang sich im Leben nicht trennen.

„Wenn das Wachs der Kerze verbrannt ist, bleibt das Feuer bestehen. Niemand weiß, wohin es gegangen ist."[21]

Yin und Yang nach dem Yi Jing (I Ging)

Yang

Sechs kräftige Linien repräsentieren die gesamte kreative Kraft des Himmels. Dieses Hexagramm weist auf die kürzeste Nacht (yin) hin, auf die Sommersonnenwende. Der Tag (yang) hat hier seine maximale Ausdehnung erreicht. Die Situation ist eine günstige, da sie spirituelle Erleuchtung, Kraft, Aktivität und Initiative hervorbringt und unterstützt. Das Hexagramm belegt alle Yang-Werte, die von Kraft erfüllt sind und im Licht der Sonne leuchten. Wenn diese Kräfte mit den „Werten der edlen Menschen" verbunden werden, kann das Ziel erreicht werden. Die Werte der Edlen sind Integrität, Großzügigkeit, Aufrichtigkeit sowie Vertrauen in die eigene Person und in andere. Wenn der Weg klar vor einem liegt, sollte man sich nicht durch egoistische Motive von seinen Handlungsprinzipien ablenken lassen. Es ist notwendig, dem Weg ohne Zweifel zu folgen

Yin

Sechs dunkle, unterbrochene Linien zeigen das Yin. Alle passiven Werte der Erde finden sich hier. Dieses Hexagramm repräsentiert die längste Nacht (yin) im Winter, wenn die Zeit des Tages (yang) am kürzesten ist. Die Situation ist günstig, da die Werte des Yin sich zeigen. Yin-Werte sind Flexibilität, Sanftmut, Freundlichkeit, Hingabe und Geschmeidigkeit.

Tab. Yin und Yang

Yin	Yang
Mitternacht	Mittag
Wintersonnenwende	Sommersonnenwende
Schatten	Licht
dunkler	heller
kühler	wärmer
kalt	heiß
Stofflichkeit	Energetik

Substanz	Dampf
Blut/Xue/Säfte	Qi/Shen
zentrierend	expandierend
defensiv	aggressiv
zurückweichend	eindringend
inaktiver	aktiver
stiller	bewegter
leiser	lauter
gedämpft	erleuchtender
beruhigender	erregender
unbewegt	bewegt
unterkühlt	fiebrig
blass	gerötet
feuchter	trockener
müder	wacher
Vorderseite	Rückseite
Füße	Kopf
strukturbildend	auflösend
konsolidierend	erweichend
aufbauend	verbrauchend
bewahrend	nutzend
Eizelle	Spermium
Schwangerschaft	Geburt
zentripedal	zentrifugal
klein	groß
schwerer	leichter
ernährend	verzehrend
weich	hart
Gestalt	Formlosigkeit
Meditation	Kampfkunst
Güte	Härte
cremig	knusprig
gefüllt	geleert
einsinkend	ableitend

Yin und Yang
benötigen einen Bezugsrahmen

Um zu definieren, ob ein Zustand, ein Ding, eine Krankheit, ein Nahrungs-
mittel oder was auch immer mehr *yin* oder mehr *yang* ist, sollte es einen
Überschuss in einem oder mehreren Kriterien erfüllen.
Um ein Urteil fällen zu können, ist ein Bezugsrahmen nötig. Ich kann
Dinge, Vorgänge wie Manifestationen nur dann beurteilen, wenn ich ein
Kriterium in seinen Eigenschaften überprüfe und es in Bezug zu einem
vergleichbaren Faktum stelle. Dann bewerte ich, ob es mehr *Yin-* oder mehr
*Yang-*Eigenschaften aufweist. Nie dürfen die Kategorien vermischt werden.
Hier ein Beispiel:

Frage: Ist ein Vogel *yang?*
Antwort: Ein Vogel ist dann *yang,* wenn ich den Vogel auf alle lebenden Tiere
beziehe. Ich kann die Frage also so nicht stellen. Ich muss fragen: Ist ein Vogel
yang im Verhältnis zu etwas anderem, und mir dann spezifische Eigenschaften
aussuchen, die beide teilen oder die sie unterscheidet. Diese Eigenschaften
untersuche ich dann. Ich muss aber stets ein Verhältnis erfragen.

Ein Vogel ist dann *yang* im Verhältnis zu Säugetieren, weil diese zum Beispiel schwer sind und am Boden bleiben. Das Fliegen ist eine *Yang-*Aktivität,
es entfaltet sich. Ein bestimmter Vogel kann jedoch im Vergleich zu einem
bestimmten Säugetier *yin* sein. Zum Beispiel starb der gemütliche und flug-
unfähige Dodo *(yin)* auf Mauritius aus, da er an schnelle *(yang)* Landsäuger
wie Ratten und Hunde nicht angepasst war. Er musste über Generationen
nicht fliehen! So konnte er sich auch nicht vor jagenden Menschen schützen,
und seine Zahl ging in kürzester Zeit so stark zurück, dass er ausstarb.

Der Vogel der ersten Betrachtung ist eine Taube. Zwar ist die Taube *yang*
im Vergleich zu allen nicht flugfähigen Tieren, aber im Vergleich zum Habicht
ist sie *yin,* da der Habicht schneller ist und über viele weitere *Yang-*Attribute
verfügt, wie zum Beispiel Aggressivität, die Fähigkeit zu töten und große
Zielgerichtetheit. Die Haube hingegen weist im Vergleich zum Habicht mehr
*Yin-*Attribute auf, wie Schwere des Körpers und Rundungen.

Yin und Yang und der Mensch

Auch beim Menschen ist es wichtig zu fragen, in welchem Kontext die Bewertung stattgefunden hat:

„Eine Frau ist im Verhältnis zum Mann mehr *yin.*" – Diese Aussage ist zu
bewerten.

Die Frau ist nicht deshalb mehr *yin,* weil sie zu früheren Zeiten bestimmten gesellschaftlichen Konventionen zu gehorchen hatte und zu Hause blieb. Wir sehen auch sehr wohl, dass diese Regel für Bäuerinnen nicht zutreffend war. Das Bewertungskriterium, das klassisch angewandt wird, ist, dass die Frau mehr Blut, der Mann hingegen mehr Qi hat – im Allgemeinen. Anders können wir sagen, dass eine Person, die mehr Qi als Blut hat, mehr *yang* ist als eine, die mehr Blut als Qi hat. Dennoch ist ein Mann, der mehr Blut hat, als gewöhnlich die meisten Männer im Verhältnis zu Qi aufweisen, nicht „verweiblicht". Er ist aber mehr *yin* als andere Männer. Bei Frauen in der Menopause und danach nimmt die ursprüngliche Blutmenge ab. Viele Frauen zeigen dann Zeichen von *yang,* wie eine tiefere Stimme und Bartwuchs. Sie sind nun mehr *yang* als andere Frauen, aber keine „Mannweiber". Wann sich ein Mensch weiblicher oder männlicher fühlt, ist jenseits von *yin* und *yang.* Mit dieser Regel können wir auch Transsexualität frei von gesellschaftlichen Normen in der Praxis einordnen.

Yin und yang sind stets Verhältniswörter. Sie sind wertfrei, denn sie entstammen dem Einen. Wenn sie vergehen, kehrt das Eine zurück.

4
Die Acht Leitkriterien –
vereinfachte diagnostische
Betrachtung und Anwendung

So begann der Kampf. Das Problem war, die beiden (Adam und Eva) davon
zu überzeugen, dass die Welt tatsächlich existiert; dass das Leben kein Spiel
ist, sondern etwas sehr Ernstes, sogar Schwieriges und Mühevolles, und dass
die Begriffe von Gut und Böse letztlich nur relativ und vergänglich sind. Sie
zu überzeugen würde bedeuten, sie aus dem Paradies zu vertreiben.

(Ouspensky, Gespräche mit einem Teufel)

Diese zwei sind dasselbe, jedoch gibt man ihnen verschiedene Namen.
Das sie dasselbe sind, ist das Geheimnis,
Geheimnis aller Geheimnisse!
Die Pforte alles Geheimnisvollen.

(Laozi)

Um eine wirkliche Heilmahlzeit zusammenstellen zu können, müssen wir
uns intensiv um das Verstehen des Tao, um das Begreifen des Wirkens von
Yin und Yang bemühen.

Beim Zusammenstellen einer Heilmahlzeit für erkrankte Freunde oder
beim Therapieren von Patienten und Patientinnen hilft uns oft die Distanz,
die Ursachen, Verwicklungen und die sich entgegenstellenden Hindernisse
genauer einzuschätzen. So wie es uns leicht gelingt, ein Labyrinth von oben
zu überblicken und Ein- und Ausgang in kürzester Zeit zu benennen, ist
es der Blick auf einen anderen Menschen, der Außenstehenden verborgene
Muster offenbaren kann. Wollen wir für uns selbst eine Heilmahlzeit zusammenstellen, müssen wir in den Spiegel sehen – aufmerksam und kritisch uns

selbst betrachten. Ratschläge von anderen sind jedoch meistens leichter in die Tat umzusetzen, als wirkliche Selbsterkenntnis zu üben.

In den Ernährungslehren des Westens stehen Versprechungen von mehr Schönheit und Leistung auf allen Gebieten an erster Stelle. In der Ernährungslehre der fernöstlichen Medizin steht die Forderung nach Selbsterkenntnis im Vordergrund – die Forderung nach bewusstem Gestalten des Lebens und nach Übernahme der Verantwortung für das eigene Schicksal.

Ernährungslehre ist ein Schlüssel zum Selbst. Durch das tägliche Betrachten unserer Bedürfnisse und das Reflektieren über das, was wir getan und erlebt haben, entwickeln wir eine disziplinierte Geisteshaltung. Faulheit und Ausreden, Ausflüchte und Entschuldigungen – die großen Hindernisse in der persönlichen Weiterentwicklung – stehen klar und ungeschönt vor uns.

Wir betrachten uns und erkennen, mit wie viel Verantwortung wir für uns selbst Sorge tragen, oder aber auch, wie gedankenlos wir ein ums andere Mal unsere wahren Bedürfnisse missachten und unser inneres Selbst verletzen. Oft ist die Erkenntnis schmerzlich, und wir wollen uns ihr am liebsten entziehen, wenn wir beobachten, wie einige unserer Verhaltensweisen uns schaden, statt unser Leben beständig zu verbessern.

Auf der Suche nach echter Liebe stolpern wir in kurzlebige Affären, auf der Suche nach Qualität in unserem Leben kaufen wir nutzlose Dinge, auf der Suche nach Wertschätzung überarbeiten wir uns Tag für Tag, auf der Suche nach innerer Stille helfen uns manchmal nur noch Schlaftabletten oder Alkohol.

Der Taoismus eröffnet uns, dass jeder Tag besser werden kann als der vorangegangene, da es uns freisteht, uns beständig weiterzuentwickeln. Besser werden bedeutet allerdings nicht, dass alles mehr wird: mehr Spaß, mehr Leistung in Beruf und Freizeit, mehr Geld. Es kann hingegen eine tiefere Qualität in unserem Leben eröffnet werden, die sich mehr und mehr von äußeren Bedingungen löst. Die Zufriedenheit eines Kindes beim Betrachten einer sich entfaltenden Blüte ist eine Qualität im Leben. Wir können diese Qualität nicht vertiefen, indem wir uns alle Blüten dieser Welt anschauen, aber wir können lernen, den Weg zu beschreiten, der uns zu diesem stillen Genuss führt.

Die Zufriedenheit in jedem Moment zu spüren ist Qualität in unserem Leben, die nicht von Gütern abhängig ist. Erleben, wie Angst vor Unbekanntem sich auflöst durch das gelassene Empfangen des Lebens Moment für Moment – so entwickelt sich Weisheit. Durch die Art und Weise, wie wir uns täglich ernähren, entwickeln wir die Fähigkeit der achtsamen Beobachtung, oder, wie Jack Kornfield es bezeichnet, „wir erziehen das Hündchen". Unser Geist entspricht diesem jungen Hündchen, das beständig beobachtet werden will, sonst tut es Dinge, die nicht nützlich sind. Immer wieder, beharrlich, mitfühlend und geduldig, aber nie ungerecht oder gar quälend, erziehen wir es. Sollte es einmal etwas vergessen haben, beginnen wir von vorne. Dies ist die Praxis der meditativen Aufmerksamkeit, aber auch der Weg in ein verantwortungsvolles und selbstbestimmtes, glückliches Leben.

Betrachten Sie sich selbst

Sollten Sie sich trotz guter Vorsätze vor dem Kühlschrank mit der Nougatcreme wiederfinden, so denken Sie sich nicht, es sei jetzt zu spät, Sie seien eben ungeeignet. Beobachten Sie, aus welcher Intention heraus Sie so handeln.

Haben Sie Ihre wirklichen Beweggründe, wie zum Beispiel die Suche nach Entspannung oder das Vergessen eines großen Ärgernisses, in sich entdeckt, so verleihen Sie diesen den richtigen Ausdruck. Beobachten Sie, und handeln Sie dann ruhig und angemessen. Seien Sie vor allem weder ungeduldig noch nachlässig mit sich selbst. Beobachten Sie, unter welchen Umständen Ihr Geist, aus Bequemlichkeit und um sich zu zerstreuen, Sie nach Knabberzeug oder zur Zigarette greifen lässt; wann Sie Ärger mit etwas zu viel Essen hinunterschlucken wollen; wann Sie eine Enttäuschung in Kuchen verstecken; wann Erschöpfung Sie zum Kaffee greifen lässt; aber sehen Sie auch, wann Sie sich eventuell eine Mahlzeit verweigern – zum Beispiel, weil Sie verärgert sind, traurig oder enttäuscht – oder wann Sie einfach, ohne Rücksicht auf sich selbst zu nehmen, weiterarbeiten wollen.

Nehmen Sie dies zum Anlass, darüber nachzudenken, wie Sie mit sich umgehen, mit Ihren Wünschen, aber auch mit Ihren Reserven.

„Beeile Dich langsam, und du wirst schnell vorankommen." *(Chinesisches Sprichwort)*

Die Acht Leitkriterien sind ein einfaches System zur Bewertung von Störungen im Menschen.

Sie stellen ein Gliederungssystem dar, mit dem auch Ungeübte Störungen schnell zuordnen können. Die Zuordnungen ermöglichen es, sofort einen Behandlungsplan in der Hand zu haben.

Sie können Mahlzeiten unter verschiedenen Gesichtspunkten als Heilmahlzeiten zusammenstellen. Je einfacher die Grundlage der Zusammenstellung, desto unspezifischer die Behandlung. Eine solche diätetische Behandlung ist gut für so genannte Allgemeinerkrankungen, wie Erkältungen,

Magen-Darm-Verstimmungen und andere Beschwerden, die keine bestimmte Ursache haben. Bei diesen Erkrankungen ist es möglich, die begleitenden Beschwerden zu reduzieren und eine Verschlimmerung oder gar Chronifizierung der Erkrankung zu verhindern. Eine Erkältung heilt beispielsweise bei den meisten Menschen symptomlos ab.

Der Volksmund sagt: Behandelt man eine Erkältung nicht, braucht sie vierzehn Tage; behandelt man sie, ist sie nach zwei Wochen weg. Er sagt aber nichts über die Befindlichkeit während dieser Zeit aus. So kann man diätetisch eine Erkältung im Anfangsstadium sogar noch nach außen vertreiben; ist sie bereits tiefer eingedrungen, kann verhindert werden, dass sie sich in tieferen Schichten festsetzt und sich zum Beispiel in Hitze verwandelt, in die Bronchien absteigt oder in den Stirnhöhlen einnistet, von wo aus sie als Nebenhöhlenentzündung wiederkehrt, somit chronisch wird.

Je mehr Feinheiten Sie in die Analyse einbeziehen, um so spezifischer – das heißt genauer – ist die Heilmahlzeit zu verwenden. Die genaueste Anwendung kann die Präzision einer Teerezeptur haben und nur für eine einzige Anwendung geeignet sein, da sie den Zustand dann so weit verändert hat, dass erneut angepasst werden muss.

Ist jemand bereits an degenerativen Erkrankungen wie Rheuma oder Krebs erkrankt, so ist bereits ein Teil seiner angeborenen Ressourcen erschöpft. Hier sollten zusätzlich zur besonderen Qualität der Nahrungsmittel, der Wahl der Wärmequellen und der besonderen Zusammensetzung der adaptierten täglichen Grunddiät noch Tonika verabreicht werden, die den Verlust an Jing mindern können.

Strapazieren Sie aber nicht gesunde Menschen mit komplizierten Diäten. Das obsessive Suchen nach dem idealen Essen kann die Freude und Dankbarkeit für eine Mahlzeit verderben. Ein Rinderrollbraten im Sommer ist weniger die Tragödie für unseren Geist als der Wunsch, stets ausschließlich das Richtige zu tun.

Leiden Sie jedoch bereits unter Krankheitszeichen, wird jeder vernünftige Mensch Sie in Ihren Bestrebungen unterstützen. Mit anderen Worten: Für Menschen ohne besondere Ansprüche ist eine einfache Grunddiät, wie sie im Buch vorgestellt wird, durchaus ausreichend und von Nutzen.

Die Acht Leitkriterien
oder die sechs Abteilungen von Yin und Yang

Yin	Yang
innen	außen
Leere	Fülle
kalt	warm

„Das Fischnetz ist da, um Fische zu fangen; wir wollen die Fische behalten und das Netz vergessen. Die Schlinge ist da, um Kaninchen zu fangen. Wir wollen die Kaninchen behalten und die Schlinge vergessen. Worte sind da, um Gedanken zu vermitteln; wir wollen die Gedanken behalten und die Worte vergessen."[22]

Erste Regel der Anwendung: den Yin- und Yang-Charakter einer Erkrankung unterscheiden

Wenn ich das Yin stärken will, muss ich es ergänzen. Dadurch nimmt es im Verhältnis zu Yang zu (s. Abb. 5). Dazu muss ich sicherstellen, dass es sich um eine echte Yin-Schwäche handelt, nicht um eine relative. Im Fall der relativen Yin-Schwäche ist das Yin in seinem Anteil nicht geschmälert. Es wirkt nur in der Betrachtung so, da das Yang einen absoluten Überschuss hat, somit über das ursprüngliche, harmonische Maß hinaus in einem Füllezustand ist.

Will ich hingegen das Yang ergänzen, muss ich ebenso differenziert vorgehen. Ich muss feststellen, ob das Yang gemindert erscheint, weil sich das Yin ausgebreitet und verfestigt hat, oder ob das Yang durch unangemessenen Verbrauch in einen absoluten Mangelzustand geraten ist.

Füllen Sie eine Badewanne mit warmem Wasser aus zwei Wasserhähnen. Sie haben zwei Möglichkeiten: 1. Sie reduzieren den Anteil an kaltem Wasser, ohne den Heißwasserzulauf zu verändern. Das Wasser wird wärmer. 2. Sie drehen den Heißwasserhahn stärker auf, ohne den Kaltwasserzufluss zu reduzieren. Im zweiten Beispiel steigt ebenfalls die Temperatur, aber es läuft viel mehr Wasser pro Sekunde in die Wanne ein.

Das erste Beispiel entspricht einer Yin-Schwäche, das zweite Beispiel einem Yang-Überschuss, also einer relativen Yin-Schwäche, das heißt, es sind die Symptome einer Yin-Schwäche vorhanden, aber es handelt sich um einen Überschuss der gegenteiligen Kräfte.

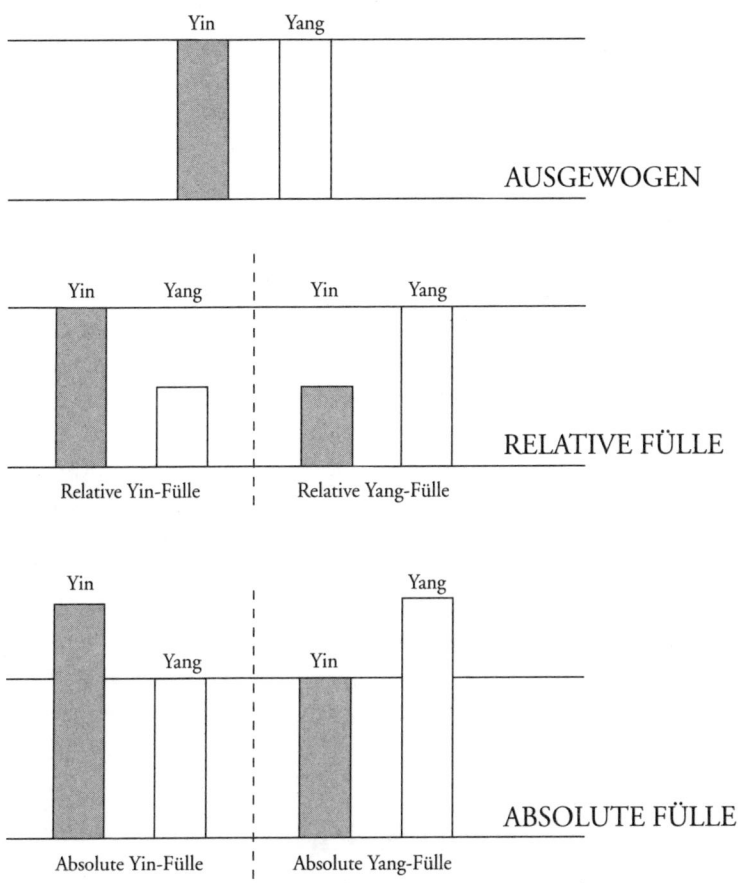

Yin   Yang

AUSGEWOGEN

Yin   Yang   Yin   Yang

RELATIVE FÜLLE

Relative Yin-Fülle   Relative Yang-Fülle

Yin   Yang

Yang   Yin

ABSOLUTE FÜLLE

Absolute Yin-Fülle   Absolute Yang-Fülle

Abb. 5: Yin- und Yang-Erkrankungen unterscheiden

Die Unterscheidung ist von größter Bedeutung: Wenn ich das Yin stärken will und dabei annehme, dass es im Mangel ist, es aber absolut bereits ausreichend vorhanden ist, dann erzeuge ich unangenehme Fülle-Symptome. Ich produziere also weitere Symptome, statt die vorhandenen zu mindern. Als hätte ich jemanden gegen seinen Willen gefüttert, der gerade von einem Weihnachtsessen gekommen ist. Er wird davon sein träges Völlegefühl nicht los.

Wenn ich das Yang, die aktiven Kräfte reduziere, da ich annehme, es handle sich um einen absoluten Überschuss (Fülle-Erkrankung), aber es liegt in Wirklichkeit ein Zustand der Erschöpfung des Yin (Mangel-Erkrankung) vor, dann begehe ich einen schweren Fehler. Denn wenn das Yin bereits ge-

57

schmälert ist und ich die zweite Kraft zusätzlich reduziere, so treibe ich eine absolute Erschöpfung der sich ergänzenden Kräfte voran.

Ein einfaches Beispiel: Bin ich müde, weil ich zu wenig gegessen habe und meine Vorräte an aktivem Qi aufgebraucht sind (Leere)? Oder bin ich müde, weil ich gerade zu viel gegessen habe (Fülle)?

Es ist logisch, dann jeweils angepasst vorzugehen: Im ersten Fall sollte ich ruhen und essen, um mein aktives Qi zu ergänzen. Im zweiten Fall sollte ich körperlich aktiv sein, um das Qi zu bewegen, und eine Weile wenig essen.

Kann ich nicht schlafen, weil ich überarbeitet bin und meine Tiefpunkte, statt sie mit Ruhe und Essen zu ergänzen, mit Pudding und Kaffee überbrückt habe (Leere-Hitze, falsches Yang)? Oder bin ich müde, da ich mich langweile, keine Aufgabe finde und stattdessen schwere Torten und Fleischmahlzeiten gegen die innere Leere eingesetzt habe (Fülle-Hitze)?

Wir stellen fest, dass manches, das einander ähnlich scheint, nichts miteinander zu tun hat (Ursache von Müdigkeit), anderes jedoch, das sehr verschieden zu sein scheint (tiefe Erschöpfung oder Rastlosigkeit), der gleichen Ursache entspringt.

Theoretisch wirkt dies verwirrend: Wie soll ich bei einer fremden Person nun entscheiden können, ob es sich um ein echtes oder falsches Yang handelt? Fragen Sie sich oder die Patienten, wie es zu dem Zustand kam. Die meisten Menschen können sehr präzise angeben, ob sie etwas zu viel oder zu wenig getan haben.

Zweite Regel der Anwendung: innere und äußere Erkrankungen unterscheiden

Der Sitz der Erkrankung

Hier ist nicht die Entstehung der Krankheit entscheidend, sondern ihr Sitz. Befindet sich die Störung in der äußeren Schicht – damit ist die Schicht aus Leitbahnen, Haut und Muskeln gemeint –, nennen wir dies eine äußere Erkrankung. Setzt sich die Erkrankung im Inneren fest und befällt die Organe, sprechen wir von einer inneren Erkrankung.

Innere Erkrankungen: Innere Erkrankungen sind der Ernährungstherapie häufig besser zugänglich und langfristig leichter zu bessern oder sogar zu heilen als äußere, zumal ein großer Teil der inneren Erkrankungen erst durch unüberlegte Fehlernährung zustande kommt oder von ihr unterhalten wird.

Andere Ursachen sind zum Beispiel körperliche oder seelische Erschöpfung oder emotionale Belastungen. Innere Erkrankungen werden noch einmal unterschieden in Hitze- und Kälte-, Fülle- und Leere-Syndrome. Da innere Erkrankungen auf Ungleichgewichte in den Organen hinweisen, ist es sinnvoll, hierzu ergänzend den zweiten Teil und die Kapitel über die Wandlungsphasen in Teil vier zu lesen.

Äußere Erkrankungen: Äußere Erkrankungen entstehen durch das Eindringen von äußeren Faktoren wie Wind und Kälte, Wind und Feuchtigkeit, Trockenheit oder Hitze oder werden davon beeinflusst. Das Wetter können wir mit der richtigen Ernährung natürlich nicht ändern, wohl aber die Empfindlichkeit für bestimmte krankheitsauslösende Reize verringern. Äußere Erkrankungen treten meist spontan auf und sind häufig von Fieber, Gliederschmerzen und anderen Symptomen begleitet. Ernährungstherapie wird hier durch eine kurzfristige und sehr spezifische Auswahl von Nahrungsmitteln, insbesondere als Abkochung, durchgeführt.

Äußere Erkrankungen können sowohl vom Leere- als auch vom Fülle-Typ sein. Kehren zum Beispiel wiederholt grippale Infekte auf, ist dies häufig in einer inneren Leere begründet. Auch hier ist die Behandlung mit Ernährung ein wirksames Mittel; sie muss allerdings langfristig durchgeführt werden. Lesen Sie hierzu auch Teil zwei und das Kapitel „die kleine Hausapotheke".

Dritte Regel der Anwendung: Leere und Fülle unterscheiden

Einen Teil der Unterscheidung in Leere und Fülle finden Sie unter „Unterscheiden in Yin- und Yang-Charakter einer Erkrankung" (Regel 1 der Anwendung). Leere und Mangel werden als Begriffe häufig synonym verwendet. In einigen Büchern finden Sie die Begriffe Erschöpfung, Depletio oder Defizienz.

Leere

Bei Leere-Erkrankungen – Mangel-Erkrankungen stellen die milderen Formen dar – finden wir als Ursache das fortschreitende (progrediente) Erschöpfen aller vitalen Energien und der körperlichen Reserven. Leere ist häufig die Folge von Aggression. Sie basiert auf der Missachtung der eigenen Grenzen und dem Mangel an Einsicht in die tatsächlichen Möglichkeiten. Leere bezeichnet den energetischen Zustand der Erschöpfung von Ressourcen.

Häufig finden wir Patienten, die „über ihre Verhältnisse leben". Das bedeutet einen Mangel an Einsicht in die eigenen Möglichkeiten – sie fantasieren sich die eigene Welt herbei, leben von den Ressourcen, versäumen aber Zeit, tragbare Grundlagen zu erarbeiten. Sie knausern und versagen sich die Früchte ihres Tuns.

Leere-Erkrankungen fußen oft auf einer Angst, die einer ursprünglichen Nierenschwäche entstammt. Diese unterdrückte oder unterschwellige Angst treibt manche Menschen zu Höchstleistungen in Beruf, Familie und Freizeit an, ohne einen Blick auf die Reserven zu werfen. Aus diesem Verhalten resultiert Erschöpfung, die schließlich zu Leere führt. Die Folge ist eine Unterfunktion von Anteilen einer Wandlungsphase oder eines Organs, einiger Organe oder eine Störung aller Organe. Beachten Sie: Ist ein Teil einer Wandlungsphase oder ein Organ betroffen, erscheinen die anderen im Verhältnis dazu voller, ohne unter Umständen tatsächlich voller oder voll zu sein.

Therapieansatz bei Mangel: Aufbauen und beruhigen

Generell muss eine langsame und behutsame Therapie einsetzen. Schnelle Änderungen schwächen, und große Konsequenz ist erforderlich. Gerade Mangel-Erkrankte – Menschen mit Erschöpfungszuständen – hatten zumeist vorher einen intensiven Lebensstil, und jede neu erworbene Kräftigung wird gerne zum Rückfall in alte Muster genutzt. Sobald sie sich etwas besser fühlen, meinen sie häufig, alles, was verpasst wurde, müsse schnell nachgeholt werden.

Bei Mangelerkrankungen ist es besonders geboten, die Motivation der erkrankten Person zu hinterfragen. Die aufmerksame Sorge um sich selbst muss im Vordergrund stehen. Oft finden sich hier sehr altruistische Menschen, die für andere bis zur Erschöpfung tätig sind und zum Beispiel aufopfernd alte und kranke Familienmitglieder pflegen oder in helfenden Berufen tätig sind. Gerade sie können oft nicht ausreichend für sich selbst sorgen.

Aber auch Menschen, die sich selbst zum Zentrum gemacht haben und ohne Rücksicht auf die Bedürfnisse anderer einen exzessiven Lebensstil mit Ausschweifungen hatten, haben von ihrer Substanz gezehrt. Wir sehen bei diesen Beispielen die Aspekte der fernöstlichen Medizin: Sind bei der einen Person alle anderen im Zentrum der Aufmerksamkeit, so ist es bei der zweiten Person niemand außer ihr selbst.

Für den Geschmack sollten süße Getreide bevorzugt werden, auch süß-tonisierend ist anzuraten; hier vor allem die rote Dattel. Alle anderen Früchte sind energetisch leer-süß und sollten bei Mangel-Erkrankungen nicht verwendet werden. Früchte haben meist eine ausgeprägt kühle Natur und sind zu reinigend für eine geschwächte Konstitution.

Getreide und Hülsenfrüchte hingegen sind energetisch voll-süß, also aufbauend und sanft bewegend und erwärmend. Vor allem intensives Kauen vermehrt den süßen Geschmack und verbessert die Resorption. Gerade Mangel-Erkrankte lassen sich kaum Zeit zum Essen und schlingen bevorzugt ihre Nahrung hinunter.

Beachten Sie, dass der süße Geschmack in Form von gut kräftigenden Nahrungsmitteln wie Datteln, Melasse, Yams, Reis- und Gerstensirup aber nur sparsam verwendet werden darf, wenn vorher Antibiotika eingesetzt wurden. Antibiotika hinterlassen für lange Zeit Schleim und Flüssigkeitsstagnation im Körper, auf denen sich häufig Pilze ansiedeln.

Empfohlen sind Reis, Hafer, Hirse, Gerste, schwarze Sojabohnen, Pastinaken, Sojaprodukte, Winterkürbis, kleine Mengen Nüsse und Samen.

In der Rekonvaleszenz, wenn der Mangelzustand zum Beispiel infolge einer Erkrankung eingetreten ist, mischen Sie einen Esslöffel schwarze Sesamsaat unter die Gerste. Vorsicht bei Personen mit Diarrhoe: Schwarze Sesamsaat wirkt abführend.

Jeder intensive Geschmack kann schwächen, verwenden Sie also geschmacklich neutrale bis milde Substanzen.

Besteht keine Kälte im Körper, können Sie intensive Yin-Tonika wie Spirulina, Chlorella und andere stark chlorophyllhaltige Ergänzungsstoffe einsetzen, da sie leicht verdauliches Protein beinhalten. Verwenden Sie Ziegen- statt Kuhmilch, da sie weniger schleimbildend ist. Eier (in kleinen Mengen), Fisch, Geflügel und kleine Mengen Säugetierfleisch sind kräftigend, ohne zu stark zu bewegen. Royal Jelly ist gut ergänzend.

Verwenden Sie Lebensmittel, die Toxine aus dem Blut entfernen, wie schwarze Sojabohnen, Mangold, Rettich, Steckrübe, Tofu, Hirse, Salz und Essig, Umeboshi-Produkte.

Zusammenfassung der Behandlungsgrundsätze:

- Bauen Sie sehr langsam, aber kontinuierlich auf.
- Selbstdisziplin beschleunigt jede Behandlung.
- Vermeiden Sie eine zu schnelle Umstellung in zu vielen Bereichen.
- Wenn Sie neue Nahrungsmittel hinzunehmen, führen Sie eins nach dem anderen ein.
- Vermeiden Sie Extreme wie Speiseeis, Chilis usw.
- Erst wenn sich der Zustand gebessert hat, entfernen Sie nach und nach starke Medikamente unter ärztlicher Aufsicht (Asthmamittel, Corticoide, Betablocker usw.).

- Führen Sie Zeiten für meditative Innerlichkeit ein, zum Beispiel mit entspanntem Hatha-Yoga (kein Ashtanga- oder Power-Yoga), Qi Gong oder Wellness-Angeboten.

Fülle

Fülle oder Überschuss, synonym werden auch die Begriffe Exzess und *repletio* verwendet, ist häufig ein relativer Prozess. Es handelt sich hierbei um die Folgen einer Blockade an anderer Stelle. Fülle zeigt mangelnden Respekt an. Eigene Grenzen oder die Grenzen anderer werden nicht respektiert. Man nimmt sich mehr, als man braucht oder verarbeiten kann. Es gibt kein vernünftiges Maß. Alles scheint machbar zu sein. Doch um die ständig wachsenden Ansprüche zu befriedigen, müssen mehr und mehr stimulierende Nahrungs- und Genussmittel zugeführt werden. Die Person verschiebt ihre Realität in einen Zustand, der ohne Hilfe nicht mehr aufrechtzuerhalten ist. Es kommt zu Blockaden des Denkens, des Qi und des Blutes. Stauungszeichen wie Krampfadern, Hämorrhoiden, rotes Gesicht treten auf. Die Welt des inneren Erlebens ist nicht mehr in Harmonie mit der äußeren Welt der Bedingungen. So entsteht Druck im Inneren, der sich zum Beispiel als Bluthochdruck äußert oder zu heftigen Migräneanfällen mit großer Unruhe führt. Angemessenes Reagieren auf geringe Ursachen fällt immer schwerer.

Fülle kann durch eine ungünstige Geisteshaltung, das Eindringen von krankheitserzeugenden Faktoren oder durch Über- und Fehlernährung bedingt sein.

„Fülle lässt uns vergessen, was richtig und gut ist, und lässt uns nachlässig werden."[23]

Zusammenfassend ist zu sagen: Defizienz entsteht durch Mangel an Flüssigkeiten, Mangel an Wärme und Mangel an Substanzen. Exzess entsteht durch ein Zuviel an Hitze, Flüssigkeiten und anderen Substanzen.

In den reichen Ländern entsteht tatsächlich der größte Anteil der ernährungsbedingten Erkrankungen durch einen Exzess an energetischer Hitze und Feuchtigkeit, hervorgerufen durch Überernährung mit reichhaltigen, fetten, stark gewürzten, denaturierten und vergifteten Nahrungsmitteln, auch durch anteilig übergroßen Fleischkonsum vor allem roten Muskelfleisches und fetten Fleischs. Exzess entsteht ferner durch reichlichen Konsum von stark proteinreicher Nahrung wie Eiern und Eierzusätzen in Nudeln und Gebäck, durch harten Käse und andere Milchprodukte; weiterhin durch ein

Übermaß an Gebratenem und frittiertem Essen zuungunsten von gekochtem, gedünstetem oder gedämpftem Essen, von stark gesüßter Nahrung, raffiniertem und ranzigem Mehl und Ölprodukten – auch Margarine gehört in diese Kategorie – sowie durch chemische Zutaten wie Geschmacksverstärker oder künstliche und so genannte natürliche oder naturidentische Geschmackszusätze und Farbstoffe.

Kann der Körper diese ständige Zufuhr nicht mehr ertragen, kommt es zu Symptomen von Dysfunktion, also Krankheitszeichen, die aus Fülle, durch einseitige Ernährung entstandener Fehlernährung und Überschusssymptomen bestehen. Gleichzeitig erzeugt die Einseitigkeit Mangelzustände, wie zum Beispiel „Blutmangel", bei dem es sich um einen qualitativen, nicht ausschließlich quantitativen Zustand des Mangels handelt.

Therapieansatz bei Exzess: Reinigen und ableiten

Bittere Nahrung und bittere Kräuter reinigen und leiten ab. *Bitter* kühlt und bewegt die Eingeweide, wirkt also abführend. Die meisten Gemüse, auch wenn sie wie Brokkoli und Salate zuerst süßlich schmecken, weisen einen hohen Anteil an Bitterstoffen auf. In der westlichen Medizin werden zur Therapie den Gallenfluss stimulierende bittere Kräuter verwendet. Rohkost und frische Press-Säfte brechen Cholesterin auf.

Dennoch: Achten Sie bitte darauf, dass Sie nicht übermäßig reduzieren. Vermeiden Sie es, über längere Zeit überwiegend Rohkost oder bittere Zutaten zu verwenden. Eine Empfehlung ist eine moderate vegetarische Grundernährung, also Vollkost mit reichlich Vollgetreide.

Bittere Stoffe können leicht und subtil durch Sprossen wie Alfalfa, Radieschen oder Weizensprossen ergänzt werden. Verwenden Sie reichlich Gemüse mit großen Blättern, Algen und Hülsenfrüchte. Bittere Nahrung, die gekocht noch die Tendenz *bitter* hat, aber nicht so stark ableitend ist, sind Sellerie, Mangold, Spargel, Lattich, Pilze. Unter den Getreidesorten ist Amaranth zu empfehlen. Verwenden Sie auch süße Gemüse, da jede therapeutische Richtung schnell zu einem Ungleichgewicht führt, wenn sie nicht ausgeglichen wird. Setzen Sie deshalb Pilze, Rettich, frische Feigen, Karotten und rohen Honig hinzu.

Verschiedene Tees sind bei Nahrungsreduzierung hilfreich und wirken ableitend. Verwenden Sie Zichorienwurzel statt Kaffee, Isländisch Moos, Rhabarber, Kamille und Geißblatt.

Verschiedene Formen von Fülleerkrankungen und ihre therapeutischen Maßnahmen

Fülle-Hitze: Hier müssen erwärmende Nahrungsmittel durch neutrale oder kühlende ersetzt werden.

Fülle durch eingedrungene Feuchtigkeit, eingedrungenen Wind und Kälte: Nahrungsmittel entfernen, die Feuchtigkeit begünstigen („Säfte spendende" Nahrungsmittel), aber auch Überernährung reduzieren, da nicht transformierte Nahrung zu Blockaden und Feuchtigkeit führt. Kühlende bis kalte, auch nach der Zubereitung abgekühlte Nahrungsmittel aus der Ernährung entfernen. Bevorzugen Sie Nahrungsmittel, die Kälte, Fülle, Wind und Feuchtigkeit reduzieren.

Akute Fülle-Erkrankung mit schwerer Infektion: Wasserfasten, Frucht- und Gemüsesäfte, Kräutertees, Kräuter, die auch antibiotisch wirken wie Hydrastis canadensis, Echinacea, Lobelie und Süßholz.

Hoch konzentriert und extrem bitter: Zitrussamenextrakt (alle zwanzig bis dreißig Minuten einnehmen).

Vierte Regel der Anwendung: Kälte und Hitze unterscheiden

Kälte

Kälteerkrankungen treten in erster Linie als äußere Erkrankungen in Erscheinung. Da Kälte als krankheitsauslösender Faktor das Yang schwächt und das Qi des Körpers verlangsamt, neigt Kälte dazu, sich im Körper festzusetzen und auch das Körperinnere zu erobern (innere Erkrankung). Dringt Kälte in den Körper ein, sagen wir: „Er wird von Kälte befallen"; es entsteht eine deutliche Aversion gegen äußere Kälte, wie zum Beispiel kalte Zugluft. Warme Aufenthaltsorte, warme Speisen und warme Kleidung werden bevorzugt, und dennoch bleibt die Tendenz zum Frösteln bestehen. Das Gesicht schimmert blassweiß oder sogar bläulich. Wir sehnen uns nach Ruhe – körperlich und geistig – und rollen uns am liebsten im Bett zusammen. Selbst unter Decken fühlen sich die Schenkel, das Gesäß, auch Hände und Füße kühl bis eisig an. Meist ist kaum Durst vorhanden, oder wenn, dann besteht ein Verlangen nach wärmenden Getränken.

Der Urin ist farblos und reichlich, nicht selten besteht nachts der Drang zum Wasserlassen (Nykturie). Das Denken ist beschwerlich; Müdigkeit und geistige Trägheit widersetzen sich jedweder Anstrengung. Ist die Kälteeinwirkung sehr heftig und plötzlich, kommt es zu starkem Erbrechen mit kneifenden Leibschmerzen. Bei heftigem Befall von Kälte kann auch Diarrhö auftreten; das Kältegefühl nimmt nach dem Stuhlgang zu, da wärmende Substanzen ausgeschieden wurden. Die Körpersekrete sind wässrig, durchsichtig, klar. Schweiß entsteht selten, und wenn, dann ist er kalt und am Rücken und an den Handflächen lokalisiert. Die Zunge ist blass, manchmal hat sie einen weißen Belag. Der Puls ist tief und verlangsamt.

Kälte schädigt das Yang, aber wir erkennen auch, dass ein geschädigtes Yang Kälte nicht ausreichend austreiben kann. Beide Formen von Kälte – durch Yang-Mangel oder Eindringen von Kälte und damit relative Yin-Vermehrung – stehen in engem Bezug zueinander.

Kältezeichen sind Erschöpfungszeichen. Erschöpfung kann auch einen weitgehend physiologischen Alterungsprozess anzeigen. Kältezeichen ergeben sich durch Minderung des Mingmen-Feuers, des Nieren-Yang und des Nieren-Qi. Zudem kann Kälte aber auch von außen durch kaltes Wetter oder kalte Nahrungsmittel oder durch plötzliches Abkühlen eintreten.

Liegen deutliche Erschöpfungszeichen vor, sollten Sie natürlich auf das richtige Maß achten. Quälen Sie niemanden mit Vorstellungen von richtiger Bewegung. Mehrmals am Tag fünf Minuten sind ein guter Anfang und in jedem Fall besser als einmal wöchentlich eine Stunde. Leichte Bewegung ist wichtig, denn wie im Bild des Vereisens wird das Fenster der Beweglichkeit ständig kleiner, wie die eisfreie Fläche eines Sees.

Kälte gehört zur Wandlungsphase Wasser. Diese bildet die Niere und die Blase. Die Niere regiert über die Knochen. Dringt Kälte tief in den Körper ein, werden die Knochen brüchig. Auch hier wirkt moderate Bewegung, die Wärme, aber keine Hitze erzeugt, der Brüchigkeit entgegen und festigt die Substanz.

Kaltes Klima und eine thermisch überwiegend kalte Ernährung lassen zu viel Kälte in den Körper eindringen und schwächen das Yang. Auch ein Mangel an physischer Aktivität begünstigt das Entstehen von Kälte. Das Wasserelement, dem energetisch die Kälte als Qualität zugeordnet wird, reagiert empfindlich auf ein Übermaß an Kälte. Die Nieren, die Blase, die Knochen und das Kopfhaar, aber auch die Sexualität werden durch Kälte beeinträchtigt.

Kälte hat als Yin-Qualität „in der Tiefe fixierende" Eigenschaften. Die Empfindungen von Kälte sind somit wie ein Klumpen Eis, hart und bewegungslos, tief im Körper zu spüren. Auch emotionale Kälte hat den Charakter der Unbewegtheit in Form von Erstarren. Stille Einkehr ist nicht mit emotionaler Kälte zu verwechseln, denn sie wird vom Mitgefühl getragen, der hohen Form der Liebe. Das Eisgefühl im Körper erzeugt dumpfe Schmerzen.

65

Da Kälte auch den Blutstrom blockiert, kommt häufig nach einiger Zeit ein stechender Schmerz hinzu. Die Schmerzen reduzieren die Beweglichkeit stark. Vor- und Zurückbeugen des Rückens sind erschwert. Die Emotion Angst ist ebenfalls dem Wasser zugeordnet und beinhaltet alle Eigenschaften von großer Kälte. Sie ist eine Emotion, zeigt aber dennoch Wirkungen wie thermisches Verhalten. So sagen wir zum Beispiel, wir sind „vor Angst wie erstarrt" oder „das Blut gefriert einem in den Adern". Angst entsteht, wenn wir nicht mehr flexibel sind, wenn wir nicht angemessen reagieren können.

Kälte und fixierte Schmerzen lassen ein Gefühl von Angst entstehen, das Bewegungen weiter einschränkt. Man hat beispielsweise Angst, mehr zu frieren, zu stürzen, sich zu verletzen, mehr Schmerzen zu erleiden oder zu weit zu gehen. Umgekehrt kann eine ursprünglich vorhandene Angst Kälte im Körper erzeugen, da Angst als Yin-Emotion tief einsinkt und das Yang blockiert. „Wir gefrieren vor Angst", „wir schlottern vor Angst", und „Furcht lässt uns frösteln." – Kälte produziert trübes Yin[24], heißt es im *Su wen*.

Eine angeborene schwache gesundheitliche Konstitution, ein Schock oder ein Trauma können solche Ängste entstehen lassen, die den Körper angreifen.

Hitze

Hitze, die einen absoluten Überschuss an Yang-Energie darstellt, nennt man Yang-Fülle. Sie ist stets von der Yin-Leere abzugrenzen, die einen absoluten, keinen relativen Mangel an Yin darstellt.

Wenn jemand von Hitze befallen wird, zeigt sich dies zuerst in der Abneigung gegen Wärme, erst recht aber gegen Hitze. Diese Abneigung gegen Wärme entsteht auch, wenn sich die Hitze auf dem Boden einer zuvor länger bestehenden Kälte gebildet hat. Die Füße werden aus dem Bett herausgestreckt, die Decke abgeworfen. Die erkrankte Person wirft sich in unruhigem Schlaf hin und her und steht letztendlich dann doch lieber auf und läuft herum. Sie ist sehr unruhig. Körperlich besteht die gleiche Rastlosigkeit wie geistig. Daher irren auch die Träume umher und erlauben keinen erholsamen Schlaf. Dies geschieht auch durch die Minderung der Yin-Flüssigkeiten, insbesondere des Blutes, das den Herz-Geist Shen beherbergt.

Der Urin ist durch den Flüssigkeitsverbrauch spärlich und dunkel gefärbt, der Stuhlgang schwärzlich und trocken (Schafkot), und es besteht eine große Neigung zu hartnäckiger Verstopfung. Der Puls ist dabei groß und schnell. Die Zunge ist rot – der Belag kann völlig fehlen –, trocken und unter Umständen sogar rissig. Manchmal tritt dicker gelber Belag auf. Ist die Zunge deutlich rissig wie ein ausgetrocknetes Feld durch den großen

Flüssigkeitsverbrauch, sprechen wir von Leere-Hitze. Hier verändert sich der Puls zwar nicht in seiner Geschwindigkeit, aber in seinem Volumen: Er wird fadenförmig.

Hitze kann durch ungeeignete Nahrungsmittel hervorgerufen werden, die zu stark erhitzen, ausschließlich wärmenden Charakter haben, oder durch Mangel an kühlenden Nahrungsmitteln. Insbesondere der Genuss von rotem Fleisch in Verbindung mit Alkohol über einen längeren Zeitraum hinweg lässt Hitze im Körper entstehen. Aber auch emotionale Anspannung, Stress, berufliche oder familiäre Belastung erzeugen Hitze im Innern. Unter den Emotionen ist es die Wut, die den Körper in besonderer Weise in Hitze versetzt.

„… Wenn ein Arzt die psychische Verfassung eines Patienten, die große Auswirkungen auf die Gesundheit haben kann, außer Acht lässt und den Patienten aufs Geratewohl sediert oder tonisiert, schädigt er den Patienten nur noch mehr. Es ist wichtig, den Lebensstil und den psychischen Zustand eines Patienten zu kennen, denn Emotionen wie Zorn schädigen das Yin, während Übererregung das Yang zerstreut. Ein Arzt, der die Prinzipien des Sedierens und Tonisierens nicht versteht, kann den Zustand des Patienten wesentlich verschlechtern." (Su wen)[27]

Die Hitze kann Teile des Körpers, Organe oder den ganzen Körper befallen. Die Person klagt über Hitzegefühle. Auch an kühlen Tagen lockert sie die Kleidung. In einigen Fällen tritt auch schnell Schweiß auf, wenn die Hitze mit Feuchtigkeit kombiniert ist. Die Hitze verbraucht die kühlenden Anteile des Körpers immer mehr. Der Körper trocknet aus, auch das Blut trocknet. Ist der Prozess so weit fortgeschritten, entsteht eine Leere-Hitze. Entsteht die Hitze jedoch auf dem Boden von Blockaden oder durch ein Überangebot von erhitzenden Substanzen von außen, kombiniert sich eine Fülle-Hitze.

Hitze steigt nach oben und zeigt sich in gerötetem Gesicht, roten Augen und geröteter Zunge. Auch Erscheinungen des Körpers, die mit Temperaturerhöhung und Rötung einhergehen, sind Zeichen von Hitze. Dazu gehören lokale Entzündungen der Haut oder der Gelenke, Akne, Herpes usw.

Der Mundgeruch ist bei Hitze, die durch Nahrungsstagnation entsteht, verrottet, bei Hitze, die zum Beispiel bei einem Fieber im Körper sitzt, ist er bitter. Durch den Verbrauch an Flüssigkeiten sind die Ausscheidungen vermindert: Es bildet sich nur wenig und sehr konzentrierter Urin, meist besteht hartnäckige Verstopfung. Schleim ist grünlich-gelblich und dick.

Hoher Blutdruck, plötzliche oder heftige Blutungen sind Zeichen der Anwesenheit von Hitze. Da durch Hitze im Blut auch der Herz-Geist mit befallen wird, können wir an der Sprechweise ebenfalls Hitze-Zeichen erkennen: Sie ist aufgeregt und schnell, bei großer Hitze mit Schleim auch unzusammenhängend und wirr.

Ebenso wie die Erkrankungen der Kälte können auch die Erkrankungen der Hitze unterstützend mit einer gewissenhaften Ernährungsbehandlung gelindert oder geheilt werden. Zu den Kriterien der Nahrungsmittelauswahl erfahren Sie Näheres in den folgenden Kapiteln.

Kälte- und Hitzezeichen

Differenzierung: Gesunde Menschen haben weder ausgeprägte Hitze- noch Kältezeichen. Es besteht ein Gleichgewicht zwischen ihrem Innersten und der Umgebung. Ihr Verbrauch an aktivem Qi wird durch verantwortungsvolles Ergänzen aufgefüllt; ihr Verbrauch an Säften wird sorgsam ergänzt. Sie vermeiden Extreme, Überschüsse und Mangel.

Kälte und Hitze sind Anzeichen von Erkrankungen. Beide Symptome benennen die Art der Erkrankung und weisen nach dem Gesetz von Yin und Yang den Weg zum Ausgleich. Es entstehen vier Krankheitsbilder:

• absoluter Überschuss an Yin,

• absoluter Überschuss an Yang,

• relativer Überschuss an Yin durch Mangel an Yang,

• relativer Überschuss an Yang durch Mangel an Yin.

Im Kapitel „Kälte und Hitze" von Jing yue[25] heißt es: „Kälte und Hitze sind Mutationen von Yin und Yang. (...) Wenn das Yang üppig ist, ist dort Hitze; wenn das Yin üppig ist, ist dort Kälte; wenn das Yin im Mangel ist, findet sich dort Hitze, wenn das Yang leer ist, findet sich Kälte."

Empfehlungen bei Kälte

Personen, die eine vegetarische Kost beginnen, zeigen in den meisten Fällen zunächst Kältezeichen. (Eine Ausnahme sind solche Menschen, denen eine vegetarische Diät verordnet wurde, um ihren Hitzeüberschuss loszuwerden). Diese Zeichen müssen durch die richtige Auswahl der Lebensmittel und der Zubereitungsmethoden gemildert werden, bevor sich die Kälte festsetzen kann.

In der Praxis haben die meisten länger vegetarisch lebenden Menschen in Deutschland Kälte-Schleim-Zeichen. Vegan lebende Personen weisen mehr Kältezeichen auf, da vegane Kost immerhin die schleimbildenden Milchprodukte ausschließt. Menschen, die vegan leben, neigen aber durch

Mangelernährung und durch ungünstige Auswahl der Nahrungsmittel oder falsche Zubereitung zu größerem Befall durch Kälte.

Vegetarische Ernährung in Asien ist hingegen weniger auf niedrige Kalorienzahl bedacht und schließt aufgrund hygienischer Überlegungen und jahrtausendelanger Erfahrungen ungekochtes Gemüse bzw. Salate und Früchte weitgehend aus. Bei vegetarisch lebenden Indern, Chinesen oder buddhistischen Mönchen finden wir im Allgemeinen keine Kältezeichen.

Bei einer Umstellung der Kost in unseren Breiten müssen auch das überwiegend kühle Wetter und unsere erschöpfenden Neigungen berücksichtigt werden. Erschöpfung zieht ebenfalls Kälte in den Körper hinein. Bei großer oder spontan eingedrungener Kälte ist Ingwerwurzel das erste Mittel. Getrocknet ist Ingwer energetisch heißer und kann deshalb bei Kälte eingesetzt werden, die von außen eingedrungen ist. Liegt die Ursache der Kälte dagegen in einer Erschöpfung der vitalen Substanzen, sollten wir energetisch heiße Nahrungsmittel wie Ingwer und Knoblauch meiden und eine größere Menge erwärmender Nahrungsmittel zu uns nehmen. Hierzu gehören Haferflocken, Quinoa, Sonnenblumenkerne, Walnüsse und der Reis der Taoisten: Pinienkerne. Sesam ist geröstet, besonders über das Essen gestreut, als Ergänzung zu empfehlen. Fenchel, Dill, Anis sind zusätzlich süß und erwärmend und stärken in besonderem Maß die kälteempfindliche Mitte. Auch Zimt, Nelken, Basilikum, Rosmarin und andere Kräuter der Mittelmeerküche wie Lorbeer oder Koriander wärmen die Mitte.

Reis ist neutral, kann aber mit schwarzen Bohnen sehr tonisierend und energetisch warm sein. Auch Mais, Buchweizen und Roggen können zu kraftvollen Suppen verarbeitet werden. Mehl ist bei Kälte ein Problem. Es ist zwar stark erwärmend, bildet aber schnell über den Weg der Nahrungsstagnation Schleim. Winterkürbis und alle Formen von Rüben sind erwärmend und süß. Zwiebeln sind besonders gekocht zu empfehlen.

Süßungsmittel sind erwärmend, haben aber die Tendenz der Schleimbildung und sollten daher nur in Form von Reismalz, Gerstenmalz oder Ähnliches verwendet werden.

Butter ist das einzige Milchprodukt, das erwärmt, besonders in Form von Ghee. Tierische Produkte haben generell eine Tendenz zur Wärme, daher sind sie bei Hitzezeichen (s. weiter unten) zuerst wegzulassen. Bei Milchprodukten sollten Sie stets auf besonders hohe Qualität achten, denn sie stellen als Grundlage das Ultrafiltrat von tierischem Blut dar. Milch und Milcherzeugnisse sollten daher stets von frei laufenden Kühen stammen, die mit biologischem Futter ernährt wurden.

Wichtig ist stets die richtige, sanft erwärmende Zubereitung! Rohkost ist bei akuter Kälte ganz zu meiden, kann aber später in kleinen Mengen gegessen werden, um Säfte zu spenden (ca. fünf Prozent Rohkostanteil an der gesamten Nahrung). Wenn Rohkost verzehrt wird, sollte erwärmendes oder gekochtes Gemüse einen Anteil bei den Salaten ausmachen. Früchte können als Kompott mit Zimt oder Nelken und Reismalz oder Ähnlichem zusammen gegessen werden.

Empfehlungen bei Hitze

„Wenn das Yang dominiert, ist dort Hitze", aber auch „wenn das Yin und seine Säfte in Mangel geraten." (Su wen)[26]

Ratschläge bei Befall durch Hitze: Versuchen Sie, eine entspannte Grundeinstellung zu entwickeln. Hören Sie zu, und lernen Sie zu genießen. Überprüfen Sie Ihr Zeitmanagement! Legen Sie sich Zeitpläne und realistische Ziele fest. Überprüfen Sie ehrgeiziges oder überhebliches Verhalten, es setzt Sie am stärksten unter Leistungsdruck. Senken Sie Ihren Fleischkonsum und andere aggressive Ernährungsformen wie Überkonsumption, also zu viel Essen.

Durch die in diesem Buch besprochenen Zusammenhänge zwischen dem Konsum von Salz und Zucker, Fleisch und Zucker, Alkohol und Fleisch und dem Gebrauch von Stimulantien wie Kaffee, Zigaretten oder anderen anregenden und später eventuell noch schlaffördernden Drogen können Sie erkennen, wie schädliche Regelkreise („Teufelskreise") entstehen können. Indem Sie einzelne Faktoren reduzieren, sinkt auch Ihr Verlangen nach den Ko-Faktoren nach kurzer Zeit ab.

Wenn Sie sich übergangslos an eine Diät halten wollen, die nur aus Dingen besteht, die Sie nicht mögen und die Ihnen kurzerhand alles vom Tisch nimmt, was Sie gewöhnt sind, werden Sie Ihren Körper schwächen. Das ist unklug, da der Körper sich bereits in einem Ungleichgewicht befindet. Ihr Lebensgefühl wird ebenfalls darunter leiden und Sie so in Ihrem Durchhaltevermögen negativ beeinflussen. Umstellung braucht Zeit.

Lassen Sie hingegen zuerst den Salzkonsum sparsamer ausfallen, werden Sie bemerken, wie Ihr Zuckerverlangen langsam geringer wird. Nach abwechslungsreichem Essen mit viel gekochtem Gemüse wie Karotten, Süßkartoffeln oder Maroni anstelle von rotem, gebratenem Steak wird am Ende auch das Verlangen nach Desserts kleiner werden, auch nach dem begleitenden und abschließenden Alkohol.

Generelle Empfehlungen

Rotes Fleisch, Lamm; Hühnchen, Alkohol, Kaffee, Zigaretten, Eier und sogar manche kühlenden Nahrungsmittel sollten sie meiden, da sie Schleim und

Stagnationen verursachen. Dazu zählen Joghurt, Milch, Käse mit hohem Fettanteil, Krebse und Krabben.

Günstig ist frisches, geriebenes Gemüse, in Wasser gedämpft. Die Zubereitungsart ist ebenso wichtig. Backen und Frittieren in Öl (Fritteuse) sollten Sie vermeiden.

Bevorzugen Sie Reis, Roggen, Mais, Sojabohnen, Mungbohnen, schwarze Sojabohnen, Spinat, Salat, Wassermelone, Tofu, Sojamilch, Sprossen. Kräuter und Gewürze, die sich bei Hitze günstig auswirken, sind Kelp, Meeresalgen, Spirulina, Weizengras; Pfefferminze, Löwenzahnblätter und Wurzeln, Nesseln, Roter-Klee-Blüten, Koriander, weißer Pfeffer.

Tab. Hitze

* Aversion gegen Hitze

* Hitzegefühl, meidet und verabscheut höhere Umgebungstemperatur

* Fühlt sich von Kälte angezogen

* Kopfsymptome: Hitze steigt auf. Leuchtend rote Zunge, gelber Zungenbelag, gerötetes Gesicht, gerötete Augen, Nasenbluten, verrotteter Atemgeruch

* Herz, Shen und körperliche Strukturen: Hoher Blutdruck, Blutungsneigungen, unzusammenhängende Rede oder unangemessenes Verhalten, zu laut, voller und schneller Puls (mehr als sechs Schläge pro Einatmung und Ausatmung, Krampfanfälle, erhöhte Körpertemperatur, auch Fieber, Rötungen, Schwellungen mit deutlichen Hitzezeichen wie lokaler Hyperthermie (Überwärmung), zum Beispiel rheumatische Schübe

* Verdauungssymptome: Verstopfung, Verlangen nach kalten Speisen und Getränken

* Absonderungen: dicker, gelber bis grünlicher Schleim, dunkelgelber bis orangeroter, stark riechender Urin

Tab. Kälte

* Verabscheut Kälte, auch Zugluft

* Starkes Kältegefühl, auch Extremitäten sind kalt

* Sucht Wärme

* Kälte sinkt nach unten: eiskalte Füße und Rücken, Kälteschmerz, zusammengekrümmter Körper

* Niedriger Blutdruck, langsame Rede

- Kälteblockaden in den Gelenken, Unbeweglichkeit und Paresen (Muskelschwächen), Lähmungen

- Durchfälle mit unverdauten Nahrungsresten, Verlangen nach warmen Speisen und Getränken, manchmal auch Durstlosigkeit

- Absonderungen: dünnflüssige, klare Sekrete, manchmal scharf, wässriger, geruchloser, reichlicher Urin

Informationen zur Ernährungsbehandlung bei Kälte finden Sie in Kapitel 5.

TEIL 2

Kriterien der Nahrungsmittelauswahl

5
Die Thermik

Sobald die Sonne aufgeht, beginnen wir zu arbeiten.
Sobald die Sonne untergeht, ruhen wir uns aus.
Wir graben den Brunnen, und wir trinken.
Wir pflügen das Land, und wir essen –
was geht die Macht des Ti uns an?

(Altes chinesisches Lied)[28]

Thermische Grundmuster
der Nahrungsmittel und die Wandlungen

Das thermische Grundmuster gibt den ersten entscheidenden Hinweis auf die Wirkung, die ein Nahrungsmittel auf den Körper ausübt. Jedes Nahrungsmittel verfügt über ein Grundmuster an Wärmewirkung, die den Körper beeinflusst. Nahrungsmittel können den Körper erwärmen, erhitzen, sie können den Körper erfrischen oder deutlich kühlen, ihn aber auch in seiner Temperatur unverändert lassen.

Diese Wirkungen sind nicht feststellbar im Sinne einer messbaren Temperaturerhöhung. Essen wir ein Eis an einem heißen Sommertag, fühlen wir uns erfrischt, ohne dass wir eine Untertemperatur mit dem Quecksilberthermometer messen könnten. Während wir beim Thailänder eine feurige Suppe essen, können wir ein deutliches Hitzegefühl spüren, vielleicht tritt sogar Schweiß auf die Stirn, aber unsere Körpertemperatur steigt nicht in einen fiebrigen Bereich. Die Messinstrumente, die die moderne Physik entwickelt hat, helfen uns beim Bestimmen der thermischen Wirkungen von Nahrung auf den Körper nicht. Sie helfen uns im Übrigen ebenso wenig, die gleichfalls thermischen Wirkungen von Emotionen festzuschreiben. Wenn uns vor Schreck das Blut in den Adern gefriert oder uns siedend heiß wird und wir vor Wut kochen, selbst wenn wir einem Ereignis entgegenfiebern, gibt es kein Thermometer, dass dies feststellen könnte. Uns selbst jedoch sind diese Temperaturveränderungen eine selbstverständliche Beobachtung, die wir kühl zur Kenntnis nehmen.

Die thermischen Wirkungen – oder die so genannten Temperaturausstrahlungen – beschreiben empirisch die Wirkung von verschiedenen Nahrungsmitteln auf unser inneres Temperaturgefüge der drei Wärmekammern, des Dreifachen Erwärmers.

Das thermische Grundmuster eines Nahrungsmittels zu kennen ist die Bedingung, um seine Yin- oder Yang-Wirkung auf einen Menschen anwenden zu können. Jedwede Störung im Menschen ist letztendlich immer eine Störung der Yin-Yang-Harmonie.

Mit der Kenntnis der thermischen Grundmuster der Nahrungsmittel gelingt es uns, eine ausgleichende Grunddiät zu entwerfen, die die wesentlichen Belange unseres Alltags abdeckt und kleinere bis mittlere Veränderungen und Störungen auffängt.

Nahrung im weiteren Sinne

Als Nahrung im weiteren Sinne werden auch andere, nichtmaterielle Einflüsse auf den Menschen gewertet. Wir untersuchen das Umfeld eines Menschen im Hinblick auf die thermische Wirkung, nämlich:

- das Licht, das ihn umgibt. Farben sind Reize, die mit Temperaturempfinden verbunden sind.

- die klimatische Umgebungstemperatur und Veränderung der Umgebungstemperatur durch unnatürlich überhitzte und trockene oder unangemessen unterkühlte Räume durch Air Condition; so genannte Sommer-/Winterplätze;

- die willkürlich neu definierte Umgebungstemperatur einer Person durch Fernreisen in völlig andere Klimazonen;

- das soziales Klima: Es kann von Wärme oder Kälte geprägt sein, auch das grundsätzliche Temperament (zum Beispiel hitzig-aufbrausend, kühl-gelassen);

- Veränderungen des Bedarfs an Wärme und Kühle durch den Lebensstil, der sehr verschieden sein kann: Manche Menschen arbeiten ruhig sitzend am Schreibtisch oder bewegen sich relativ wenig, andere verrichten schwere, erhitzende körperliche Arbeit.

- Aktivitäten, die den Temperaturausgleich des Körpers fordern: Saunabesuche, Kneippgüsse, Kickboxen, Meditieren, Lesen oder Mountainbiking – alles Dinge, die unsere Temperaturregelung im Körper stark herausfordern und zu unterschiedlichen Resultaten beim Analysieren von Wärmebedarf und Bedarf an abkühlenden Maßnahmen führen;

• das Lebensalter, das unterschiedliche Ansprüche an Wärme mit sich bringen kann. In Vietnam traf ich ein Ehepaar, das sich mit dem Altern herumschlug. Beide waren über achtzig Jahre alt und hatten ein hartes und entbehrungsreiches Leben hinter sich. Die Temperaturen im Norden Vietnams fallen in den Wintermonaten bei fast hunderprozentiger Luftfeuchtigkeit oft auf unter null Grad. Beide klagten nun, dass das Altern sie jetzt zwinge, sich nachts mit einer Bambusmatte zu bedecken, statt wie früher unbedeckt im Freien zu schlafen.

Erklärung und Anwendung

Die Energie, die wir nach unserer Geburt aufnehmen, das so genannte Nach-Himmels-Qi, basiert auf zwei Quellen: dem reinen Qi unserer Atemluft und dem Nahrungs-Qi. Das Nahrungs-Qi besteht aus den Feinstteilen, die wir aus unserer Nahrung extrahieren. Diese Feinstteile verändern unsere Temperatur, reisen in die Organe, bauen unser Yin auf und ergänzen unser Yang. Sie schützen unser Jing, mehren unser Blut und befestigen und nähren unseren Herz-Geist. Atmungs-Qi und Nahrungs-Qi gemeinsam verbinden uns mit dem Universum zu unserer ganzen, lebendigen Existenz.

Die Reize unserer Umwelt und die unserer Innenwelt führen zu unterschiedlichen Anforderungen, die wir aktiv über unsere Ernährung decken und abwandeln können. Wir passen uns an. Verstehen wir die Signale, die wir erhalten, falsch, oder ignorieren sie sogar, stellen sich Störungen ein. Eine einzelne oder gelegentliche Überlastung, eine kleine Naschhaftigkeit kann einem stabilen und robusten Menschen nicht viel anhaben. Ein dauernder Reiz in eine falsche, gesundheitsbelastende Richtung, höhlt hingegen dauerhaft aus, auch wenn dann der Reiz nur gering ist.

Es ist wichtig, dass wir Verantwortung für uns selbst übernehmen und die nötige Einsicht entwickeln, unser Verhalten, das zu vermeidbaren Krankheiten und Beschwerden führt, zu korrigieren. Natürlich ist dabei nicht Askese das Ziel, sondern Selbstreflexion und das Erkennen der Wirkungen kosmischer Gesetze, in die wir eingebunden sind.

Jedes Nahrungsmittel oder Kraut – ein Heilkraut ist nur ein besonders spezialisiertes Nahrungsmittel für Kranke – löst im Körper eine Veränderung aus. Bei stark ausgeprägten thermischen Qualitäten verändert sich die gefühlte Temperatur deutlich. Nach solchen Mahlzeiten ist es möglich, dass wir schwitzen, nach anderen frösteln wir. Die Bewegungen des Qi und der Fluss des Blutes verändern sich jedoch bereits bei feinsten Einflüssen, die wir kaum bewusst wahrnehmen. Beide bedingen einander.

Nehmen wir über einen gewissen Zeitraum nur gekühlte Getränke und wasserreiche Früchte zu uns, verlangsamt sich der Fluss des Qi, und die moderate Temperatur, die in unserem Innern herrschen sollte, wandelt sich in Abkühlung. Das Qi verlangsamt sich und fließt nicht mehr leicht und gleichmäßig. Kältezeichen treten auf: Frösteln, Verlangsamung des Denkens, kalte Extremitäten, Durchfälle, blasse Lippen und blasse Zunge, schneidende Schmerzen in der Leibesmitte, die sich durch Wärme bessern. Diese Kältezeichen haben Yin-Qualität.

Hält dieser Zustand an, so kann nach dem Gesetz von Yin und Yang ein Umschlagen des grundsätzlichen kalten Zustands in Hitze die Folge sein. Die Regel für diese Veränderung lautet:

„Ein großes Yin erzeugt ein Yang. Ein großes Yang.
Extreme Kälte produziert große Hitze,
und extreme Hitze produziert intensive Kälte." (Su wen)[29]

Das Umwandeln in Hitze kann unter Umständen Jahre dauern, wenn die vorangegangene Verlangsamung des Qi langsam akkumulierte, kann aber gelegentlich auch schnell erfolgen, wenn der energetische Eingriff drastisch oder plötzlich ist, wie zum Beispiel ein großes Eis nach dem Baden an einem sehr heißen Sommertag.

An diesem Beispiel sehen wir erst den Vorgang der spontanen Abkühlung: Das Qi des Magens kann nicht mehr nach unten absteigen, da die Kälte den mittleren Wärmebereich zusammenschnürt. Es folgt dadurch Erbrechen mit schneidenden Schmerzen, da der normale Weg des Magen-Qi nach unten versperrt ist. Das Qi wird „rebellisch", das heißt, es fließt entweder in die falsche Richtung oder in die richtige mit zu großer Intensität. Ein paar Stunden später beginnt Schüttelfrost als Zeichen, dass das Qi mit der eingedrungenen Kälte kämpft. Verliert der Eisesser, setzt Fieber ein, die Kälte ist eingedrungen und wandelt sich in Hitze um, und eine heiße, trockene Kehle, heiße Handflächen und Unruhe zeigen die große Hitze an.

Nahrung kann also erwärmen, abkühlen oder kann die Temperatur der drei Wärmebereiche nahezu unverändert belassen.

Wir selbst können mit dem richtigen Einsatz der Thermik ausgleichen, harmonisieren und uns auf unsere Umgebung einstimmen. So können wir Krankheiten und Befindlichkeitsstörungen mindern.

Wenn ein Fels in der Sonne liegt, wird er heiß, wenn er im Schatten liegt, bleibt er kühl. Bei lebenden Wesen wie Menschen, die konstante Temperaturen halten können, existiert etwas wie ein innerer Thermostat. Nach Auffassung der fernöstlichen Medizin ist dieser Thermostat der Dreifache Erwärmer. Wie in einem Heizkeller wird hier durch Verfeuern von Brennstoff (Qi) und Beschleunigung die Temperatur angehoben oder durch Verdunsten von Säften und Verlangsamung die Temperatur gesenkt.

Wir sollten den Thermostat sensibel so regulieren, dass der größte Effekt bei minimalstem Verbrauch möglich ist – vergleichbar mit dem Heizer einer Eisenbahn. Denn wir müssen mit der richtigen Geschwindigkeit die ganze Strecke befahren können. Im Einklang mit den Naturgesetzen zu leben erfüllt die Grundforderung, nichts Unnötiges zu verbrauchen, eine Forderung nach Effizienz durch Limitierung, eine Konzentration auf das Wesentliche.

Thermische Grundmuster

Kühlend bis kalt: Energetisch kalt bis kühlend wirkende Nahrungsmittel erzielen eine Verlangsamung der vitalen und aktiven Kräfte. Durch Verlangsamung sammeln sich Stoffe, und es kommt zur Verdichtung – ähnlich, wie sich in einem langsam dahinfließenden Flüsschen mehr Schwebeteilchen absetzen können als in einem dahineilenden. Die Kräfte wirken zentripetal (von der Peripherie zum Zentrum hin).

Yin-Substanzen sinken. Yin ist kühlend. Wie stark *yin* ein Nahrungsmittel, das Wetter, ein Mensch in seiner körperlichen Erscheinung oder seiner geistigen Struktur oder ein beliebiger Zustand ist, zeigt sich darin, wie ausgeprägt die Eigenschaften, die Yin zugeordnet werden, vertreten sind. Wir untersuchen, wie kühl oder kühlend, verdichtend oder schwer, herabsinkend, verlangsamend oder langsam usw. eine Auswahl von Eigenschaften ist.

Wärmend bis erhitzend: Sowohl „wärmend" wie auch die Steigerung „erhitzend" bewirken eine Dynamisierung des Qi, eine Beschleunigung. Die Beschleunigung entspricht aktiver Entfaltung, aber auch der Auflösung – eine der Materialisierung (Yin) entgegengesetzte Kraft. Die Kräfte wirken zentrifugal.

Yang hebt empor. Yang ist erwärmend. Wie ausgeprägt *yang* ein Nahrungsmittel, das Wetter, eine Medizin, eine Person ist, zeigt sich darin, wie ausgeprägt die Eigenschaften, die dem Yang zugeordnet werden, vertreten sind. Wir untersuchen somit, wie stark erwärmend oder warm, beschleunigend oder schnell, auflösend oder zerstreut, nach oben steigend usw. eine Auswahl von Erscheinungen des zu Untersuchenden ist.

Neutral: Das thermisch neutrale Verhalten steht für die Erhaltung. Neutral befriedet die Mitte und stabilisiert sie. In ihr treffen befeuchtende und sammelnde Kräfte mit bewegenden und konsumierenden ausgleichend zusammen. Die Yin-Substanzen, wie Säfte, Körperflüssigkeiten und das Blut, und die Yang-Eigenschaften wie das Qi und das Shen, sind in harmonischem Einklang.

Neutralität ist niemals stabil, sondern resultiert aus dem spannungsgeladenen Gleichgewicht von Yin und Yang, die sich gegenseitig erzeugen.

Die Ernährungsbehandlung mit thermischen Qualitäten

Kalt und kühlend

Der Genuss thermisch kalter Nahrungsmittel erzeugt Kälte. Damit wird übermäßige innere Hitze abgekühlt.

Der Genuss thermisch kühler Nahrungsmittel kann die Wirkung thermisch warmer oder heißer Nahrungsmittel moderieren, das heißt ausgleichen und mildern. Kühl erfrischt und kühlt das Blut. Kühle Nahrungsmittel bauen Körpersubstanzen auf. Sie wirken verlangsamend und beruhigend.

Erhitzend und wärmend

Energetisch heiße – das heißt erhitzende, Yang erzeugende – Nahrungsmittel haben, ebenso wie energetisch kalte – das heißt stark kühlende, Yin bildende – Nahrungsmittel, nur eine geringe therapeutische Breite, das heißt, sie sind nur in geringem Maße einsetzbar, da der Arzneieffekt drastisch ist, sie zu einseitige Wirkungen zeigen und somit schnell ein Ungleichgewicht statt einen Ausgleich erzeugen.

Setzt man thermisch deutlich ausgeprägte Kräuter oder Nahrungsmittel ein, muss man sehr wachsam sein und im Bedarfsfall schnell reagieren, da sich die Wirkung schnell ins Gegenteil verkehren kann.

Heiße Nahrungsmittel brechen Blockaden von kalten Nahrungsmitteln oder innerer Kälte auf. Sie dynamisieren und mobilisieren Qi und Blut. Damit vertreiben sie innere Kälte.

Wärme wirkt auf die inneren Regionen des Menschen und verleiht den aufbauenden Yin-Nahrungsmitteln genug Qi, damit sie nicht stagnieren. Warm wirkt stimulierend, klärend, anregend.

Ausgeprägt heiße und kalte Nahrungsmittel sollten nur selten auf dem Speiseplan erscheinen, da ihre Wirkungen schlecht zu kontrollieren sind und Extreme stets ihr Gegenteil erzeugen. Warme und kühle Speisen hingegen haben einen sanften Effekt auf Körper und Geist und fördern Ausgeglichenheit und Belastbarkeit.

Kühle Nahrungsmittel stützen das Yin und halten das Yang im Zaum, warme Nahrungsmittel schützen das Yang und bewegen das Yin sanft. Da die beiden eine so ausgeprägte Wirkung auf den Körper haben, sollten wir ein Ungleichgewicht vermeiden.

Vorstellung der einzelnen Eigenschaften und Liste der relevanten Nahrungsmittel

Neutral:

Symbolisiert die Mitte und Ausgewogenheit; keine der widerstreitenden Energien dominiert; es entsteht eine ruhige Basis. Befeuchtende und sammelnde Kräfte sind mit bewegenden und verteilenden Kräften in Harmonie. Die Temperatur kann gelegentlich in anderen Ernährungslehrbüchern leicht warm oder leicht kühl benannt werden, was aber häufig von den verschiedenen Verarbeitungsstadien herrührt.

Nahrungsmittel mit energetisch neutraler Natur (im Rohzustand und unzerkleinert): Hafer, Rundkornreis, Mais, schwarze Sojabohne, gelbe Sojabohne, Azukibohne, Erbse, Mandel, Haselnuss, Weißkohl, Yamsknolle, Weintraube, Kokosnussfleisch, Shiitake, Morchel, Hühnerei, Gans, Karpfen, Tintenfisch.

Kalt:

Erzeugt Kälte im Körper. Kälte verlangsamt Prozesse und lässt leicht Stagnationen entstehen, kühlt innere Hitzeprozesse und beruhigt ein aufgeregtes Shen. Kälte wirkt verdichtend, verfestigend, verlangsamend. Das Qi wird nach unten geführt und eingeschnürt, was den Yin-Aspekt von Kälte unterstreicht. Im Übermaß schwächt thermisch kalte Nahrung Qi und Yang; besonders im Winter wird der Körper zu stark abgekühlt.

Nahrungsmittel mit kalter Natur: Löwenzahn, Bambussprossen, Brauntang, Wasserkastanie; Salz, Sojasoße, Umeboshi; Kaki, Banane, Sternfrucht, Wassermelone, Honigmelone, Kiwi; Krebse, Pferdefleisch, Hasen- und Kaninchenleber, Joghurt, Quark.

Kühl:

Baut die Körpersäfte auf. Damit ist die Flüssigkeit gemeint, die zum Beispiel unsere Haut prall aussehen lässt, aber auch der Speichel und die Verdauungssäfte von Magen und Dünndarm. *Kühl* hält das Yin zusammen und schont die Reserven, hält den Geist in seiner Behausung und tonisiert das Blut. Es hält die Balance zu erwärmenden Speisen.

Nahrungsmittel mit kühlender Natur: Chinakohl, Amaranth, Aubergine, Wachskürbis; Zitrone, Orange, Ananas; Kolbenhirse, Gerste, Buchweizen, Hirse, Hiobstränen, Soyasprossen, Sojamilch, Tofu, Butter, Frischkäse, Mungbohnensprossen, Mungbohnen, Sellerie, Spinat, Kopfsalat, Lotuswurzel, Tomate, Gurke, Champignon, Kartoffel; Grüner Tee, Mango, Mandarine, Grapefruit, Sesamöl.

Warm:
Warm stärkt die sich aktiv entfaltenden Energien, das Yang und das Qi. Es wärmt den Körper und hält schädliche Wind-Kälte-Einflüsse fern. Es erwärmt die Mitte und unterstützt den Magen, der seine Arbeit so leichter erledigen kann und nicht von Kälte befallen wird; es fördert die Resorption von Feinstteilen durch die Milz, die die Wärme liebt.

Nahrungsmittel mit warmer Natur: Langkornreis, Pinienkerne (so genannter *taoistischer Reis der Langlebigkeit*), Austernpilze, Hühnerleber; Klebreis, Sorghum, Walnuss, Fenchel, Frühlingszwiebeln, Pfirsiche, Kumquat, Litschi, Kirsche, Maroni; Hühnereigelb, Fasan, Schaf, Ziege, Rind, Rinderniere, Sardellen, Hirsch, Garnelen, Langusten, Krustazaen, Tabak, Wein, Soyaöl, Rapsöl, Essig, Honig, Steranis, weißer Zucker, brauner Zucker, Muskat, Kardamom, Gewürznelken.

Heiß:
Heiß ist ein heftiger Einfluss, der das Yang ausgeprägt anregt und beschleunigt. Es dynamisiert das Qi, aktiviert es. Heiß wärmt dadurch, dass es den Umlauf von Qi und Blut steigert. Heiß bewegt vor allem nach oben und außen und vertreibt so eingedrungene Wind-Kälte. Es wärmt die inneren Hohl- und Vollorgane.

Durch die Bewegung von Qi und Blut werden auch die feinen Netzgefäße mit Wei-Qi versorgt, das heißt, mit der ersten Abwehr gegen schlechte äußere Einflüsse. Vorsicht: Ein Übermaß erzeugt schädliche Hitze und trocknet die Körpersäfte aus.

Nahrungsmittel mit heißer Natur: getrockneter Ingwer, schwarzer Pfeffer, Chilis, Cayenne, Zimt, hochprozentiger Alkohol.

Zusammenstellung

Ausgehend von einer Basisernährung aus Getreide, die im Allgemeinen recht ausgeglichen ist, fügen wir nun zuerst nach den klimatischen Bedingungen die Richtung hinzu: Ist es draußen kühler, so ist unsere erste Erweiterung erwärmend; ist es draußen wärmer, fügen wir zuerst kühlende Nahrung hinzu.

Hier zwei Beispiele für je eine einfache, balancierende Grunddiät (erste Zutaten je nach Befinden, Wetter und voraussichtlicher Aktivität):

1. Beispiel:
Langkornreis (thermisch warm (+) mit Pinienkernen, erwärmend (+)); ca. 40%
In Sesamöl (kühl) (-) gedünsteter Spinat (kühl) (-), aber beides erwärmt (+); Kühle ist so recht ausgeglichen; ca. 20%

2. Beispiel
Hirse (kühl) (-); ca. 40%
Schwarze Sojabohnen (neutral) (-+) mit angebratener Zwiebel (warm) (+); ca. 20%

Wir sehen, dass wir hier auf etwas mehr als fünfzig Prozent der gesamten Kost kommen. Die restlichen Anteile werden nach dem gleichen Prinzip gefüllt. Informationen zu den thermischen Qualitäten der Nahrungsmittel und zum Zusammenstellen von Mahlzeiten finden Sie auch in den Tabellen im Anhang.

Versuchen Sie nie, aus zwei sich thermisch gegensätzlich verhaltenden Nahrungsmitteln eine thermisch ausgewogene Nahrung zu gewinnen! Zwei Extreme erzeugen stets zwei parallel existierende Ungleichgewichte, keine Ausgewogenheit. Die Mitte zu finden erfordert ein subtiles Abwägen, um beide Energien sanft abzuwechseln, damit sie sich erzeugen und kontrollieren.

Wir können hiermit eine sehr einfache Grunddiät zur Aufrechterhaltung der Gesundheit und zum Wiederherstellen der Gesundheit bei kleineren Problemen entwickeln. Sie stellt keine größeren Ansprüche an unser Verständnis. Wir müssen nur zuerst sorgfältig die Energetik der Nahrungsmittel studieren.

Zu Beispiel 1 würden wir nun hinzufügen:
Einen kleineren Teil erwärmend – zu Spinat passt wunderbar Knoblauch (+) zum Abschmecken. Vorsicht, Knoblauch hat Tendenz zur Hitze, also nur gekocht verwenden.

Zu Beispiel 2 würden wir hinzufügen:
Einen Teil kühlend: Mungbohnensprossen (-)

Weiter im Beispiel 1:
Wieder kühlend in geringerem Anteil: Im Spinat lässt sich gut eine Tomate (kühl) (-) mitdünsten.

Beispiel 2:
Erwärmend: etwas Hühnereigelb (+)

Wir könnten für den kleineren Teil, der nun folgt – der also in der Mengenwertigkeit den fünften Platz belegen würde –, kleine Fleischportionen[30] einfügen:

In Beispiel 1 sollte das ganze Gericht eine neutrale Basis mit einer leichten Tendenz zur Wärme (+) bilden. Die letzte Zutat war kühlend, also nehmen wir Fleisch, dass ein erwärmendes Verhalten hat, hinzu: Ziege, Rind. Möglich sind auch Sardellen oder Garnelen.

In Beispiel 2 sollte das ganze Gericht eine neutrale Basis mit Tendenz zur Kühle haben. Die letzte Zutat hatte eine thermisch warme Qualität, wir können also Kaninchen (-) oder Hase (-) hinzufügen.

Es ist wichtig anzumerken, dass Fleisch hier einen deutlich untergeordneten Anteil an fünfter Stelle hat. Fleisch wird in der fernöstlichen Medizin gewöhnlich als Tonikum eingestuft, nicht als Grundnahrungsmittel. Menschen, die täglich Fleisch essen, bezeichnen Getreide, Gemüse und Hülsenfrüchte gerne als „Beilage". Insbesondere in der Kombination mit Bohnen oder allgemein Hülsenfrüchten können Getreide hingegen eine ausreichende und nicht belastende Eiweißversorgung garantieren!

Um auch die Basis für eine ausreichende Blutproduktion zu gewährleisten, ist es insbesondere bei Umstellungen aus fleischreichen Ernährungsformen wichtig, Kräuter zur Ergänzung einzunehmen, die das Blut tonisieren bzw. aufbauen. Diese Kräuter, wie zum Beispiel *Dang Gui*, (die chinesische Angelikawurzel) oder Nesseln können dem Essen beigefügt werden.

Für geschwächte Menschen kann Fleisch[31] in gekochter Form als Essenzbrühe ein schnell kräftigendes Tonikum sein, wir betrachten es dann wie ein Heilkraut.

In der orientalischen Arzneimittellehre wird auch nicht zwischen Heilkräutern pflanzlichen, tierischen, auch menschlichen oder mineralischen Ursprungs unterschieden. Diese Kraftsuppen heißen dann korrekterweise auch Tee.

Dessert: Zu einem guten Essen gehört ein gelungenes Dessert, das die energetische Richtung der Mahlzeit fortführt. Manche verführt erst die Aussicht auf einen Nachtisch dazu, auch das Hauptgericht zu essen. Meist hat ein Dessert einen süß-neutralen Geschmack, in moderaten Wirkweisen ist es leicht warm oder leicht kühl. Im Winter kann es auch schon etwas lustvoller erwärmend ausfallen, da warm die Sinne sehr stimuliert, das Abwehr-Qi fördert und in den bewegungsarmen Monaten die Nahrungsstagnation der Festtage beseitigen hilft. Wir finden dies in unseren Weihnachtsbräuchen mit Pfefferkuchen, Lebkuchen, Glühwein und Ingwerplätzchen.

An einem heißen Tag ist ein Espresso von angenehm kühlender Wirkung. Auch Früchte sind angenehm bei heißem Wetter, roh, gerieben oder als

Fruchtkaltschale zu genießen. Sie ergänzen die Säfte, schonen das Yin und halten das vom Sommer angefachte Yang im Zaum. Sie helfen somit, das Blut zu bewahren.

Beispiel 1 für ein Dessert:
Die Richtung „leicht warm" hat ein Dessert aus Granatapfelkernen (+) mit einer Spur Zimt (+) und etwas Honig (+-). Um zu verhindern, dass die warme Temperatur überwiegt, moderieren wie sie, indem wir ein paar Minzeblätter (-) und Rosenwasser (+-) zur Erfrischung zusetzen. Hierbei handelt es sich um ein traditionelles Dessert aus Nordafrika. Das Rezept habe ich von meiner guten Freundin Fatiha Ben-Naoum.

Beispiel 2:
Wir erzielen die Richtung leicht kühl mit einem Dessert aus Mango (-) und Mandarine (-) mit Mandelblättchen (+-). Dies ist ein Dessert, für das meine Tochter Mimi schwärmt, vor allem, wenn es reichlich Mangos gibt.

Tab. Übersicht über die beiden Gerichte

Beispiel 1:
Langkornreis +, Pinienkerne +
Sesamöl -, Spinat -
Knoblauch +
Tomate -
Rind +
Granatapfelkerne +, Zimt +, Honig +, Minze -

Beispiel 2
Hirse -
Schwarze Sojabohnen +-
Zwiebel +
Mungbohnensprossen -
Eigelb +
Hase -
Mango -, Mandarine -, Mandel +

Veränderung der Nahrungsmittel durch die Zubereitung

Eine Frucht, die wir unmittelbar vor ihrem Herabfallen vom Baum pflücken, ist für uns wie eine Schatzkammer, in der die kostbare Sammlung aller Einflüsse eines sehr langen Zeitraums aufbewahrt ist.

Eventuell finden wir Rückstände, die der Baum durch belastete Luft oder verseuchtes Wasser aufgenommen hat – aber auch alles, was er dem Boden entzogen und zusammengetragen hat, nur um diese Frucht zu bilden. Wir finden die Mond- und Sonnenphasen. Wir können sehen, auf welcher Seite die Sonne ihren höchsten Stand hatte – dort hat sich Frucht etwas schneller entwickelt als auf der sonnenabgewandten Seite. Wir können erkennen, ob sie weit oben, näher der Sonne, gewachsen ist oder weiter unten, wenn wir ihre Brüder und Schwestern und ihre unterschiedlichen Reifegrade betrachten. Nie sind alle Früchte an einem Baum zur gleichen Zeit reif!

Vielleicht hat diese Frucht mehr Sonnenlicht für uns eingefangen? Wir können sehen, wie gut der Baum für seine Früchte, also seine potenziellen Nachkommen, gesorgt hat: Ist die Schale runzlig, da das Wasser nicht mehr richtig geleitet wurde, oder prall, da der Baum selbst aus dem Vollen schöpfen konnte?

Wir können sogar sehen, wie in den letzten Jahren für den Baum gesorgt wurde. Ist Schädlingsbefall aufgetreten? Schädlinge, die durch zu viel Nässe herbeigelockt werden oder solche, die die Trockenheit lieben? Solche, die zu Schmetterlingen werden, aber vorher alles kahl fressen, oder Wespen, Ameisen, Spinner, Hornissen, naschhafte Vögel?

Das ganze Jahr der Reifung und die Umstände, von der Blüte bis zur Vollendung, sind eingefangen. War das Jahr warm, ist die Frucht besonders süß. Sie hat alles Sonnenlicht in Süße verwandelt und ist schnell gereift. War das Jahr kühl, wartet sie immer noch ein bisschen auf ihre Stunde und wird vielleicht sauer bleiben. Die Süße der Frucht, wie wir auch in dem Kapitel über Geschmack nachlesen können, bedeutet Wärme, Licht, Yang-Energie.

Das Saure, noch nicht ganz Reife, ist kühlend, also Yin. Obwohl beide von der gleichen Sorte sind, sogar am gleichen Baum wuchsen, sind sie doch verschieden.

In den verschiedenen publiziertenNahrungsmitteltabellen der chinesischen bzw. fernöstlichen Ernährungslehre steht steht dennoch: Apfel, leicht kühl, Geschmack etwas sauer, Leitbahnbezug[32]: Milz, Magen, Lunge; Wirkung: Säfte hervorbringend, die Lunge befeuchtend, Hitze kühlend und Unruhe beseitigend, Durchfall behebend. Wir haben einen Mittelwert zur Grundlage genommen.

Was geschieht aber nun, wenn wir den Apfel mitnehmen? Wenn wir ihn erst eine Weile liegen lassen, wird sich seine Süße intensivieren. Wir können ihn aber auch anders verarbeiten und deutlich in seinem thermischen Verhalten verändern: Wir können ihn trocknen, in Wasser einlegen, einkochen, zu Saft oder Püree verarbeiten, passieren, backen. Wir können ihn mit Sahne verrührt als Eis einfrieren oder mit Zucker und Alkohol übergossen flambieren. Kurz: wir können seine ursprüngliche Temperatur leicht oder deutlich verändern, und damit auch seine spezifische Wirkung.

Die Thermik kann also völlig verändert werden, aber auch der Bezug zu den Wandlungsphasen ist durch Verarbeitung veränderlich. So kann beispielsweise die Heilwirkung eines Nahrungsmittels potenziert werden; die Heilwirkung kann aber auch dadurch vervielfacht werden, dass wir mehrere Hülsenfrüchte und Gemüse und Getreide aus der zuträglichen Gruppe miteinander kombinieren.

Es ist aber auch möglich, dass die eigentliche Heilwirkung durch Verarbeitung, zum Beispiel durch das Einlegen in Alkohol, für die betreffende Person genau das Gegenteil bewirkt und das Nahrungsmittel in seiner Veränderung sogar Schaden anrichtet. Wenn wir von Getreide sprechen, ist selbstverständlich, dass wir keinen Gebrannten aus Korn meinen (Kornschnaps).

Beherzigen Sie bitte die Empfehlungen über das Zubereitungsverfahren mehr als die Zutaten an sich. Selbst gesundes, bestes Gemüse wird zu einem Auslöser von gesundheitlichen Problemen, wenn es nur frittiert oder aus der Mikrowelle gegessen wird.

Die Techniken der Veränderung

Veränderung in Richtung Kälte

Wenn ich ein Nahrungsmittel energetisch abkühlen möchte, kann ich dies durch

- Blanchieren und Dünsten: Kochen unter kurzer Wärmeanwendung mit reichlich Wasser. Zum Abschluss des Kochvorgangs wird mit eiskaltem Wasser abgeschreckt, um eine weitere Erwärmung zu verhindern. Gemüse bleibt so besonders knackig und frisch grün.

- Kochen mit reichlich Wasser, Einlegen in kaltes Wasser;

- Pökeln (kurzes Einlegen in Salz). Sie finden diese Methode in allen Kulturen zur Konservierung. In Korea wird traditionell *kimchi* jedem Essen beigefügt, um die Wirkstoffe tief in den Körper zu ziehen und dort zu bewahren. In China gilt das Salzgemüse als der heilige Platz bei der Zusammenstellung, denn hier ist das Wasser repräsentiert. Um Salz wurden Kriege geführt! Salz ist ungeheuer wichtig für unseren Körper, aber die Menge ist entscheidend. Salzen Sie zu Beispiel erst nach dem Kochen, da das Wasser sonst den Salzgeschmack reduziert und Sie zum Nachsalzen anregt, womit schnell die gesundheitsförderliche Menge überschritten wird. Oder verwenden Sie salzhaltige Produkte wie Sojasoße (Shoyu ist die mildere Form zum Nachwürzen, sie ist von hellerer Farbe und leichtem Geschmack, Tamari ist dunkle Schwester, das Ultrafiltrat bei der Miso-Herstellung. Tamari ist salziger, konzentrierter und stärker herabführend, somit stärker *yin*). Achten Sie beim Gebrauch von so genannten Würzsalzen auf die Zugabe von Natriumglutamat. Es verändert die Wirkung stark in Richtung heiß.

- Kochen unter Verwendung erfrischender Beigaben: Obst, wasserhaltiges Gemüse, Südfrüchte (Zitrone), Blattgemüse, Sprossen. Insbesondere in der Küche Südeuropas finden wir diese Zusammenstellung. In Portugal ist es üblich, den Kaffee mit Zitronen- oder Orangenschalen zu verfeinern.

- Industrielle Verarbeitung: Tiefkühlkost hat eine stark kalte Natur. Auch wenn ursprünglich warme Nahrungsmittel verwendet wurden, sind sie energetisch verändert und verursachen so häufig Schleimbildung und Pilzerkrankungen (Candidiasis). Meiden Sie Tiefkühlkost bei wiederkehrenden Pilzerkrankungen, auch bei Verschleimungen der Bronchien und Gelenkschmerzen generell.

- Zubereitung als Eis oder Sorbet. Beides erzeugt große Abkühlung der verwendeten Früchte oder Gemüse.

- Gewöhnliches Essen kühl oder kalt verzehrt. Dies verändert seinen Charakter und sollte nur selten erfolgen.

- Eiswürfel.

Veränderung in Richtung Kühle

Veränderungen in Richtung Kühle kann ich erzielen durch

- Einweichen in Wasser oder
- Keimen lassen
- in Sojasoße oder
- in Öl einlegen.

In Asien finden wir die Gewohnheit, Chilis und Zwiebeln in Öl eingelegt zum Essen auf den Tisch zu stellen, so dass jeder individuell nachwürzen kann. Das Öl nimmt zwar die große thermische Hitze, aber interessanterweise nicht die scharfe, zerteilende Wirkung. Es werden auch Chilis in Sojasoße und Fischsoße eingelegt oder frisch als Beilage mit frischen Kräutern gereicht.

Veränderung in Richtung leichte Wärme

- Saftherstellung erwärmt das gepresste Gemüse energetisch. Gurkensaft oder Selleriesaft ist zum Beispiel leichter verträglich bei Hitzezuständen, da die Abkühlung nicht so drastisch erfolgt und daher nicht so schnell Blockaden eintreten.
  Saft wird besonders von empfindlichen Personen gerne im Frühling getrunken. Saft versorgt den Körper mit der frühlingshaften Energie, führt aber nicht so schnell zu Kälteblockaden. Insbesondere Kinder vertragen Gurkenschalen schlecht und neigen zu Stagnationen im Magen mit Schmerzen und Blähungen, profitieren aber gut von der leicht veränderten Natur der Gurke als Saft.

- Das Zusetzen von Zucker, beispielsweise zum Saft, wirkt nicht nur konservierend sondern auch erwärmend.

- Sirups, starker Zuckerzusatz: Beim Sirup wird das Obst auf kleinster Flamme sehr lange eingekocht, bis der Sirup leicht dickflüssig ist und sich zieht.

- Kompott, Einkochen von Obst der Saison, eventuell Zusatz von Nelken (Birnen), Zimt (Kirschen), wenn das Obst im Winter „aufgeweckt" wird. Besteht im Winter Verlangen nach Obst, kann man jederzeit Kompott mit nicht zu großem Zuckereinsatz herstellen. Das Obst sollte wenigstens überbrüht sein.
  Viele Früchte schmecken überraschenderweise sehr sauer, nachdem sie erhitzt wurden – besonders Stein- und Kernobst wie Pflaumen, Pfirsiche, Aprikosen und Kirschen. Diese sollten Sie lieber in der entsprechenden Jahreszeit roh naschen, da Sie sonst zu große Mengen von erwärmenden und schließlich schleimbildenden Süßungsmitteln benötigen. Wählen Sie zum Einkochen lieber Äpfel und Birnen.

- Pürieren: Durch Zuführen von Yang-Energie aus der Hand oder dem Pürierstab oder Blender (Mixer) verändert sich das Zubereitete und nimmt je nach Zerkleinerungsgrad Yang-Energie an. Hat ein Kind Durchfall durch eingedrungene Kälte, gibt man ihm keine ganze Banane, denn diese hat laxierende Wirkung dadurch, dass sie den Darm intensiv befeuchtet und gleitend macht; zudem ist sie energetisch kalt. Durch das Aufschlagen mit der Gabel nimmt die Banane jedoch die Yang-Energie des Auflösens und Beschleunigens an und wird energetisch betrachtet mehr Yang und thermisch wärmer.

- Mus herstellen, das heißt Zerdrücken und Pürieren, erfordert keine Zugabe von Süßungsmitteln und ist daher auch bei schleimbelasteten Personen anwendbar, wenn Durst besteht, aber gleichzeitig Kältezeichen vorhanden sind.

- Kleinschneiden, Stifteln, Würfeln von Fleisch, Gemüse, Obst. Sie können entweder in Richtung des Wachstums, also entlang der Fasern, schneiden, was die Energie stärker zusammenhält, oder quer dazu (stärker zerstreuend). Diese Hinweise gelten besonders für schwerere Erkrankungen.

- Reiben (Äpfel, Karotten).

Veränderung in Richtung deutlich erwärmend

Eine solche Veränderung kann erzielt werden durch

- Dünsten in Wasser, Einlegen in heißes oder kochendes Wasser.[33] Wird ein thermisch neutrales, kaltes oder kühles Nahrungsmittel in Wasser gekocht, erwärmt es sich thermisch mild.

  Kürzeres Kochen in Wasser dynamisiert ein Nahrungsmittel und fügt ihm weiteres Yang zu, vor allem, wenn wenig Wasser verwendet wurde. Langes Kochen und viel Wasser stärken die Bauenergie, also das Yin. Hier sind insbesondere Fleischbrühen, Knochenbrühen, Fischbrühen mit Gräten und Köpfen (Bouillabaisse), Brühen aus Krustazaen mit Wurzelgemüse gemeint. Kochen Sie bitte keinen Salatkopf in Wasser für eine Stunde!

- Dampfgaren – eine typische Zubereitungsmethode in Asien. Besonders die Chinesen lieben ihre *dim sum* genannten kleinen Küchlein aus glutenreichem Teig mit salzigen oder süßen Füllungen. Auch in Japan werden leckere, süße, mit Bohnenmus aus Azukibohnen gefüllte Teigtaschen zum Neujahrsfest oder einfach als Dessert gereicht.

  Ein Bambus- oder Edelstahlsieb wird über einen Topf mit sprudelnd kochendem Wasser gehängt; das Sieb ist abgedeckt oder offen. Sie können auch Essensreste so sehr sanft erwärmen.

- Schmoren: Kurz anbraten, dann Wasser zum Ablöschen hinzugeben und auf kleiner Flamme lange Zeit köcheln lassen. Der Deckel kann offen sein (+) oder geschlossen(+-).

- Blanchieren. In sprudelndes Wasser über kurze Zeit einlegen, abgießen und unter kaltem Wasser (Eiswasser) abschrecken. Das Gemüse ist nicht vollständig gegart. Eine gute Methode für den Frühling, auch um Nahrungsmittel leichter, mehr *yang* zu machen und Nahrungsstagnationen zum Beispiel durch Blumenkohl, Brokkoli usw. vorzubeugen.

- Kochen im Drucktopf. Stellt eine stark dynamisierende Methode dar. Drucktopfkochen ist besonders günstig bei Hülsenfrüchten, da es die Kochzeit, vor allem bei Zugabe von Kombu-Algenblättern, drastisch verkürzt und sogar ein Einweichen unnötig macht. Es öffnet auch die harten Bohnenschalenkörper und erleichtert die Verdauung.

- Mahlen, Quetschen (Flocken) von Getreide: Fügt je nach Ausmahlungsgrad, beim Mehl mit einer Nummer versehen, Hitze hinzu. Je stärker das Mehl ausgemahlen ist – angezeigt durch eine höhere Typenzahl (weißes Auszugsmehl hat die Zahl 1500) –, desto heißer ist es von seiner Natur her. Mehl führt schnell zu Stagnationen in der Mitte und begünstigt Magenfeuer, ist daher bei Verdauungsproblemen mit Hitzezeichen wie Karies oder Gastritis absolut ungeeignet. Selbst geschrotetes Getreide, gedämpft, ist eine gute Frühstücksmahlzeit im Winter; gekochte Flocken eignen sich gut fürs Frühjahr oder, angeröstet, auf Salaten.

- Einlegen in Alkohol. Der bekannte Rumtopf, der das ganze Jahr über die Früchte der entsprechenden Jahreszeiten mit ihrem Aroma konserviert, ist ein gutes Beispiel für traditionelle Haltbarmachung und Verwendung in der kalten Jahreszeit. Auch Heilpflanzen wie Wacholderbeeren oder Zitrusschale können in gebranntem Schnaps eingelegt ihre Wirkung entfalten. Viele Tonika der fernöstlichen Medizin sind zur Dynamisierung der Arzneiwirkung mit Branntwein hergestellt. Walnüsse, zusammen mit Longanfrüchten in Rotwein mit Kandiszucker, sind ein kräftiges, Blut und Nieren-Qi bildendes Mittel, das die Fruchtbarkeit fördert und Kälte aus dem Uterus vertreibt.

Stärkere Wärme/Hitze

- Backen (Aufbacken, Überbacken usw.): Wichtig sind die ursprüngliche Temperatur des Nahrungsmittels und die Hitze und Länge des Backvorgangs. Beachten Sie bitte, dass Kartoffeln gebacken zwar thermisch gut gewärmt werden, aber leichter Nahrungsstagnation hervorrufen können, als wenn sie in Wasser gekocht werden. Da Mehlprodukte wie Brot und Kuchen zumeist gebacken werden, entstehen starke Hitze und Feuchtigkeit in den Nahrungsmitteln. Mehl ist ohnehin schon thermisch warm bis heiß (weißes Auszugsmehl hat die höchste Temperatur).

• Trocknen: beispielsweise Trockenobst, getrocknete Kräuter, getrocknete Zitronenschale, getrocknete Gewürze wie Ingwer, Weintrauben als Rosinen.

• Raffinieren: industrielle Aufbereitung des Safts der Zuckerrübe oder des Zuckerrohrs. Beide Säfte werden durch die weitere Verarbeitung bis hin zum Trocknen und Bleichen weiter thermisch in Richtung heiß verschoben.

• Polieren: das Polieren von Reis zur Herstellung von so genanntem weißen oder polierten Reis (polished rice) entfernt sämtliche faserigen Bestandteile und erhitzt den Reis thermisch. Zudem werden ihm, wie im vorhergehenden Beispiel, sämtliche Vitamine entzogen, die der Körper nun wieder aus seinen Reserven zur Verdauung zusetzen muss.

Veränderung in Richtung Hitze

• Grillen: über einem offenen Feuer, einem Holzkohlenfeuer, einem Elektrogrill. Das offene Feuer hat die moderateste Zufuhr von Yang-Energie. Beachten Sie beim Grillen, dass durch das Herabtropfen von Fett aus Fleisch und Wurstwaren krebserregende Substanzen frei werden, die sich im Gegrillten anreichern. Legen Sie zum Schutz Kartoffelschalen unter das Grillgut, oder verwenden Sie Folien oder auch einen Grill mit Seitenheizung.

• Rösten: Insbesondere Getreide kann vor dem Kochen gut in einer schweren, gusseisernen Pfanne angeröstet werden. Rösten Sie mit etwas Öl in der Pfanne unter Rühren, bis ein leichter Duft aufsteigt. Um bei einer Durchfallerkrankung im Winter viel Wärme über leicht verdaulichen Reisschleim zuzuführen, lassen Sie den Reis dunkel werden, und der Geruch sollte stärker ausfallen. Wenden Sie diese Zubereitungsmethode jedoch nur im Krankheitsfall täglich an.

Zum Herstellen von Medizin werden bestimmte Pflanzen und Nahrungsmittel im Ofen oder in der Pfanne stark angeröstet oder sogar verkohlt. Medizinische Kohle wird in Deutschland aus Birkenrinde hergestellt, die verkohlt wurde. Aconitum, der blaue Sturmhut, das chinesische Mittel zum Austreiben von Schweiß, ist im Rohzustand schwer toxisch. Stark angeröstet stellt er jedoch eine gute und sichere Medizin dar.

In der Makrobiotik werden verschiedene Nahrungsmittel schwarz geröstet, unter anderem Umeboshi-Pflaumen. Sie stellen so einen energetischen

Ausgleich dar zu der stärker salzhaltigen und kühlenden Ernährungsform durch Algen, weißfleischigen Fisch, Sushi usw. Algen für Sushi werden ebenfalls duftend angeröstet.

- Braten: Mildes Anbraten in Öl ist weniger erhitzend als scharfes Anbraten auf großer Flamme. Achten Sie unbedingt auf Öl, das sich zum Braten eignet. Manche ungesättigten Fettsäuren vertragen keine hohen Temperaturen. Erdnussöl und Kokosfett sind hingegen sehr hitzebeständig. Aber gerade Kokosfett belastet den Cholesterinspiegel stark und sollte deshalb sehr sparsam in der Fleischküche verwendet werden. Falls Sie überwiegend vegetarisch leben, kann Kokosfett jedoch einen Ausgleich zur cholesterinarmen Ernährung schaffen.

  Auf Sri Lanka leben buddhistische Singhalesen und hinduistische Tamilen – Letztere wurden von den Engländern aus Südindien als Teepflücker auf die Insel gebracht. Die Tamilen brachten ihre alten Essgewohnheiten mit und leiden weniger unter Herz- Kreislauferkrankungen und Übergewicht als ihre singhalesischen Nachbarn, deren Basis in der Küche die Kokosnuss ist.

- Frittieren (deep fry): Das Nahrungsmittel ist vom Fett bedeckt oder schwimmt vollständig darin. Pommes frites sind der Klassiker in dieser Kategorie. Die großen Mengen von Fett, die bei falscher Frittiertemperatur in die Nahrungsmittel eindringen, bilden Feuchtigkeit und verwandeln sie durch die Hitze in blockierenden Schleim.

  Als Zutat zu Gemüsebrühen ist frittiertes Frittiermehl, ein spezifisches Mehl der japanischen Küche, eine kraft- und säftespendende, knusprige Ergänzung. Eigentlich als Mantel von Gemüse, Fisch oder Fleisch verwendet, kann es auch allein, nur mit Wasser vermischt, frittiert werden. Dies ist besonders bei Kindern sehr beliebt.

  Frittiertes sollte mit einem Thermometer auf die richtige Temperatur überprüft werden, damit sich das Fett nicht überhitzt. Das Frittierfett, meist stabiles Kokosfett mit stabilen gesättigten Fettsäuren oder spezielles Frittieröl aus dem Bioladen, sollte vor jedem Vorgang ausgewechselt werden. Aufgrund der großen Hitze und Feuchtigkeitsbelastung sollte Frittiertes Feiertagen vorbehalten sein.

- In Wein schmoren (mit Cognac ablöschen usw., auch Flambieren) setzt starke Wärme bis Hitze hinzu. Für Schwache und Erschöpfte kann das moderate Zuführen von Wärme durch In-Wein-Geschmortes sinnvoll sein, doch muss die Person stabil genug sein, die Dynamisierung des Qi auch zu verkraften – sonst treten Schwindel, Herzrasen und heftiges Unwohlsein auf.

Generelle Anhaltspunkte
für eine gesunde Ernährung

- Rohes Gemüse, rohe Früchte sind tendenziell kühler als gekochtes.

- Früchte und Gemüse, die nicht aus unseren Breiten stammen, haben oft ein wesentlich ausgeprägteres thermisches Naturell, sind zum Beispiel deutlich wärmer oder deutlich kälter als Früchte und Gemüse der gemäßigten Klimazonen. Dies ist an ihre tropischen Bedingungen angepasst und an die der Konsumenten in den betreffenden Klimazonen.

- Nahrung, die kalt verzehrt wird (zum Beispiel aus dem Kühlschrank), hat stärker abkühlende Eigenschaften als das gleiche Nahrungsmittel im warmen, frisch zubereiteten Zustand.

- Chemisch behandelte und veränderte Nahrung, die durch den Einsatz von Düngemitteln zum schnellen Wachstum angeregt wurde, hat oft eine stärker kühlende Wirkung als unbehandelte, natürlich gewachsene Nahrung. Dies ist bedingt durch die verstärkte Wasseransammlung im Gewebe der Pflanzen, aber auch der Tiere, die mit Antibiotika oder Hormonen aufgezogen wurden. Wasser bringt Größe und Gewicht zu Lasten von Feinstteilen wie Qi, Geschmack und blutbildenden Nährstoffen.

- Nahrung, die blau, schwarz, grün oder violett ist, ist meist mehr *yin* als solche, die orange, rot oder gelb ist.

- Pflanzen, die lange Zeit zum Wachstum benötigen, wie Steckrüben, Pastinaken, Mohrrüben und Ginseng, der sogar über sieben Jahre in der Erde bleiben muss, haben eine wärmere Natur als Pflanzen, die schnell wachsen, wie Blattsalat, Feldsalat oder Kräuter.

- Kochmethoden variieren die thermische Natur des gleichen Nahrungsmittels.

- Zubereitungstechniken variieren die thermische Natur des gleichen Nahrungsmittels.

- Der beste Weg, ein thermisch ausgeglichenes Verhältnis zu erzeugen, ist langes Kochen.

- Die Wahl der Hitzequelle verändert die Qualität: Langes Kochen reichert an, kurzes Kochen sammelt weniger Qi. Beachten Sie unterschiedliche Standpunkte: energetisches Denken („langes Kochen sammelt Qi") versus modern-naturwissenschaftliches Denken („langes Kochen zerstört Nährstoffe").

Unsere Ernährung nach den zwei grundlegenden Wärmequalitäten zu betrachten ist insbesondere für Laien ein geeigneter Einstieg in die fernöstliche Ernährungslehre, denn die Anwendung der Wärmekriterien ist leicht nachvollziehbar, effizient und erfordert keinen großen Zeitaufwand. Durchschnittliche Störungen im Befinden können damit ausgeglichen werden.

Durch ihre Überschaubarkeit und dadurch, dass ihr Nutzen unmittelbar durch eine einfache Anwendungsvorschrift erfahren werden kann, erleichtert die Thermik den Zugang zu einem besonders wirksamen Medizinsystem, das seine mehrere Jahrtausende alten Erfahrungen aus dem akribischen Beobachten der Natur und der wirkenden Kräfte zieht.

Ernährung nach Gesichtspunkten von „warm" und „kalt" ist keine Betrachtungsweise, die auf Selbstkasteiung abzielt. Sie beruht auf Einsicht und Beobachtung und fordert lediglich ein grundsätzliches Verständnis der stets wirkenden Kräfte von Yin und Yang, Einsicht in die Tatsache, dass sie sich gegenseitig erzeugen und dass das Ungleichgewicht des einen (Mangel absolut oder relativ) das Ungleichgewicht des anderen bedingt (Überschuss relativ oder absolut). Damit verbunden ist die Einsicht, dass wir, wenn wir eines stören, stets alles stören – aber auch, dass wir den Weg fortsetzen können, indem wir von Neuem beginnen. Wir sind stets gefordert, das Hündchen zu erziehen.

Der richtige Herd

Seit langem gibt es die Diskussion über die richtige Wärmequelle für eine gesunde Ernährung. Die richtige Wahl des Herdes ist jedoch von verschiedenen Faktoren abhängig. Zuallererst ist es wichtig, stets zu beurteilen, ob wir jemanden vor uns haben, der mit sich und seiner Umwelt in Harmonie lebt, oder ob jemand gestresst ist oder an einer schweren, vielleicht sogar als unheilbar diagnostizierten Krankheit leidet.

Je gesünder der Organismus, desto entspannter und ruhiger fließen Blut und Qi. Elastisch fühlt sich der Puls an; Gelassenheit ist die entsprechende Geisteshaltung. Genauso flexibel reagieren Qi und Blut auf Veränderungen. Als würde man in einer tiefen Wanne Wasser bewegen, ohne dass es über den Rand läuft –selbst dann nicht, wenn größere Erschütterungen auf das System einwirken. Füllen wir die gleiche Menge Wasser auf einen flachen Teller, bringt die kleinste Erschütterung alles zum Überlaufen.

Dies entspricht unserem therapeutischen Ansatz; wir nennen dies „das therapeutische Fenster": das Ausmaß an Stimulation in der Behandlung, das – je nach Organismus und Persönlichkeit – angemessen ist.

Bei einem kräftigen Organismus können starke Stimulationen ausgeführt werden, und selbst wenn wir etwas zu sorglos waren, erholt er sich schnell.

Bei einem geschwächten Organismus dürfen wir nur sanft vorgehen und müssen die kleinste Veränderung wachsam wahrnehmen können, um sofort die Richtung zu erkennen: Wendet sich hier etwas zum Besseren? Oder haben wir eine falsche Diagnose gestellt und daraus die falsche Behandlung abgeleitet? Oder gibt es Ereignisse, die sich in ihrer Wirkung unserem Einflussbereich entziehen?

Unter diesen Aspekten ist auch die Frage nach der richtigen Wärmequelle zu verstehen.

Nach Ansicht vieler Fachleute liefert ein Holzfeuer die natürlichste Wärme und damit das vitalste Qi *(zheng qi)*. Damit ist ein Holzfeuer die beste Wärmequelle für einen schwer Erkrankten. Da dies im Allgemeinen in unseren Städten nicht durchführbar ist, stellt Gas eine gute und solide Basis für aufrechtes Qi dar. Der Elektroherd erzeugt in seinem Umfeld bereits Elektrosmog. Er scheint Gesunden nicht zu schaden, aber für kranke Menschen ist der Gasherd, notfalls mit transportablen Gasflaschen, empfehlenswert. Ein Freund, der als Ernährungsberater tätig ist, sagte mir: „Ich glaube nicht, dass Elektroherde wirklich schädlich sind, aber ich habe noch niemanden an einem gesund werden sehen."[34]

Wählen Sie mit Bedacht die verträglichste Wärmequelle in Übereinstimmung mit Ihren Anforderungen und Ihren Möglichkeiten aus.

6
Der Geschmack

Trotz der Haufen von Kochbüchern, die alljährlich publiziert werden,
gibt es nur sehr wenig Geschriebenes über den Geschmackssinn, denn ein
Geschmack ist ebenso schwer zu bestimmen wie ein Geruch. Beide sind
Geister mit Eigenleben, Phantome, die ungerufen erscheinen, um ein Fenster
in der Erinnerung zu öffnen und uns durch die Zeit zu einer vergessenen
Begebenheit führen.

(Isabell Allende, Aphrodite)[35]

Der Geschmack als Mittel der Entfaltung und der Kontrolle

Um den Geschmack – und damit einen ersten Hinweis auf die Wirkung
eines Krauts, einer Frucht, einer Gemüsesorte – zu erkunden, müssen wir
uns sensibilisieren und wie ein Weinverkoster unsere Zunge den Feinheiten
des Geschmacks neu zugänglich machen.

„Die Wissenschaft behauptet, wir könnten nur vier Geschmacksrichtungen
unterscheiden: süß, salzig, bitter und sauer; alles andere seien Mischungen
davon mit tausend verschiedenen Gerüchen. Mir kommen da einige Zweifel ...Wie ordnet man den metallischen Geschmack der Angst ein oder den
sandigen des Neides oder den schäumenden des ersten Kusses?"[36]

Wir müssen uns von einem schlichten „schmeckt" verabschieden und ein-
tauchen in die Vielfalt der Eindrücke. So gelingt es uns dann auch, selbst
unbekannte Substanzen zuzuordnen.

Machen wir einen Versuch und genießen feinste Scheiben einer grünen
Salatgurke. Was schmecken wir? Nichts? Fade oder eher fein-süß? Wie fühlt
es sich an? Fest, blättrig, faserig, konsistent, trocken bis bröckelig? Ist es hart
oder weich-zerfließend? Erfrischt es mich, oder macht es mich durstig? Er-

wärmt es meinen Körper und brennt vielleicht sogar auf den Lippen? Oder kühlt es mich so ab, dass es mich danach fröstelt? Das Gleiche probieren wir mit Reis, Birne, Rettich, Möhre und einem Espresso. Immer sind wir aufmerksam, dass uns auch nichts entgeht. Nichts anderes haben die Heilkundler seit Tausenden von Jahren getan. Aus diesem empirischen Ansatz ist eine Logik der Pflanzen und tierischen Nahrungsmittel geworden, die die Wirkungen auf bestimmte Störungen im Gleichgewicht des Körpers berechnen kann.

Egal wo ich mich auf der Welt befinde, kann ich so mit Heilkundigen in Austausch treten, auch wenn sie das System der fernöstlichen Medizin nicht kennen. Ich kann auf dem Basar in Marrakesch und in den bolivianischen Anden erkennen, ob eine Pflanze gegen Husten oder gegen Haarausfall verwendet wird, ob sie Fieber vertreiben soll oder vor einer heranziehenden Erkältung schützt.

Die Sprache der Pflanzen ist eine kosmische Melodie, die ich hören kann, eine Melodie, die universellen Gesetzen folgt, und damit eine Sprache der Heilkunst, die alle Menschen verbindet. Universum bedeutet: eine Melodie.[37]

Die energetische Richtung der Wandlungsphasen und die Kontrolle aus dem eigenen Lager

Betrachten wir die Wandlungsphasen eingehend, hat jede ihre besondere energetische Richtung, aus der sich ein Teil ihrer Bedeutung ableitet.

Das Holz, das sich gegen die Schwerkraft entfaltet und Neues schafft, breitet sich nach allen Seiten aus, so wie auch eine Pflanze sich ausstreckt: zuerst leicht und behutsam tastend nach oben, doch dann dem Sonnenlicht entgegen. Raumgreifend – es geht ums Überleben –, durch Spalten hindurch; mit Ausdauer treibt es selbst ein kleines Pflänzchen zu Höchstleistungen an, wenn es den Asphalt einer Straße durchbricht, während es sich gleichzeitig tief in der Erde festkrallt. Wenn ein Vogel zum Flug abhebt, sich gegen die Schwerkraft der Erde durchsetzt, dann sehen wir die unbändige Kraft des Holzes wirken.

Der Geschmack hingegen, der einer Wandlungsphase zugeordnet ist, hat die entgegengesetzte Wirkrichtung der Entfaltung der Phase. *Das, was sich entfaltet, wird kontrolliert durch das, was zusammenhält.* Denn es kann sich das eine nur harmonisch entfalten, wenn es in Schach gehalten wird, sonst verbraucht es sich und missachtet sich und andere. Das Yin ist ohne das Yang nicht zu erzeugen, das Yang ohne das Yin ohne Existenz.

Im Fall des Holzes stärkt der saure Geschmack die ihm zugeordnete sich ausdehnende Energie, indem er sie bündelt. Die zusammenziehende Wirkung einer Zitrone oder von sauren Gurken entfaltet sich sogar beim Lesen!

Wenn ich etwas Expansives wie die Energie der Leber bündele, sie aber danach drängt, sich heftig zu entfalten, so geschieht das Gleiche, was unser Hosenbund im entsprechenden Fall tut: Es erfolgt eine Einschnürung. Das heißt, dass ein Zuviel des gleichen Geschmacks die gegenteilige, schädliche Wirkung hervorbringt.

Dies ist die zweite Gesetzmäßigkeit: *Ein Zuviel der Kontrolle bewirkt das Gegenteil.* Der Hosenbund, der einschnürt, wird bei Fortschreiten des Einschnürens einfach platzen. Im Maximum des Yin ist das Yang bereits enthalten und drängt auf Entfaltung, im Maximum des Yang ist das Yin bewahrt und beginnt zu konsolidieren. Der Höhepunkt des Tages ist nur denkbar durch den beginnenden Abend, die Tiefe der Nacht ist der Moment, in dem sich der Morgen ankündigt.

Das ist wichtig zu verstehen, denn in vielen Abhandlungen und Empfehlungen finden wir den Hinweis, dass sauer eben gut für die Leber ist. Um sich etwas Gutes zu tun, wiederholen die Leute nun gutgläubig das, was ihnen als vorteilhaft geraten wurde, ohne dabei jedoch die Gesetze der Harmonie zu wahren.

Die Wirkweisen der fünf Geschmacksrichtungen

Sauer reist zur Leber,

Bitter reist ins Herz,

Süß reist in die Milz,

Scharf reist in die Lunge,

Salzig reist in die Nieren.

Sauer reist in die Sehnen,

Bitter reist ins Blut,

Scharf reist zum Qi,

Süß reist zum Fleisch,

Salzig reist in die Knochen.

(Su Wen)

Der saure Geschmack

„Im Osten erhebt sich der Wind. Es ist eine Bewegung, die das Wachstum des grünen Holzes fördert, das noch unreif ist und einen sauren Geschmack hat. Das Saure stimuliert die Leber und nährt Bänder und Sehnen, wenn man es einnimmt. Ist der Wind sanft, wirkt er harmonisierend, erreicht er jedoch extreme Intensität, kann er zerstörerisch sein, so wie beim Menschen ein Gefühl sich in Zorn verwandeln kann, wenn die Leber außer Kontrolle gerät. Metall ist das Kontrollelement, deswegen wirkt Kummer dem Zorn entgegen, während Trockenheit den Wind abflauen lässt und das Scharfe das Saure neutralisiert."

(Su wen)[38]

Der saure Geschmack wird der Wandlungsphase Holz zugeordnet, da er ihre Energie stärkt und bündelt und so vor überschießender und verausgabender Expansion schützt. Die Wirkrichtung ist damit Yin.

Erkrankungen im Bereich der Wandlungsphase Holz mit ihren Vertretern Leber (Yin) und Gallenblase (Yang) gehen mit einem säuerlichen Mundgeschmack einher. Säuerlicher Geschmack von Nahrungsmitteln und Kräutern mit der Ergänzung *kühl* wirkt erfrischend und entspannend auf das Leber-Qi – und lässt so das Gesicht manches diätgeplagten Patienten aufleuchten, wenn wir ihm ein Hefeweizen-Bier empfehlen.

Zu viel Saures und Aufrauend-Adstringierendes schnürt die Leber jedoch ein und führt zu dem Bild der *Leber-Qi-Stagnation* mit aufgequollenem Bauch, Verdauungsstörungen, Stimmungsschwankungen. Jeder, der schon mal eine größere Menge Ananas oder Kiwis gegessen hat, kennt die Folgen des Adstringierenden: raue Lippen, eingerissene Mundwinkel, Kollern in den Eingeweiden.

Das Saure wirkt zusammenziehend. Es hat eine zentrifugale Wirkung und beschleunigt das Nach-innen-Schleusen des Geschmacks und damit das der Wirkungen der Speisen oder Arzneikräuter. Damit wird das Yin genährt und gefestigt und auf diesem Wege das Jing geschützt.

Die Säfte des Körpers (wie zum Beispiel Blut, Schweiß, Sperma, die dem Yin zugeordnet werden) werden durch das Saure ergänzt und gehalten. Aus diesem Grund verwenden wir beim Sport, um den Verlust von Schwitzen auszugleichen, Saures in Form von Zitronenschnitzchen. Dies hat den Vorteil, dass der Körper nicht zum Säfte-Erhalt mit größeren Mengen Mineralwasser belastet wird, die durch das Herz gepumpt werden müssen.

Aber auch bei anderen Formen von Säfteverlust, zum Beispiel bei Diarrhö oder Spontanejakulationen, verwenden wir eine größeren Anteil *sauer* als in der Basisernährung. Da es die Säfte bewahrt, ist es jedoch bei vorhandener Feuchtigkeit, Schweregefühl im Körper und Verstopfung nicht angezeigt.

Durch seine Fähigkeit, Substanzen ins Körperinnere zu befördern, entsteht ein Problem bei unserer üblichen Erkältungsbehandlung: Es werden auch die Pathogene (Krankheitsursachen) wie Wind oder Kälte selbst ins Innere des Körpers geschleust.

Vitamin C hat einen außerordentlich sauren Geschmack. Es ist somit nicht angeraten, einen aufziehenden Schnupfen mit Zitrusfrüchten zu behandeln, da wir so das *Abwehr-Qi* unterlaufen und die Krankheit so tiefer in die Körperschichten eindringen kann und sich vielleicht auf der Lunge niederschlägt. Hier setzen Sie Wirkkräfte der Kategorie scharf/die Oberfläche befreiend in der Ernährungsbehandlung ein, wie zum Beispiel Lauchzwiebeln oder frischen Ingwer.

Da der Geschmack auch seine Wirkrichtung beschreibt, hilft es nichts, Kapseln mit Vitamin C zu schlucken, in der Annahme, die Zunge registriere den sauren Geschmack dann nicht. Ein Versuch mit Personen, die unter Anosmie (Unfähigkeit, Gerüche wahrnehmen zu können) leiden und deren Geschmacksempfinden entweder zentral, wegen einer Hirnnervenverletzung oder lokal, wegen Polypen, gestört ist und Informationen nicht weiterleitet, reagieren dennoch unter der Behandlung in der gleichen Weise wie Schmeckende, nur dass ihnen das Vergnügen der Geschmacksempfindung fehlt.

Das Saure schnürt ein, es verengt die Transportwege und kann dadurch zu Qi- und Blutstagnation führen. Daraus folgt, dass insbesondere Patienten mit einer Neigung zu Durchblutungsstörungen (Angina Pectoris, Herzkranz-gefäßverengung, venöse Stenosen, Krampfadern, Hämorrhoiden, chronisch kalte Extremitäten) – vor allem solchen am Herzen – vorsichtig sein sollten und dem saurem Geschmack nur einen kleinen Teil auf dem Speisezettel einräumen können.

Werden zusätzlich zur Ernährungstherapie unterstützend Kräuter ver-abreicht, sollte auch hier die Qi-blockierende Wirkung beachtet werden. Die Energetik der Kräuter bleibt unkalkulierbar stecken, wenn vor oder unmittelbar nach der Arzneieinnahme saure Lebensmittel verzehrt wurden. Ein Abstand von zwei Stunden zwischen der Einnahme und dem Essen ist empfehlenswert. Daher sollten unmittelbar vor und nach der Arzneigabe keine sauren Nahrungsmittel verzehrt werden.

Saurer Geschmack lässt Kopfschmerzen, die mit Schwindel oder Drehschwindel oder auch Sehstörungen einhergehen, besser werden. Besteht ein unangenehmes Hitzegefühl im Kopf mit dem Gefühl, der Kopf wolle bersten, bei gleichzeitig kalten Füßen, so zieht das Saure das Yang vom Kopf zu den Füßen und bessert die Verteilung.

Die Leber überwacht die Transportwege. Sie neigt bei Störungen dazu, in ihrer energetischen Bewegung steil nach oben aufzusteigen und die unteren Wege nicht nur im Unteren Erwärmer, sondern auch die Wege des Blutes in den unteren Extremitäten zu vernachlässigen – der General will nach oben. Aufflammendes, aggressives Verhalten oder hohen Blutdruck mit Krisen und anderen Zeichen, die wir als *emporschlagendes Yang* bezeichnen, zieht der saure Geschmack zurück und befördert den gleichmäßigen Fluss des Qi. Dadurch kühlen sich Kopf und Extremitäten ab; die Person beruhigt und erholt sich.

Die Wirkung des Sauren ist aufrauend. Diese aufrauende Wirkung ist bei kleineren Mengen natürlich subtiler. Größere Mengen oder sehr regelmäßiger Genuss von sauren Speisen, wie Zitrusfrüchte, eingelegte Gürkchen oder schlimmer, mit Zitronensäure angesäuerte Naschereien wie Gummibonbons, können das Blut schädigen, zu Haarausfall und brüchigen Nägeln führen.

Beim Bild des *gegenläufigen (oder rebellischen) Magen-Qi,* des gegen seine vorgesehene Richtung laufenden Qi, senkt das Saure das Qi ab. Es wird in seine gewöhnliche Richtung nach unten geführt. Der Magen soll die Werte und vermischte Nahrung nach unten, zu Milz und Dünndarm, zur Weiterverarbeitung befördern.

Kommt es zu Störungen, beispielsweise durch Stress, wird das Qi gegenläufig – es strebt nach oben. Dies äußert sich als Aufstoßen oder sogar Erbrechen und kann mit Kräutern sauren Geschmacks oder leichter Diät mit milder Säure geheilt werden.

Durch seine nach innen führende Wirkung und Fähigkeit zum Bündeln hilft der saure Geschmack, ein unruhiges Herz zu befrieden Das Blut bewegt sich ruhiger und erlaubt dadurch dem Geist, gemächlich auf dem Strom zu reisen. Die enge Verbindung von Blut und Geist ermöglicht es zum Beispiel, Unruhezustände der Gedanken, die sich in heftigem, traumgestörtem Schlaf zeigen können, durch Befriedung des Blutes zu behandeln.

Häufig ist die Ursache der inneren Rastlosigkeit ein *Leber-Yin-Mangel,* also auch *ein Leber-Blut-Mangel* (Blut hat Yin-Qualität), der diesen Wind und die Unruhe in das Blut getragen haben.

Stellen Sie sich vor, Sie würden kochen und hätten es zwischendurch vergessen. Der Geist des Essens, die flüchtigen Aromastoffe, geistern durch die Luft, da die Flüssigkeit sie nicht mehr beherbergen kann. In der Hitze und der aufschäumenden Unruhe des Kochvorgangs über längere Zeit haben sie sich nicht halten können.

Ähnlich entsteht der *Leber-Blut-Mangel* durch eine hektische, stresserfüllte Lebensweise ohne ausreichende Erholungspausen, in der die eigenen Grenzen und Reserven nicht geachtet und dadurch zu viel Wind und Hitze erzeugt werden. In den sich erschöpfenden Blutreserven tobt nun der Sturm eines nicht verankerten Qi und stört den Geist, der sich im Blut verankern will. Der Geist *shen* wird ständig abgelenkt, möchte dieses und jenes beginnen und vergeudet den Tag durch Pläne, die aufgrund der Schwächeerkrankung nicht umgesetzt werden. Hier kann der saure Geschmack die ausufernden Pläne zusammenfassen und damit innere Ruhe herbeiführen.

In dem engen Bezug, „das Holz ist die Mutter des Feuers", können wir über die Bündelung der Energien der Leber diese kräftigend zum Aufbau und zum Erhalt des Herz-Blutes nutzen. Der Zusatz von säuerlichen Beeren wie Weißdornbeeren, Berberitzenbeeren oder von anderen Beerenfrüchten zur täglichen Getreidemahlzeit wirkt somit stützend auf das Herz-Blut, da sich die erzeugende Kraft nicht mehr sprichwörtlich „in alle Winde verstreuen kann".

Das Maß ist wichtig. Ein Zuviel verkehrt sich ins Gegenteil. Die Wirkung des Beruhigens und Verlangsamens verkehrt sich dann ins Negative und wirkt als Einschnüren des Blutes. Durchblutungsstörungen, kribbelnde, „eingeschlafene" Gliedmaßen („Ameisenlaufen") und Schmerzen sind die Folge.

Zur Leber gehört die Gewebeschicht der Sehnen und Muskeln. Damit ist nicht die Gestalt des Fleisches gemeint – diese untersteht der Milz –, sondern die Kraftübertragung. Bei Blut- und Yin-Mangel verkürzen sich die Sehnen und verlieren ihre Elastizität. Dadurch entsteht ein gesteigertes Verletzungsrisiko am Bandapparat. Chronische Sehnenscheidenentzündungen, Zerrungen und Überdehnungen können die Folge sein.

Am meisten profitieren vom sauren Geschmack „ausgetrocknete" Personen mit unregelmäßigem Lebensstil, der keine Ruhe und Konzentration zulässt, aber häufig mit Stimulantien wie Kaffee oder Zigaretten Ruhedefizite ausgleicht. In unserer modernen Durchschnittsernährung ist saurer Geschmack häufig unterrepräsentiert. Beispiele:

Sauer:	Preiselbeeren, Limone, Zitrone, Sauerkraut und eingelegtes Gemüse, Kimchi, Hagebutten, Quitten, Saure Pflaumen
Sauer und süß:	Azukibohnen, Weintrauben, Mango, Oliven, Brombeeren, Himbeeren, Sauerteigbrot, Tomate, Joghurt, Pilze
Sauer und bitter:	Essig, Orangenschale, Orangeat
Bitter und scharf:	Lattich, Senf

Der bittere Geschmack

„Im Süden erheben sich die rote Flamme und Sommerhitze und sorgen für üppiges Wachstum und für Entwicklung. Nehmen sie aber extreme Ausmaße an, dann brennen sie die Dinge nieder, und überall liegt bitterer Geschmack. Der bittere Geschmack stimuliert Herz und Kreislauf. Ist das Feuer unter Kontrolle, steigert sich die Produktivität, gerät es jedoch außer Kontrolle, werden die Menschen übermäßig erregt, und das kann das Herz schädigen. Wasser ist das Element, das Feuer zu kontrollieren vermag. Aus diesem Grund können Angst, Salziges und Kälte der Übererregung, dem Bitteren und dem Feuer entgegenwirken."

(Su wen)[39]

Da der bittere Geschmack herabführend wirkt, wird er dem Yin zugeordnet. Die Energie der Wandlungsphase Feuer, der er zugeordnet ist, steigt nach oben. Der bittere Geschmack ist dem Herzen unterstellt. Bei Erkrankungen der Wandlungsphase Feuer hat die Person einen bitteren Mundgeschmack. Oder sie bevorzugt den bitteren Geschmack von Nahrungsmitteln bei Zuständen der Erschöpfung. So erklärt sich ein Teil des Kaffee-, Tee-, Schokoladen- und Zigarettenkonsums bei nervösen Patienten. Leider perpetuiert dies nur den Raubbau.

Bitter-warm kräftigt das Herz-Qi, *bitter-kalt* kühlt das zu üppige Herz-Feuer. Bitter hat trocknende Eigenschaften und kann deshalb ausgezeichnet zum „Vertreiben von Nässe" eingesetzt werden, die zum Beispiel durch eine schwache Milz im Falle von Fehlernährung, wie einseitiger Überernährung, im Körper verbleibt. Einige der bitteren Pflanzen bewegen das Qi in den Eingeweiden und wirken dadurch laxierend, befreien den Darm von Aufgestautem und wirken klärend.

Bitterer Geschmack wird eingesetzt, um Hitze zu beseitigen und die Arterien von Schleim zu befreien, der sich durch den Konsum von cholesterinreicher Nahrung und Fetten angesammelt hat.

Das Syndrom[40] *Hitze am Herzen* lässt sich als ein brennendes Gefühl hinter dem Brustbein beschreiben und findet seinen Ausdruck zum Beispiel in Palpitationen (Herzstolpern und Herzjagen). Wenn große Hitze durch Yin-Verbrauch entstanden ist – also Substanzverbrauch durch Überarbeitung, Stress, falsche Lebensweise und Ernährung oder konsumierende Erkrankungen – können mit bitterem Geschmack zum Beispiel erhöhter Blutdruck abgesenkt und Unruhezustände gebessert werden. Sellerie wirkt hier gut. Hitze muss stets schnell aus dem Blut entfernt werden, da es die Reserven in kurzer Zeit angreift. Eine andere Gefahr bei großer Hitze besteht darin, dass vorhandene Feuchtigkeit einköchelt und sich zu Schleim, einem sekundären und damit schlechter zu behandelnden krankheitserzeugenden Faktor entwickelt.

Der bittere Geschmack wirkt befreiend auf die Leber, da er Stagnationen beseitigen kann, indem er sie nach unten in den Unteren Erwärmer und damit in die Gedärme führt. Im Bauch blockiertes Qi wird so mit dem Stuhlgang ausgeschieden.

Leber-Qi-Stagnation mit Hitze findet sich ebenfalls durch den häufigen Verzehr von fettigem Essen. Daher rührt das Bedürfnis, Bitterstoffe nach dem Essen aufzunehmen. In Südeuropa wird zumeist der kleine Schwarze, ein bitterer Kaffee oder Mokka, genossen; in Nordeuropa ist es der Magenbitter. In Indien werden bitter-aromatische Kräutern und Samen wie Kardamomkapseln, Nelken und Pfeffer gereicht. Diese Bitterstoffe regen die Magensaftsekretion an, und Blähungen werden vertrieben.

Bitteres fördert die Ausscheidung von Flüssigkeit über Blase und Darm und kann damit den Blutkreislauf entlasten. Liegt allerdings eine Verstopfung durch Blut- und Flüssigkeitsmangel vor, verschlimmert sich dieser Zustand, und der Kot verhärtet schwärzlich (Schafskot). Viele Menschen sind von Sennesblättern abhängig, einem extrem stark wirkenden Abführmittel, deren Menge sie immer höher dosieren, da sich mit der Zeit die Wirkung abschwächt und schließlich ganz ausbleibt. Sennesblätter üben eine stark trocknende Wirkung auf den Darm aus, die bei Verstopfung auf der Basis von Nässe-Fülle ausgezeichnet wirksam ist. Ist hingegen ein Mangel an Blut und Säften die Ursache, wird er durch Sennesblätter verstärkt. Sennes ruiniert zudem die Darmschleimhaut und führt dort zu lokalen Entzündungen. Wenn die Ursache also Blut- und Säftemangel ist, wie es bei älteren Menschen mit einseitiger Kost und wenig Bewegung meistens der Fall ist, wird der Zustand chronisch.

Durch das Herabsenken der Energie wirken Bitterstoffe dämpfend, das heißt beruhigend, und befestigen damit die Wasser-Feuer-Achse. Der Geist wird besänftigt, ruhig, und wir beginnen uns wieder auf das Wesentliche zu konzentrieren. Das schont Reserven und erleichtert das Leben. Der Zugang zu meditativen Übungen wird erleichtert. Daher können wir von Nahrungsmitteln sprechen, die über ihre Zusammenstellung der Meditation förderlich sind – und solchen, die gänzlich ungeeignet sind. Mancher Koch bei Vipassana-Retreats[41] täte gut daran, sich über diese Zusammenhänge zu informieren. Gerade bei einer einzigen Mahlzeit täglich ist die Zusammensetzung sehr wichtig!

Bitter entfernt Feuchtigkeit aus dem Unteren Erwärmer und nimmt so den Pilzinfektionen den Nährboden. Auch Pilzinfektionen der Lunge bessern sich durch Beseitigen von „feuchter Hitze" im Körper. Obwohl bitterer Geschmack gemäß den Klassikern vorwiegend auf das Herz wirkt, wirkt er auch ausgezeichnet auf die Lunge durch das Drainieren von Feuchtigkeit. Nieren und Lungen werden tonisiert und vitalisiert – nicht umsonst ist so mancher Hustensaft bitter! Bitter beseitigt „Schleim-Hitze" aus den Lungen und kann so bei Rauchern zur Unterstützung beim Entgiften gegeben werden. Es erklärt aber auch, warum manche zur Zigarette so gerne den kleinen Espresso nippen. Die Wirkung der Zigarette ist dann angenehmer. Parasiten wird durch bitteren Geschmack der Aufenthalt erschwert. So finden wir in warmen Ländern, in denen Parasiten günstige Vermehrungsbedingungen vorfinden, größere Anteile an bitteren Nahrungsmitteln in der normalen Alltagskost (Sour Bitter in Sri Lanka, Oregano, Thymian, Lorbeer in Südeuropa, bittere Pickles in China, auf Kakao basierende Soßen in Mexiko, geröstetes Gerstenmehl in Tibet, Safran im vorderen Orient, Koriander in der jüdischen Küche zum Passahfest usw.)

Einige Anmerkungen zu Kaffee und Tee

Kaffee hat in der thermischen Energetik eine paradoxe Wirkung. Ursprünglich ist er thermisch von kalter Natur. Durch das Röstverfahren verändert sich dies in Richtung heiß. Durch zweimalige Röstung, wie beim Espresso, sinkt allerdings nach dem Gesetz von Yin und Yang die hitzige Wirkung wieder etwas ab (extremes Yang erzeugt Yin). Gebrühter Bohnenkaffee und Espresso lösen eine plötzliche und starke innere Erhitzung (Kick) aus und fachen das Herzfeuer an. Wie ein arabisches Sprichwort sagt: „Der Kaffee ist wie die Liebe: zu Beginn süß und heiß, danach bitter und kalt." Die heftige Yang-Wirkung beflügelt das Shen. Nach der Yang-Wirkung kühlt die Peripherie jedoch ab: Hände, Füße, auch das Gesäß oder sogar das gesamte Körperempfinden werden kalt. Aus diesem Grund ist ein Espresso an einem heißen Tag eine kühlende Erfrischung. Bereits vorhandene Durchblutungsstörungen, wie sie zum Beispiel bei Rauchern unumgänglich sind, verstärken sich jedoch.

Durch seine bittere und trocknende Wirkung leitet der Kaffee nach unten ab; dadurch kann er bei Personen mit Feuchtigkeit im Körper diese über den Urin und Stuhlgang ausleiten. Shen kann durch den bitteren Geschmack befestigt werden, und so kann Kaffee bei Personen, deren Herz sonst zum hitzigen Auflodern neigt, sogar einschlaffördernd sein. Längerfristig strapaziert er jedoch die Feuerqualität und erschöpft schließlich das Herz-Yin. Personen mit Schlafstörungen sollten daher Kaffee strikt meiden.

Durch die sekundäre Wirkung der Abkühlung kommt es zur vermehrten Harnausscheidung. Kaffee kann durch Abkühlung der Blase Blasenentzündungen hervorrufen, sogar Entzündungen der Nieren sind bekannt – vor allem dann, wenn nicht im Verhältnis 1:1 Flüssigkeit, wie zum Beispiel einfaches Wasser, wieder zugeführt wird.

Zum Tee: Es gibt eine wunderschöne Geschichte von Bodhidharma, einem Meister der Meditation, der sie von Indien nach China verbreitete. Bodhidharma wurde von seinen vielen Konzentrationsübungen so müde, dass er fortwährend darüber einschlief. Irgendwann war er so erbost darüber, dass ihm die Augen immer wieder zufielen, dass er sich die Augenlider abschnitt. Dort, wo sie zu Boden gefallen waren, begannen kleine Pflanzen zu wachsen – Tee! Das Trinken von Tee ist daher für Mönche der buddhistischen Tradition bei langen Meditationsretreats gestattet.

Schwarzer wie grüner Tee wirken abkühlend. Sie ziehen durch den bitteren Geschmack das Qi nach unten und festigen es. Durch das Abkühlen des unteren Erwärmers wird auch aufflammender Geschlechtstrieb, der meditative Praxis gelegentlich stört, gedämpft.

Für den Alltag sollten Sie wissen, dass Tee im kleinen Becken eine abkühlende Wirkung hat und innere Hitze absenkt. Dies kann für manche Menschen zur Verbesserung der Konzentration geeignet sein, aber anderen zu viel Kälte in Blase und Haut bringen und durch Abkühlen des Nieren-Yang chronische Rücken- und Kniebeschwerden verursachen. Wer unter Kältezeichen leidet und dennoch gerne Tee trinkt, kann die Abkühlung durch erwärmende Gewürze wie Zimt, Kardamom oder Ingwer – in indischen Mischungen als Chai Masala bekannt –, mindern.

Der bittere Geschmack sollte in Herbst und Winter einen größeren Anteil an der gewöhnlichen Nahrung ausmachen als im Sommer, um das Qi tiefer ins Körperinnere zu bringen und zu bewahren. Generell schwächt ein Zuviel die Abwehr. Hitze-Symptome können aber unabhängig von der Jahreszeit mit Bitterem behandelt werden.

Bitterer Geschmack ist günstig für Menschen, die langsam sind (durch Feuchtigkeit) und zu Übergewicht neigen, eine wässrige Natur haben und Zeichen von Feuchtigkeitsretention zeigen, wie ständig wässrige Augen, farbloser Ausfluss aus Augen und Nase, feuchte Hände und Fußsohlen, feuchte Stirn.

Bitter ist aber auch bei überhitzten und aggressiven Naturen indiziert, da das Qi nach unten geführt wird, so dass sich der Geist beruhigt und das aufstrebende Yang der Leber gehalten werden kann. Hier sollten Sie unbedingt die thermisch-kühle Qualität der ausgewählten Nahrungsmittel oder Kräuter beachten. Personen, die Leere-/Mangel-Zeichen oder Kältezeichen aufweisen, die nervös sind und zu Untergewicht neigen, sollten Bitteres allerdings stark einschränken. Auch wenn Sie unter Nervenentzündungen, Parästhesien (Ameisenlaufen, „eingeschlafene" Gliedmaßen), Paresen (Lähmungen), Hemiplegien (Halbseitenlähmungen), Trigeminusneuralgien und toten Zähnen (also Schäden an den Nerven der Zähne, die zur Wurzelkanalbehandlung geführt haben) leiden, kurz: bei allen Beeinträchtigungen der nervösen Reizleitung darf bitterer Geschmack nur geringfügig verwendet werden.

Die chinesische Medizin kennt kein Konzept für Nerven. Nervenerkrankungen müssen speziell nach ihrer Erscheinung als Qi- und/oder Blutstase bewertet werden.

Bitter: Sprossen wie Alfalfa, Sour bitter, Bitterkürbis, bittere Schmorgurke, Römischer Salat, Endivien, Chicoree, Echinacea, Kamille, Roggen

Bitter und scharf: Zitronenschale, bittere Orangenschale, Rettichblätter, weißer Pfeffer

Bitter und süß: Spargel, Amaranth, Quinoa, Sellerie, Papaya, Kakao

Bitter und sauer: Essig, Pickles

Der süße Geschmack

„In der Mitte sorgt gelber, feuchter Schlamm für Nahrung, die die Vegetation reifen lässt. Er sondert einen süßen Geschmack ab, der die Milz stimuliert und das Fleisch nährt. Ist er in Harmonie, fördert er stilles Bescheiden, aber in Extremsituationen können emotionale Zustände auftreten, die die Milz ermüden. Holz ist das Kontrollelement, und deshalb können Zorn, Wind und Saures der Sorge, der Feuchtigkeit beziehungsweise dem Süßen entgegenwirken."

(Su wen)[42]

Der süße Geschmack ist ein Problemkind der modernen Zeit. Beschrieben doch die Klassiker mit dem Geschmack *süß* eine Qualität, die entsteht, wenn man Vollkorngetreide sehr, sehr lange kaut. Der süße Geschmack weicht also wenig von dem neutralen Geschmack ab. Wir wollen im Weiteren von neutral-süß als Geschmacksbeschreibung ausgehen. Es ist wie der Geschmack von Muttermilch, der als süß beschrieben ist, aber Erwachsenen fade erscheint.

In der Ernährungslehre empfehlen wir Patienten, zur Stärkung einer ins Wanken geratenen Erde keine starken Geschmacksreize zu verwenden. (Das ist etwas anderes, als würden wir ihnen empfehlen, süßen Geschmack zu wählen.) Nur so erreicht die Erde wieder ihre versöhnende Mittelstellung, indem sie ausgewogen zwischen Yin und Yang vermittelt. Zu reichlicher Genuss der Qualität *süß* bringt die Erde aus dem verbindenden Zentrieren und schwächt sie dauerhaft. Die Erde hat eine Mitteposition, und ihre Aufgabe ist das Stabilisieren. Alle Eindrücke bewegen sich auf das Zentrum zu und werden bewahrt.

Der Geschmack *süß* breitet sich nach allen Seiten mild aus und wirkt sanft verteilend. Er ist damit dem Yang zugeordnet. Die Yang-Dynamik des Verteilens und Auflösens ist aber bei weitem nicht so ausgeprägt wie bei der stark zerteilenden Kraft des scharfen Geschmacks.

In geringen Mengen, vor allem in der Verbindung *süß-warm*, stärkt leicht Süßes Milz und Magen. *Süß-kühl* hingegen schwächt Milz und Magen schnell, ist jedoch hervorragend geeignet, Yin-Defizite zu ergänzen, die durch Säfteverbrauch entstanden sind. Süß-kühl kann auch Magen-Hitze kühlen.

Durch seine Yang-Qualität kräftigt *süß* schnell, wenn aktives Qi verbraucht wurde, wie zum Beispiel beim Sport oder nach einer kurzen Erkrankung. Da das Süße auf das Qi so stark nährend wirkt, sollte süßer Geschmack in der Anfangsphase einer Erkältung vermieden werden, da hier auch der krankheitserzeugende Faktor genährt werden würde.

Süß hat aber auch eine ausgeprägt harmonisierende Eigenschaft und rundet so Rezepturen in der Kräuterheilkunde ab. Es schwächt toxische Eigenschaften ab, wie bei Aconitum, dem blauen Eisenhut, der in Honig frittiert seine Toxizität verliert.

Süßer Geschmack wirkt versöhnend. Auch ein gewürztechnisch verunglücktes Essen kann man mit geriebenen Kartoffeln oder einer Prise Zucker, einem Schuss Sahne für den Gaumen retten.

Süß wirkt entspannend. Deshalb verwenden Menschen, die unter Stress und Anspannungszuständen leiden, den süßen Geschmack oft zu reichlich, vor allem in seiner wirklich süßen Form, dem Zucker. Zucker treibt den Blutzuckerspiegel nach oben, kurz danach fällt er wieder ab und hinterlässt ein Gefühl von Erschöpfung. Weißer Zucker (aber in kaum geringerem Maße auch seine bräunlichen Verwandten aus dem Naturkostladen) verbraucht dabei ungeheure Mengen körpereigener Substanzen, vor allem aus der Gruppe der B-Vitamine. Der häufige Genuss von Zucker führt zu Vitaminmangelschäden, vor allem jener Vitamine, die unser Nervensystem vor zu hohen Reizen abschirmen.

Zucker im Kaffee verhindert, dass die Bitterstoffe zu viele Säfte in den Unteren Erwärmer hinabführen, und mildert die Kühle, die nach der ersten erhitzenden Reaktion auf Kaffee einsetzt. Andererseits zögert Koffein hinaus, dass die Nerven von ihrem Erregungszustand in einen Ruhezustand gelangen. Verstärkt wird diese Verzögerung durch die Wirkung des Zuckers, denn Zucker verbraucht die Nervenschutzvitamine, die die Nerven mit einer Art Isolierungsschicht versorgen. So werden Nervensignale zu lange gehalten, als würde man den Fernseher laufen lassen, das Radio einschalten und dabei telefonieren. Es laufen zu viele Informationen gleichzeitig auf einen Punkt zu und können nicht verarbeitet werden. Wenn Dinge unter Anspannung liegen bleiben, wie Herumliegendes in einem schmalen Gang, ist der freie und harmonische Bewegungsfluss gestört, und es kommt zu Stress. Stress wiederum zeigt Spannungszeichen, die mit süßem Geschmack als Entspannungshilfe beseitigt werden sollten, nun aber einen Teufelskreis in Gang setzen.

Der Kohlehydratstoffwechsel wirkt regulierend auf den Proteinstoffwechsel. Wenn vermehrt sehr süße Kohlehydrate (wie Zucker) verzehrt werden, steigt der Bedarf an Proteinen. Normalerweise haben Gemüse und Hülsenfrüchte ein natürlich ausgewogenes Verhältnis von Kohlehydraten und Proteinen. Wird also die Waage durch raffinierte Zucker zur einen, nämlich der Kohlehydratseite heruntergezogen, muss die Protein-Seite nachziehen. Dies führt zu einem Ansteigen des Fleischkonsums und wiederum zu einem Anwachsen von Spannung durch hoch konzentrierte, proteinreiche Nahrung.

Diese Kraftnahrung wird jedoch bei den meisten Menschen nicht mehr entsprechend genutzt – zum Beispiel durch schwere körperliche Arbeit –, sondern es folgt ein zumeist bewegungsarmer Alltag mit Reizüberflutung. Es entsteht eine Fülle, ein Überschuss, der nicht ausreichend bewegt wird. Wie bei einem zu langsam fließenden Gewässer setzen sich Bestandteile ab und verschlammen den Fluss. So entstehen Arteriosklerose und koronare Herzkrankheiten aufgrund von Durchblutungsstörungen. Die anwachsende Spannung erschwert es, das Gefühl innerer Leichtigkeit und Entspannung, eines friedlichen Geistes also, zu erlangen. Häufig führt diese unglückselige Verfassung in weitere Abhängigkeiten durch Fehlentscheidungen, wie zum Beispiel durch den vermehrten Konsum von Alkohol, Zigaretten, von Schmerzmitteln oder Tranquilizern.

Bei Vegetariern wird ein Zucker-zu-Zucker-Kreislauf in Gang gesetzt, da ihr Proteinanteil an der Nahrung meist niedriger ist als der Kohlehydratanteil. Durch verstärkten Zuckerkonsum entsteht ein größeres Verlangen nach mehr süßer Nahrung, wenn nicht gleichzeitig der Proteinkonsum angehoben werden kann. Da der süße Geschmack schnell Energien bereitstellt, überbrücken sie so Defizite in der Ernährung, schwächen aber den Körper durch Raubbau. In der Praxis sehen wir den Puddingvegetarier mit vermehrter Erkältungsneigung und Pilzinfektionen sowie Qi-Schwäche. Süß wirkt befeuchtend. Bei einer Ernährung, die ohnehin vom Charakter eher feucht und kühl ist, wie die meisten vegetarischen Ansätze, sammelt sich Nässe im Körper und bildet den Nährboden für Pilze und Bakterien.

Zucker, der uns so schnell Hilfe bei Anspannung und Traurigkeit verspricht, der tröstet und in kleinen Mengen als Medizin verwendet werden kann, führt im Übermaß genossen zu einer trägen Geisteshaltung und zu Aggression. Er liefert den Nährboden für degenerative Erkrankungen wie Impotenz, Osteoporose und Arthrose, Herz-Kreislauf-Erkrankungen, Krebs, Herpes und Pilzinfektionen, bildet Schleim in den Nebenhöhlen und Polypen und verursacht Menstruationsprobleme. Raffinierter Zucker schwächt den Geist, was zu Gedächtnis- und Konzentrationsschwäche führt und uns nur nach den süßen Dingen im Leben Ausschau halten lässt.

Alternativen: Gründlich kauen, den Anteil an Vollkorn und Gemüse kontinuierlich ansteigen lassen. Mehr sanft salzigen Geschmack verwenden, der das Qi nicht bündelt, sondern graduell abgibt. Vorsicht: Zu viel Salz erzeugt Süßhunger, und umgekehrt.

Süßes Gemüse wie Kürbis, gedämpfte Karotten, süßer Reis, Süßkartoffeln oder Maronen ersetzen ein Kristallzucker-Dessert und verschaffen eine ruhige, sanfte Geisteshaltung

Im therapeutischen Bereich eingesetzt, mildert der süße Geschmack den Einfluss der anderen Geschmacksstoffe ab, wirkt also puffernd, und wird daher auch in solchen Kräuterverschreibungen eingesetzt, für die er von der Wirkung her nicht unmittelbar indiziert ist. Er wirkt befeuchtend, erzeugt Durst und ergänzt Defizite der Säfte schnell. Daher können wir bei Durchfall und Erbrechen zur Flüssigkeitssubstitution süßen Geschmack einsetzen. Traubenzucker, in der Kombination mit einer Prise Salz, ist hier ein Erste-Hilfe-Mittel, dass auch Kinder gut vertragen. Es muss jedoch nicht die viel beschworene Cola sein – schwarzer Tee mit der Mischung aus Traubenzucker und einer Prise Salz erfüllt den gleichen Zweck.

Süßes wirkt außerordentlich kräftigend auf das Fleisch und kann deshalb dünne Menschen mit Leere- und Kältezeichen beruhigen. Der süße Geschmack bewirkt bei Menschen mit einer Schwäche der Erde einen Aufbau an Fleisch.

Fleisch ist notwendig, um unsere Körperwärme zu erhalten und uns sicher vor jahreszeitlicher Unbill zu schützen. In unserem Fleisch werden auch Reserven des Blutes bewahrt. Daher sieht man bei Personen mit schwacher Erde, die zu Blutmangel neigen, auch immer Störungen des Fleisches. Ein solcher

Mensch wirkt kleiner, als er tatsächlich ist. Jemand mit Blutfülle hingegen wirkt größer in der Erscheinung als seine tatsächliche Körpergröße. Der süße Geschmack dringt in den Funktionskreis Milz – Magen und stärkt diesen. Er besänftigt eine übergreifende Leber und entspannt sie, mildert so Ärger und Ungeduld. Er befeuchtet die Lunge und besänftigt ein überaktives Herz und den Geist.

Zu viel süßer Geschmack schädigt die Nieren und lässt das Haar grau werden. Auch verfrühter und verstärkter Haarausfall zeigt die Nierenschwäche an. Zu viel Süßes schwächt auch die Knochen und sollte vor allem von Übergewichtigen, leicht ermüdbaren Personen mit Feuchtigkeitszeichen und bei Schleim im Körper gemieden werden. Dieser Personenkreis sollte selbst Vollkorn nur in kleinen Mengen zu sich nehmen. Langes Kauen reduziert die schleimerzeugende Wirkung von Kohlehydraten. Dennoch sollte das Getreide möglichst unverarbeitet sein und auch nicht als Flocken oder Mehlverarbeitungen gegessen werden.

Im Su wen heißt es: „Kein süßer Geschmack bei Krankheiten des Fleisches!" Süßer Geschmack verschlechtert den Zustand bei Feuchtigkeit im Körper, wie zum Beispiel bei Ausfluss, Auswurf, Heuschnupfen.

Er ist jedoch günstig bei Trockenheit wie trockenem Husten, trockener Haut, trockenem Stuhlgang, trockenen Schleimhäuten. Süßer Geschmack ist auch zu empfehlen bei Hitzerkrankungen, die aufgrund ihrer Hitze die Säfte mindern.

Der scharfe, durchdringende Geschmack

„In den verlassenen Bergen im Westen mit ihrer Fülle an Metall und Erz herrscht Trockenheit. Die Vegetation ist stechend auf der Zunge, und dieser stechende Geschmack stärkt die Lunge und öffnet die Poren. Ist er harmonisch, fördert er Ruhe, während er im Extrem vorzeitig welken lässt und zerstörerisch wirkt. Traurigkeit greift hier leicht um sich und schwächt die Lunge. Feuer ist das kontrollierende Element, und deswegen können Erregung und Bitteres Traurigkeit und Scharfem entgegenwirken."

(Su wen)[43]

Das Metall ist der Vertreter des jungen Yin und hat absteigende und zusammenziehende, somit das Yin bewahrende Qualitäten. Anders als bei den anderen Geschmacksqualitäten gibt es aber nicht nur eine Bezeichnung.

Beschrieben wird der Geschmack auch als durchdringend, pikant, zerteilend, stechend, beißend, stark gewürzt oder sogar heiß. Viele Kräuter und Gewürze vereinigen auch beide Qualitäten in sich: scharf und heiß. 95 Prozent aller Kräuter sind nicht nur scharf, sondern auch energetisch heiß. Der scharfe Geschmack wirkt zerteilend und öffnend und beseitigt dadurch Stagnationen. Damit hat er Yang-Qualität. Er regt die Qi-Bewegung an und verteilt es an der Oberfläche. Aus diesem Grund können wir den scharfen Geschmack nutzen, um Prozesse aus dem Inneren nach außen abzuleiten oder Pathogene aus der äußeren Schicht zu vertreiben. In der fernöstlichen Medizin wird dies als *die Oberfläche befreien* bezeichnet. Krankheitserzeugende Faktoren werden, begünstigt durch den scharfen Geschmack, aus der Lunge entfernt. *Scharf* wirkt durch die Beschleunigung des Qi erwärmend. Da es zur Lunge gehört und die Lunge das Öffnen und Schließen der Poren regiert, kann es Schweiß auslösen und so Blockaden in den feinen Leitbahnverzweigungen (tendino-muskuläre Meridiane) oder der Haut beseitigen. Durch das Nach-außen-Treiben werden Flüssigkeiten im Körper reduziert. Das kann erwünscht sein, zum Beispiel bei Flüssigkeitsretention wie Knöchelödemen oder Schleimblockaden im Körper. Scharfes mindert auch die Auswirkungen schleimbildender Nahrung wie Milch und Fleisch.

Der scharfe Geschmack schützt vor Erkältung, da er Schleim im Körper mindert und Flüssigkeiten reduziert. Aus diesem Grund können wir im ersten Stadium einer Erkältung, also bei den ersten Anzeichen eines Wind-Kälte-Befalls mit Frösteln, Fließschnupfen und Windempfindlichkeit, Kräuter zum Essen hinzufügen, wie zum Beispiel Cayenne, Frühlingszwiebel, Lauch und Minze. Auch Kamille gehört in diese Kategorie. Zur Überwindung des Kältegefühls ist Ingwer besonders geeignet, der ähnlich wie Cayenne auch äußerlich angewendet werden kann.

Scharf wirkt karminativ, das heißt blähungstreibend, und kann damit eine Ernährungsumstellung positiv begleiten, da es Stauungen auflöst. Durch den klärenden Effekt auf die Leitbahnen im Körper befreit es auch die Leber von Einschnürungen und besänftigt so in Maßen auch den Geist. Auch Blähungen durch Zusammenschnüren des Leber-Qi werden so entlastet und das Völlegefühl beseitigt.

Der scharfe Geschmack befeuchtet die Nieren, erwärmt und entspannt sie. Daher finden wir ihn in den meisten Aphrodisiaka. Umgekehrt werden nahezu allen scharfen Gewürzen aphrodisische, also Geschlechtstrieb anregende Wirkungen unterstellt, unabhängig davon, ob sie zur Durchblutungssteigerung lokal angewandt werden, wie die spanische Fliege oder weißer Pfeffer mit Honig, oder über das Essen oder Zusatzstoffe aufgenommen werden. Aus diesem Grunde war in den europäischen Klöstern der Gebrauch von Pfeffer untersagt. Zum Würzen der Speisen wurde der so genannte Mönchspfeffer verwendet, der medizinisch als Frauentonikum gegen Wechseljahrsbeschwerden verwendet wird. Aus dieser pharmazeutischen Wirkung lässt sich unschwer ableiten, dass er bei den Mönchen dämpfend wirkte.

Auch aus der yogischen Tradition, die dem Gebot des Brahmacharya, also des begrenzten bis zölibatären Geschlechtslebens, folgt, ist bekannt, dass Hitze erzeugende Pflanzen mit scharfem Geschmack gemieden werden sollen und dass weiche, mild-süße und erweichende Nahrungsmittel für einen gut genährten Geist und entsprechenden Körper wichtig sind; scharfe Nahrungsmittel hingegen versetzen gemäß dieser Anschauung den meditativen Geist in Unruhe und erschweren das Fortkommen.

Durch seine Fähigkeit, die Leitbahnen und Netzgefäße durchgängig zu machen, kann man den scharfen Geschmack gut bei Blutstagnation einsetzen. Da er die Poren öffnet, können Kräuter und Gewürze auch äußerlich aufgetragen noch ihre Wirksamkeit entfalten. Capsicum, Pfeffer, ist bekannt dafür, allein oder gemeinsam mit anderen Substanzen wie Kampfer oder Menthol lokal die Durchblutung zu steigern. Daher wird er gerne zum Vertreiben von eingedrungener Wind-Kälte oder Blutstagnation, zum Beispiel bei Hexenschuss, als medizinisches Pflaster aufgeklebt. Einreibungen und Massagen mit dem äußerst scharfen Senföl befreien ebenfalls von Schleim aus der Lunge und brechen Qi- und Blutstagnation, beseitigen also tief sitzende Stasen.

Das Weitstellen der Poren öffnet nicht nur nach außen. Wie bei einer Tür mit Doppelscharnier kann die Tür auch zur anderen Seite geöffnet werden. So kann sich der therapeutische Effekt ins Gegenteil verkehren: Anstatt Wind auszutreiben, strömt Wind-Kälte in die weit geöffneten Poren hinein, verlegt Netzgefäße und Leitbahnen und bringt Blut und Qi auch im Fleisch zum Erliegen.

Auch beständiger erhöhter Gebrauch von scharfen Gewürzen oder Nahrungsmitteln kann zu dauernden Erkältungen und Muskel-Sehnen-Beschwerden führen. Durch die trocknende Wirkung schädigt *Scharf* das Blut und nährt damit das Fleisch und die Sehnen nicht mehr ausreichend. Sie werden spröde. Dadurch steigt das Verletzungsrisiko erheblich; auch Muskelkrämpfe, -verhärtungen und Reizbarkeit können leichter entstehen.

Wer intensiv Sportarten betreibt, die mit Geschwindigkeit oder großen Dehnungen einhergehen, auch Yoga, sollte mit scharfem Geschmack sparsam sein. Durch seine trocknende Wirkung auf die Säfte ist scharfer Geschmack vor Wettkämpfen ungünstig.

Immer wird gefragt, warum die Menschen in Thailand, Südindien, Burma und anderen Ländern so unglaublich scharf essen. Hier wird über das Weitstellen der Poren und den leichten Feuchtigkeitsfilm auf der Haut der Körper abgekühlt und vor Überhitzung geschützt.

Scharf in der indischen, in der Thai- oder Szechuan-Küche bedeutet auch nicht den extremen, ausschließlichen Einsatz von Pfeffer. Die Gewürze werden in familieneigenen Mischungen (Masala, Curry usw.) zusammengestellt, die auf der Tradition einer Familie und ihren individuellen Bedürfnissen beruhen. Die Mischungen bestehen eigentlich nur zu einem geringen, aber deutlich wahrnehmbaren Teil aus scharfem Geschmack. Ein größerer Anteil ist aus bitteren (zum Beispiel Cumin) und süßen (Bockshornklee, Anis, Fenchel) sowie sauren, also Säfte spendenden Zutaten (Zitronenblätter, Zitronengras, Tamarinde) zusammengesetzt. Das Ausleiten von Toxinen über die Haut sollten Sie vorsichtig angehen. Während etwas scharfer Geschmack befreiend auf den Qi-Fluss wirkt, gerät bei einem Zuviel das Blut in Hitze, und es können sich Knötchen bilden, die zu Pusteln werden. Ist das Blut erst durch Hitze in Aufruhr, entstehen oft heftige Entzündungen, die Narben bilden können, wie zum Beispiel bei der Akne (Acne vulgaris).

Durch die starke Wirkung auf den Funktionskreis Holz (Metall kontrolliert Holz) kommt es bei einer Überdosierung von scharfem Geschmack zum Anfachen des Leber-Feuers. Die Leber ist das einzige Yin-Organ, das eine Tendenz zur Fülle und somit zu Überschuss-Erkrankungen hat. Sie neigt stets zur Überhitzung. Fettiges, scharfes, proteinreiches Essen nährt diesen Prozess und bereitet den Boden für Erkrankungen wie Apoplex (Hirnschlag), Bluthochdruck und Hyperthyreose (Überfunktion der Schilddrüse). Logischerweise müssen also Personen mit einer Neigung zu diesen Erkrankungen mit scharfem Geschmack sehr sparsam umgehen.

In diesem Zusammenhang ist der Knoblauch erwähnenswert, der als Heilmittel gegen die beschriebenen Krankheiten gepriesen wird. Die Natur des Knoblauch wird als scharf und heiß beschrieben. Knoblauch kann damit kalten Schleim beseitigen, der die Herzkranzgefäße verlegt, und selbst Arteriosklerose mindern. Bei jenen, die durch einen Überschuss an Hitze an den oben beschriebenen Krankheiten leiden, wird der schädliche Hitze-Prozess allerdings weiter angefacht. Migräne, starke emotionale Reizbarkeit, Zorn und Aggressivität können entstehen, weiterhin kann es zu Sehstörungen wie dem Glaukom (erhöhter Augeninnendruck), Augenmigräne und heftigen Verspannungen der Nackenmuskulatur kommen.

Wie bei den vorangegangen Geschmacksqualitäten sollten Sie mit allem sparsam umgehen. Schaden entsteht durch falsche Grundannahmen (falsche Diagnosen und Selbsteinschätzungen) oder durch beharrliches Wiederholen der gleichen Grundmuster. Wie es bei Paracelsus heißt: „Alle Ding' sind Gift und nichts ohn' Gift; allein die Dosis macht, dass ein Ding kein Gift ist."

Scharfer Geschmack verschlechtert die Kondition von ausgetrockneten, dünnen oder sehr nervösen Personen und sollte von ihnen daher gemieden werden. Wie es im Su wen heißt: „Bei Qi-Erkrankungen meide scharfen Geschmack."

Dennoch ist es bei manchen Menschen mit Neigung zu Trockenheit ratsam, mild-scharfen Geschmack zu verwenden, selbst wenn sie Zeichen von innerem Wind durch Blutleere aufweisen. Einige als scharf qualifizierte Pflanzen können entspannend auf das Nervensystem wirken und beruhigen, stabilisieren und die Verdauung verbessern. Hierzu gehören Fenchel, Dill, Kümmel, Anis, Koriander und Kreuzkümmel (Cumin), schwarzer Zwiebelsamen und Schwarzkümmel. Auch frischer, junger Ingwer und gekochte Zwiebeln, schwarzer Rettich und schwarzer Pfeffer wirken zwar stimulierend, fördern jedoch generell mentale Stabilität und lassen die Energie gleichmäßig zirkulieren. Allerdings sind nicht alle scharfen Kräuter und Gemüse für diesen Fall geeignet.

Vor allem Personen, deren Qi geschwächt ist oder bei denen massive Obstruktionen vorliegen, sollten *ausgeprägt scharf* dringend meiden – ihr Zustand könnte sich verschlechtern.

Ebenso darf der scharf-heiße Geschmack nicht bei deutlichen Hitze-Zeichen eingesetzt werden. Die meisten Pflanzen haben eine scharf-heiße Kombination; daher rate ich hier stets zur Vorsicht. Wärme wird zudem durch Scharfes leicht in Hitze überführt, da das Qi mobilisiert wird.

Für folgende Personen ist der scharfe Geschmack günstig: Für alle, die leicht energielos und unstrukturiert wirken, ist der scharfe Geschmack ein Tonikum. Bei Feuchtigkeitsansammlungen und leichten Durchblutungsstörungen aufgrund moderater Qi- und Blutstase zerteilt *scharf* Stagnationen. Bei Menschen, die Schleim in der Lunge ansammeln, eignet sich Scharfes sowohl zur Therapie als auch zur Prophylaxe. Bei Kältezeichen empfiehlt sich scharf-warmer Geschmack.

Beispiele: Zimt, Ingwer, Laos/Galgant, Knoblauch, Lauchzwiebeln, Senfsaat, alle Pfefferkörner, Kochsalz, Basilikum, Muskat, Rettich, Zwiebeln, Chilis, Pfeffer wie Paprika.

Einige der Gemüse und Kräuter werden in ihrer Schärfe durch Kochen abgeschwächt. Schärfe bleibt durch Trocknen und Pickeln erhalten oder wird sogar gesteigert.

Der salzige Geschmack

„Im Norden steigen Kälte und ein salziger Geschmack aus riesigen Gletschern und tiefen dunklen Seen auf. Dieses Salzige stimuliert die Nieren und nährt Knochen, aber es flößt den Menschen auch Furcht ein. Ist es in Harmonie, sorgt es für Ruhe, aber im Extrem bringt es zerstörerische Eiseskälte und Hagelstürme mit sich. Feuer und Salziges können durch Vernunft und Bitteres besiegt werden, und das sind die Attribute des kontrollierenden Elements, des Feuers."

(Su wen)[44]

Der salzige Geschmack untersteht den Nieren. Die Nieren gliedern sich in die Yang- oder Feuer-Niere und die Yin- oder Wasser-Niere.

Die Yin-Niere bewahrt die Essenzen und erhält die Körpersubstanzen mit ihren Reserven über lange Zeit, so wie ein Brunnen in einem Gebiet die Wasserversorgung länger sichert, als dies ein Oberflächengewässer tut, das jahreszeitlichen Pegelschwankungen unterworfen ist. Die Yang-Niere stellt das Feuer bereit, das alchimistische Feuer, durch das aus den Essenzen die aktiven Kräfte mobilisiert werden, die die Persönlichkeit gestalten. Dieses Feuer ist das Mingmen-Feuer, das wir sorgsam achten müssen, denn es bewahrt unser Herz vor dem Auskühlen und bestimmt unsere Lebenszeit und seine Qualität.

Der salzige Geschmack hat nun einerseits nach innen gerichtete bewahrende und konsolidierende Fähigkeiten, andererseits befeuchtende, erweichende und damit mild auflösende Eigenschaften. *Salzig* wirkt zudem kühlend, und seine Bewegungsrichtung ist abwärts-einwärts – deutlich yin. Es kann den Körper entgiften, da es die Gedärme bewegen und Erbrechen herbeiführen kann.

In der Ernährung setzen wir den mild salzigen Geschmack (Kochsalz wird als scharf eingestuft) ein, um knotige Verhärtungen aufzulösen, beispielsweise an den Eierstöcken, in den Gedärmen oder im Bereich der Schilddrüse. Aber auch bei grauem Star oder Verhärtungen in den Muskeln und Weichteilen wird er erfolgreich eingesetzt. Bei Verstopfung wirken insbesondere die auch bei uns als Hausapotheke bekannten Salze mit dem Geschmackszusatz *bitter:* Glaubersalz und Bittersalz. Gleichzeitig regen salzige Speisen den Appetit an, da das Magen-Qi schneller nach unten absteigt und so Nahrungsstagnation, die häufigste Ursache von Appetitlosigkeit, beseitigt wird. Es wird auch gesagt, dass *salzig* die Harmonie unter den Organen wiederherstellt.

Dennoch ist stets zu beachten, dass Salz den Druck in den Arterien anhebt und daher große Probleme im Kreislauf verursachen kann. Vor allem Menschen mit aufsteigendem Leber-Yang und Hitze-Zeichen sollten Salze reduzieren oder meiden. Der salzige Geschmack von Meeresalgen und weißfleischigem Fisch kann hingegen die Leber entgiften, wenn gleichzeitig fettiges und minderwertiges Essen aus der Ernährung gestrichen wird. Kleine Mengen salzigen Geschmacks – bevorzugt als Sojasoße wie das milde Shoyu oder das stärkere Tamari – nähren die Nieren und beugen Erschöpfung vor.

Körperlich hart arbeitende Menschen können und sollten mehr Salz in ihrer täglichen Basisdiät verwenden als Stubenhocker. Meist ist es jedoch umgekehrt: Besonders beim stillen Sitzen vor dem Fernseher werden salzige Knabbereien verzehrt.

Zu viel Salz stört die Resorption verschiedener Nährstoffe und senkt den Kalziumblutspiegel ab. Der Kalzium-Stoffwechsel verbessert sich hingegen, wenn nur geringe Mengen Salz verzehrt werden. Der Kalzium-Stoffwechsel ist besonders wichtig für die Gesundheit von Nerven, Muskeln, dem Gefäßsystem und Knochen, was auch der Auffassung in den Klassikern entspricht, dass zu viel Salz die Knochen spröde macht und das Blut schädigt und das Haar ausfallen und schütter werden lässt. Dies sind gleichzeitig Zeichen von Schwäche des Blutes, welches dann wiederum das Herz und den Herz-Geist nicht mehr ausreichend nähren kann. Wir sehen hier deutlich die Wirkung der Wasser-Feuer-Achse, der Verbindung von Herz und Niere im Menschen.

Kein Teil kann sich verändern, ohne dass die Wirkung andere Teile beeinflusst. Eine kleine, sparsame Menge salzigen Geschmacks hingegen fördert die Beruhigung des Geistes. Auch die Aufnahme von essenziellen Nährstoffen wird durch Salze begünstigt und stabilisiert den Kalziumspiegel.

Der salzige Geschmack erzeugt, wie der scharfe, bei Überkonsum Spannungen. Diese Spannungen, die insbesondere Leber und Gallenblase attackieren und zu Zorn und Aggressivität verleiten, werden bevorzugt durch süße Speisen abgebaut. Der süße Geschmack befeuchtet zum einen und kann so die verminderten Säfte ergänzen, und zum anderen entspannt er. Daraus folgt allerdings, dass durch einen ansteigenden Salzkonsum auch der Zuckerkonsum gefördert wird.

In unserer industriell erzeugten Nahrung ist eine Fülle von Kochsalz und seinen Verwandten, wie Natrium Monosodium Glutamat, verborgen. Selbst noch Fertigkuchen oder Bäckereisüßwaren sind mit erheblichen Mengen

Salz und Backpulver, das im Körper wie Kochsalz wirkt und gleichfalls einen erhöhten Druck ausübt, versetzt. Nur der Verzicht auf vorgefertigte Produkte kann eine geringere Salzzufuhr, das heißt einen kontrollierten Konsum ermöglichen. Sinkt nun der Salzkonsum, sinkt nach unserer anfänglichen Überlegung zwingend auch der Zuckerkonsum. Eine Salzentziehungskur kann also den Zuckerkonsum mindern.

Eine weitere Beobachtung möchte ich hier anschließen, die vom meinem Lehrer und Kollegen Claude Diolosa initiiert wurde. Er sagt, dass es keinen Alkoholiker gibt, der nicht salzig isst. Fast alle Alkoholiker sind starke Salzkonsumenten und nehmen es besonders in Form von Fleisch, Wurst und Käse zu sich. Seiner Erfahrung nach gibt es keine Alkoholiker, die sich nur von Rohkost und Früchten ernähren. Bei Behandlungen zum Alkoholentzug habe ich selbst in allen Fällen versucht, diese Theorie in die Praxis umzusetzen, nämlich, durch strikten Entzug von Salz den Alkoholbedarf zu dämpfen. Etwas sehr Eigentümliches geschah in sämtlichen(!) Fällen: Man versicherte mir, lieber von sich aus den Alkoholkonsum zu reduzieren oder sogar die Behandlung abzubrechen und im Elend zu versinken, als auf Fleisch, Wurst, Käse und Salz zu verzichten. Vor diesem Vorschlag waren sie noch zu allem bereit gewesen. Nicht einmal gedanklich konnte das Thema Salzentzug bewältigt werden. Ich habe nie eine vergleichbare Panik bei einem diätetischen Ratschlag heraufziehen sehen!

Der Schaukelmechanismus: Alkohol – Salz, Salz – Zucker

Alkohol wirkt befeuchtend und erhitzend. Ferner wird durch Auffüllen der Flüssigkeit, insbesondere bei Wein und Bier, überschüssiges Salz ausgeleitet.

In erster Linie trinkt jemand Alkohol, um Spannungen zu beseitigen. Emotionale Stauungen werden gemildert, und Heiterkeit zieht auf, die Sorgen scheinen zu verblassen. Stasen in Leber und Gallenblase werden gemindert, oder eben Stauungen und Spannungen durch das Salz selbst. Salz alkalisiert sauer gewordenes Blut, der Salzhunger stellt also einen physiologischen Trick dar, um das Blut zu puffern. Salzentzug ist jetzt eine Voraussetzung, um den Flüssigkeitsbedarf zu moderieren und damit das Verlangen nach Alkohol zu reduzieren, auch dadurch, dass das Salz an sich kein weiteres Ungleichgewicht in den Emotionen erzeugt. Hoch konzentriertes Eiweiß, wie es in tierischen Produkten wie Wurst, Fleisch und Käse vorhanden ist, muss in der Therapie ebenfalls weggelassen werden, da es seinerseits zu Spannungen führt.

In der Migräne-Therapie kann ich mit dieser Form der diätetischen Unterweisung schnell Behandlungserfolge erzielen.

In Japan finden wir im Übrigen den global höchsten Anteil an Magengeschwüren und Krebs – und zwar durch den höchsten Salzkonsum weltweit. Die diagnostischen Handgelenkspulse des Perikards und des Magens sind in diesen Fällen straff wie Bogensaiten gespannt.

Der Salz- und Zuckerkonsum in ihrer sich aufschaukelnden Verbindung sind ein lebendiges Beispiel für eine unbalancierte Natur, die bei ihrem Versuch, eine Mitte zu erreichen, nur zwei Extreme bedient. In der Diätetik liegt der einfache und unkomplizierte Schlüssel zur Erkenntnis dieser Tatsache und damit zum Erfolg.

Dem Leben eine Prise Salz hinzuzufügen ist wichtig. Salz reinigt, klärt und befestigt den Herzgeist. Eine südamerikanische Redensart sagt: „Das Ei braucht Salz", und meint: Wenn die Dinge im Einvernehmen mit unseren Wünschen gedeihen sollen, müssen wir sie selbst in die Hand nehmen.

Salzig
Meeresalgen Hijiki, Kombu, Wakame, Nori (Nori ist durch Rösten salzig-warm), Schweineherz salzig und süß, Tamari, Shoyu, Fischsoße, Miso in unterschiedlicher Kombination, Schweinefleisch, Taubenfleisch, Entenfleisch, Schinken, Hirse, Tintenfisch Krebs

Ratschläge für einen gesundheitsfördernden Umgang mit Salz

In jedem Frühjahr sollten Sie eine Woche lang kein Salz verzehren, da sich im Winter üblicherweise überschüssige Salzmengen im Körper angesammelt haben und Feuchtigkeit bilden. Dies erneuert auch das Geschmacksempfinden.

Verwenden Sie kein Salzfässchen bei Tisch. Wenn Sie nachsalzen wollen, verwenden Sie sparsam Gomasio, Sesamsalz. Auch Soyasoße und Miso müssen in ihrem Konsum stets kontrolliert werden.

Vermeiden Sie, wann immer möglich, industriell gefertigtes Essen, auch Essen aus Großküchen. Tiefkühlkost, Dosensuppen und Tütensuppen enthalten extreme Mengen Salz, auch Wurstwaren und Hartkäse. Reduzieren Sie den Konsum zugunsten von Frischkost, Frischkäse, Nuss- und Gemüseaufstrichen und Ähnlichem.

Folgen übermäßiger Bevorzugung eines bestimmten Geschmacks

In den Klassikern heißt es: „Wenn jemand zu viel Salz isst, wird der Puls träge und die Haut verliert ihre Vitalität." Salz trocknet das Blut aus, erschöpft es und leitet es ab. Zu viel Bitteres lässt die Haut trocknen und das Haar ausfallen. Zu viel Saures führt dazu, dass die Leber zu viel Speichel produziert, was die Milz bedrängt. Bei zu hohem Salzkonsum werden die Knochen weich, Muskeln und Fleisch vertrocknen, und der Herzgeist wird geschwächt.

Wenn Süßes dominiert, verursacht das Brust-Qi Atemschwierigkeiten und eine Aufblähung der Brust; eine schwärzliche Verfärbung tritt auf, und die Nieren geraten in einen Ungleichgewichtszustand. Dominiert Bitteres, vermag die Milz nicht die Körpersäfte zu befördern, und der Magen wird zu angespannt.

Wenn Scharfes im Vergleich zu den anderen Geschmacksrichtungen überwiegt, werden Muskeln und Puls schwach, und der Geist wird beeinträchtigt.

Zusammenfassung

Energetische Ungleichgewichte eines Menschen entstehen durch Disharmonien in ihm, in seiner eigenen mikrokosmischen Landschaft, und durch Disharmonien zwischen ihm und seiner Umgebung, den universellen makrokosmischen Bedingungen. Varietät und Balance helfen, das Leben ausgewogen und friedlich zu leben. Stören wir jedoch die den Fluss der kosmischen Gesetze mutwillig durch Uneinsichtigkeit, Geltungssucht oder Ignoranz, gerät unser Leben aus den Fugen; unser Wohlbefinden und die Qualität unseres Lebens werden langfristig gemindert.

Wenn wir um die Gesetzmäßigkeiten der Erzeugung, der Kontrolle und der Missachtung des Gleichgewichts wissen und Yin und Yang in uns aufgenommen haben, wird es uns stets gelingen, auch in schwierigen Zeiten Gelassenheit und Harmonie zu bewahren. Auch das einfache Zusammenstellen einer Mahlzeit oder eines Kräutertranks ist nach den beschriebenen Gesetzmäßigkeiten eine stille Übung zur Einsicht und zur Achtsamkeit. Nichts ist gering.

7
Die Grundwirktendenzen

Wer das Männliche (Yang) kennt, und doch beim Weiblichen (Yin) verharrt, der wird in Demut zum Tal der Welt. Wer das Tal der Welt darstellt, der weicht niemals von seinem wahren Wesen ab. Er kehrt zurück zur Unschuld eines Kindes.

(Laozi)[45]

Bejahung kommt aus Verneinung, und Verneinung aus der Bejahung. Darum lässt der Weise alle Unterscheidungen sein und schaut die Dinge aus der Sicht des Himmels. „Dies" ist auch „das", und „das" ist auch „dies". „Dies" hat sein Richtig und sein Falsch, und auch „das" hat sein Richtig und sein Falsch.

(Zhuangzi)[46]

Die Bewegungsrichtung der Energien in Nahrungsmitteln als Auswahlkriterium

Aus dem Ansatz der acht Leitkriterien lässt sich eine einfache Merkregel zum Bewerten der Wirktendenz eines Nahrungsmittels oder einer Heilpflanze erstellen:

Yang-Charakter haben Nahrungsmittel, deren Wirktendenz steigend oder auch schwebend ist.

Yin-Charakter haben Nahrungsmittel, deren Wirktendenz fallend oder auch sinkend ist.

Wenn ein Nahrungsmittel sowohl süß als auch bitter, sowohl erwärmend als auch salzig oder zusätzlich kühl-sauer und scharf ist, müssen wir ein anderes Kriterium der Entscheidung finden. Deswegen betrachten wir die Wirktendenz. Hinzu kommen noch weitere Veränderungen und Kombinationen durch Verarbeitung.

Was auch immer in unserer Natur an Temperaturkombinationen möglich ist, es hat dennoch eine maßgebliche Wirkrichtung, ein energetisches Übergewicht. So hilft uns die Wirkrichtung festzulegen, welcher dieser Anteile den Ausschlag gibt und welche Wirkungen das Nahrungsmittel vorrangig herbeiführen wird.

Nicht alles, was süß ist, wirkt direkt und ausschließlich auf die Milz. Es kann unter Umständen die Lunge oder die Leber viel stärker beeinflussen, zum Beispiel dann, wenn dieser süße Geschmack mit schwebender Wirkrichtung in roten Chilis auftritt. *Süß* ist hier ein Anteil, der die Schärfe moderiert und in seiner Wirkung geringer in dem Nahrungsmittel ausgeprägt ist als *scharf.*

Charakteristikum der Chilis ist ihre Fähigkeit, Qi-Stagnation in der Brust zu befreien und den Mittleren Erwärmer zu entstauen. Die Wirkung auf den Mittleren Erwärmer rührt aber eben nur geringfügig vom süßen Geschmack her. Vielmehr zerteilt das Scharfe Stagnationen. Wenn wir die Wirkung auf den Mittleren Erwärmer betonen wollen, könnten wir die Chilis in süßer Sojasoße einlegen. Eine Fülle von Soßen in Asienläden hat diese das Verdauungsfeuer tonisierende Zusammenstellung.

Dass das Süße auch befeuchtend ist, können wir anders auch ausnutzen, um bei *Trockenheit in der Lunge* den Hustenreiz zu nehmen. Sicher kennen Sie das Hausmittel Rettichsaft mit Zucker. Auch Zwiebelsaft mit Zucker wird regional verwendet, um unproduktiven Husten zu stillen. Hier gibt der scharfe Geschmack die Richtung Lunge an (Oberer Erwärmer), und das Süße befeuchtet. Wir können solche Zusammenhänge selten allein feststellen. Insbesondere bei Heilkräutern müssen wir uns auf jahrtausendealte Erfahrung verlassen.

Die Wirkrichtung ist entscheidend bei der Kombination von Anteilen aus Gemüse, Getreide und weiteren Bestandteilen der Mahlzeit oder der Teerezeptur. Wir können in einer Rezeptur durchaus den Geschmack *süß* mehrmals finden, ohne dass die Rezeptur die Richtung steigend hätte. Dies ist möglich, wenn der süße Geschmack nur als ein kleiner Anteil vorkommt – auch wenn nahezu in allen vorhandenen Wirkkräften enthalten ist –, die überwiegenden Wirkungen aber von salzig und sauer ausgehen. Süß erscheint dann nur moderierend.

Die Geschmacksrichtung *süß* ist wichtig in den meisten Kräuterrezepturen, da es widerstreitende Einflüsse von Kräutern vereint und Toxizität beseitigt. Es stimmt die Mitte ein, um die Wirkungen verarbeiten zu können. Süß entspricht in der Ernährungsheilkunde am ehesten dem Getreideanteil und verhält sich energetisch weitestgehend neutral.

In der Nahrungsmittelheilkunde verhält es sich ähnlich: Wir addieren eine Vielzahl von Faktoren: *warm, kalt, süß, sauer, scharf, salzig* zu einer ganz gewöhnlichen Suppe. Dennoch wird sie am Ende eine – mehr oder weniger stark – ausgeprägte Richtung haben.

Selbst ein einziges Pflänzchen vereint eine solche Vielzahl von Reizen – und dennoch hat es nur *eine* maßgebliche Wirktendenz. Diese Betrachtung ist unabhängig vom Leitbahnbezug und der Zuordnung zu den fünf Wandlungen. Im Falle der Zuordnung zu den Wandlungsphasen reist der Geschmack direkt zu dem Organ. Sind mehrere Geschmacksanteile in einem Kraut, einer Pflanze, einer Mahlzeit vorhanden – was naturgemäß so ist –, reisen die Boten zu den entsprechenden Organen. Die Wirktendenz geht über den organstärkenden oder -ableitenden Bezug hinaus und greift umfassend in energetische Zyklen ein. Das Prinzip der Lenkung der Qi-Bewegung steht im Vordergrund.

Die Wirktendenz sortiert förmlich aus all den musizierenden Reizen die Melodie heraus. Sie ist es, die dem Orchester der Geschmackstendenzen die Richtung weist und ihm Plan und Ausdruck verleiht. Sie gibt den Takt vor und entscheidet, welches Instrument zum richtigen Zeitpunkt eingesetzt werden wird – eine Rezeptur, eine Mahlzeit, als Sinfonie.

Beobachtungen aus der Praxis

Mit der Wirktendenz können wir nicht nur die Bewegung des Qi als Ausdruck körperlicher Funktionen beeinflussen, sondern auch geistig-seelische Aspekte werden, wie stets in der fernöstlichen Medizin, mit eingeschlossen. Nahrung, die aus überwiegend schwebenden Anteilen besteht, lässt den Herz-Geist aufsteigen und schweben. Dies bedeutet, dass er seine Wurzel verliert und richtungslos wird.

Menschen mit sehr großer Sensibilität neigen manchmal dazu, ihrer Nahrung ausgeprägt schwebenden Charakter zu verleihen. Sie verzehren dann überwiegend Blüten und Blätter und trinken Quellwasser. Diese Form der Nahrung bewirkt anfangs, dass sie sich sehr leicht fühlen. Auch das Gefühl, für die eigene Ernährung wenig Gewalt aufgewendet und erst recht kein Blut vergossen zu haben, lässt einen entspannten Geisteszustand zu. Durch das Wegfallen aller Substanz bildenden und Festigkeit verleihenden Yin-Anteile in der Nahrung kann jedoch eine Schwäche des Yin und als Folge eine schwache geistige Verankerung eintreten. In einem solchen Fall wandert der Geist immer weiter nach außen. Die Symptome sind Übersensibilität, Schreckhaftigkeit und gelegentlich auch Schlaflosigkeit. Durch den unbefestigten Geist wird eine Geisteshaltung begünstigt, die auf andere herabschaut, die nicht diesen Lebensweg gewählt haben.

Da durch die überwiegend kalte Qualität der Nahrung (weiche Blätter und Blüten können nicht gekocht werden) die Milz geschwächt wird, verringert sich unter Umständen ihre Kraft zum Zentrieren, und dem Denken fehlt sein stabiles Zentrum und sein Anker. Es beginnt, konfus zu werden und in verschiedene Richtungen zu gehen – getrieben von zunehmender Furcht vor verunreinigter Nahrung, belastetem Wasser, aber auch vor belastenden sozialen Kontakten. Es entsteht „Furcht vor Gesagtem", so genannten negativen Einflüssen, und die übliche Welt wird als zunehmend bedrohlich empfunden. Das Blut wird durch die Leere der Milz geschwächt. Es entstehen Blutmangelsymptome und zunehmendes Kältegefühl. Häufig stehen Fasten- und Reinigungskuren auf dem Programm, da ein bestehendes Gefühl von Unreinheit beseitigt werden soll.

Wir können deutlich sehen, wie stark die Verwurzelung des Geistes an die Gesundheit des Blutes und an die harmonische Funktion der Milz gebunden ist. Wir sehen diesen Typus im Übrigen häufig in der Praxis.

Werden hingegen überwiegend Nahrungsmittel verzehrt, die eine starke Yin-Wirkung auf Körper und Geist haben, wird das Denken beschwert. Durch die Physiologie des Zentrierens in der Milz entsteht das gegenteilige Bild: Nicht Zerstreuung, sondern übermäßige Fokussierung ist die Folge. Gedanken bekommen einen obsessiven Charakter.

Da es sich bei diesem Typus häufig um Personen aus traditionsreichen Familien handelt, bei denen das gemeinsame Essen im Vordergrund des sozialen Beisammenseins steht, finden wir oft eine Fixierung auf die Kinder. Das ganze Denken ist von Sorge um die Kinder geprägt. Nur die eigene Gesundheit übernimmt manchmal den gleichen Stellenwert. Es werden Verhärtungen und Knotenbildungen beobachtet, die dem obsessiven Denken weitere zentrierende Nahrung verschaffen. Krebsangst ist hier häufig zu beobachten, aber interessanterweise ohne die Handlungskonsequenz aus Einsicht, wie zum Beispiel einen gesünderen, bewegungsreicheren Lebensstil anzustreben. Da der Erde die Äußerung der Sorge untersteht und diese übertrieben wird, wird daraus ein Klagen.

Durch die richtige und vielfältige Auswahl der Nahrung kann sowohl obsessives Denken als auch zerstreuendes Denken durch Besänftigen und Bewegen des Geistes zu einer richtigen Wahrnehmung zurückgeführt werden.

Der richtige Einsatz der Wirktendenzen

Schwebend: Richtig eingesetzt vertreiben schwebende Substanzen Wind und treiben Kälte aus dem Körperinnern. Schwebende Substanzen werden auch als außen wirkende klassifiziert. Sie leiten über die Haut und die Körperoberfläche ab. Verschiedene Kräuter oder Gewürze zum Beispiel haben eine schweißtreibende Wirkung. Sie können die Oberfläche von Wind oder Kälte befreien, bevor sie in die Leitbahnen dringen oder die Blutebene erreichen.

Steigend: Steigende Substanzen oder Substanzen der Richtung oben haben in der Kräuterheilkunde die Wirkung, das Erbrechen zu fördern. Kräuter sind deutlicher in ihrer Wirkrichtung ausgeprägt als Nahrungsmittel.

In der Ernährungsheilkunde setzen wir steigende Substanzen ein, wenn sich zum Beispiel Organe aus ihrer Zentrierung lösen und nach unten sinken. Organsenkungen wie Uterusprolaps (Gebärmuttervorfall), Mastdarmvorfall, aber auch Hämorrhoiden werden durch steigende Substanzen gestützt. So können auch Durchfälle mit der Wirktendenz *steigend* behandelt werden, ohne den Organbezug oder den krankheitsauslösenden Faktor zu klassifizieren. Wesentlich ist es, die zentrierende Kraft der Milz zu stärken.

Fallend: Zu den Wirkrichtungen des Yin gehört das Fallen, auch als unten bezeichnet. Hier finden wir Substanzen, die nach unten ableiten.

Nahrungsmittel, die Verstopfung durch Herabführen beseitigen, oder solche, die das Urinieren anregen, gehören in diese Kategorie. Sie wirken gegen Erbrechen, Hustenreiz und Atemnot, da das Qi nach unten geführt und das Yang abgesenkt wird. Hierzu gehören auch befeuchtende und lubrizierende Substanzen, wie sie sich in Honig und Bananen finden.

Sinkend: Sinkende Substanzen haben einschnürende Wirkung. Ihre Wirkrichtung trägt den Namen innen, da sie ihre Wirkung im Inneren ausübt. Das Qi wird gebündelt und befestigt. Im Übermaß jedoch erzeugt diese Richtung Blut- und Qi-Stasen. Sinkende Substanzen hemmen die Schweißbildung und bewahren so die Säfte. Sie können auch Hitze aus dem Innern und aus der Blutebene beseitigen, da ihre Wirkung der Krankheitsdynamik entgegengerichtet ist. Sie lindern Schwellungen im Bauchraum. Einschnürende Wirkung haben Oliven und Guaven.

Die Veränderung der Wirkung durch Verarbeitung

Wenn Nahrungsmittel verarbeitet, zum Beispiel eingelegt, geröstet oder gepökelt werden, verändern sie ihre Wirkung.

Veränderung schwebend

Nahrungsmittel, die mit Ingwer – zum Beispiel in Ingwersaft geröstet – zubereitet wurden, haben eine Tendenz, nach außen auszustrahlen. Sie vertreiben Krankheitserreger aus dem Inneren.

Veränderung steigend

Nahrung, die mit Wein eingelegt wurde, entwickelt eine Tendenz, sich nach oben zu entfalten. Aus diesem Grund kann man Organsenkungen gut mit Kräutern behandeln, die in Wein eingelegt wurden.

Veränderung sinkend

Wenn Nahrung mit Essig zubereitet wird, wirkt sie einschnürend oder zusammenhaltend. Dies gilt besonders für Pickles und durch Essig konservierte Lebensmittel und Kräuter. Durch diese Behandlung kann Unruhe beseitigt werden.

Veränderung fallend

Nahrung, die gesalzen wird, hat energetisch eine fallende Tendenz. Eingesalzene Lebensmittel bewahren lange ihre Wirksamkeit. Sie lösen Stagnationen auf und leiten nach unten ab. Ihr Geschmack ist oft ausgeprägt. Einige Abführmittel bestehen aus bitteren Salzen.

Zubereitung und Veränderung der Wirktendenz

- Wein – Tendenz nach oben, steigend
- Ingwer – Tendenz nach außen, schwebend
- Essig – Tendenz einschnürend, innen, sinkend
- Salz – Tendenz nach unten, fallend

Übersicht über die Wirkrichtung

- Blätter und Blüten steigen.
- Wurzeln, Samen und Früchte sinken.
- Warme, heiße, süße und scharfe Nahrungsmittel haben zumeist steigenden oder schwebenden Charakter.
- Kühle, kalte, saure, bittere und salzige Nahrungsmittel haben zumeist sinkenden oder fallenden Charakter.

Die günstigste Jahreszeit der Anwendung

Schwebende Richtung

Nahrungsmittel mit schwebender, nach außen gerichteter Wirktendenz sind besonders günstig im Frühjahr zu verzehren. Im Frühjahr ist die Energie nach allen Seiten austreibend. Nahrungsmittel schwebender Qualität haben meist eine neutrale Energie und überwiegen in den Geschmacksrichtungen süß und durchdringend/scharf. Leicht sauer sollte als konträre Energie hingefügt werden, da es das Leber-Yin stabilisiert und das Leber-Yang verankert. Meist ist die Temperatur nur schwach ausgeprägt.

Nahrungsmittel aus dieser Klasse sind Abalone, Aprikose, Feigen, Weintrauben, getrocknete Mandarinen und Orangenschalen, Pflaumen, Ananas, Honig, Zucker, Süßholz, Rindfleisch, Ente, Schwein, Karpfen, Milch, Rote Beete, Karotten, Kohlrabi, alle Sorten von großblättrigem Kohl, Taro, Sellerie, Süßkartoffel, Lotuswurzeln, Chinakohl, schwarze Morcheln, Shiitake, schwarze Sesamsaat, süßer Reis, Erdnüsse, schwarze Sojabohnen, gelbe Sojabohnen, Nierenbohne, Azukibohnen.

Steigende Wirkrichtung

Nahrung mit steigender Tendenz ist besonders gut im Sommer zu genießen und darf hier leicht überwiegen. Die Energie des Kosmos ist von Hitze geprägt. Diese Hitze darf sich nicht im Innern stauen oder festsetzen, sondern muss nach außen abgeleitet werden. Die Nahrungsmittel haben eine leicht warme Energie oder sind moderat kühlend – auch kalt kann in kleinen Mengen zur Kompensation gegessen werden. *Steigend* entsteht hauptsächlich in zwei Geschmacksrichtungen: durchdringend/scharf und süß.

Um das Yin zu bewahren, werden leicht saure und kühle Nahrungsmittel als frische Beilagen hinzugefügt. Ihr Anteil kann in der Hitze größer ausfallen als zu allen anderen Jahreszeiten, sollte jedoch nicht überwiegen. Säuerlich bewahrt die Säfte im Inneren; Kühle stützt im Sommer die Mitte und erhält das Blut.

Nahrungsmittel mit steigendem Charakter sind schwarzer Pfeffer, weißer Pfeffer, Ingwer, Zimtrinde, grüne Paprikaschote, rote Paprikaschote, Sojabohnenöl, Calendulablüten, Kapuzinerkresseblüten und -Blätter, Blätter von Schnittsalat, Petersilie, Koriandergrün, Basilikum.

Kühlende Getränke: schwarzer und grüner Tee; Tee kann „Sommerhitze zerstreuen, Giftstoffe ausleiten, das Herz-Feuer kühlen, den Geist beruhigen, Hitze von Leber und Gallenblase entfernen und Magen und Lunge befreien".

Einige der vorgestellten Nahrungsmittel haben einen bitteren Anteil. Das Bittere bewahrt in diesem Falle die durch die Sommerhitze gefährdeten Säfte. Gleichzeitig unterstützt jedoch der steigende Charakter der Nahrungsmittel die Anpassung an die vorherrschende klimatische Energie. Aus diesem Grund sollten Sie sich im Sommer möglichst nicht in klimatisierten Räumen (so genannten Winterplätzen) aufhalten, da das körperliche Thermostat auf Hitzeregulation eingestellt ist. Kälte würde so ungehindert ins Körperinnere vordringen und sich dort festsetzen. Im Winter wären dann schwerere Krankheiten mit langen Rekonvaleszenzen oder wiederholten Rückfällen zu erwarten.

Fallende Wirkrichtung

Nahrungsmittel mit fallender Energie sollten bevorzugt im Herbst verzehrt werden. Die kosmische Energie zieht sich in dieser Zeit wieder ins Innere zurück. Die Energie der Jahreszeit ist klar, kühl und trocken. Die Nahrungsmittel dieser Jahreszeit sind im Temperaturverhalten kühl oder leicht warm, jedoch nie heiß. Die Geschmacksrichtungen des Herbstes sind sauer, leicht salzig.

Gegenspieler sind *süß* und *leicht scharf.* Das Süße wirkt erwärmend im Inneren, und der leicht scharfe Geschmack aktiviert das Nieren-Qi. Der saure Geschmack bewahrt das Qi, da er zusammenschnürt. Kühl hat Yin-Charakter und bewahrt im Inneren, sollte aber nicht dominieren, da sonst die Milz beträchtlich geschwächt wird. *Fallend* bedeutet im Herbst, dass mehr Nahrungsmittel mit zusammenhaltenden und fallenden Eigenschaften verzehrt werden sollten als im Frühling oder Sommer.

Solche Nahrungsmittel sind überwiegend substanzbildender Natur und schwer. Sie bündeln die Energie. Das Innere muss zwar warmgehalten werden, jedoch sollte das Yang-Qi nicht mehr die Oberfläche öffnen, wie im Sommer.

Es darf nicht zerstreut werden, ist zu bewahren. Der süße Geschmack ist der Gegenspieler, der die zusammenschnürende Wirkung moderiert und zu großer Kühle entgegenwirkt. Da die Energie im Körper gehalten wird, wird auch die Wärme im Körper bewahrt, und das Feuer des *Mingmen* brennt stabil. Im Sommer salzig-sauer eingelegtes Gemüse ist eine ideale Herbstbeilage zum warmen Getreide mit Wurzelgemüse. Eingelegter Kürbis oder Kohl, wie zum Beispiel Sauerkohl, erfüllt die Bedingung der sinkenden Energie. Nahrungsmittel dieser Klasse sind sämtliche Wurzeln und Knollen, die auf und in der Erde wachsen: Kohlrabi, Rote Beete, Karotte, Kartoffel, Samen, Nüsse, Apfel, Bambussprossen, Bananen, Gerste, Sojabohnenjoghurt, Hühnereiweiß, chinesische Wachsgurke, Krebs, Strohpilze, Spinat, Gurke, Aubergine, Grapefruit, Pfirsich, Kumquat, Hiobstränen Semen Coicis, Lattich, Lilienblüten, Litschi, Mango, Mungbohnen, grüne Sojabohnen, Zuckerrübensirup.

Sinkende Wirkrichtung

Nahrungsmittel mit sinkender Energie werden bevorzugt im Winter verzehrt. Die kosmische Energie des Winters zieht sich tief in das Innere zurück und bewahrt fast bewegungslos alles in der Tiefe. Selbst das Yang sitzt tiefer und muss vor Verletzungen bewahrt werden. Die Nahrungsmittel im Winter sind vom Charakter thermisch ausgeglichen: weder kühl noch warm, um bewahrende und aktive Kräfte zu schonen. Die Geschmacksrichtungen sind *bitter, salzig* und *sauer*. Sauer zieht von der Oberfläche weg und ist bedingt herabsinkend, gehört aber unbedingt dazu, da es sozusagen die Energie nach innen bringt. Der süße Geschmack wirkt wieder moderierend.

Wir können in dieser Zeit gepökeltes Fleisch, eingesalzenen Schinken, Miso und Soyasoße mit größerem Salzgehalt und stärkerer Konzentration essen. Zu den anderen Jahreszeiten könnten sie Stagnationen verursachen. Die Weihnachtsbräuche Skandinaviens mit ihren gesalzenen Speisen spiegeln die Bedürfnisse des Menschen an sinkender Energie im Winter wieder. Im Frühjahr hat sich dann oft ein Salzüberschuss angelagert, wenn die Mengen nicht sorgfältig kontrolliert wurden. Dieser Salzüberschuss sollte ausgeleitet werden.

Damit das Yang-Qi noch ausreichend an der Oberfläche zu zirkulieren vermag, können wir Gewürze und Nahrungsmittel mit stärker wärmender und befreiender Natur nehmen, wie wir sie dann im Punsch, Pfefferkuchen, Ingwerbrot usw. finden.

Nahrungsmittel der sinkenden Klasse sind: Krebs, bittere Gurke, Krabben, Hopfen, Kelp, Lattich, Lotuskerne, Salz, Algen, Kassler, Schinken, Speck, schwarzes Miso, Salzgemüse, salzig eingelegte japanische Bohnen, Umeboshi.

Die Temperatur der Nahrungsmittelenergien darf im Winter nicht zu hoch steigen. Würden wir überwiegend erhitzende Nahrungsmittel zu uns nehmen, wäre uns zwar tatsächlich warm, aber wir würden unser inneres Thermostat von Winter (kühl, verlangsamend) auf Sommer (heiß, beschleunigend) verstellen. Das Verstellen des Thermostats erschöpft den Dreifachen Erwärmer und damit die Nierenenergie. Da das Yang des Körpers im Winter nicht bewahrt werden kann, würden wir uns schwächen und im Sommer unter Erschöpfung und schwer kurierbaren Krankheiten leiden. Daher sollte auch im Winter die Temperatur in den Wohn- und Arbeitsräumen nicht sommerlich (so genannte Sommerplätze; über 18 Grad Celsius), sondern der kühlen Jahreszeit angemessen sein (unter 18 Grad).

Allgemeine Empfehlungen

Bitte vermeiden Sie stets, dass ein Nahrungsmittel eines Charakters überwiegt. Insbesondere mit ausgeprägt kühlen/kalten und erwärmenden/warmen Wirkkräften und wenn wir die Tendenzen schwebend, steigend, sinkend, fallend bevorzugen, sollten wir umsichtig vorgehen.

So sind Yin erhaltende sinkende und fallende, verlangsamende Speisen im Herbst und Winter notwendig, da sie das Qi nach Innen lenken. Ein Zuviel würde das äußere Abwehr-Qi jedoch schwächen und anfällig für äußere Kälte/Windeinwirkung machen. Zu viel warme Substanzen mobilisieren das Qi zu stark nach außen, und das empfindliche Yin würde in der kalten Jahreszeit geschwächt. Dies führt zu schweren Erkrankungen in Sommer.

Zu viele das Yang mobilisierende steigende und schwebende, scharfe/heiße Substanzen im Frühling und Sommer würden das Yin durch Säfteverlust empfindlich schwächen. Ein Zuviel an kalten Substanzen würde jedoch das Yang reduzieren, uns träge machen und unter Umständen zu Ohnmachten führen oder Wind eindringen lassen. Dies führt zu schweren Erkrankungen im Winter. Wir sollten daher stets die Regel beherzigen: Betrachte die Umgebung sorgfältig, und lebe im Einklang mit den himmlischen Energien. Ein chinesisches Sprichwort sagt, man solle alles mit Maß üben, sogar die Mäßigung.

Die Betrachtung der Wirkrichtungen ist auch bei den Emotionen bedeutsam. Sie können sich selbst wieder verankern oder nach großer Trübsal erneut etwas Leichtigkeit in die Gedanken einziehen lassen, wenn Sie Kräuter, Gewürze und Nahrungsmittel gemäß den Kriterien in den erwünschten Wirkrichtungen auswählen. Sie können sich energetisieren, wenn ein wichtiger

Termin ansteht, und ihr sexuelles Verlangen moderieren, wenn Sie sich für eine meditative Praxis entschieden haben. Ihre Ernährung sollte stets im Einklang mit ihren Bedürfnissen zusammengestellt werden. Das System der Wirkrichtungen ist ein Schatzkästchen.

Betrachten Sie Ihre Ernährungsgewohnheiten oder die Ihrer Freunde und Patienten kritisch, jedoch nicht krittelnd. Nicht jede Orange im Winter bedroht die Gesundheit. Verfallen Sie nicht in den Gedanken der ausgeprägt richtigen Nahrungssuche zum jeweils richtigen Zeitpunkt. Die Liebe, die wir mit anderen Menschen teilen, ist die bedeutsamste Kraft unserer Gesundheit. Die Achtsamkeit und der Respekt, den Sie sich und anderen Menschen gegenüber erbringen, ist die wertvollste Medizin.

Bei schwer wiegenden Erkrankungen hingegen gibt es in kritischen Phasen keine Ausreden. In diesem Falle helfen nur Disziplin, eine ruhige Geisteshaltung und Kenntnisse über die richtige Auswahl. Dann ist das Wissen um die rechte Ernährung zu gegebener Zeit Gold wert, um Entscheidungen zu treffen.

Die Kenntnis der Wirkrichtungen kann eine stagnierende Ernährungsbehandlung, die sich zum Beispiel nur an den Geschmacksrichtungen oder der Thermik orientiert hatte, wieder in Schwung bringen. Der beste Grundsatz für eine normale tägliche Ernährung bleibt jedoch Einfachheit, Dankbarkeit.

8

Das Zusammenstellen der Heilmahlzeiten

Beim Zusammenstellen der Heilmahlzeiten ist es wichtig, Nahrungsmittel und Kräuter so auszuwählen, dass das Zusammenspiel von Yin und Yang in diesen Zutaten den Heilungsprozess unterstützt. Wenn wir Yin und Yang richtig anwenden wollen, müssen wir verstanden haben, dass sie sich hervorbringen, ergänzen, aber auch kontrollieren. Soll Yang erzeugt werden, schaffe ich erst eine relativ neutrale Basis und ergänze diese dann. Anschließend wird das Yin ergänzt, um das Yang zu kontrollieren, es nicht überschießen zu lassen. Damit nun der Yang-Effekt nicht zu stark abgeschwächt wird, wird nun wieder die Richtung Yang *sensibel* betont. Ergänzt wird dieses kleinere Yang mit einem kleineren Yin, das wieder von einem noch kleineren Yang ergänzt wird ... und so weiter. Sie kennen die chinesischen Lackschachteln, von denen eine in der anderen steckt – bis in die kleinste denkbare Schachtel ist dieses System fortgeführt.

Die fernöstliche Medizin entstand in feudalen Zeiten und ist geprägt von dem Gedanken, dass Himmel und irdische Welt in bestimmten Strukturen ihre Entsprechung haben. Wie der Polarstern das Zentrum des sichtbaren Himmels ist, so ist es der Kaiser auf der Erde. Ihm sind Minister unterstellt, die die Weisungen des Kaisers in ihren speziellen Disziplinen ausarbeiten und ihnen ihren Stempel aufdrücken. Schließlich werden den Beamten Anweisungen erteilt, die sie von Dienern ausführen lassen.

Die konfuzianische Staatstheorie wird nach der Idee „Mikrokosmos gleich Makrokosmos", auch auf die Medizin übertragen: Die Leber (Wandlungsphase Holz) wird als der Heerführer bezeichnet. Von ihm „... gehen die Überlegungen und guten Pläne aus".[47]

Das Herz ist der Kaiser (Fürst, Abgesandte des Himmels; Wandlungsphase Feuer). Von ihm gehen „... im Gesamtgefüge der Persönlichkeit der richtungsweisende Einfluss und die klare Einsicht aus".[48]

Die Milz (Wandlungsphase Erde) ist der Zensor „... oder der tadelnde Beamte"; er übt Kritik aus und leitet die Überlegung, von der Imagination und Einsicht ausgehen.

Die Lunge (Wandlungsphase Metall) ist für „… die rhythmische Ordnung des Lebens und aller Lebensäußerungen zuständig".[49]

Die Niere (Wandlungsphase Wasser) ist „… der Ort der Potenzierung der Kraft im Funktionsgeschehen der Gesamtpersönlichkeit des Menschen".

Die Bezeichnungen, die die chinesische Hierarchie den Körperorganen zuordnen, sind historische Begriffe.[50] Die verantwortlichen Positionen werden benannt als der Kaiser, der Minister, der Adjudant, der Bote.

Eigentlich gibt es keine wirklichen Unterschied zwischen Kräuter- und Ernährungstherapie. Kräuter sind Nahrungsmittel, Nahrungsmittel sind Kräuter. Lediglich ihre energetische Potenz unterscheidet sie. In China, Japan und Vietnam finden wir die Tradition, Nahrungsmittel mit einzelnen Heilkräutern zu kombinieren, um ihre Wirkung zu verstärken, aber auch, um die zum Teil starke Arzneiwirkung des Heilkrauts zu moderieren und Nebenwirkungen zu verringern.

Die Behandlung durch Ernährung unterscheidet sich also vom Prinzip der Anwendung her nicht von einer Heilkräuterbehandlung. Sie ist fest im Alltag verankert und kann langfristig und weitgehend selbstständig durchgeführt werden und ermöglicht es damit Gesunden wie Kranken, sich selbstverantwortlich um ihre Gesundheit zu kümmern.

Die Kräuterbehandlung ist eine Ergänzung für schwer wiegende Erkrankungen und gehört unbedingt in die Hände von erfahrenen Ärzten oder Heilpraktikern, die ihre Wirkungen einzuschätzen vermögen.

Kräuter im weiteren Sinne sind auch mineralische Substanzen wie Austernschalen oder Marienglas (gipsum fibrosum), aber auch Substanzen aus dem Tierreich. Hierzu gehören Hühnerknochen, Mark und Fleisch.[51] Bitte achten Sie bei allen Verschreibungen unbedingt auf die Zusammensetzung! Beziehen Sie keine privaten Importe aus China und Vietnam, die das Artenschutzgesetz und die Vorschriften des Bundesgesundheitsamts unterlaufen![52]

Kaiser, Minister, Beamte, Diener

Der Kaiser

Ausgewählt wird nach Konstitution und aktueller Befindlichkeit (Kondition) und nach den herrschenden klimatischen Bedingungen. Werten Sie aus (vereinfacht):

Person ist zart -

Stimme: leise -

Friert leicht -

Jahreszeit: Sommer +

Bei der energetischen Betrachtung kommen wir zu dem Schluss, dass diese Person einen Yin-Überschuss zeigt, folglich also ein relativer Yang-Mangel besteht. Therapeutische Vorgehensweise: Yang stützen, eventuell Yin reduzieren. Da die Person leicht friert, sollte „Kälte vertrieben werden" – so die Bezeichnung der Behandlung.

Weitere Beobachtungen: Eine vergleichsweise leise Stimme weist auf Qi-Mangel hin; also muss das Qi tonisiert werden.

Bei der Zutat des kaiserlichen Aspekts verwenden wir Substanzen, die das Hauptungleichgewicht (im Beispiel: Yang-Mangel) beeinflussen und daher einen langfristigen Effekt haben sollten. Dennoch müssen sie *moderat* in der Wirkung sein, da sie den größten Anteil ausmachen und dadurch zum Ungleichgewicht führen können, wenn der Reiz zu stark ist. Wir wählen folglich mild wirkende Substanzen, die in sich relativ ausgewogen sind und vorwiegend neutrale, sanft das Yang tonisierende Energie in sich tragen, außerdem achten wir auch auf gründliches Kauen. Das therapeutische Fenster[53] bleibt so lange geöffnet, und es können behutsam Änderungen vorgenommen werden. In der Ernährungstherapie ist ohnehin der unter Umständen relativ große Zeitfaktor zu berücksichtigen, in dem sich Veränderungen einstellen können. Vor allem Yin-Aufbau ist eine Maßnahme, die sehr viel Geduld erfordert.

Entscheiden Sie deutlich und klar die grundsätzliche Richtung mit sanften Substanzen; wechseln Sie nicht zu oft.

Die kaiserliche Grundsubstanz ist absolut unersetzlich für die Rezeptur (Kräutertee) wie für das Kochrezept.

In der Kräuterheilkunde wird Ginseng häufig als *imperiales Kraut* eingesetzt, da es viele Aspekte der so genannten Behandlung der Wurzel (des Übels) abdeckt. In der Ernährungsbehandlung setzen wir *Getreide* in seinen verschiedenen angemessenen Zubereitungen ein (s. Kap. 5 zum Thema Thermik: siehe Eigenschaften der Nahrungsmittel).

Süßer Reis: süß und warm
Buchweizen: süß, leicht bitter, kühl
Amaranth: süß, leicht bitter, kühl

Hirse: süß, leicht salzig, kühl
Grünkern: süß, sauer, Kühlend
Schwarzer Klebreis: süß, neutral
Basmati geschält: süß, neutral bis erwärmend
Roter Reis: süß, salzig, leicht erwärmend

Wenn Qi (Yang) und Blut (Yin) tonisiert werden sollen, werden Kaiser und Kaiserin eingesetzt, zum Beispiel Reis mit taoistischem Reis (Pinienkernen).

Besteht ein Mangel an Yin, wird eine Basis zum Beheben des Yin-Mangels erstellt. Im Folgenden drei Varianten:

1. In reichlich Wasser gekochtes Getreide (Congee-Reis, Schleim): sechs Tassen Wasser, eine Tasse Reis acht Stunden köcheln lassen (dabei Wasser ergänzen).

Besteht ein zusätzlich ein Mangel an Yang, dynamisieren wir die Rezeptur mit Qi-bildenden Substanzen:

2. Mehrmals täglich das oben beschriebene Grundrezept, angereichert mit Fleischbrühe statt Wasser oder Sud aus Wurzeln und Knollen. Der Reis wird vorher mild geröstet.

Besteht nur ein Yin Mangel durch spontane Erschöpfung der Säfte,

3. servieren Sie Gericht 1 im Sommer oder bei Hitzezuständen oder Überwärmung eher kühl. Ergänzen Sie mit Früchten oder Sahne, Milch, Butter oder Kokossahne. Verwenden Sie es je nach Zustand süß oder salzig, mit rohem oder blanchiertem Salat.

Besteht nur ein Yang-Mangel, also eine vorübergehende Erschöpfung des Qi durch körperliche Tätigkeit,

• verwenden Sie die Grundsubstanz mit weniger Wasser,
• kochen Sie im Drucktopf,
• kürzen Sie die Zubereitungszeit.

Die Zutaten sollten in einem knackigen Zustand sein und nicht als Extrakt verwendet werden. Es kann auch gebacken, geröstet, geschrotet, gemahlen oder gewürzt werden.

Der Kaiser kann unterschiedliche Wärmephasen bedienen und hat unterschiedlichen Leitbahn- bzw. Wandlungsphasenbezug.

Der Minister

Es kann auch ein ganzes Kabinett sein. Die Aufgabe des Ministers ist es, die kaiserlichen Intentionen zu verstärken und weiterzuleiten. Der Minister verstärkt die Aktion des Kaisers, zum Beispiel durch die Art der Zubereitung und die Wahl des Zeitpunkts, wann etwas gegessen wird und in welcher Menge. So sollte die Hauptmahlzeit zum Beispiel nicht das Frühstück nach 23 Uhr sein. Der Minister hat zwei Funktionen:

- Er unterstützt den Kaiser in seiner Entscheidung und der Ausführung in der Behandlung des grundsätzlichen Ungleichgewichts.

- Er dient auch als Zutat für eine *gleichzeitig* bestehende Erkrankung. Es kann also eine grundsätzliche Yin-Leere bestehen, aber gleichzeitig eine Erkältung durch eingedrungenen Wind (Wind-Kälte-Fülle) eintreten.

Behandeln Sie die Yin-Leere mit dem Kaiser, die Wind-Fülle mit dem Minister. Tonisieren Sie zum Beispiel mit dem Kaiser das Yin, werden Sie über den Zusatz von Krustentieren (Minister) das Qi bewegen wollen, um ein neues Ungleichgewicht durch Feuchtigkeitsretention zu verhindern.

Der Ministerstab kann unterschiedliche Energien aufweisen. Dennoch müssen sie sich untereinander auf ein wesentliche Richtung verständigen.

Der Adjutant oder Assistent

Er hat die Aufgabe, die kaiserliche Wirkung zu moderieren. Ohne den Kaiser zu kritisieren, also ohne seine Wirkung abzuschwächen, kann der Adjutant Wirkrichtungen durch Geschmack intensivieren, ergänzen oder weitere Aspekte ansprechen. Er ist nicht ausschließlich allein tätig. Häufig wird eine Gruppe von Ministern und Adjutanten eingesetzt. Ihnen unterstehen drei wichtige Aufgaben:

- Der *loyale Assistent* verstärkt die Richtung des Kaisers oder die eines anderen Ministers.

- Der *oppositionelle Assistent:* Einer der Minister übernimmt die Kontrolle über die Richtung des Kaisers und hält sie durch Hinzufügen des Gegenteils im Zaum.

- In die Kategorie des oppositionellen Assistenten fällt die *Bewertung der Zubereitungsarten,* da dies sehr entscheidend die Wirkung des Kaisers moderiert.

In der Pflanzenheilkunde moderieren und eliminieren die Minister die Toxizität von Heilpflanzen. Zu den Moderatoren gehören Honig und in Honig geröstete Süßholzwurzel.

Der Diener (auch der Bote oder der Schleuser)

Er harmonisiert die verschiedenen Anteile und Zutaten. Schmecken muss das Ganze ja schließlich auch, und natürlich soll es auch dem Auge etwas bieten. So manche gesunde Ernährung ist Außenstehenden allein aufgrund der optischen Wirkung vergällt worden. In dieser Beziehung ist die große Ästhetik in der japanischen Küche bewundernswert.

Der Bote stellt die Absorption in das Blut, die energetischen Leitbahnen (Meridiane) und in die Organe sicher. Er richtet das Rezept auf die einzelnen Wärmebereiche des Körpers:

- Unterer Erwärmer mit Niere, Blase, Dünndarm, Dickdarm

- Mittlerer Erwärmer: Leber, Gallenbase, Milz und Magen

- Oberer Erwärmer: Lunge und Herz

In der Kräuterheilkunde behandelt der Diener beispielsweise Schmerz als weiteres Symptom. Wenn er Schmerz behandeln kann, heißt das, er kann durch seine spezifischen Wirkungen Blockaden von Feuchtigkeit, Schleim, Kälte, Qi- und Blutstasen brechen, aber auch Entzündungen beseitigen (Hitze, Wind- Hitze).

Stoffkategorien

- Fette: Öle, Ghee, Butter, Nussbutter, Sesam-Mus, Milch, Sahne, Sojasoße, Essig, Umeboshi.

- Leicht flüchtige Gewürze, die aromatisch als gemahlene oder pulverisierte Substanzen oder auch als frisches Kraut oder Extrakt verwendet werden.

Anwendung zur Wirkstoffoptimierung in der Kategorie des Dieners:

Kräuter haben einen ausgeprägten aromatischen Aspekt, der leicht flüchtig ist und bei Lagerung schnell seine spezifische Wirksamkeit einbüßt. Kräuter und Gewürze haben meist stark schwebenden und steigenden Charakter. Durch das Konservieren der flüchtigen Substanzen in Fett, als Ölauszug oder durch das Zubereiten der Gewürze und Kräuter in Fett zu Beginn und separat von den anderen Zutaten können ihre heilsamen Wirkungen erhalten bleiben oder sogar potenziert bzw. moderiert werden.

Wir finden dieses Verfahren in der indischen Küche: In einer flachen Pfanne werden die Gewürze zuerst sanft in Ghee erwärmt (Gravy) und erst später dem gekochten Essen beigefügt. Diese Anwendung spart zudem Gewürze, da deren Geschmack nicht ausgekocht wird.

Bei Eintöpfen und anderen lange gekochten Speisen empfiehlt es sich stets, auch beim Salz so vorzugehen. Das Salz erst mit etwas Fett in der Pfanne erwärmen und dann den fertigen Speisen nach dem Kochen zusetzen. Dieses Verfahren reduziert die tatsächliche Menge. Denn auch wenn die Zunge nicht mehr deutlich den Geschmack definieren kann, reisen dennoch alle mengenmäßig relevanten Anteile in die Leitbahnen, erwärmen oder kühlen.

Gewürze und Kräuter sollten auch stets in ausgewogener Zusammenstellung angewendet werden. Verwenden Sie nicht ausschließlich bittere Kräuter, wie Majoran und Oregano, sondern auch süße, kühle, wie Minze, mit Tendenz scharf, in einem Gericht.

Beachten Sie, dass die meisten Kräuter und Gewürze eigentlich Heilpflanzen sind, und denken Sie über deren regelmäßige Verwendung bei Gesunden wie bei Kranken nach. Wechseln Sie häufig die Kräuter, um einseitigen Belastungen zuvorzukommen. Geschmack ist ein Teil unserer Sozialisation. Über unseren Geruchsinn und Geschmackssinn definieren wir unser Gefühl von „Zuhause". Verwenden Sie trotzdem nicht immer die gleichen Hausgewürze, sondern probieren Sie andere aus. Über den Geschmack und seine Wirkung lesen Sie in Kapitel 6.

„Für alle Kreaturen gibt es eine Zeit des Fortschreitens und eine des

Rückzugs,

eine Zeit zum Einatmen und eine Zeit zum Ausatmen,

eine Zeit zum Erstarken und eine für den Zerfall,

eine Zeit für Schöpfung und eine für Zerstörung.

Darum meidet der Weise alle Extreme und verliert sich nicht.

Die dem Tao folgen, vermeiden Extremes und erschöpfen sich nicht. Wie

Samen werden sie stets erneuert."

(Laozi)

Die Basisdiät – Anteile der Agierenden

Empfohlene Verhältnisse von Nahrungsmittelgruppen

35 – 60 %	Getreide (Kaiser)
20 – 25 %	Bohnen und Bohnenprodukte, Hülsenfrüchte, gekochte Gemüse und bevorzugt Wurzeln (Minister)
5 – 15 %	Gemüse als frische oder blanchierte Beilage oder leichtere Pflanzenteile (Adjutant)
5 – 15 %	Früchte (Adjutant)
0 – 10 %	tierische Produkte, auch Fleisch (Adjutant, auch Minister)
	Gewürze, Fette usw. (Diener)

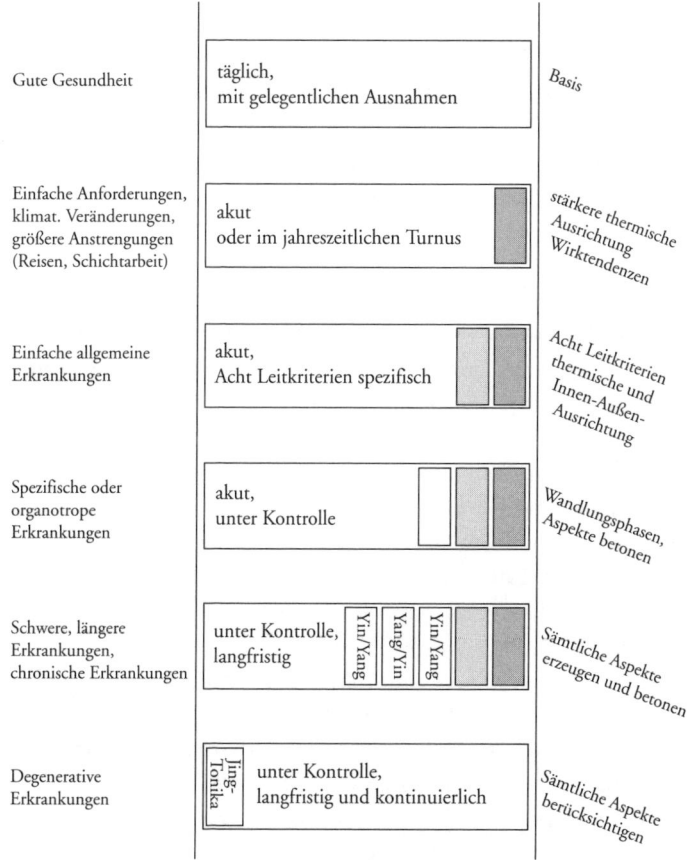

Abb. 6: Die Basisdiät

Die Organuhr

Die Basisdiät stellt das Muster für die grundsätzliche Orientierung dar. Je nach Schwere oder Sitz der Erkrankung erfolgen die Modifizierungen, die in den verschiedenen Kapiteln vorgestellt werden.

Die Basisdiät bezieht sich auf eine Grundernährung von mindestens zwei täglichen Mahlzeiten nach dem weiter oben aufgezeichneten Plan (s. Die Basisdiät – Anteile der Agierenden). Bei schweren oder degenerativen Erkrankungen ist von drei Mahlzeiten gemäß der Basisdiät auszugehen. Menschen mit Blutzuckerschwankungen können anfangs auch mehrere kleinere Mahlzeiten nach dem Verteilungsschema der Basisdiät einnehmen. Die Beschwerden geben sich durch den hohen Vollkorn- und Hülsenfrüchteanteil zumeist schnell, so dass Sie wieder zu der entlastenden Planung mit zwei bis drei Mahlzeiten zurückkehren können.

Es ist empfehlenswert, am Morgen eine oder zwei Stunden vergehen zu lassen, bis man eine Mahlzeit einnimmt. Verbunden mit dem Gedanken, dass die Maximalzeit des Magens zwischen sieben und neun Uhr am Morgen liegt, nämlich nach der Entleerung des Dickdarms zwischen fünf und sieben Uhr morgens, ergeben sich unter Umständen Veränderungen im Lebensstil. Diese Veränderungen entsprechen jedoch dem physiologischen Fluss des Qi in uns und fördern somit die Gesundheit.

Nach geselligen Tagen können Schwankungen des eigenen Rhythmus vorkommen. Es gilt wieder die Regel: Je tiefer oder manifester eine Störung des Befindens oder eine ernsthafte Erkrankung ist, umso mehr sollte man auf eine gewisse Disziplin achten. Jemandem, der eigentlich robust und ausgeglichen ist, eine solche Disziplin von außen aufzuerlegen („mir hat das gut getan, also musst du das auch machen"), ist hingegen nicht sinnvoll – es könnte sogar zu einem Ungleichgewicht führen.

Allzu große Schwankungen sollten jedoch in jedem Fall vermieden werden, da sie die Gesundheit angreifen. Im Wesentlichen sind die Phasen der Yin- und Yang-Energetik zu berücksichtigen: am Tage Aktivität, in der Nacht Ruhe.

Zwischen neun und elf Uhr vormittags transformiert die Milz die Feinstteile, die bis zu dieser Zeit unbedingt eingegangen sein müssen, um zwischen elf und ein Uhr mittags den Herz-Geist zu nähren. Gegen elf Uhr ist eine gute Suppe zu empfehlen, die den Tag begleitet. Falls vorher Störungen im Zeitplan aufgetreten sind, stellen sich um diese Zeit unter Umständen Müdigkeit und Konzentrationsschwäche ein, die häufig weitergehend schädigend mit Kaffee oder Zigaretten bekämpft werden. Zwischen ein und drei Uhr nachmittags verfeinert der Dünndarm die aufgenommene Nahrung und trennt Trübes von Klarem, so dass die Blase Feinstteile verdampfen oder eliminieren kann. Von drei bis fünf hat sie ihre Zeit.

Die zweite Mahlzeit des Tages kann am frühen Abend, am günstigsten vor sieben Uhr, eingenommen werden. Die Zeit der Nieren, von 17 bis 19 Uhr, fordert eine angenehm warme Mahlzeit. Die folgenden Stunden von 19 bis 21 Uhr unterstehen dem Perikard. In dieser Zeit sind wir Geselligkeiten

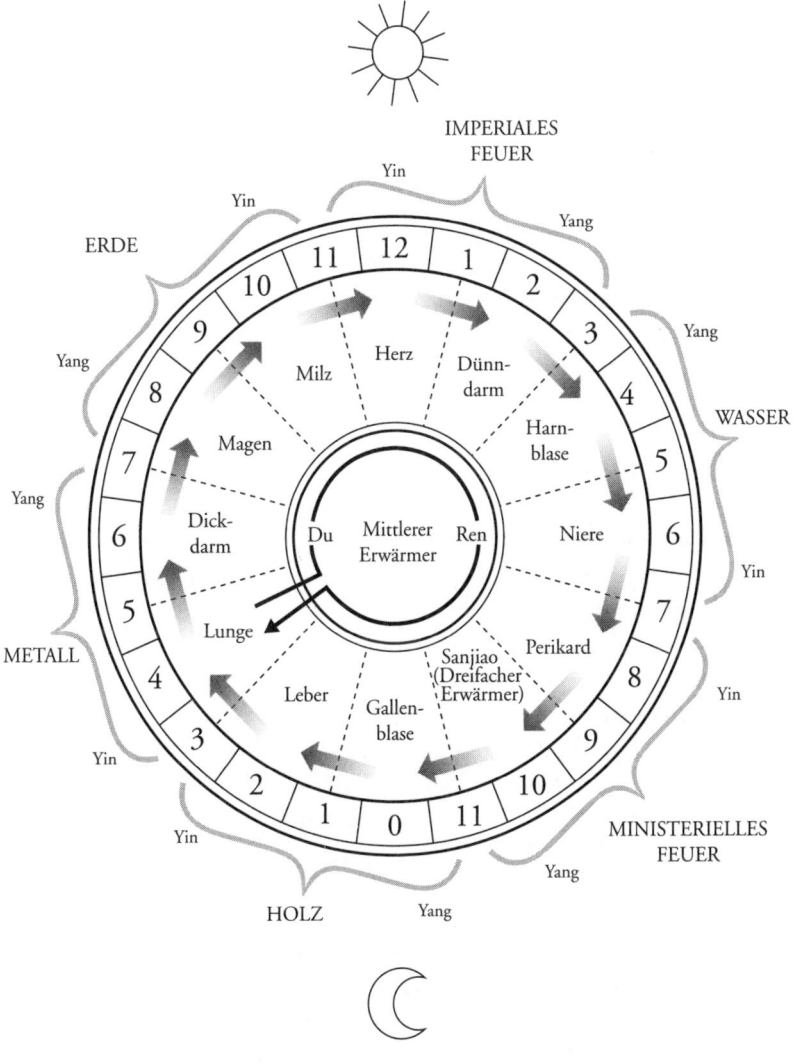

Abb. 7: Die Organuhr

besonders zugänglich, auch unser Liebesleben erschöpft zu dieser Zeit nicht. Zwischen 21 und 23 Uhr, in der Zeit des Dreifachen Erwärmers, wird es Zeit, sich zu bedecken und die Wärme des Mingmen-Feuers zu erhalten. Im Bett lesen oder meditative Übungen in warmen, sauberen, ruhigen und gelüfteten Räumen harmonisieren den gesamten Menschen.

Zwischen elf Uhr abends und ein Uhr in der Frühe regiert die Gallenblase. Falls Sie besondere Entscheidungen treffen wollen, empfiehlt es sich, in dieser Zeit tief zu schlafen, um den „Minister der Entscheidungen" arbeiten zu lassen. Zwischen eins und drei bewegt die Leber manchen Schläfer unruhig. Dies ist die Zeit, die der Körper und der Geist zur Erneuerung des Leber-Blutes dringend im Tiefschlaf braucht. Tanzen um diese Zeit schadet somit doppelt, da das Blut nicht in der Leber bewahrt werden kann. Nach der Mittag-Mitternacht-Regel hilft auch das Niederlegen am Nachmittag zwischen 13 und 15 Uhr, das Leber-Blut zu regenerieren.

Zwischen drei und fünf Uhr früh regiert die Lunge. Erwachen zu dieser Zeit zeigt eine Schwäche der Lunge an. Hartnäckige Lungenprobleme wecken uns um diese Zeit durch besonders heftiges Husten auf. Bei Störungen ist es daher ratsam, den Umlauf des Qi in den Lungen durch Schlaf ungestört gewähren zu lassen.

Bei buddhistischen Mönchen und auch Yogis ist vier Uhr in der Frühe, die Maximalzeit der Lunge, die Stunde, in der sie mit ihren Übungen beginnen. Der Körper kann zu dieser Zeit über die Atmung besonders viel verfeinertes Qi aufnehmen. Diese Praxis ist an eine Kultivierung, das heißt Verfeinerung der Atemtechniken gebunden. Nach der Mittag-Mitternacht-Regel hingegen können therapeutische Atemübungen bei Erkrankten mit dem besten Ergebnis zwischen 15 und 17 Uhr durchgeführt werden. Die Lungen reichen das Qi an den Dickdarm weiter – somit ist der 24-Stunden-Umlauf des Qi durch die Organe erfolgt.

Zu spätes Essen belastet die Leber, die ihre Entgiftungsarbeit in den Ruhestunden der Nacht durchführt. Wenn das Blut aus den Muskeln der Bewegung zurück in den Bauchraum, den Dreifachen Erwärmer, strömt, kann sie ihre Arbeit erledigen. Morgensteifigkeit ist ein Zeichen dafür, dass die Entgiftung des Blutes durch die Leber nicht ausreichend war. So können zum Beispiel die Anzahl der Ruhestunden zu gering gewesen sein, oder es besteht ein Ungleichgewicht durch zu spätes oder zu reichliches Essen, das vorwiegend reich an tierischen Proteinen war. In diesem Falle ist es günstiger, weniger zu essen, um die Leber zu entlasten.

Wenn Sie regelmäßig meditieren oder eine andere spirituelle Praxis üben, kann durchaus eine Mahlzeit am Tag, am besten gegen elf Uhr am Vormittag, genügen. Diese Mahlzeit sollte zu einem hohen Anteil aus gekochtem Getreide und großblättrigem, dunkelgrünem Blattgemüse bestehen. Im Anschluss können Sie ein wenig rohes Obst essen. Ausschließlich eine Mahlzeit zu sich zu nehmen erfordert eine strikte Selbstdisziplin. Der Fokus liegt dabei auf der praktizierenden Person, ihre Energie im Inneren wird verfeinert und gereinigt. Eine solche Ernährungsform ist nicht mit einem aktiven, weltorientierten Lebensstil vereinbar.

Buddha zufolge bewegt sich der Verstand des Menschen immer zwischen Extremen. Genauso wie das Pendel einer Uhr von einer Seite zur anderen ausschlägt, aber nie in der Mitte verharrt, fällt auch der Verstand des Menschen von einem Extrem ins andere.

Eine buddhistische Legende verdeutlicht dies. Sie handelt von einem Prinzen namens Shrona. Der Prinz, der die Buddhaschaft erlangen wollte, hatte, bevor er sich den Mönchen anschloss, immer nur seine Bedürfnisse befriedigt. Nun aber wollte er seinem Körper den größten Verzicht auferlegen und jede Bequemlichkeit ausschlagen. Wenn alle anderen Mönche auf befestigten Wegen gingen, lief er durch Dornengestrüpp. Suchten die anderen Schatten, stand er in der Sonne. Da buddhistische Mönche nur eine Mahlzeit am Tag einnehmen, erachtete er auch dies als Bequemlichkeit und verzichtete ganz aufs Essen. In wenigen Monaten war er zum Skelett abgemagert, sein schöner Körper von der Sonne verbrannt und seine Füße wund und voller Schwären.

Der Buddha bat ihn zu sich. „Shrona, ich möchte dir eine Frage stellen. Ich habe gehört, dass du ein guter Veena-Spieler warst, als du noch als Prinz gelebt hast. Stimmt das?"

Shrona stimmte zu, und der Buddha fuhr fort: „Wenn die Saiten an der Veena zu locker gespannt sind, welche Musik kannst du spielen?"

Shrona lachte und antwortete: „Keine Musik ist möglich. Lose Saiten können keine Musik hervorbringen."

Buddha insistierte: „Und wenn die Saiten zu straff sind?"

Shrona antwortete: „Auch zu straffe Saiten bringen keinen Ton hervor, denn Saiten, die zu straff sind, reißen, sobald man sie berührt."

„Und wann entsteht Musik?", fragte der Buddha.

Shrona antwortete: „Musik entsteht, wenn die Saiten so gespannt sind, dass sie weder zu locker noch zu straff sind. Es gibt einen mittleren Punkt: Nur dort entsteht Musik. Der erfahrene Musiker prüft, bevor er zu spielen beginnt, ob die Saiten weder gelockert noch überspannt sind."

Buddha sagte: „Das genügt. Ich habe meine Antwort erhalten. Genauso, wie du gelernt hast, meisterhaft die Veena zu spielen, lerne die Veena des Lebens zu nutzen. Zwei Extreme bringen keinen Ausgleich. Der richtige Ton entsteht in der Mitte. Bedenke!"

TEIL 3

Die Lehre der fünf Wandlungsphasen

9
Die Fünf Wandlungsphasen (wu xing)

Derjenige, der die größere Bestimmung begreift, wird ein Teil von ihr.
Derjenige, der die kleinere Bestimmung begreift, schickt sich ins
Unvermeidliche.

(Zhuangzi)

Die Lehre von den fünf Wandlungsphasen oder, chinesisch, den *wu xing,*
stellt einen der populärsten Aspekte der fernöstlichen Medizinphilosophie dar.
Kaum ein Tag vergeht, an dem nicht eine Zeitschrift neue Heilungschancen
gemäß diesem alten System verspricht oder die Wohnungseinrichtung nach
den Kriterien der Wandlungen verändert werden soll.

Das System der Wandlungsphasen ist ein kosmologisches System, basie-
rend auf der Zuordnung nach Ähnlichkeiten, in das sich immer neue Zuord-
nungsgruppen integrieren lassen. Dennoch sollte es nie mechanistisch und
stringent logisch verstanden und angewendet werden, denn es handelt sich
um ein Entsprechungssystem, das sich je nach Betrachtungswinkel schlüssig
oder auch höchst unverständlich gestalten kann. Einzelne Segmente sind
zum Teil nicht kompatibel.

Bleiben wir aber an einem Punkt der Betrachtung und konzentrieren
uns zum Beispiel auf die Wandlungen der Lebenszyklen in Anlehnung an
die Wandlungen der Jahreszeiten, werden wir überrascht feststellen, wie viel
Beobachtung und Kenntnis diesem System innewohnen und wie detailge-
nau wir Beschreibungen von Vorgängen im Mikro- wie im Makrokosmos
ableiten können.

Jede der fünf Phasen wird unter anderem einer Jahreszeit, einer Tageszeit
oder einem Lebensabschnitt zugeordnet. Die Jahreszeiten folgen einander
zyklisch, eine geht aus der vorangegangenen hervor und wird ihrerseits von
einer neuen Jahreszeit beendet, ebenso wie die Stunden des Tages sich von
der tiefsten Nacht in den hellsten Tag entfalten und wieder ausklingen. Auch
das menschliche Leben springt nicht ruckartig von einer Lebensphase in die
nächste, sondern der Verlust des einen Abschnitts beginnt stets mit dem
Gewinn des anderen.

Wir wählen die Bezeichnung *Fünf Wandlungsphasen,* oder *Fünf Phasen.* Diese Bezeichnung lässt sich auf den Sinologen Manfred Porkert zurückführen, der sie aus dem von dem bedeutenden Sinologen Richard Wilhelm ursprünglich geprägten Begriff der „Fünf Wandelzustände" entwickelte. Sie entsprechen nicht dem griechischen Verständnis der Elemente, auch wenn der Begriff „fünf Elemente", der in anderen Publikationen gelegentlich verwendet wird, dies nahe legt.

Die Lehre wurde um 300 v. Chr. durch einen Gelehrten namens Zou Yan populär, seine Quellen verlieren sich in der Geschichte.

Die Fünf Wandlungsphasen in zyklischer Anordnung

Wie in der folgenden Darstellung (s. Abb. 8) zu erkennen ist, gehen die verschiedenen Phasen des Universums, der Natur, aber auch des individuellen Lebens in einer zyklischen Reihenfolge aus der jeweils vorangegangenen hervor und tragen bestimmte prägende Charakterzüge. Diese Charakterzüge werden gemäß dem System der Entsprechungen von den Eigenschaften der jeweiligen Wandlungsphase abgeleitet und einem erkennbaren Vorgang oder einer Erscheinung der Natur zugeordnet. Diese in der Natur vorkommenden und sichtbaren Manifestationen werden mit Holz, Feuer, Erde, Metall und Wasser benannt.

Jeder Aspekt in einer jeden Phase trägt stets auch die Komponenten der anderen Phasen in veränderten Anteilen in sich. So gibt es beispielsweise die Phase des Holzes. In dieser Phase ist die Qualität nicht ausschließlich vom Holz bestimmt, sondern besteht in veränderlichen Anteilen aus allen fünf Phasen. Wir erkennen die Qualität des Wassers im Holz (Biegsamkeit), die des Feuers im Holz (aufstrebend), die der Erde im Holz (verwurzeln, nähren), des Metalls im Holz (Struktur, Festigkeit) und die des Holzes selbst, seiner spezifischen Anteile, im Holz (Plan, Vision).

Zu Beginn der Nacht ist der Tag noch da, sein Anteil weicht jedoch mehr und mehr zurück. In der tiefsten Nacht kündigt sich der neue Tag unabwendbar wiederkehrend aufs Neue an. Der Tag ist ebenfalls gekennzeichnet durch die Morgendämmerung und den frühen Morgen (Holz), den Mittag (Feuer), den Nachmittag (Erde), den frühen Abend (Metall) und die Nacht (Wasser).

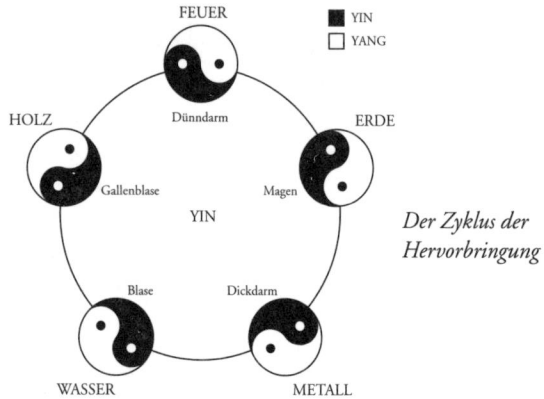

Der Zyklus der Hervorbringung

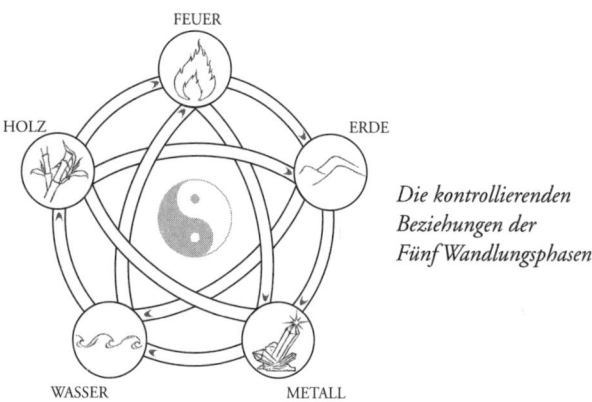

Die kontrollierenden Beziehungen der Fünf Wandlungsphasen

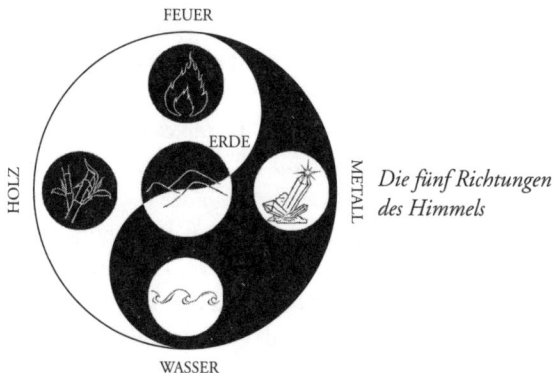

Die fünf Richtungen des Himmels

Abb. 8: Die Lehre der Fünf Wandlungsphasen

148

Der Lebenszyklus der Menschen

Der Mensch beginnt sein Leben in der Wandlungsphase Wasser, in tiefer bewegungsloser Ruhe. Noch ist er ungetrennt vom Tao. Doch gemäß den Wandlungen nimmt das größte Yin ab und schafft Raum für das beginnende Yang. Nun vereinigen sich die mütterlichen und die väterlichen Anteile.

> „Das Tao gebiert das eine.
> Das eine gebiert die zwei.
> Die zwei gebiert die drei,
> und die drei gebären die zehntausend Dinge.
> Die zehntausend Dinge enthalten das Yin
> und umarmen das Yang,
> und sie erreichen Harmonie durch das Mischen des Qi."
>
> *(Laozi)*[54]

Noch sind die Lebensvorgänge kaum wahrnehmbar. Mit der Holzphase als Beginn der Geburt entfaltet sich der Mensch. Sein Leben ist nun für die kommende Zeit vom Einfluss des Holzes geprägt: Er drängt auf Entfaltung, auf das Ausprobieren seiner Möglichkeiten. Er verschafft sich Platz, strebt beharrlich dem Feuer, seiner jugendlichen Entfaltung und Ich-Findung, entgegen.

Im Feuer trifft er seine neue Familie, er entdeckt die Liebe, und vielleicht stellen sich, wenn das Feuer gleichmäßiger brennt, Nachkommen ein. Die Phase, die das Feuer nun hervorbringt, ist die der Ernte. Der Mensch versucht nun, Bedingungen zu schaffen, die sein Leben, sein berufliches Fortkommen, sein Auskommen während der nächsten Jahre sichern. Er legt sich Reserven zu. Meist beginnt in diesem Alter auch eine Gewichtszunahme. Der Speicher ist voll, vielleicht sogar übervoll.

Mit Ende des vierzigsten Lebensjahres beginnt die Phase des Auswählens. Im Metall wird Qualität entschieden, denn nur das Beste wird die lange Strecke durch das Wasser überstehen, bis schließlich der Tod eintritt.

Da es sich jedoch um einen Zyklus handelt, ist es unvermeidlich, sich die Frage nach dem weiteren Verlauf zu stellen.

Taoisten bereiten sich darauf vor, in der Fusion der Wandlungen und der Erfahrung der Goldenen Blüte, der Entfaltung des kosmischen Bewusstseins, ihren irdischen Anteil des Kontraktes mit dem Himmel zu erfüllen. Dies entspricht der Rückkehr ins Tao. Die unteilbare Existenz, das Tao, trägt den

Samen *(jing)* des wahren Selbst in sich. So beendet das wahre Selbst mit der Rückkehr ins Tao den Kreislauf, bis das Tao sich erneut in zwei, in drei und schließlich in zehntausend Dinge entfaltet.

Analogien des Lebens

Entsprechend den Lebensabschnitten werden die Jahreszeiten und Tageszeiten zugeordnet. Die Phase des Yin im Yin (Wasser) ist die Phase der Mitternacht und entspricht dem Winter. Es folgt die Umstellung im keimenden Yang in die Phase Yang im Yin (Holz), die dem frühen Morgen, wenn sich die Sonne an der Linie des Horizonts zeigt, dem Frühling und dem zunehmenden Mond entspricht. Das Yang wächst weiter bis zu seiner Klimax, dem Yang im Yang, während das Yin weiter zurückweicht. Im Yang im Yang (Feuer) begegnen wir dem hellen Mittag, dem Sommer, dem Vollmond. Nun nimmt kontinuierlich das Yin zu und führt zur mittleren Phase der Erde, dem Spätsommer. Das Yin wächst weiter und mehrt die Kraft des Yin, während das Yang zurückweicht. Es ist die Zeit des Yang im Yin (Metall), in der der Herbst residiert und der Mond wieder abnimmt. Die Sonne sinkt unter die Linie des Horizonts. In der Phase des Yin im Yin (Wasser), vollendet sich der Zyklus: Es ist wieder Winter, Neumond, Mitternacht.

Jede der Phasen determiniert die folgende. Ist eine Phase schwächlich ausgefallen, so lautet die Regel, wird auch die nächste gestört sein.

Die Wandlungsphasen im Körper des Menschen: die fünf *zang* und die sechs *fu*

Im Körper des Menschen finden sich ebenfalls Vertreter der einzelnen Phasen. Sie tragen – entsprechend ihren Aufgaben – die Namen von Beamten, die als kosmische Botschafter eine Stellvertreterposition in der Landschaft Mensch einnehmen.

Die Organe sind nach den Yin-/Yang-Prinzipien zu Funktionspaaren zusammengefasst. Somit werden jedem Organ spezifische Eigenschaften zugeordnet, die zu der Klassifizierung als Voll- oder Hohlorgan führen. Verschiedene Organsysteme finden allerdings keinen Platz im System der Entsprechungen und werden als Sonderorgane bezeichnet (zum Beispiel Uterus, Gehirn).

Vollorgane speichern Substanzen und stellen sie bei Bedarf wieder bereit. Leber, Herz, Milz, Lunge und Niere sind nach dieser Klassifizierung Vollorgane. Sie haben eine hohe Dichte und qualifizieren sich als Yin-Organe. Chinesisch lautet ihr Name *zang*.

Hohlorgane, Yang-Organe, sind im Wesentlichen Passageorgane. Sie sind zwar gefüllt, aber nicht voll. In ihnen wird bewegt, hindurchgeführt, extrahiert, nicht gespeichert. Hohlorgane sind nach dieser Klassifizierung Gallenblase, Dünndarm, Magen, Blase, Dickdarm. Chinesisch lautet ihr Name *fu*. Die Lehre der fünf Zang und der sechs Fu bildet die Grundlage der Syndromdiagnose. Mit dem sechsten Fu wird der bereits erwähnte Dreifache Erwärmer (s. Kap. 2), auch „Drei Brennkammern" genannt, als Organ bezeichnet. Der Dreifache Erwärmer entspricht allerdings nicht der gewöhnlichen Definition von „Organ" als sichtbare anatomische Entität, denn er ist ausschließlich über seine Wirkungen definiert (jenseits allen Sichtbaren und anatomisch Beweisbaren).

Wenn nun in der fernöstlichen Medizin von einem Organ, zum Beispiel von der Leber gesprochen wird, steht dann auch tatsächlich die Leber als Gestalt in Form eines Organs im Vordergrund? Offensichtlich ist das eher nicht der Fall. Vielmehr müssen wir davon ausgehen, dass die Leber in der fernöstlichen Medizin stärker über ihre Funktionen im gesamten Geist-Seele-Körper-Gefüge definiert wird als über ihre Erscheinung und ihre Leistungen im Stoffwechsel.

Dass die Definition nicht identisch mit unseren westlichen Erhebungen ist, leitet sich aus dem ehrenvollen Titel der Leber ab: Sie ist der General, der Befehlshaber, während die Gallenblase der Botschafter der Entscheidungen der Wandlungsphase Holz im Mikrokosmos Mensch ist. Die Gallenblase als Beamter steht der Leber zu Seite, da sie die Entscheidungen verwaltet. Ein Heerführer ohne die Kraft der Entscheidung wäre nicht von Nutzen. So gehen die beiden eine unlösbare Allianz ein. Alle anderen Organe tragen ebenso Titel, die Staatsorgane repräsentieren.

Ein weiteres Sonderorgan, dessen klinische Wichtigkeit unbestreitbar ist, fehlt in diesem Modell: Es ist der Yin-Partner des Dreifachen Erwärmers – das Perikard – der als „Meister des Herzens" bezeichnet wird. Er wird hier in Union mit dem Herzen betrachtet.

Betrachten wir die Organpaare und ihre Zuordnungen zu den Wandlungsphasen:

Wasser – Niere und Blase

Holz – Leber und Gallenblase

Feuer – Herz und Dünndarm (Perikard und Dreifacher Erwärmer)

Erde – Milz und Magen

Metall – Lunge und Dickdarm

Wasser – Versammlungsort und Rat der Potenzierung der Kräfte.

Holz – der Heerführer; von ihm gehen Überlegungen und kluge Pläne aus.

Feuer – der Kaiser; von ihm stammt die klare Einsicht und die Kommunikation mit dem Himmel.

Erde – der Zensor; er übt Kritik und verwertet.

Metall – der Minister über die rhythmische Ordnung aller Lebensvorgänge; er verbindet innen und außen.

Die Phasen determinieren sich energetisch: Fällt die eine schwach aus, wird die nächste ebenfalls geschwächt. Gerät eine Wandlung in Fülle, schädigt sie ebenfalls die vorangegangene, da ein zu starkes Kind die Mutter schwächt. Diese Regel wird unter dem Namen Mutter-Kind-Regel therapeutisch genutzt.

Ferner regulieren sich die Phasen im Kontrollzyklus untereinander. Dieser Zyklus ist von großer diagnostischer Bedeutung, da er die Entwicklung der Erkrankung sowohl prognostizieren als auch herleiten kann.

Zusammenfassend stellen sich also die Beziehungen wie folgt dar:

Hervorbringungszyklus/Sheng-Zyklus: Wasser erzeugt Holz – Holz erzeugt Feuer – Feuer erzeugt Erde – Erde erzeugt Metall – Metall erzeugt Wasser – und so weiter.

Kontrollzyklus/Ke-Zyklus
Wasser kontrolliert Feuer – Feuer kontrolliert Metall – Metall kontrolliert Holz – Holz kontrolliert Erde – Erde kontrolliert Wasser – und so weiter.

Wir sagen:
Wasser ist die Mutter des Holzes, aber das Kind des Metalls.
Holz ist die Mutter des Feuers, aber das Kind des Wassers.
Feuer ist die Mutter der Erde, aber das Kind des Holzes.
Erde ist die Mutter des Metalls, aber das Kind des Feuers.
Metall ist die Mutter des Wassers, aber das Kind der Erde.

Wasser kontrolliert Feuer, wird aber von der Erde kontrolliert.
Holz kontrolliert die Erde, wird aber vom Metall kontrolliert.
Erde kontrolliert Wasser, wird aber vom Holz kontrolliert.
Metall kontrolliert Holz, wird aber vom Feuer kontrolliert.
Feuer kontrolliert Metall, wird aber vom Wasser kontrolliert.

Wir sehen, dass jede der Phasen ausnahmslos mit allen anderen direkt oder indirekt vernetzt ist. Daraus ergibt sich, dass keine Störung innerhalb einer Phase ohne direkte oder indirekte Auswirkung auf mindestens die hervorzubringende und die zu kontrollierende Phase bleibt.

Sammelt sich eine Störung im Holz, zum Beispiel eine krankheitserzeugende Fülle, gerät auch das Feuer in heftigen Aufruhr und verhält sich ungezügelt. Die Kontrolle über die Erde wird zu einer Tyrannei. Wir sprechen in diesem Fall nicht mehr von „Holz kontrolliert Erde", sondern von „Holz missachtet Erde", oder „Holz überwältigt Erde".

Ist das Holz hingegen stark geschwächt, wenn es in einen unphysiologischen Mangel gerät, dann hungert auch das Kind des Holzes, das Feuer, und flackert schwächlich. Die Erde hingegen nutzt ihre Chance der mangelnden Kontrolle durch das Holz und wendet sich flugs gegen ihren Kontrolleur: „Erde verspottet Holz." Dies ist der Zustand einer ernsten Erkrankung, in dem alles außer Kontrolle gerät.

Die Fünf Wandlungsphasen als Achsenkreuz

Das Modell der fünf Wandlungsphasen kann auch gemäß einer zweiten Variante dargestellt werden (s. Abb. 8 auf S. 148). Die Unterschiede der beiden erschließen sich in ihrer therapeutischen und philosophischen Komplexität nur dem aufmerksamen Beobachter. Beide Modelle stehen deutlich in der Tradition der Zahl Fünf. Zahlensymbolik zum Verständnis der Vorgänge des Universums findet sich an vielen Stellen der taoistischen Schriften.

Das ältere Schema, das Achsenkreuz, beruht stärker auf staatstheoretischen und philosophischen Aspekten als auf Naturbeobachtung. Die philosophischen Aspekte sind geprägt vom Buch der Riten, dem *Li Ji*. Es ist dennoch bis heute therapeutisch von großer Bedeutung. In diesem Schema liegt das Feuer ebenfalls im Süden. Der Süden wird in der fernöstlichen Medizin oben angesiedelt, da oben am Zenit der Höchststand der Sonne erreicht wird. Der Kaiser residiert in seinem Palast in der Mitte des Reiches und blickt nach Süden, heißt es. Wenn wir dies stets im Blick behalten, ist das System der Entsprechungen leichter nachvollziehbar:

Die Wandlungen und die Himmelsrichtungen –
Phönix, Drache, Tiger, Schildkröte

Das absolute Yang entspricht im Menschen dem *shen,* seinem reinen Bewusstsein. In seiner feinstofflichen energetischen Form entspricht es dem Himmel. Der Kaiser steht stellvertretend für den reinen Menschen. Er repräsentiert durch seine Natur als Mittler zwischen Himmel und Erde die dritte Kraft im Universum, das Qi, das durch die Vereinigung von Himmel (Yang) und Erde (Yin) ermöglicht wird. Aus den Blitzen des Kosmos und der Feuchtigkeit der Erde entstehen als Folge der ersten Geburt, der des Qi, die zehntausend Dinge.

Mitte: Der Kaiser hat seinen Palast in der Mitte des Reiches errichten lassen, von wo aus er alle Himmelsrichtungen überblickt. Die Rituale, *li,* führt er in Richtung Süden aus. Auch die Mitte entspricht einer Richtung – eine für westliche Menschen ungewöhnliche Sichtweise. Es gibt somit fünf Himmelsrichtungen: Süden, Norden, Osten, Westen und die Mitte. Die Mitte ist zentrierend, harmonisierend. Ihr Einfluss verbindet die Extreme. Dort, wo sich die Achsenkreuze treffen, ist jede der Wandlungsphasen ihrer Essenz am nächsten. Vom Punkt der Mitte aus bringt jede ihre ureigene himmelsbestimmte Entfaltung zu ihrer Vollendung. Die Mitte birgt somit das eingebundene Potenzial einer jeden Wandlung.

Süden – der Phönix: Die Farbe des Feuers ist flammendes Rot, und der rote Phönix symbolisiert die Kraft des Guten, des wohltätigen Himmels. Der Phönix erscheint nur, wenn eine gute und gerechte Regierung den Auftrag des Himmels erfüllt. Schon Konfuzius beklagte, dass der Phönix nicht mehr erscheine, wohl, weil die Regierung so schlecht und kein gutes Zeitalter in Sicht sei. Das chinesische Wort *fenghuan* für Phönix erlaubt weitere Deutungen: Feng bedeutet nicht nur Wind, sondern kann auch den männlichen Phönix beschreiben. Huang bedeutet „das Weibliche". Im Wort Fenghuan finden wir also die Vereinigung des Männlichen und Weiblichen.

Wir können weitere Analogien zu den Eigenschaften der Wandlungsphase Feuer entdecken: Das kaiserliche Feuer ist gekennzeichnet durch die Entfaltung des Shen, des reinen Bewusstseins, und seine Vereinigung mit dem Himmel durch die Rückkehr ins Tao. Es enthüllt unsere Aufgabe, die wir erfüllen können. Wir haben ein Rechnung offen mit dem Himmel, die wir begleichen können – etwas, das wir gemeinhin mit Schicksal *(ming)* übersetzen – Schicksal im Sinne von Bestimmung, nicht von erdulden oder sich fügen. Dennoch besteht keine Verpflichtung, diese zu erfüllen, und den

Weg müssen wir selbstständig finden. Wir können den Auftrag des Himmels auch ignorieren, aber der Preis ist hoch, wenn wir unser Schicksal verfehlen. Der Preis ist ein Leben, das unerfüllt bleiben wird.

Der zweite Aspekt der Vereinigung ist der der irdischen Vereinigung zweier Menschen – eines weiteren Kennzeichen des Feuers. Intimität herzustellen und von der Ergänzung zu profitieren, Menschen in die Nähe zu lassen und auf ihre Wünsche zu reagieren – das ist die Funktion des höchsten Beamten im Feuer.

Osten – der Drache: Blickt der Kaiser nach links (wenn wir, wie im Schema dargestellt, den Süden als den höchsten Punkt definieren), so sieht er im Osten den mächtigen blaugrünen Drachen. Der Drache ist dem Menschen zugeneigt, der sich richtig verhält. Den Winter verbringt der Drache im Norden unter der Erde. Erst am zweiten Tag des zweiten chinesischen Monats, der Zeit des Neujahrsfestes, beginnt er seinen Aufstieg auf die Erde. Von dort bewegt er sich zeugend zum Himmel empor, seiner Vereinigung mit dem Feuer entgegen. Auf diesem Weg ruft er Regen, Blitz und Donner hervor. Die Zeit des Neujahrfestes, die in asiatischen Ländern gemäß dem dort vorherrschenden Mondkalender normalerweise in unseren Monat Februar fällt, sollte dementsprechend mit häufigen Niederschlägen einhergehen, da dies Glück verheißt. Durch die Niederschläge ist die winterliche Erde für die erste Aussaat im Frühjahr vorbereitet. Bleiben die Niederschläge aus, verkümmert das Land.

Der Drache ist ein Tier mit wundersamen Eigenschaften. So kann er beispielsweise den Raum zwischen Himmel und Erde ausfüllen. Seine Wandlungsphase ist das Holz. Das Holz hat den intensiven Bezug zu den Eigenschaften der Bereitstellung und dem Bewachen des Qi und der „Wege". So füllt das Qi als dritte Kraft wiederum den Platz zwischen Himmel und Erde aus. Tatsächlich ist der Drache seit der Han-Dynastie wiederum das Symbol für den Kaiser.

Innerhalb der Systeme von Entsprechungen finden wir stets neue Systeme von Entsprechungen. Dennoch sollte man sich bemühen, nicht willkürlich Assoziationsbrücken herzuleiten, sondern stets innerhalb eines Systems zu bleiben.

Westen – der Tiger: Der große Gegenspieler zum aufstrebenden und befruchtenden Drachen ist der Weiße Tiger. Seine Residenz ist der Westen. Ihm ist das Metall zugeordnet, das durch Zersetzung, Veränderung und Anreicherung entsteht. Der Weiße Tiger ist der Fürst über den Tod, da er die Lebensvorgänge beendet. (Einer anderen Entsprechung nach residiert der Tod als Beginn für das Neue im Wasser, im Norden, im tiefsten, bewegungslosen Frost.)

Der Tiger im eigentlichen Sinne ist ein Yang-Tier, in seiner Entsprechung als Tier der Wandlungen jedoch stellt er sich als Yin-Tier dar. Er besitzt die Kraft, Dämonen zu vertreiben, und wacht deshalb über den Gräbern, aber auch an Türpfosten, so dass schädliche Winde nicht eindringen können. Er wird als Weisheit in der Gestalt eines Richters, eines Gerechten, dargestellt.

Norden – die Schildkröte: Im Norden ist es Nacht, es ist dunkel und kalt, und das Wasser herrscht. In diesem tiefen Wasser residiert die mythische Schildkröte. Ihre Farbe ist schwarz, und auf ihrem Rücken steht der Phönix und verbindet so die fundamentalen Energien in der Fusion von Feuer und Wasser.

Die Schildkröte vereinigt in ihrem Körper Himmel und Erde, da ihr Panzer gewölbt ist wie der Himmel über unseren Augen und ihre Unterseite flach ist wie die Erde unter unseren Füßen. Ihre Langlebigkeit steht für Festigkeit.

Die magische Schildkröte wacht über die *acht Methoden,* die das Ansteigen und Zurückweichen von Yin und Yang beschreiben. Auf dem Rücken sind Zahlen notiert, die in der Addition stets fünfzehn ergeben, im Zentrum finden wir die Zahl fünf, die für die Erde steht. Jeder Zahl, aber nicht der Erdzahl fünf, ist im Yi Jing (I Ging) ein Hexagramm der Wandlungen von Yin und Yang zugeordnet. Das Yi Jing, das „Buch der Wandlungen", erteilt Auskünfte als Schicksalsorakel.

Wir finden in diesem Schema Erklärungen der inneren taoistischen Alchimie, die wiederum auf die Zahl Drei gegründet sind, wie zum Beispiel die „Drei Schätze" *Qi, Jing, Shen,* auch die „Drei Blüten" genannt. Diese Vorgänge sind nicht mit dem im Westen bekannteren Erklärungsbild der fünf Wandlungsphasen in Form eines Zirkels vereinbar.

10
Die Wandlungsphase Wasser

Ebenso wie das Wasser der großen Meere nur einen Geschmack hat, den Geschmack des Salzes, so haben alle wahren Wege nur einen Geschmack – den Geschmack der Befreiung.

(Buddha)[55]

Der Tod ist ein schlechter Abschluss vom Leben. Es wäre viel schöner sicherlich: Erst sterben, dann hätte man's hinter sich – und nachher leben.

(Nestroy)

Yin im Yin – absolutes Yin

„Die Nieren gehören zum Element Wasser, darum heißen sie ‚dunkles Geheimnis‘, Xuan-mi. Aus den Feinstteilen der Nieren bilden sich die Kinder, darum heißt sie ‚Erzeugungsgottheit der Kinder‘. Ihre Größe wird mit acht Zentimetern angegeben. Sie trägt Kleidung aus dunkelblauem Brokat.[56]

Die Wandlungsphase Wasser regiert den Winter. Im Winter herrscht die Nacht. Die Stunden des Lichts nehmen ab, und die Temperaturen sinken beständig. Die bunten Farben des Feuers in der Sommerzeit, die warmen Töne des Laubs der Erdphase sind im Herbst verrottet. Nun scheint sich nichts mehr zu bewegen, nichts mehr aus dem Schutz von Höhlen und unter der Erde hervortreten zu wollen. Die Sonne verbirgt sich viele Tage hinter Schneewolken. Die Farben sind stumm, als hätten sie sich auf zwei Grundfarben beschränkt: Schwarz und Weiß in all ihren Schattierungen.

Menschen und Tiere bringen nur wenige Stunden im Freien zu. Es gibt nichts mehr zu säen, zu schauen, zu ernten. Aber es gibt diese geheimnisvolle Stille, diese schwebende Ruhe. Besinnlichkeit.

„Wenn ihr im Winter ein unangemessenes Leben führt und euren impulsiven Wünschen und Emotionen wie Zorn oder Reizbarkeit nachgebt, wird der Geist rastlos und das Yang-Qi verliert sich an der Oberfläche." (Su wen)[57]

Der Text Su wen empfiehlt im Kapitel „die Kunst, mit den Jahreszeiten in Einklang zu leben"[58], sich vor ungezügelten sexuellen Begierden im Winter in Acht zu nehmen, und rät, sie zu betrachten, „als wolltet ihr ein freudiges Geheimnis verbergen".

Verschiedene Aspekte der Wandlungsphase Wasser

Die besondere Qualität der Wandlungsphase Wasser zeigt sich in der Natur des Winters: Alles scheint zum Stillstand gekommen, die Stunden des Lichts sind kurz – doch unaufhörlich beginnt das Yang nach dem stillsten Punkt des Yin sich wieder zu entfalten – das Leben beginnt von neuem. So ist das Wasser mit dem Ende ebenso assoziiert wie mit dem Ursprung des Lebens. Daher finden wir den Lebensfunken und den Lebenswillen eines jeden Menschen in der Wandlungsphase Wasser geborgen.

In der Wandlungsphase Metall definieren wir den Tod als weißen Tiger, der im Westen beheimatet ist. Der blaugrüne Drache der Wandlungsphase Holz lebt im Osten und befruchtet das Leben, während er zum Himmel aufsteigt. In den Linien seines Körpers, den Drachenlinien, zirkuliert reines Qi.

Das Metall zerstört die lebendige Form. Das Holz plant und beginnt die neue Form. Dazwischen liegt die Zeit des Wassers. Nur die feinste Qualität, die das Metall als sublimierte Form zurückließ, wird im Wasser bewahrt, bis der Funke des Yang den Kreislauf von neuem beginnt. Aus diesen Potenzialen, die bewahrt und verfeinert wurden, entsteht neues Leben. Aus der Auflösung der Form entsteht das Potenzial zum Erschaffen der neuen Form.

Wasser als Übergang zu neuem Leben

Das Wasser ist unsere tiefste Vergangenheit. Hier bilden unsere Ahnen und wir in endloser Reihe die Quelle immer neuer Generationen. Hier sammeln wir unsere Kräfte, um unsere Wirbelsäule aufzurichten, und gestalten die Basis für unser *ming* – die Erfüllung unseres himmlischen Auftrags. Und hier, im Wasser, nehmen wir Abschied von unserer Form. Hier endet unsere reale Existenz.

Die Weitergabe unserer Essenzen geschieht im Nieren-Yin. Das Nieren-Yang ist die Potenz der Ausführung, und das Jing bewahrt die Kenntnisse der spezifischen Ausprägungen und stellt die Verbindung mit unserem himmlischen Plan dar. Das Nieren-Yin hingegen ist das vorbehaltlos empfangende, das tiefste Yin, das unser struktives Potenzial bildet, unsere Festigkeit.

Leon Hammer interpretiert dies wohl einzig unter den Theoretikern der modernen chinesischen Medizin als die göttliche Liebe, die ebenso rein wie vorbehaltlos präsent ist. Diese göttliche Liebe erst gestattet die Entfaltung des jeweils spezifischen Aspekts von Liebe in den anderen Wandlungsphasen.[59] Leon Hammers Ausführungen sind zwar nicht in dieser Weise in den Klassikern begründet, dennoch sind sie hilfreich, selbstständig forschend weitere Assoziationen zu den vielfältigen Funktionen des Wassers zu finden und sich dem Thema aus der westlichen Perspektive vielleicht überhaupt erst nähern zu können.

Im Zyklus der Wandlungen tritt die dominierende Kraft des absoluten Yin in der Wasserphase auf dem Weg zur Maximalphase der Nacht ihre Herrschaft an. Die Kälte ist groß. Alle Lebensvorgänge beruhigen und verlangsamen sich und nähern sich dem völligen Stillstand. Zeit der Sammlung. Nur dem, der kräftig genug ist, gelingt ein gestärktes Erwachen im Frühling. Aus dieser Sicht stellt die Wasserzeit nur einen fortlaufenden Übergang dar, wenngleich mit zwei Optionen: Schöpfung oder Verlöschen.

Das Wasser bildet eine weitere Phase des Zyklus, die durchlaufen wird; es stellt keinen Schlusspunkt dar. Das Erlöschen des sichtbaren Lebens, als größte Phase der Ruhe betrachtet, ist ein Tor, das durchschritten wird. Es gibt keinen absoluten Endpunkt der Ruhe.

In die Zeit, die der tiefsten Dunkelheit des Winters nach der Wintersonnenwende folgt, in der das tiefste Yin vom zarten, beginnenden Yang allmählich abgelöst wird, fällt in den Kulturen, die sich am Sonnenkalender orientieren, der Jahresanfang. Auch einige Schulen der fernöstlichen Medizin, die den solaren Kalender verwenden, legen den Jahreswechsel in diese Zeit. Im Christentum, dass nach dem solaren Kalender rechnet, fällt die Geburt Jesu Christi, des Lichts, in die Zeit des absoluten Yin in Gestalt der Jungfrau Maria, in das Ende der tiefsten Zeit des Winters nahe der Wintersonnenwende. Der Stern von Bethlehem kündigt das Ende der dunklen Zeit an.

Lunare Kalender legen den Jahresbeginn hingegen in die Februar-Zeit. Bei uns feiern wir am Valentinstag (14. Februar), an dem wir unseren Liebsten zarte Frühlingsblumen überreichen, einen Triumph über die lebensfeindliche Kälte.

Das Bewahren in der Stille als Voraussetzung für einen Neuanfang
Der Beginn allen komplexen Lebens beginnt mit der Verschmelzung zweier unterschiedlicher Organismen.[60] Die erste Form, die entsteht, egal ob Eizelle oder Samen, ist unendlich kompakt und energiereich. In ihr verbinden sich nun sämtliche Informationen, oder – poetischer – alle Schätze, die die Vorfahren und Ahnen vom Urgrund des Seins bis zu diesem besonderen Tag unseres Entstehens bewahrt haben. In der fernöstlichen Medizin wird dies mit dem Begriff *jing* bezeichnet. Dieser Schatz, der über so viele Leben gehegt wurde, wird an uns weitergereicht als Mandat des Himmels.

Wir besitzen nun die eine Hälfte, die irdische. Die andere Hälfte liegt im Himmel bewahrt. Gemeinsam stellen sie unsere Bestimmung dar, die wir erfüllen können, aber nicht müssen. Mit dem *jing* ist uns die Verantwortung übertragen worden, das Edelste an unsere Nachkommen weiterzureichen. Auf diesem Grundstock werden die nächsten Generationen entstehen und ihr Schicksal offenbaren.

In der Wandlungsphase Wasser ist die Essenz des Daseins bewahrt. Sie ist eingesponnen in die Erinnerungen von Jahrmillionen und stellt ein ungeheures Potenzial dar, aus einem winzigen Zellhaufen ein differenziertes Lebewesen mit spezifischen Eigenschaften zu schaffen.

Der Anstoß, aus diesem Potenzial neues Leben entstehen zu lassen, geschieht mit dem Erscheinen des jungen Yang, der Wandlungsphase Holz.

Sex ist ebenfalls eine Funktion der Wandlungsphase Wasser und ihres Bewahrens der Reproduktivität – der Fähigkeit, Nachkommen zeugen zu können. Auch das männliche Durchhaltevermögen beim Sex hat hier seine Quelle.

Das Wasser speichert, was immer zu uns gehören wird. Die Phasen davor müssen optimal gearbeitet haben: nicht zu viel, nicht zu wenig. Arbeiten sie zu wenig, bleibt Unerledigtes liegen. Ungereinigtes, Ungeklärtes, Vergiftendes. Das Wasser bewahrt auch dieses. Arbeiten die Phasen vorher zu stark, sortieren sie zu rigoros aus, sind über ihre eigenen Kräfte hinausgegangen, bleibt dem Wasser kaum mehr etwas zu bewahren. Die Nieren als zugeordnete Organe erschöpfen sich, wenn die anderen Phasen schwach sind, oder sie überdrehen. Nichts von Wert wird erhalten. Körper und Geist geraten in existenzielle Mangelzustände.

Ohne das Konservieren und Bewahren im Innersten, in der Stille, ist kein Neuanfang mit der vollen Entfaltung des Potenziales möglich. Der Moment, an dem das Yin sein Maximum erreicht hat, ist gekennzeichnet durch Stille, als die Abwesenheit von Bewegung (yang).

„Während der Wintermonate welken die Dinge, sie ziehen sich zurück, gehen nach Hause und treten in die Phase der Ruhe ein, so wie Seen und Flüsse zufrieren und Schnee fällt. (…) Kennzeichen des Winters ist das Speichern und Bewahren." (Su wen)[61]

Das Beispiel des Winters, in dem der Schnee die Samenkörner vor dem Erfrieren schützt, damit ihre Kraft für das Frühjahr bewahrt bleibt, zeigt einen lebensbejahenden Aspekt des Wassers.

Die Tage sind kurz und kalt, und das Su wen ermahnt uns, früh zu Bett zu gehen und erst mit der Sonne wieder aufzustehen. Wie die Samen unter dem Schnee verhalten wir uns still und verborgen. Dieses Verbergen geschieht nicht aus Furchtsamkeit oder Schwäche. Es ist die Form der Sammlung und des Bewahrens.

Die Kraft und Ausdauer des Wassers: Der Wille zum Leben

Um die Essenzen durch die lange, kalte Zeit des Winters zu retten, bedarf es großer Stärke und Ausdauer und eines bedingungslosen starken Willens, der nicht zweifelt. Leon Hammer sagt:

„Auf kognitiver Ebene vereint das Nieren-Qi, das … die Balance zwischen Nieren-Yin und Nieren-Yang darstellt, die Macht der ‚Kraft‘ (das Yang-Feuer des Mingmen) und die Stärke der ‚materiellen Struktur‘ (die Yin-Essenz) und schmiedet unseren ‚intelligenten Willen‘. Intelligenz umfasst Gedächtnis, Konzentration, Aufmerksamkeit, abstraktes Denken, Assoziationsfähigkeit, Einsicht und Kommunikation – also all jene Merkmale, die den *Homo sapiens* ausmachen. Die Domäne des Feuers ist die kinetische, bewusste Intelligenz. Der Wille, der funktionale Antrieb, ist die aktive Anwendung dieser potenziellen Fähigkeiten im Hinblick auf ein produktives Ziel. Für die persönliche Erfüllung sind beide gleichermaßen von Bedeutung."[62]

Die Bedeutung von Hammers Ausführung liegt nicht so sehr in seiner spekulativen Einsicht als vielmehr in der Betonung der Untrennbarkeit der Wasser-Feuer-Achse im gesunden und erfüllten Menschen.

Reserven zu haben und über Ausdauer zu verfügen sind deutliche Kennzeichen eines harmonischen und nicht durch falsche Ziele oder Krankheiten und Unfälle drainierten Wassers. Aus ihnen entsteht die Seele des Wassers: der Wille.

„Der Mensch, der nicht von der großen Quelle abgeschnitten ist, ist der natürliche Mensch. Der Mensch, der nicht von der Essenz getrennt ist, ist der geistige Mensch." (Zhuangzi)[63]

Kein Holz ist stark genug, einen Plan tatsächlich Gestalt annehmen zu lassen, wenn die Mutter des Holzes, das Wasser, im Mangel ist. Wenn die Ausdauer und der unbedingte Wille fehlen, entstehen keine Pläne, sondern nur Tagträumereien. Erst die Niere als Vertreter des Wassers verleiht die Kraft des Willens und damit die Kapazität, einen Plan ausreifen zu lassen und aus ihm wirkliche Kreativität zu entfalten.[64] Ausdauer und Beständigkeit sichern jedem Einzelnen das Überleben. Die Gestalt – oder besser, die Gestaltlosigkeit – des Wassers weist uns den Weg in ein tieferes Verständnis. Wasser selbst ist ohne Form und ohne Farbe. Es ist transparent und kann doch jede Farbe annehmen und widerspiegeln. Es kann jede Form annehmen und doch nicht gehalten werden. Die Grenzen, die das Wasser sich selbst gibt, kann es ohne Mühe überfluten oder unterlaufen. Kein Hindernis ist dem Wasser auf Dauer gewachsen. Doch selbst das Hindernis wird vom Wasser in seiner Gestalt verändert. Wenn wir Bilder des Grand Canyon betrachten, können wir die geduldige gestalterische Form des Wassers, aber auch seine Kraft und Ausdauer klar erkennen.

Kraft und Ausdauer, gebunden in dem Willen, der gemäß östlicher Anschauung in der Niere entsteht, beschreiben die Qualitäten des Wassers. Ein Tsunami zeigt die Kraft der Verwüstungen durch Wasser.

In den nördlichen Ländern haben wir oft nicht genug Wertschätzung für das Wasser. Es scheint immer für uns da zu sein. Wir verbrauchen es oft gedankenlos. In den Wüstenregionen der Welt wird die Bedeutung für den Menschen deutlicher: Ohne Wasser stirbt alles Leben. Aus diesem Wissen entsteht die dem Wasser zugeordnete Emotion: Das Wasser erzeugt die Angst.

Angst, die dem Wasser zugeordnete Emotion – Haushalten mit Reserven

Geht das Wasser zu Ende, entsteht Angst – Todesangst, Vernichtungsgefühl. Ist das Wasser übermächtig, gibt es kein Ufer, keinen Halt; reicht die Kraft nicht, entsteht Angst.

Nur Wasser kann Überleben garantieren und damit Sicherheit und Zukunft vermitteln. Fehlt es oder gerät es in Mangel, sind die Folgen fatal. Doch ebenso vernichtend können die ungebändigten Kräfte des Wassers den Menschen unter sich begraben. Er ist ohne Halt, er wird hin und her gerissen, hat keinen Boden mehr unter den Füßen. Ein Ozean ohne Ufer erzeugt

Grauen. Wie in jeder der Wandlungsphasen sind das richtige Maß und der richtige Gebrauch von lebenswichtiger Bedeutung, ebenso der Respekt. Das Wasser entscheidet, wie weit wir gehen können. Unsere angeborenen Reserven müssen sorgsam gehütet werden. Als würden wir mit einer Wasserflasche in der Hand aufbrechen zu einer Wanderung, bei der wir am Abend heiter zurückkehren wollen. Wir müssen sparsam mit dem Wasser umgehen, um weit herumzukommen, genug sehen zu können und noch genug Reserven für den Rückweg zu behalten. Wir sollten nicht zu weit gehen. Diese Formulierung ist für alle Bereiche des Lebens gültig. Überwiegt die Angst, so stagnieren wir vor unserem Unternehmungen. Wir können uns unseren Traum nicht erfüllen. Mit der vollen Wasserflasche in der Hand sitzen wir angsterfüllt vor dem Haus. Dies geschieht, wenn das Feuer in den Nieren nicht ausreichend brennt und so die Bewegung des Wasser und seine Verfeinerung in Qi nicht funktioniert. Diese Menschen ertrinken förmlich in ihrer Angst. Ihr Überlebenswille ist geschwächt.

Aber auch, wenn jemand einen Tag gewählt hat, bei dem die Umgebungstemperatur zu hoch ist, oder beim Wandern viel zu schnell dahineilt, wird die Reserve nicht reichen. Man ist zu weit gegangen und kann nicht Maß halten. Dies zeigt die Erschöpfung der Nieren an.

Wenn der Weg künstlich durch Tabak, Koffein oder Aufputschmittel erleichtert wird, entsteht der trügerische Eindruck, man könne noch viel weiter und höher gelangen, als hätte das Leben doch keine Grenzen – und plötzlich ist der Rückweg zu lang, und die Euphorie weicht grenzloser Erschöpfung. Wir nennen dies „die Erschöpfung der Energien der Niere". Sie ist ein besonders häufiges Bild in den Praxen Nordeuropas – mit schulmedizinischen Namen, die in keiner Illustrierten fehlen dürfen, wie zum Beispiel Burn-out-Syndrom, unspezifische Abwehrschwäche oder Chronic-fatigue-Syndrom. In China und Vietnam hingegen finden wir dieses Phänomen selbst bei sehr alten Menschen, die ja eigentlich schon kurz vor ihrem Zuhause angekommen sind, nur sehr selten.

Unsere Lebensweise wringt die Essenzen aus. Stille bewahren, Einkehr halten, rasten zur angemessenen Zeit sind die Tugenden, die das Wasser schützen.

Körper, Geist und Seele hängen in besonderem Maße vom Wasser ab. Es muss ein Ausgleich gefunden werden zwischen Bewahren und Aktivieren, zwischen Aktivität und Regenerieren. All diese Faktoren unterstehen der Niere.

Wasser als reinigende Kraft und innere Quelle

Den Menschen in allen Kulturen sind jeweils ausgewählte Wasserläufe oder Seen heilig. Es gibt heilige Quellen und Brunnen (Blautopf, Lourdes, Ganges usw.) Diese Gewässer sind an bestimmte Gebote geknüpft, wenn der Pilger die Heilwirkung genießen will. An diesen Plätzen entsteht bisweilen im Meditierenden oder stillen Betrachtenden eine meditative Ruhe, aber auch ein Leuchten des Herzens, was wir als die Verbindung in der Wasser-Feuer-Achse bezeichnen. Diese Plätze fordern vom Pilger, das Gebot der Wahrheit einzuhalten. Dieses Gebot ist eine Forderung der inneren Reinheit. Auch der Gebrauch von schlechter Rede ist tabuisiert, denn der Geist soll gereinigt werden. Die Qualität der Niere ist die Weisheit, das Erkennen der allen Dingen innewohnenden Wahrheit. Reinigung ist eine der Qualitäten des Wassers.

Fünfzig bis sechzig Prozent unseres Körpers bestehen aus Wasser. Wir sind ein Wassertopf auf Beinen. Wasser befördert Hormone und Nährstoffe von Zelle zu Zelle. Es stellt die Transportsubstanz, so dass physische Kommunikation stattfinden kann. Am Ende des Verbrauchs schleust es verbrauchte Substanzen wieder hinaus.

Durch das Wasser in uns verbindet sich mittels Information jede Zelle mit jeder. Gleitflüssigkeiten basieren auf Wasser. Sie schmieren unsere Gelenke, ermöglichen uns Bewegungen und verbinden uns so – durch die Bewegungen – mit unserer Umwelt. Flüssigkeiten benetzen unsere Schleimhäute, die den Austausch mit unserer Umgebung und zugleich einen rationellen Schutzwall herstellen.

Doch selbst wenn das Reservoir gefüllt ist, können Probleme durch das Wasser entstehen. Ein Reservoir ist wertlos, wenn das Wasser nicht dorthin geführt werden kann, wo es benötigt wird. Es stagniert an einer Stelle und lässt Mangel an anderer Stelle entstehen. Ödeme sind Störungen Wassertransports. Die Kontrolle der Wasserwege ist in diesem Falle zu schwach.

Wasser ist eng mit unserer Spiritualität verbunden: Denken wir an Taufwasser, an das Abwaschen von Sünden, das Besprengen mit Weihwasser. Wasser sichert uns Klarheit und spirituelle Entfaltung.

Wenn wir nun schlecht haushalten, verschmutzen die Leitungen, die Reservoire werden leer, Abfälle können nicht mehr entfernt werden.[65] Wenn nun Unrat liegen bleibt, wird der Platz knapp. Zum einen wird der Durchfluss langsam verstopfen, und es entsteht ein Ungleichgewicht des Drucks: Vor der verstopften Stelle steigt er stark an, dahinter sinkt er deutlich ab. Der Körper versucht, dieses Durcheinander zu regulieren, weiß aber nicht, auf welchen Reiz er zuerst antworten soll. So entstehen Schwankungen im seelischen Bereich, aber auch körperlich geht es 'rauf und 'runter. Es entstehen Aussackungen im Gewebe, da das Wasser seinen Platz braucht. Infolge dieser Blockaden können auch hier Ödeme und Schwellungen an einzelnen Stellen auftreten, bis schließlich der ganze Körper aufgeschwemmt ist. Wenn das Wasser hingegen in Mangel gerät, also zu schnell verbraucht wurde, „verwelken" Körper, Geist und Seele.

Wasser als Erzeuger von Nieren und Blase

„Haltet euch warm, meidet die Kälte, und lasst die Poren geschlossen ...
Kennzeichen des Winters ist das Speichern und Bewahren."

(Su wen) [66]

Wird dieser Ratschlag nicht befolgt, so erläutert es das Su wen, führt dies zu „Schwäche, Muskelverkrümmung und Kälte im Frühling, es manifestiert sich in Form von Lähmungen (...) Arthritis oder degenerativen Erscheinungen in Knochen und Sehnen, weil der Körper seine Fähigkeit, sich im Frühling zu öffnen und zu bewegen, verloren hat." [67]

Im Funktionskreis Wasser sind es die großen Gelenke, die besonders betroffen sind. Die Gelenke erstarren durch Degeneration der wasserhaltigen Knorpelschicht, die die knöchernen Gelenkanteile überzieht, um Reibung zu vermeiden, schmerzhaft bis zur Bewegungsunfähigkeit. Das Hüftgelenk deformiert zur Coxarthrose (Hüftarthrose), das Kniegelenk zur Gonarthrose (Kniegelenksarthrose). Große Schritte, um voranzukommen, sind nun nicht mehr möglich. Das Bild ist gekennzeichnet von heftigem Schmerz zu Beginn der Bewegung, der sich dann aber unter moderater Bewegung bessert. Überlastung verursacht erneut anhaltende Schmerzen mit weiterer Bewegungseinschränkung.

Die Nieren formen das Mark und die Knochen. Das Meer des Marks entfaltet sich am Ende der Wirbelsäule und bezeichnet das Gehirn. Da die Niere der Schöpfer der Knochen ist und sie diese ständig regeneriert, verlieren die Knochen durch Schwäche der Nieren ihre Festigkeit. Osteoporose ebenso wie Fehlbildungen der Knochen und Erkrankungen der Wirbelsäule sind Zeichen der Erschöpfung des Wassers.

Die Wirbelsäule wird an ihren beiden Seiten von den jeweils zwei Ästen des Blasenmeridians begleitet. Auf diesem Leitbahnverlauf liegen die Zustimmungspunkte für sämtliche inneren Organe des Körpers, aber auch für spezielle Eigenschaften.

Auf dem zweiten Ast des Blasenmeridians, der etwas weiter entfernt von der Wirbelsäule und parallel zum ersten verläuft, liegen Zustimmungspunkte für die als Seelen der Organe bezeichneten geistig-seelisch-spirituellen Aspekte der Wandlungsphasenvertreter.

Sämtliche körperlichen und geistig-seelischen Entsprechungen sind in dem Verlauf der zwei Leitbahnverzweigungen der Blase abgebildet.[68] Die Räume zwischen den knöchernen Strukturen der Wirbelsäule werden von den Bandscheiben gefüllt. Die Bandscheiben sind knorpelige, das heißt wasserhaltige Verbindungen, die die Bewegung der Wirbelsäule ermöglichen und ihre Beweglichkeit und ihre Flexibilität gestalten. Sie schützen die Wirbelkörper, indem sie Schläge puffern und Erschütterungen abfedern. Ein großer Anteil von Knorpelgewebe besteht aus Wasser. Nimmt die Wassermenge im Körper ab – Alterung zum Beispiel stellt generell eine Wasserabnahme in den Zellen dar –, so werden die Bandscheiben dünner und verlieren ihre pralle Elastizität. Die Wirbelkörper liegen nun näher aneinander, und Verschiebungen durch Belastungen können die Bandscheiben sogar aus dem Wirbelverband herausgleiten lassen. Kreuzschmerzen und Bandscheibenvorfälle werden als Symptome dem Wasser zugeordnet. Die himmlische Achse ist aus den Fugen geraten.

An den Erkrankungen der Wirbelsäule lassen sich die ambivalenten geistig-seelischen Tendenzen im Wasser erkennen: zum einen unangemessene Überlastung ohne Rücksicht auf die eigenen Ressourcen; zum anderen Ängstlichkeit vor jeder Bewegung, vor dem Sich-hinaus-Wagen. Gemeinsam ist diesen Tendenzen, dass die Belastung nicht den eigenen wirklichen Bedürfnissen angepasst ist.

Die Wirbelsäule bedarf täglicher moderater Pflege. Ihre sensible Struktur verlangt Einsicht in gesundheitsfördernde Bewegung. Eine Lebensweise, bei der Sie hauptsächlich am Schreibtisch sitzen, sollte durch tägliche sanfte Wirbelsäulen- und Bauchgymnastik, Qi Gong oder Yoga belebt werden, um Schäden zu vermeiden. Auf die Verdauung zu achten ist ebenfalls wichtig für die Gesunderhaltung der Wirbelsäule, denn gesunde Bauchorgane und ein gleichmäßiges Verdauungsfeuer entlasten die Wirbelsäule. Ansammlung von Schleim und Nahrungsstagnation blockieren die Mitte und verursachen eine schlechte Körperhaltung, die ein elastisches Aufrichten erschwert.

Die Wirbelsäule stellt die kosmische Achse dar. Ihre Basis symbolisiert die Erde, ihr oberes Ende den Himmel. Sie stellt damit in den kosmischen Analogien den Berg im Menschen dar, der sich ebenfalls von der Erde in den Himmel erstreckt. Im Hexagramm „Berg" des Buchs der Wandlungen finden wir zu Beginn das Stillehalten der Zehen, dann das der Knöchel, dann wird weiter entlang der Wirbelsäule jede Bewegung in die Stille geführt, bis mit der obersten gestrichenen Linie der Geist in der Stille angekommen ist. In diesem Hexagramm des Yi Jing wird der Berg als fest, beständig, unbeweglich gedeutet.[69]

Eine einfache Yang-Linie ist am obersten Teil des Trigramms angekommen und dominiert die Yin-Linien. Da es keinen Platz gibt, an den man weiter- oder höher gehen könnte, bildet diese Linie den natürlichen und somit unbewegten Abschluss.

Diese Unbeweglichkeit ist in Harmonie mit der rechten Zeit. Es ist die Ruhe und das Versiegeln – friedliche Stille verbreitet sich und gewährt Zuflucht vor mentaler und physischer Unruhe und Bewegtheit. Dieses Zeichen weist Vorurteile und Zögern zurück, die aus Zweifel geboren werden.

Der Berg ist bedeckt mit glitzerndem Schnee. Er symbolisiert den Weisen, den Reinen, der alles überschauen kann und doch unangetastet bleibt. Er verkörpert die fest verankerte Persönlichkeit. In den verschiedensten Meditationspraktiken wird denn auch stets eine Körperhaltung eingenommen, in der die Wirbelsäule aufgerichtet ist, damit die tiefsten Energien sich im Wirbelkanal nach oben entfalten können.

In Personen, die sich von der Weisheit entfernt haben, symbolisiert der Berg mangelnde Kooperation, Rigidität und die Unfähigkeit, sich an seine eigenen Ressourcen und Umstände anzupassen. In diesem Fall gefriert der Berg.

Die Nieren und die Wärme

Die Umgebungstemperatur sollte im Bereich der Nieren gleichmäßig warm sein. Weder sollte es zum Abkühlen kommen, zum Beispiel durch das längere Tragen nasser Kleidung im Schwimmbad oder durch bauchfreie Mode, noch zur Überhitzung durch angewärmte Kleidung oder beheizte Sitze, beheizte Matratzen oder Solarien.

Das Auskühlen des Körpers schwächt das Nierenfeuer und verursacht Blockaden in allen Bereichen der Persönlichkeit und auf körperlicher Ebene. Wenn das Nierenfeuer kontinuierlich geschwächt wird, nehmen auch alle anderen Prozesse im Körper, die auf Wärme angewiesen sind, wie das Verdauungsfeuer, das Feuer des Unteren Erwärmers und sein Bezug zur Sexualität, aber auch die Wärme in intimen Beziehungen ab.

Auch energetisch kalte Nahrung bewirkt eine graduelle Abkühlung des Nierenfeuers. Aus diesem Grund gab man Mönchen im Mittelalter besonders viel Salat und ein energetisch kalt wirkendes Gewürz, den so genannten Mönchspfeffer, um sexuelles Verlangen zu dämpfen. Auch reichliche Hopfengaben, zum Beispiel als Bier, bewirken eine starke Abkühlung.

Übermäßige Überwärmung im Bereich des Unteren Rückens schädigt ebenfalls durch nachträglich eindringende Kälte. Die Wärme stellt die Poren weit, und unter Umständen tritt sogar Schweiß an den Stellen der Nieren und des unteren Kreuzbeins auf. Wind und Kälte können nun besonders schnell eintreten und die Nieren schwächen.

Auch zu scharfe Kost ist zu vermeiden, da durch das Öffnen der Poren ebenfalls besonders schnell Wind und Kälte eindringen können. Scharfes und Heißes schwächen durch verstärkten Wasserverbrauch und sollten deshalb nur kurz bei Bedarf zum Einsatz kommen. Kälte dringt auch nach Geschlechtsverkehr in den zuvor erhitzten Rücken ein. Um das Nierenfeuer zu schonen, sollte man beim Sex weder ins Schwitzen geraten (über Kontrolle der Atmung, da sie das Feuer befächelt), noch hinterher unbedeckt bleiben.

Die Pflege der Kraft der Nieren

Auch die Pflege der Ruhe- und Schlafenszeiten ist von großer Bedeutung, um die Nieren zu schonen. Körper und Geist brauchen ausreichende Ruhezeiten, um in Gelassenheit verweilen zu können. Es müssen beständig geistige Reserven angelegt werden. Waren in früheren Zeiten starke körperliche Überlastungen, unzureichende Ernährung und mangelnder Schutz vor kaltem Klima die grundsätzlichen Ursachen einer Nierenerschöpfung, so finden wir heute in den Praxen mehr Menschen, die sich durch emotionale Belastungen und geistige Überarbeitung erschöpft haben. Ohne geistige Reserven kann auch von körperlicher Kraft kein adäquater Gebrauch mehr gemacht werden. Ist der Geist erschöpft und von Angst gequält, hilft auch keine kräftige Muskulatur beim Besiegen von Versagensängsten, Verlustängsten, Angst vor Keimen oder offenen Plätzen, vor Flugangst oder Angst vor Spritzen. Ein Mensch, der von Angst erfasst wird, steht zur Salzsäule gefroren still. Ohne Reserven gibt es keine Zukunft.

Herzstillstand zum Beispiel, der einen Menschen scheinbar unvorbereitet trifft, ist ein Erschöpfungssymptom in der tiefsten Ebene. Beim Herzinfarkt ist das Leitsymptom das Vernichtungsgefühl, dass den Patienten bewegungslos und voller Angst erstarren lässt. Hier zerbricht die Wasser-Feuer-Achse, und das „Herz gefriert".

Menschen mit erschöpftem Wasser brauchen Zuversicht und das Gefühl von Sicherheit von ihrer Umwelt. Wie eine Mutter ihr Kind in die Arme schließt und ihm wiederholt versichert, dass da nichts Böses im dunklen Zimmer lauert. Insbesondere Patienten mit Wasserproblematik entwickeln schnell hypochondrische Verhaltensweisen und müssen sich ständig mit Röntgenbildern, Bluttests und dem Aufsuchen von mindestens drei Ärzten und Heilpraktikern gleichzeitig absichern. Ständig sind sie von Angst geplagt.

Bei der Ernährungstherapie ist deshalb besonders der behindernde Zweifel ein Problem für den Erfolg der Behandlung. Wie im Hexagramm „Berg" finden wir wieder den Zweifel, der das Bemühen fruchtlos macht. Durch mangelndes Durchhaltevermögen und ständiges ängstliches Misstrauen wird eine konsequente Ernährungsbehandlung immer wieder gestört. Die Angst, irgendetwas könnte doch falsch sein, bewirkt, dass die Person besonders schnell zu anderen Ratschlägen hinwendet. Ohne Konsequenz ist in der Ernährungsbehandlung aber kein Erfolg zu erlangen. Zweifel ist stets ein Hindernis in jeder spirituellen Praxis.

Erfolgt die Ernährungsbehandlung jedoch mit zuversichtlicher Unterstützung aus dem sozialen Umfeld, ist an erster Stelle die Heilung durch konsequentes Anwenden eingeleitet worden. Disziplin und Konzentration heilen die Niere.

In den Nieren befindet sich das Lagerhaus des Jing. Jing gestaltet die Phasen der menschlichen Reifungen in Zyklen. Verzögerte Reifung wie verzögerter Fontanellenschluss, verspätetes Zahnen, verspätete erste Menstruation, aber auch verzögerte geistige Entwicklung haben ihre Ursache im Mangel an Jing oder der mangelnden Mobilisierung dieser Energien durch das Mingmen-Feuer. Dennoch sind diese Prozesse nicht ausschließlich an die Kraft gebunden, die unsere Ahnen uns vererbt haben. Unser Schicksal ist nicht unausweichlich eine Fortsetzung der Schicksale unserer Vorfahren.

Die Nieren ergreifen das Qi der Atmung, das die Lungen herabschicken, halten es in der Tiefe fest und ergänzen dadurch mit jedem Atemzug jenes Qi, das durch Aktivität verbraucht wurde. Wir nennen dies „die erste Quelle des Nach-Himmels-Qi". Die zweite Quelle des Nach-Himmels-Qi erhalten die Nieren als Feinstteile aus der Nahrung. Hier ist es der Funktionskreis Milz – Magen, der die Aufnahme und Verfeinerung der Substanzen aus der Nahrung vornimmt und schließlich den Nieren zur Verfügung stellt. Auch hier gibt es besondere Nahrungsmittel und Kräuter, die das vorhandene Jing ergänzen und das Nieren-Yin, das Nieren-Yang und das Nieren-Qi nähren.

Das Metall ist die Mutter der Niere. Über das Anwenden von Rhythmen in der Lebensgestaltung und die Verlangsamung des Lebensstils, so dass genügend Ruhepausen eingelegt werden, erhält die Niere nährende Energie. Struktur ist eine wichtige Unterstützung für den behutsamen Schongang im Leben, der die Reserven zu schützen weiß, um seine Träume kraftvoll erfüllen zu können.

Andere Körpersubstanzen als Ausdruck der Niere

Die Ohren öffnen die Nieren nach außen. Das Hörvermögen untersteht der Niere. Bestimmte Formen von Tinnitus entstehen durch Erschöpfung der vitalen Kräfte der Niere. Das Geräusch beim Tinnitus des Wassers ist meist plätschernd.

Da die Niere die Mutter des Holzes ist und das Holz schnell zur Fülle neigt, kann ein starkes Kind, also ein starkes Holz, die Mutter schwächen. Dies bedeutet, dass unter Stress, der zuerst ein Ungleichgewicht in der Leber hervorruft, Tinnitus hervorgerufen werden kann. Jemand, der ständig unter Druck steht und in Aktion ist, neigt besonders zu Hörsturz und Ohrgeräuschen durch sekundäre Schwächung der Niere durch die hyperaktive Leber.

Haare sind der Schmuck der Niere. Über das Feuer des Mingmen wird das Verdauungsfeuer bereitgestellt. Das Verdauungsfeuer ermöglicht der Milz, Feinstteile aus der Nahrung zu extrahieren, mit denen das Blut gebildet wird. Da die Niere aber auch den Flüssigkeitshaushalt reguliert, verhindert sie, dass Haare trocken werden und ausfallen. Haare sind stets ein Zeichen für die Stärke von Essenz und Blut. Tritt ein plötzlicher schwerer Schock ein, entfärben sich die Haare ganz oder partiell. Auch Essenzverlust durch in kurzen Abständen erfolgte Schwangerschaften oder häufigen Sex (besonders bei Männern) zeigt sich im vorzeitigen Ergrauen. Ebenso lässt Drogenkonsum oder das Verwenden von anregenden Substanzen wie Tabak oder Kaffee die Kopfhaare weiß werden. Ein gutes Mittel, um dunkle Haare vor dem vorzeitigen Ergrauen zu schützen, ist das Trinken von Tee aus schwarzem Sesam, der die Nieren nährt.

Die Blase ist der Yang-Beamte der Wandlungsphase Wasser. Die Leitbahn der Blase ist die längste im Körper und durchläuft alle Regionen vom Augenwinkel über den Nacken, den Rücken bis in die Zehe. Die Blase bewahrt Wasser, filtert aktiv und hält zurück. Sie braucht Kraft, um Wasser auszuscheiden. Ist diese Kraft geschwächt, sickert der Blaseninhalt ständig in kleinen Mengen aus, oder es wird zu viel zurückgehalten, so dass es zu Blasenentzündungen kommt.

Die Blase steht eng in Bezug zum Herzen und seinen Wünschen. Wenn die Wünsche nicht angemessen ausgedrückt werden können, sinkt Hitze vom Herzen zur Blase ab, so dass Zystitis, Blasenentzündung, entsteht. Andere Formen der Blasenentzündung entstehen durch Schleim, Hitze-Schleim im unteren Erwärmer oder Kälte, die sich in Hitze verwandelt.

„Die Kräfte des Winters erzeugen im Himmel die Kälte und auf der Erde das Wasser. Sie erzeugen die Nieren und die Knochen im Körper (...), die Emotion der Angst." *(Su wen)*[70]

Die Ernährung im Winter

Der Winter ist die Saison des absoluten Yin. Man benötigt in dieser Jahreszeit mehr Ruhe als in allen anderen. Daher sollte die Ernährung einfacher ausfallen und keine Extreme beinhalten. Die Zubereitung kann schlicht bleiben und erfordert ebenfalls keine übertriebenen Effekte. Wichtig ist es, das Innere vor Auskühlung zu schützen und keine Kälte von außen eindringen zu lassen. Eine Schutzschicht aus etwas mehr Fett ist im Winter ratsam, besonders Kinder profitieren davon.

Suppen sind im Winter ideal, um nährende Zutaten aufzunehmen, besonders wenn sie Wurzelgemüse enthalten, da Wurzelgemüse Suppen die nahrhafte Süße der inneren Wärme verleihen. Salzen Sie ruhig etwas großzügiger als im Sommer, da das Salz die Substanzen nach innen zieht. Im Frühjahr wird das überschüssige Salz durch Reinigungskuren wieder entfernt.

Auch bittere Nahrungsmittel können Substanzen bewahren. Ist Kälte eingedrungen, können scharfe Geschmacksrichtungen eingesetzt werden; sonst sollten sie allerdings vermieden werden, da Scharfes die Poren öffnet und so Wind in die feinen Gefäße eindringt.

Zur Standarddiät können Sie Nahrungsmittel wie Algen und Miso hinzufügen; auch Gerste, Hirse und Sojasoße sind zu empfehlen. Es gilt der Satz: Öffne die Tür nicht zu weit, wenn du nicht genau weißt, wer draußen steht.

Die Syndrome der Niere

Syndrome der Niere sind hauptsächlich solche der Leere oder des Mangels. Anders als bei der Leber, die zur Fülle neigt, sind die Syndrome der Niere solche der Erschöpfung. Beide Anteile, sowohl Yin- als auch Yang-Anteile der Niere können erschöpft sein, aber auch beide gleichzeitig.

Nieren-Yin Mangel

Nieren-Yin Mangel tritt oft nach einer langen, erschöpfenden Erkrankung auf. Besonders häufig liegt die Ursache in einer Yin-Leere der anderen Organe. Umgekehrt bewirkt auch ein Mangel an Nieren-Yin, dass andere Organe einen Yin-Mangel entwickeln. Als würde das Kühlwasser im Auto ausgehen, so überhitzen sich nun die anderen Organe. Ebenso vielfältig wie die Ursache des Kühlwassermangels sind auch die Ursachen für den Nieren-Yin-Mangel.

Ein Leck im System, mangelndes Auffüllen oder zu hohe Belastung, aber auch das Festsitzen in einem emotionalen Stau, der eine Überhitzung zur Folge hat, können die Ursache sein.

In der Praxis sehen wir dieses Bild der Nieren-Yin-Leere meist in der Kombination mit Herz-Yin-Leere, Leber-Yin-Leere und Lungen-Yin-Leere. Das Yin hat im Körper substanzbildende Prozesse einzuleiten. Es bildet die Grundlage für Ausdauer und Kraft durch Reserven. Das Yin kühlt den Körper auf seine optimale Betriebstemperatur, wenn es mal zu heiß werden sollte.

Wird jedoch zu häufig Hitze im Körper erzeugt, zum Beispiel durch einen hektischen, stressbetonten Arbeits- und Lebensstil und verstärkt durch eine Fehlernährung mit Betonung aufputschender Substanzen, dann verbraucht diese Hitze nach und nach die kühlenden Anteile. Das Gefühl von Überlastung steigt unaufhörlich weiter an, gleichzeitig findet aber der Mensch auch keine befriedigende Ruhe mehr. Es gelingt ihm nicht, in die Phase des Yin, eben der stillen, kühlen Ruhe, einzutreten, da das Yin so geschmälert ist.

Ein Teufelskreis der Erschöpfung beginnt. Die erkrankte Person wird von zunehmender Unruhe geplagt, die von Schwäche begleitet ist. Sie kann kaum stillsitzen, aber zum Gehen ist sie fast schon zu erschöpft. Das Leben hat den Charakter eines Strohfeuers angenommen. Nicht gleichmäßige, ausgeglichene Wärme lässt das Feuer des Lebens brennen, sondern Aufflammen und schlagartiges Verglühen sind die Kennzeichen. Manchmal werden die Betroffenen als Simulanten abgeurteilt, da es Phasen hektischer Überaktivität und dann solche unvermittelter Erschöpfung gibt.

Da das Nieren-Yang nicht gehalten wird, entsteht manchmal sexuelle Übererregtheit mit heftigen Träumen oder dem Drang, die Sexualität eilig auszuleben. Häufig ist die Ausführung dann aber zu einem vorzeitigen Scheitern verurteilt, da das Nieren-Yin nicht die erhaltende Funktion, in diesem Falle einer Erektion, ausführen kann. So ist Sexualität von verfrühten Ejakulationen begleitet oder auch nächtlichen Pollutionen.

Bei Frauen zeigt sich dieses Syndrom in heftiger Libido, die aber zu keiner wirklichen Befriedigung führt. Auch Kinderwunsch kann in diesem Zustand meist nicht erfüllt werden, da zum Erhalt einer Schwangerschaft ausreichend Yin vorhanden sein muss. Tritt dennoch eine Schwangerschaft ein, sind häufiger Frühgeburten zu beobachten.

Nachts besteht Durst, so dass manchmal ein Glas Wasser auf dem Nachttisch steht, da Rachen und Mund so trocken sind, dass der Erkrankte erwacht. Die Füße werden wegen der heißen, brennenden Fußsohlen aus dem Bett gestreckt.

Durch den Mangel an Flüssigkeiten konzentriert sich auch der Urin. Er nimmt eine dunkle Farbe an und riecht beißend. Der Stuhlgang ist erschwert, da auch hier die innere Hitze die Flüssigkeiten eintrocknet.

172

Schlaf ist meist das Hauptproblem, mit dem die Menschen mit Nieren-Yin-Leere in die Praxis kommen. Sie können nicht einschlafen oder nicht durchschlafen. Sind sie erst einmal nachts erwacht, macht die Gedankenflut das Einschlafen unmöglich. Auch kleinste Geräusche können den Schlaf behindern und zum Aufschrecken führen.

Ein weiteres Leitsymptom ist das Erschrecken, die Schreckhaftigkeit, da das Nieren-Yang nicht verankert ist. Über die Wasser-Feuer-Achse wird durch den Schrecken auch das Herz in Mitleidenschaft gezogen.

In Asien ist es unüblich, Kinder zu erschrecken, da Schreck die Seelen zerstreut und die Niere schädigt. Das Qi steigt zu schnell ab und kann nicht gehalten werden. Daher resultiert aus Schreck Einkoten und Einnässen.

In unserer Jugendkultur hingegen beginnt das Erschrecken mit Geisterbahnen und später Horrorvideos und Videospielen eine beängstigende Normalität anzunehmen. Im Gewöhnen an das Grauen erstirbt das Mitgefühl. Für manche ist zwischen Videospiel und Realität kein Unterschied mehr zu erkennen. Dennoch sitzt in ihnen eine tiefe Verunsicherung und Angst, die ihre Lebensperspektiven unterhöhlt. Zunehmend werden gerade im Jugendalter die Erschöpfungszeichen des Nieren-Yin sichtbar. Vielen Jugendlichen fehlt zudem noch eine berufliche Perspektive. Dies erzeugt Angst, die wiederum die Nieren schwächt. Durch das überbordende Nieren-Yang äußert sich dieser Zwiespalt der Gefühle oft in Gewalt und Fanatismus.

Die Persönlichkeit muss verwurzelt und stabilisiert werden, soll eine Heilung auch auf der seelischen Ebene stattfinden, die wieder Perspektiven eröffnet. Wir müssen heranwachsenden Menschen wieder Geborgenheit und Bewahren vorleben und ihnen Hoffnungen und tatsächliche Aussichten zeigen können, wollen wir für uns alle eine friedliche Welt schaffen.

Die Ernährungsbehandlung des Nieren-Yin hat einen sehr stabilisierenden Einfluss. Durch vermehrten Schlaf können der Körper und der Geist sich langsam erholen und zu vernunftbetontem Denken und strategischem Handeln zurückfinden – Voraussetzungen, um die eigene Zukunft kreativ zu gestalten.

Auch die Fähigkeit des gelassenen Abwartens zur rechten Zeit ermöglicht einen entspannten Umgang mit der Umwelt. Das Nieren-Yang mit Leber-Fülle fällt sonst meist mit der Tür ins Haus. Doch nun werden der Einsatz der Möglichkeiten und die Aussichten auf Erfolg gegeneinander abgewogen. Dies schont sensible Kräfte im Menschen, die in Kreativität umgesetzt werden können.

Zur Unterstützung des Heilungsprozesses ist eine Nadelbehandlung ratsam. Nahrungsmittel, die das Nieren-Yin stützen, sind Hirse, Gerste und Reis. Ohnehin sollte ein deutlicher Getreideüberschuss vor allen anderen Nahrungsmitteln bestehen.

Bei aggressivem Verhalten sollten generell keine tierischen Produkte über einen längeren Zeitraum verzehrt werden. Außerdem sollten alle Genussmittel gestrichen werden, da sie die Hitze im Körper erhöhen. Kaffee hat zwar kühlende Eigenschaften, aber da er die Säfte schmälert, schädigt er das Yin. Auch beschleunigt er den Herzschlag und blockiert die Nervenrückerregung, hält also Erregungssignale der Nerven über einen zu langen Zeitraum fest. Dadurch entsteht Stress. Es brennen alle Lampen gleichzeitig am Tage, ohne dass es heller wird. Kühlende, Säfte spendende Nahrungsmittel wirken sich günstig aus. Tofu ist ideal in der Kombination mit Getreide – am besten der Silken-Tofu, der in heißem Wasser schwimmend erwärmt wird.

Auch Sprossen und Keimlinge wie Weizenkeime kühlen sanft und ergänzen das Yin-Defizit. Kartoffeln sollten als Gemüse betrachtet werden. Bohnen in jeder Form stützen die Nieren: schwarze Sojabohnen, rote Sojabohnen, Mungbohnen.

Algen stützen das Nieren Yin und befeuchten. Sie sollten einen kleinen Anteil aufgrund ihres hohen Jodgehalts jedoch nicht übersteigen. Spirulina und Chlorella sind geeignet, Hitzezeichen zu kühlen und das Yin zu befestigen. Sie wirken erfrischend und regenerierend.

Schwarze Sesamsaat kann als Gewürz oder als Tee verwendet werden.

Sardinen, Eier, Schweinefleisch und Krabben stützen im Falle von Nieren-Yin-Mangel durch schwere Erkrankungen das Yin. Sie können auch Aloe Vera und kolloidales Silber geben. Six-Flavour-Tea-Pills oder „Rehmannia six" sind die Nieren-Yin-Tonika mit der größten Verbreitung.

Unbedingt zu vermeiden sind jedoch Tabak, Alkohol, Lammfleisch, Zimt, Nelken, Ingwer und scharfe und scharf-heiße Gewürze. Es ist am besten, mehrere kleine Mahlzeiten über den Tag verteilt einzunehmen und nicht bis zur vollständigen Sättigung zu essen.

Zum Erfolg der Behandlung trägt eine sorgfältige Aufmerksamkeit gegenüber den Emotionen bei. Weder sollte man sich zu Ärger und Zorn hinreißen lassen, noch seiner Ungeduld ungezügelt freien Lauf lassen. Stress und Überstimulation sind zu vermeiden.

Im häuslichen Umgang sollten elektronische Geräte nur zu den Yang-Zeiten des Tages genutzt werden, damit zum Abend hin das Yin sich in Ruhe entfalten kann. Bildschirmtätigkeit sollte mit dem Beginn des Abendessens gegen 18 Uhr beendet werden und nicht von anderen stimulierenden und zerstreuenden Medien wie Radio, Telefon, oder Fernseher begleitet sein.

Die Zeit des frühen Abends ist insbesondere für jene, die an Nieren-Yin-Mangel erkrankt sind, die wesentliche Zeit der beginnenden Regeneration und sollte daher mit innerer Stille begonnen werden. Die anschließende Nachtruhe vor 23 Uhr erlaubt dem Yin, sich zu kräftigen.

Leere des Nieren-Yang

Das Nieren-Yang stellt die Wärme im Körper bereit. Sämtliche Lebensvorgänge sind an die richtige Temperatur gebunden. Selbst die Lebensspanne an sich hängt von der richtigen Temperatur ab. Unterkühlung und Überhitzung schwächen die Organe. Die Temperatur ist von vielen Faktoren abhängig. Das Nieren-Yang speist sich aus den Quellen des vorgeburtlichen Qi, des Jing. Dessen Verbrauch sollte jedoch, wie wir an anderer Stelle belegt haben, gering bleiben und ökonomisch erfolgen. Die Pflege der Atmung ist ebenso entscheidend, da das Diaphragma das Mingmen-Feuer befächelt.

Unter Stress zum Beispiel wird die Atmung beschleunigt, und das Nieren-Yang überhitzt sich, flammt auf und wird schneller verbraucht. In der Meditation mit Atemlenkung hingegen werden der Geist ruhig und der Körper kühl, das Mingmen-Feuer wie das Nieren-Yang werden bewahrt, um das Shen zu nähren.

Das Nieren-Yang wird auch durch die Einwirkung von Kälte erschöpft. Ist das Nieren- Yang erschöpft, treten im Körper Kältezeichen auf: kalte Hände und Füße und Harndrang. Das Gesäß und die Flanken sind kalt. Selbst äußerliche Wärmeeinwirkung bringt nur geringe Besserung. Der Urin ist wasserhell, klar und reichlich.

Die anderen Organe sind auf die Wärme des Nieren-Yang angewiesen, um ihre eigene Betriebstemperatur zu erreichen. Als Erste ist die Milz davon betroffen. Kälte in der Milz zeigt sich durch schlechte Transformationseigenschaften der Milz. Nahrungsstagnation und Durchfälle mit Nahrungsresten sind die Folge, auch andere Kennzeichen von Kälte in der Milz, die im Abschnitt über die Milz beschrieben wurden, stellen sich ein.

Während der Nieren-Yin-Mangel-Typ eher zu Untergewicht tendiert, neigt der Nieren-Yang-Mangel-Typ eher zu Gewichtszunahme und Übergewicht. Das Gewicht bleibt auch hartnäckig und beständig erhöht. Insbesondere Diäten, die auf Salaten und Obst, Joghurt und andere kühlende Produkte ausgerichtet sind, verschlimmern die Stoffwechsellage. Der Mensch nimmt sogar noch zu.

Da das Wasser nicht ausreichend bewegt wird, bilden sich Ödeme, insbesondere unter den Augen, auch Lidödeme, aber auch durch die Milzleere an den Knöcheln lokalisiert oder sogar generalisiert.

Die Lunge empfängt das himmlische Qi und drückt es im Körper nach unten. Die Niere muss es ergreifen und festhalten. Ist das Yang der Niere schwach, kann das kosmische Qi nicht gehalten werden und strebt zurück nach oben. Dies wird als rebellisches, da entgegenlaufendes Qi bezeichnet. Rebellisches

Qi der schwachen Niere und der Lunge verursacht Husten, das heißt, das Qi wird wieder nach oben und außen gebracht. Asthma bronchiale, Lungenemphysem, chronische Bronchitis sind die Folge. Die mangelnde Wärme in der unteren Brennkammer vermindert sexuelle Aktivität. Frigidität und Impotenz führen zu unbefriedigenden Partnerschaften.

Spirituelle Entwicklung ist zwar an das Beherrschen der eigenen Sexualität gebunden, damit nicht zu viel Essenz verbraucht wird. Frigidität und Impotenz sind aber funktionale Störungen, keine Transformationsprozesse. Jemand, der aus religiösen Gründen sich überwiegend von veganer Kost mit Schwerpunkt Rohkost ernährt, führt kein wirkliches spirituelles Leben in sexueller Askese. Das sexuelle Desinteresse ist hier eine funktionale Begleiterscheinung.

Für tiefe Spiritualität wird hingegen das Feuer der Unteren Brennkammer in besonderem Maße benötigt, um die Transformation zum Herzen zu ermöglichen. Auch die Stabilisierung der Wasser-Feuer-Achse im Menschen, die sein spirituelles Leben ermöglicht, ist an ausreichendes Nieren-Yang gekoppelt, um die Energien des Herzens zu speisen und das Shen zu befestigen.

In den Religionen des Ostens finden wir daher stets die Betonung der Herzensqualitäten bei spirituellen Meistern, obwohl der Beginn des Weges, die Meditation, tief im Körper, in den Nieren, ihren Sitz hat. Die Kraft der Nieren führt zu Weisheit.

Ist das Nieren-Yang schwach, führt dies zu Trägheit und mangelnden Yang Aspekten in allen anderen Wandlungsphasen. Um das Nieren-Yang zu schützen, sollte ebenfalls auf ausreichende, aber nicht überreichliche Ruhezeiten während der Nacht geachtet werden.

Zu früher Sex in jungen Jahren sollte vermieden werden, da er das Nieren-Yang empfindlich schwächt. Später sollte das Vergnügen dem Alter entsprechend gehandhabt werden. Ejakulationen schwächen Nieren-Qi, Nieren-Yang und langfristig Nieren-Yin. Die Kontrolle über die Ejakulation kann auch älteren Männern ein erfülltes Sexualleben garantieren. Nach dem Verkehr sind die Nieren zu bedecken.

Bei Frauen schwächen zu viele Geburten das Nieren-Yang. In modernen Gesellschaften kommt ein weiterer Aspekt zum Tragen: Zu viele vorzeitig beendete Schwangerschaften schwächen Nieren-Yin und Jing. Durch chirurgische Eingriffe gelangt massive Kälte in den Unteren Erwärmer und greift zusätzlich das Nieren-Yang an. Zwischen den Geburten oder Schwangerschaften sollten drei Jahre liegen. Das Gleiche gilt für Abtreibungen und Fehlgeburten.

Nieren-Yang-Leere führt zu Schmerzen im Bereich des unteren Rückens mit Kältegefühl, das sich bei Anwendung von Wärme bessert.

Das Nieren-Yang liebt eine gemäßigt warme Umgebungstemperatur, ebenso wie das Nieren-Yin. Vermeiden Sie also das Abkühlen von außen. In der Ernährung spielt ebenfalls die Ausgewogenheit von Yin und Yang eine große Rolle.

Empfohlene Nahrungsmittel

Nahrungsmittel, die das Nieren-Yang erwärmen

Viele Erkrankungen, die mit einer Schwäche des Nieren-Yang einhergehen, können nicht ohne das zusätzliche Befeuern des Verdauungsfeuers geheilt werden. Die wertvollsten Substanzen können nicht zur Verfügung gestellt werden, wenn das Verdauungsfeuer sie nicht vorbereitet. Daher kann eine zusätzliche Wärmebehandlung mit Akupunktur/Moxa oder die Gabe spezieller Kräuter notwendig sein.

Wärmende Kräuter, die der Nahrung zugesetzt werden können, sind zum Beispiel Nelken, Bockshornklee, Fenchelsamen, Anis, schwarzer Pfeffer, Ingwer, Zimtrinde. Walnüsse sind von besonderer Wirkung auf das Nieren-Yang, jedoch muss man bei der Anwendung von Nüssen stets auf Feuchtigkeitsbelastung achten, insbesondere wenn das Verdauungsfeuer schwach ist.

Zwiebelgewächse wärmen in der Tiefe, regen aber dadurch auch das sexuelle Feuer an – wenn man einen dauerhaften Erfolg sehen will, sollte jedoch in erotischen Belangen Mäßigung geübt werden. Walnusskerne in Alkohol eingelegt sind ein schnell wirkendes Yang-Tonikum, aber auch hier ist bei Feuchtigkeits- und Schleimbelastung Vorsicht geboten. Das heißt, es sollte nicht länger als eine Woche abends ein Schnapsgläschen voll eingenommen werden.

Walnüsse haben einen engen Bezug zum „Meer des Marks", zum Gehirn. Die Gedächtnisleistung hängt ebenfalls von den Nieren ab. In ihnen ist das Kurzzeitgedächtnis beheimatet. Walnüsse und Gingkonüsse und -blätter stimulieren die Merkfähigkeit. Sie helfen auch, das Qi in den Nieren zu halten, und sind deshalb bei Asthma besonders nützlich.

In den modernen Büchern über aphrodisierendes Essen lassen sich alle möglichen Zutaten zur Stützung des Nieren-Yang finden. Sie sollten jedoch nie ohne die gleichzeitige Stützung des Nieren-Yin angewandt werden, da sonst nur ein Leere-Feuer erzeugt wird, aber keine wirkliche Heilung möglich ist.

Schwarze Bohnen sind das beste Nieren-Yang-Tonikum. Sie sollten lange und unter Druck gekocht werden – für den besten Erfolg zusammen mit

Kombu-Algen. Die weiteren Zutaten sind aus der erwärmenden Kategorie: Zwiebeln, Knoblauch und Ingwer, Schnittlauch, Lauch und Frühlingszwiebeln.

Lamm, Lachsforelle, Lachs und Huhn sind gute Tonika. Tierische Nahrung ist besonders geeignet, das Nieren-Yang in kürzerer Zeit zu restaurieren, hat aber auch schnell überschießende Wirkung. Vegetarische Ernährung erfordert mehr Stille, Zeit und Disziplin, um aufzubauen, tut dies aber dafür tiefer gehend und stabiler.

Nahrungsmittel, die das Nieren-Qi befestigen

Das Nieren-Qi ist ein Aspekt des Nieren-Yang. Insbesondere die Probleme sexuellen Versagens stehen im Vordergrund sowie andere Zeichen von Schwäche des urogenitalen Trakts, wie Harnträufeln, Bettnässen, Inkontinenz.

Zu der Diät des Nieren-Yang kann ergänzend Petersilie, süßer Reis, Austernschale, Muschelkalk, Schizandrafrüchte, Brombeerblättertee hinzugefügt werden.

11
Die Wandlungsphase Holz

Durch eingehende Untersuchungen habe ich festgestellt, dass Utopia
jenseits der Grenzen unserer Welt liegt.

(Guillaume Budé)

Nun bist du mit dem Kopf durch die Wand. Und was wirst du in der
Nachbarzelle tun?

(Stanislaw J. Lec)[71]

Frühes Yang, junges Yang

„Der Name der Leber ist ‚Drachenrauch‘, *long-yan*. Ihr Beiname lautet ‚Helligkeit bewahrende Gottheit‘. Die Leber entspricht dem Element Holz. Sie gehört zum Osten und hat die Farbe des grünblauen Drachens. (…) Die Sonne geht im Osten auf, und Holz erzeugt Feuer; darum heißt sie die Helligkeit bewahrende Gottheit. Die Größe der Gottheit wird mit acht Zentimetern angegeben. Sie trägt einen Überwurf aus grünblauem Brokat."[72]

„Der Name der Galle ist ‚Drachenglanz‘, *long-yao*. Ihr Beiname lautet ‚Gestrenge Halle‘, *wei ting*. Die Galle ist von türkisgelber Farbe; darum heißt sie Drachenglanz. Sie herrscht über Tapferkeit und Stärke; deshalb heißt sie auch Gestrenge Halle. Nach außen gehört sie zum Osten und zum grünblauen Drachen. (…) Sie ist ein Bild des Donners. Die Größe der Gottheit wird mit neun Zentimetern angegeben. Sie trägt ein Gewand aus neunfarbigem Brokat und einen mit Blumen gemusterten Rock."[73]

Holz – die Kraft der Entfaltung

Die Wandlungsphase Holz repräsentiert die Energien des Frühlings. Die Kräfte, die in der stillen Dunkelheit des Winters geruht haben, drängen nun darauf, sich kraftvoll zu entfalten.

Im Su Wen[74] heißt es: „Es ist die Zeit der Geburt. Während dieser Zeit ist es ratsam, sich früh zurückzuziehen (…) Da der Frühling die Jahreszeit ist, in der die kosmische Energie von neuem einsetzt und sich verjüngt, versucht, diese Aufbruchsstimmung nachzuempfinden, indem ihr körperlich und gefühlsmäßig offen und unbelastet seid. Auf physischer Ebene ist es förderlich, den Körper zu ertüchtigen und locker sitzende Kleidung zu tragen."

Es ist beeindruckend zu erleben, wie ein winziges Keimblättchen in der Lage ist, eine große Menge Erde beiseite zu räumen, um sich dem Licht zu nähern und sich zu entfalten. Es ist dieses Drängen und Durchdringen, das maßgeblich die Wandlungsphase Holz kennzeichnet. Die Emotion, die ihr zugeordnet wird, ist im Allgemeinen mit den Worten Wut, Ärger oder Zorn beschrieben. In den alten Schriften findet sich die Übertragung des Wortes *nu* weiter gefasst. Es bedeutet, etwas entgegen der Schwerkraft zu bewegen. Es ist damit der kraftvolle und anstrengende Beginn eines jeden neuen Lebens, aber auch einer jeden neuen Idee gemeint.

Jeder Neubeginn muss sich gegen bestehende Kräfte durchsetzen. Jeder Schöpfungsakt geschieht mit der Veränderung und damit Verletzung des Bestehenden. Die bestehende Ordnung wird verändert. Wird in einem System auch nur ein Faktor verändert, ändert sich letztendlich immer auch das ganze System. So kann selbst eine kleine Veränderung weit reichende Wirkungen haben, die zum Teil nicht abzusehen sind, deren Folgen aber verantwortet werden müssen.

Selbst wenn das Spermium in die Eizelle dringt, zerreißt es die bestehende Integrität und formt etwas Unbekanntes, Neues. In der chinesischen Mythologie wird diese Kraft *nu* mit der Legende beschrieben, in der im eisigen Nordmeer ein gewaltiger Fisch schwamm, der sich mittels *nu* entgegen der Schwerkraft in den mythischen Sagenvogel verwandelte.

Ist die Wandlungsphase Holz im Ungleichgewicht und es ist Fülle entstanden, so wird aus der schöpferischen Kraft *nu* hingegen Wut und Aggression. Wie es im Su wen, Kapitel 23, heißt: „Wenn das Yin sich im Yang manifestiert, entsteht daraus Zorn."[75]

Diese Beschreibung ist sehr allgemein, und ihr tieferer Sinn erschließt sich nicht gleich. Wenn das Yin (Blut, Flüssigkeiten), aber auch innere Yin-

Kräfte wie Selbstkontrolle und einwärts gerichtete Bewegungen der Emotionen gemindert sind, bilden sie sich im Yang ab. Die Körper-Seelen und der Geist finden keinen ausreichenden Platz zum Verweilen. Dem Yang ist somit keine Kontrolle mehr im Wege, und es zögert nicht, sich den nötigen Platz freizuräumen. Diese entstehenden Gefühle bezeichnen wir als Zorn oder Ärger. Jede Unausgewogenheit dieser Art verursacht Spannungen, die sich als Ärger ausdrücken.

Im Frühling strebt alles vom Mittelpunkt weg, dem Himmel entgegen. Der Mittelpunkt, das Zentrum der inneren wie der äußeren Kosmologie, ist die Erde. So hat besonders die Wandlungsphase Erde unter üppigem Holz zu leiden, da ihre energetische Richtung das Zentrieren ist und nun eine kraftvolle Ausbreitung des Qi dominiert.

Benutzen wir das Schema der fünf Phasen, die in einem Kreis angeordnet sind (s. Abb. 8, S. 148), stellen wir eine weitere Beziehung fest: Das Holz kontrolliert die Erde. Unter den Phasen ist das Holz die Qualität, die besonders schnell in Fülle gerät. Anstatt zu kontrollieren, attackiert das Holz nun die Erde. In der fernöstlichen Medizin bezeichnen wir dieses als die „Invasion des Holzes in die Erde".

Visionen verwirklichen im Zusammenspiel zwischen Holz und anderen Wandlungsphasen

Holz ist assoziiert mit Wachstum. Wenn etwas höher wächst als die Umgebung, so kann man von einem höheren Platz aus besser alles überblicken. Dieses Überblicken kann aus Gründen der Wachsamkeit sehr nützlich sein. Wie von einem Hochstand aus kann man in alle Richtungen sehen. Die erste Aufgabe des Yin-Organs Leber in der Wandlungsphase Holz ist daher das *Weitblicken*.

Da das Weitblicken in alle Richtungen möglich ist, können wir zusätzlich den Begriff der *Umschau* benutzen. Die Fähigkeit, weiter zu blicken, charakterisiert man auch als vorausschauend. Dieses wird auch mit Visionen, Vorstellungen, in Zusammenhang gebracht, aber auch mit Intuition. Wenn ich weit blicken kann, kann ich auch bestimmte Dinge vorher sehen – oder auch vorhersehen. Daraus entsteht eine Absicht und eine Zielsetzung.

Ein wichtiger Aspekt der Leber ist so der des *Planens*. In der Planung sehe ich einen Zustand oder ein Objekt als bereits vollständig vor mir. Ich erschaffe ihn zuerst in meinem Geist. Aus dem Aspekt des Planens wird in der Umsetzung in Aktion Kreativität.

Um das Stadium des Planens zu überwinden, benötigt die Leber, das Yin-Organ des Holzes, zuerst seinen Yang-Partner, die Gallenblase. Die Gallenblase entspricht dem ausführenden Geist. Sie trifft die Entscheidungen. Ob ein Plan umgesetzt wird oder verschwindet, darüber kann man schlafen. Die Zeit der Gallenblase liegt in der Nacht. Sie benötigt sowohl Informationen als auch ausreichende Ruhe, um ihre Entscheidung abzuwägen.

Ist die erste Hürde genommen, nämlich die Entscheidung zum Beginn der Ausführung des Plans gefällt worden, benötigt das Holz die bedingungslose Unterstützung durch das Wasser.

Im Wasser residiert der Wille, und seine Kraft ist die Ausdauer, das Durchhaltevermögen. Der Plan reift und wird mit „Herz" versehen, so dass man sich daran erfreuen kann. Dinge oder Zusammenkünfte, die ohne die Qualität des Herzens entstehen, schaden anderen. Solche, die mit dem Feuer des Geistes belebt werden, begeistern.

Die Erde versieht den Plan mit „Fleisch", sie kleidet die Ideen aus und überprüft die Nützlichkeit. Wie Kitt fügt sie einzelne Teile zu einem Ganzen zusammen und stellt den Bezug zur Realität her. Sie verleiht dem Plan den nötigen Boden unter den Füßen.

Das Metall achtet auf die Qualität. Es zieht die Schrauben fest und stellt Regeln auf. Es verleiht der Ausführung des Plans, in Beziehungen wie bei Möbelstücken, den Wert der Beständigkeit und Dauer. Doch sie alle können erst in dieser Sinfonie zusammenspielen, wenn der Taktstock geschwungen wurde. Ein Plan, bei dem der Taktstock nicht gefunden wird, endet in Planlosigkeit oder Tagträumereien. Die Ideen und Visionen bleiben gestaltlos und ungenutzt und vergeuden die Zeit. Der Auftrag des Himmels kann sich nicht vollziehen.

Um seine Pläne zu verwirklichen, nutzt die Leber Strategien. Sie nutzt Möglichkeiten. Ist sie ausgewogen, schont sie Reserven. Gerät sie in ein Ungleichgewicht, kann sie rücksichtslos ausnutzen, wenn es um ihre eigenen Vorstellungen geht.

Dies können wir mit einer Kletterpflanze vergleichen, die sich auf ihrem ausdauernden Weg nach oben aller Möglichkeiten bedient, um ihr Ziel zu erreichen. Einige Kletterpflanzen verzieren die Objekte, die sie benutzen, und beide profitieren auf ihre Weise von der Symbiose. Andere, wie die Würgefeige, zerstören ihre Helfer und bemächtigen sich der Habitate ihrer Wirtspflanze.

Holz prägt uns mit seinem Bestreben, sich beständig weiterzuentwickeln, ebenso wie ein Baum sein Leben lang nicht aufhört zu wachsen. Diese Fähigkeit, beständig weiterzuwachsen, begründet das Potenzial, sich zu vollenden. Es ist das Kennzeichen einer gesunden Persönlichkeit, sich von der Erde, in der sie tief verwurzelt ist und von der sie Nährstoffe bezieht, zum Himmel der Selbstentfaltung zu entwickeln. Jeder Tag ist gekennzeichnet von der Vorausschau und der Durchsetzung des himmlischen Plans.

Verschiedene Aspekte
der Wandlungsphase Holz

Die Struktur unseres Lebensbaumes

Das Symbol für das Holz in der fernöstlichen Medizin ist der Bambus. Seine Flexibilität und dabei seine große Beständigkeit und Belastbarkeit sind unvergleichlich. Kein von Menschenhand erzeugtes Material hat gleichzeitig Festigkeit und Flexibilität in solchem Ausmaß in sich vereinen können. Wenn die Kraft des Holzes nicht ausreichend ist, fehlen die Perspektiven im Leben. Es fehlt an einem Lebensplan, einer Vision, einer Zielsetzung. Das Gefühl, jeder Tag führe nur in eine beklemmende, traurige Leere, kennzeichnet den Mangelzustand der Leber.

Die Leber entwickelt den Plan, sie ist aber nicht die ausführende Kraft. Sie organisiert, sie entwirft und leitet an. Sie überwacht die Ausführung und räumt Hindernisse aus dem Weg. Die Ausführung an sich, die Realisierung des Plans, der Vision, unterliegt den Vertretern der anderen Wandlungsphasen, die den Entwurf mit Blut und Geist (Feuer) füllen, ihn strukturieren (Metall) und Stück für Stück ausbauen (Erde). Das Durchhalten des Unterfangens wird von der Wandlungsphase Wasser über ihre Funktion des Willens gespeist.

Treten erneut Probleme der Durchführung auf, dann ist es die Leber, die einen Ausweg findet, die alternative Pläne entwirft oder neue Strategien vorschlägt. Die Leber wird auch mit einem General verglichen. Der „General" bewacht die Wege des Kaisers, der sich in dem Organ Herz offenbart. Dies bedeutet, dass die Leber die Wege des Blutes und den Transport strategisch überwacht. Auch hier werden Hindernisse aus dem Weg geräumt. Deutlich wird dies zum Beispiel, wenn das Menstruationsblut nicht auf den Weg kommt, die Regel verspätet ist oder im Vorfeld der Blutungen Schwellungen der Brüste auftreten – und sich plötzlich Wut und Ärger zeigen.

Nüchtern betrachtet ist Wut der Versuch der Leber, Stauungen zu beseitigen und Blockaden zu überwinden. Wut hat ihre Entsprechung im Bild von einem Baum, der in einer zu kleinen Kiste wächst. Irgendwann reicht der Platz nicht mehr zum Entfalten, und der junge Baum sprengt ganz einfach die Kiste.

Anders zeigt dieses Bild auch, was geschehen kann, wenn die Entfaltungskraft des Holzes zu gering ist: Der Baum wird deformiert und wird nie sein tatsächliches schönes und ausgewogenes Wachstum – und damit sein volles Potenzial – erreichen können.

Wir können diese Störungen bei Menschen beobachten, die von frühester Kindheit an zurückgedrängt wurden, anstatt ihrer Phantasie freien Lauf lassen zu dürfen; Kinder, die in starre Rhythmen gedrängt wurden und auf deren innerste Bedürfnisse nach freiem Raum und Geborgenheit mit erstickendem Umklammern reagiert wurde.

Insbesondere in der Holzphase im Übergang zum Feuer, dem Teenager-Alter, zeigen solche Einschnürungen fatale Folgen im Nachlassen der Kraft, das zukünftige Leben gestalten zu können. Als vernichtendste Ursache ist hier in erster Linie der Kindesmissbrauch zu nennen. Hier wird die junge, frische Persönlichkeit dauerhaft deformiert und die Leber ihrer Kraft beraubt, in der vollen Entfaltung einer harmonischen, optimistischen Persönlichkeit zu glänzen. Die Wandlungen müssen ungestört ihren Lauf nehmen dürfen. Die Aggression, die der Leber entspricht, findet sich im Falle von Missbrauch meist als Autoaggression bei jungen Frauen.

Drogenmissbrauch und Essstörungen erbringen den Hinweis, dass die Leber nun die Milz attackiert, da sie sich nicht physiologisch entfalten konnte. Schwere Depressionen sind ein Zeichen für die entwürdigte Leber.

Wird hingegen ein junger Mensch bestärkt, sich seinen Kräften entsprechend zu entfalten und nur sporadischer Wildwuchs begrenzt – Begrenzung ist ebenso wichtig, da die Energien des Holzes ein junges Yang darstellen –, ist die Grundlage für die harmonische und störungsfreie Entfaltung aller sich anschließenden Wandlungsphasen gelegt. Ein solcher Mensch wird sein Leben lang aus dem Vollen schöpfen und für andere eine unerschöpfliche Quelle der Inspiration sein.

Die Leber wird auch als die planende Instanz im Gefüge der Wandlungsphasen bezeichnet. Daraus ergibt sich in der fehlenden Planung die Pathologie der geschwächten Leber. Menschen mit Leber-Qi-Schwäche neigen dazu, alles auf sich zukommen zu lassen. Sie schaffen sich keinen eigenen Platz, sondern überlassen Pläne und Entscheidungen anderen oder dem vermeintlichen Zufall. Sie sind überrascht, wenn alles nicht ganz so ist, wie sie es sich erwünscht hatten.

Ein einfaches Beispiel: Eine Frau kümmert sich nicht um ihr Urlaubsziel, bucht im letzten Moment irgendetwas auf einen fremden Ratschlag hin und ist dann überrascht, dass das Zimmer zur Straße hinaus geht und es in diesem Ort keinen Strand gibt, was aber kaum von Bedeutung ist, da ohnehin Regenzeit zu dieser Zeit des Jahres herrscht.

Am Ende bleibt bei diesen Menschen das Gefühl, dass alles, was sie anpacken, irgendwie ergebnislos ist. Die Ursache ist in der schwachen Holzphase zu suchen, die nicht unter Berücksichtigung verschiedener Möglichkeiten gründlich plant und deren Gallenblase nicht in der Lage ist, den Prozess einer notwendigen Entscheidung zur rechten Zeit zu unterstützen.

Wenn wir hingegen unser Leben so leben, dass es nach unseren eigenen inneren Plänen geordnet abläuft, wissen wir, wohin wir gehen und was getan werden muss. Daraus resultieren Sicherheit und Zuversicht. Durch Flexibilität können wir selbst auf Unerwartetes so reagieren, dass es zu unserem Besten gereicht.

Die Idee der Planung zeigt sich auch auf der körperlichen Ebene. In unserem Körper existieren Pläne, die das reibungslose Funktionieren garantieren. Hormonelle Vorgänge sind zum Beispiel in solchen langfristigen Plänen zu verstehen. Aus dem Säugling wird durch einen Plan zur rechten Zeit ein Teenager. Schließlich wachsen Körperhaare, Menstruationszyklen folgen, bis in der Menopause der Plan zum Einstellen der Blutungen erfolgt. Aber auch Atmen und Wachstum unterstehen Plänen.

So wird unser Leben einerseits durch Planung gelenkt, andererseits planen wir auch selbst beständig die Tage und die Jahre bis ins Rentenalter. Vieles davon wird von Vernunft getragen, vergleichbar mit dem regelgerechten Wachstum eines Baumes, der seine Äste nicht mal hierhin und mal dorthin abknickt, sondern beharrlich sein Ziel verfolgt.

Klarheit der Anschauung ist ein wichtiges Indiz für eine gut funktionierende Leber. Klarheit der Gedanken drückt sich in Verständlichkeit der Sprache und der Chronologie des Erzählten aus. Das Gegenteil ist ein Springen von einem Thema zum anderen, ohne dass ein innerer Pfad der Logik zwischen den einzelnen Teilen zu erkennen wäre.

Auch unsere spirituelle Entwicklung ist auf einen Plan angewiesen, wollen wir nicht endlos Zeit vertrödeln. Hier ist die Notwendigkeit federführend, schnell und geradlinig zu Erkenntnissen vorzudringen und Entscheidungen über den weiteren Verlauf zu fällen. Im Holz finden sich unsere Ideale und unsere Hoffnungen ausgedrückt.

„Ein Mensch ohne Hoffnungen und ohne Ideale lässt ahnen, wie maßgeblich gestalterisch für unsere Lebensperspektive die entfaltende Kraft des Holzes ist. Wenn Pläne und Entscheidungen jedoch keine Verbindung mehr zur inneren Entfaltung einer Person haben, wird diese in ihrem Leben zunehmenden Schwierigkeiten und Frustrationen begegnen."[76]

Wenn wir Pläne entwerfen und ihnen folgen, können wir dies auf verschiedene Art und Weise tun: Wir gehen vorwärts, oder wir warten beobachtend ab.

Die Seele der Leber, *hun*, ist die Kraft, die die Tür aufreißt. Sie ist der Hippie, der mit Blumen im Haar sich dem Leben an die Brust wirft. Ihn kümmert nicht die Gefahr. Im Vordergrund stehen das In-die-Welt-Ziehen und das Experimentieren.

Die andere Kraft, die dem entgegensteht, ist die der Metallseele *po*. Reißt *hun* die Tür auf, schließt *po* sie wieder und überlegt abwartend, ob es nicht drinnen sicherer ist. *Hun* ist neugierig und risikobereit, *po* ist auf Sicherheit aus und liebt Bekanntes. Beide sichern in einem ausgewogenem Verhältnis den körperlichen Bestand und die seelische Entwicklung unter dem Aspekt der Frage: Wer bin ich? Po stellt dabei die Rückversicherung her, in dem es antwortet: Das bin ich. Denn wenn ich morgens in den Spiegel sehe, möchte ich nicht jedes Mal fragen müssen: Wer ist das? Po sichert mir mein Leben, indem es mir die Fähigkeit verleiht, meine Gestalt, meinen Körper beständig wiederzuerkennen, wie verrückt meine Pläne auch sein mögen. Sehe ich mir aber meine Entwicklung an, meine Pläne vom Kindesalter bis zum Erwachsensein, ist die Frage, wer bin ich?, nicht mehr so schnell zu beantworten, da ich früher zwar Lokomotivführer oder Pilot gewesen sein kann, mich aber trotzdem wiedererkenne, auch wenn ich heute eine andere Mütze trage und anderen Idealen nachhänge. Ich kann in meinen Versuchen, mich zu erkennen, die Grenzen weit hinausschieben und Unbekanntes entdecken, das ich dennoch in meine Persönlichkeit integrieren kann. Die Hun-Seele kehrt zum Himmel zurück, die Po-Seele hingegen wohnt in den Knochen und wird mit ihnen begraben.

Die Fähigkeit, mein wahres Selbst zu erkennen, liegt im *shen*. Es hilft mir, mich als „ich" zu definieren, unabhängig von meinem körperlichen Gebundensein, doch geht das Shen in seinem weiteren Aspekt noch einen Schritt weiter und stellt fest: Es ist niemand da, der fragen kann. Shen repräsentiert somit das allen Menschen innewohnende Potenzial, sich selbst zu erkennen und Teil des reinen Bewusstseins zu sein.

Holz als Erzeuger von Leber und Gallenblase

Die Leber verfügt im ausgewogenen Zustand über die Fähigkeit, wie ein General im rechten Moment den Rückzug anzutreten, wenn die Pläne oder Ausweitungsbestrebungen über das Ziel hinausgeschossen sind oder ihre Durchsetzung zu hohe Verluste mit sich brächte.

Störungen vom Typ Fülle zeigen sich nun hier, wenn es einer Person nicht gelingt, sich zurückzuziehen, wenn also jede Bitte um Richtungsänderung oder Zurückhaltung als massiver Angriff missverstanden wird. Eine solche Person fühlt sich spontan angegriffen, da sie nicht in der Lage ist, sich abwägend zu betrachten und eventuell die Richtung zu ändern. Sie fühlt sich im Tiefsten ihrer Persönlichkeit einer Vernichtung ausgesetzt, auch wenn das Thema, nüchtern betrachtet, eher banal ist. Es ist einem solchen Menschen unmöglich, einen einmal gefassten Standpunkt zu verlassen. Das Verlassen des Standpunktes ist einem Aufgeben eines Stützpunktes vergleichbar und damit einer Selbstopferung. Die Aufforderung erzeugt damit nur größere Gewaltbereitschaft.

Offenheit für Kritik und – daraus resultierend – das Abwägen einer Veränderung des Verhaltens ist ein Zeichen einer gesunden Leber. Das können wir mit einem Baum vergleichen, der den Stürmen des Lebens dadurch trotzt, dass er flexibel bleibt, ohne seine Verwurzelung aufzugeben oder durch Starrheit zu brechen.

Auch die Fähigkeit zu Toleranz ist eine physiologische Funktion der Leber. Selbstsucht und Intoleranz anderer Menschen, deren Zielen und Anschauungen gegenüber prägen das Ungleichgewicht. Machtanspruch ohne Güte zeigt eine Störung im Holz deutlich an.

Im Yi Jing steht: Ein General handelt unklug, wenn er seine Forderungen nicht durch beispielhaftes Handeln vorlebt. Ein solches Verhalten erzeugt Widerstand. Häufig begegnen uns solche Muster in problematischen Familienstrukturen.

Die Sehnen und Bänder sind ein weiterer Ausdruck der Physiologie des Holzes auf der körperlichen Ebene.

In manchen Texten wird die Muskulatur als Manifestation des Holzes auf der körperlichen Ebene beschrieben. Die Muskelschicht an sich, als formendes Fleisch, untersteht der Milz. Sie findet hier in ihrer Entsprechung die Formgebung und Wärmeisolation. Die Gestalt eines Menschen wird durch die Milz geformt.

Die Übertragung von Muskelkraft auf das Skelettsystem und damit die Kraft zur Fortbewegung setzt an Sehnen und Bändern an und untersteht dem Holz. Sehnen und Bänder verleihen Schnelligkeit, Flexibilität und Stabilität. Werden sie nicht ausreichend mit Leber-Blut befeuchtet, trocknen sie und werden spröde und neigen zu Verletzungen, Verkürzungen, Verhärtungen oder, im umgekehrten Fall, zu Erschlaffungen und Überdehnungen.

Krämpfe, Zuckungen und nervöse Tics sind ebenfalls Zeichen von ungleichmäßigem Fluss des Leber-Blutes, wobei der Muskel kontrahiert und nicht wieder ruhen kann oder immer wieder angeregt werden muss, da er den Tonus nicht hält.

Muskuläre Hyperflexibilität ist die mangelnde Befestigung des Leber-Blutes.

Die Finger- und Fußnägel spiegeln die Gesundheit des Leber-Blutes wider. Sie sind bei ausgewogenem Zustand des Leber-Blutes schimmernd und glatt, wachsen gleichmäßig und sind weder brüchig noch spröde. Rillen, Einrisse, Einkerbungen, fehlender oder zu großer Nagelmond, Trommelschlägelfinger mit Uhrglasnägeln zeigen Störungen des Blutes in seiner Zusammensetzung wie in seiner Bewegung an. Die Aufgabe der Leber im Blut ist nicht das Überwachen des Transports und der Wege, sondern auch die Entgiftung. Die Leber sollte von daher bei allen entgiftenden Therapien schonend mittherapiert werden Die Leitbahn der Leber durchzieht und umrundet die Genitalien. Daher ist die Funktion der Leber mitverantwortlich für die Gesundheit der Genitalien und damit für eine erfüllte Sexualität. Schwellungen und schwache Libido, Juckreiz und Krämpfe im Bereich der Genitalien entstehen mangels einer ausgewogenen, kraftvollen Leberfunktion.

Die Gallenblase ist der Verwalter der Entscheidungen. Sie ist das einzige Organ, dass reine Essenz bewahrt. Mit reiner Essenz ist gemeint, dass diese Essenz nicht mit Verdauungsprodukten vermischt wurde und dass sie klar gespeichert wird. Dies ist für ein Hohlorgan, ein so genanntes *Fu*-Organ, einzigartig.

Diese Reinheit ist die Voraussetzung zum Fällen klarer Entscheidungen. Die Entscheidungen entspringen der inneren Essenz und nicht äußerlichen Verlockungen oder Enttäuschungen.

Eine Entscheidung setzt eine vorhergehende Wahlmöglichkeit voraus. Wir sind durch die Gallenblase in der Lage auszuwählen. Sie gibt also den verschiedenen Entwürfen der Leber eine Richtung, in die wir gehen können, entscheidet, welche Vorschläge der Leber auf diesem Weg nützlich ist, und somit, wie wir mit der größten Effizienz unsere Ziele umsetzen können, so dass wir am rechten Ort zur rechten Zeit ankommen. Jede dieser Entscheidungen ist von fundamentaler Wichtigkeit für die Umsetzung von Perspektiven auf unserem Lebensweg. Die Fähigkeit der Gallenblase, richtig von falsch zu unterscheiden, lässt uns manchen Verlockungen entkommen, bevor sie in einer Sackgasse enden.

In der Diätetik ist es die Gallenblase, die die Entscheidung über die Auswahl von Nahrungsmitteln trifft. Nehme ich dies, da es mir tatsächlich gut tut, oder lieber jenes, das besser schmeckt und leichter zu haben ist? Bei einer Mahlzeit entscheide ich in jedem Moment über das, was ich mir zuführe, und damit über die Zusammensetzung meines Blutes – und somit letztendlich über mein Wohlergehen. Diese beständige Herausforderung an die Kraft der Gallenblase bleibt uns zumeist verborgen.

Erst die Schwäche in der Entscheidungsfindung fällt auf. Wenn jemand zum Beispiel mal dies und mal das probiert und sich von jeder Kleinigkeit von seiner Entscheidung abbringen lässt oder sogar gleich anderen die Entscheidung überlässt, lässt dieses Verhalten auf eine Schwäche der Gallenblase schließen. Eine schwache Gallenblase ist gekennzeichnet durch Entscheidungsschwäche, die letztendlich zum Verlust unserer inneren Freiheit führt. Wir können die Gestaltung und Erfüllung unseres Lebens nicht von Entscheidungen anderer abhängig machen, ohne die Verantwortung dafür zu tragen.

Die Höchstphase der Aktivität der Gallenblase ist in der Nacht zwischen ein und drei Uhr morgens. In dieser Zeit sollten wir unbedingt schlafen, um Entscheidungen reifen zu lassen und den offiziellen Yang-Vertreter des Holzes in Ruhe zu regenerieren. Über manche Entscheidungen müssen wir schlafen und sind überrascht, dass am nächsten Morgen manches geklärt ist.

Die Gallenblase ermöglicht es uns, aus Träumen und Hoffnungen durch Entscheidungen reales Leben werden zu lassen.

Lebensangst ist nicht immer eine Störung der Wandlungsphase Wasser, sondern manchmal auch die Panik, nicht zum richtigen Zeitpunkt die richtige Entscheidung für sich getroffen zu haben oder je treffen zu können. Eine deutlich kräftige Gallenblase hat offensichtlich die Pop-Ikone Madonna, von der der Satz überliefert ist: „Nehmt ihn, wascht ihn, und schafft ihn in mein Zelt."

Die Fähigkeit, Entscheidungen zu überdenken, zu modifizieren und eventuell durch andere zu ersetzen, ist ein Zeichen für ein gesundes Funktionieren der Gallenblase, starr an ihnen festzuhalten hingegen nicht.

Die Ernährung im Frühling

Der Winter ist überstanden, man schüttelt die Müdigkeit ab. Erfrischende junge Kräuter geben den Ton an. Alles sprießt und drängt zum Licht. Genau diese Energie finden wir in Keimen und Sprossen: geballte frische Lebenskraft. Sie schwemmen überflüssiges Salz der Wintermonate aus und machen Lust auf Bewegung. Die Bewegung vertreibt die Frühjahrsmüdigkeit, die sonst durch Salzresiduen im Körper hartnäckig gegen Frühlingsgefühle antritt.

Alle grünen Gemüsesorten enthalten viel süßen, milden Geschmack. Nehmen Sie frische Kohlblätter, die mit ihrer Schärfe Stagnationen zerteilen. Radieschen und Rettichsamen, gekeimt, sind genau wie Kresse ein Wundermittel gegen Trägheit. Basilikum, Rosmarin, Dill, Kümmel und Fenchel versorgen Körper und Geist mit Frühlingsenergie.

Wir stehen früher auf und gehen später zu Bett. Alles Beschwerende wird von frischem Wind fortgeweht. Daher verzichten wir auf das Winteressen und meiden Frittiertes und Gebratenes. Gedünstetes und Blanchiertes ist das Beste, um das Jahr zu beginnen und es voller Frische anzupacken.

Die Ernährungsbehandlung
bei Problemen in Leber und Gallenblase

Zu viel Fett, industrielle Nahrung mit Farb- oder Aromastoffen, aber auch Nahrungsgifte und so genannte Genussmittel wie Alkohol und Tabak oder Drogen belasten die Leber. Medikamente und umweltbedingte Schadstoffe vergiften zusätzlich das Blut, das doch unseren Geist befördern soll. Mangelhafte Qualität des Blutes beeinträchtigt unser Selbst, wie es sich im Geist offenbart. Freie Radikale, wie sie durch stressbetonte Lebensweise und unverhältnismäßige Ernährung entstehen, beschleunigen den zellulären Alterungsprozess.

Eine gesunde Leber ist gekennzeichnet durch einen ausgewogenen Fluss der Energien im gesamten Körper und damit einer harmonischen Entfaltung der Energien des Geistes und der Gedanken.

Die Natur des Menschen mit einer gesunden Leber ist ruhig und ausgeglichen, frei von Nervosität, Stress und unnötigen Spannungen. Wenn hingegen das Qi der Leber entweder zu üppig oder unzureichend ist, ist der Fluss der Energien wie der des Blutes behindert und hackend, ungleichmäßig und unruhig. Damit sind die Auswirkungen auf Körper und Geist gekennzeichnet durch Blockaden und Stagnationen, Mangel oder missachtenden Überschuss.

Das erste Anzeichen dafür, dass die Leber aus dem Gleichgewicht geraten sein könnte, ist stets das Auftreten der Emotion Ärger und die damit in Zusammenhang gebrachten Gefühle wie Frustration, Aggression, Ungeduld, Stress, Gewalt, Arroganz oder Starsinnigkeit. Bleiben diese Gefühle ohne Ventil, rufen sie nach einiger Zeit Depressionen oder wahllose Aggressivität hervor. Beiden Erscheinungsformen liegt eine falsche Einschätzung der eigene Möglichkeiten aufgrund eines verzerrten Selbstbildes zugrunde.

Auch das Auftreten plötzlicher Stimmungsschwankungen entsteht durch Ungleichgewichte in der Leber. Gerade am Beispiel der scheinbar spontan einsetzenden Veränderung der Stimmung kann man sich verdeutlichen, wie ein ungleichmäßiger energetischer Fluss zu seelischem und körperlichem Ungleichgewicht führt. Werden an einer Stelle zu viele Waren auf den Fluss geschickt, beginnen sich die Händler gegenseitig zu blockieren, und aus der Fülle zu Beginn wird hinter dem Punkt der Stagnation Mangelversorgung. Das Blockierte jedoch staut hinter sich alles Nachkommende immer weiter auf. Die einzige Möglichkeit, einer solchen Überfülle zu begegnen, ist förmlich ein Dammbruch, in dem alles zerbirst und das Aufgestaute sich überschäumend Platz sucht.

Der Fall des Mangels wird deutlich, wenn wir noch einmal den Fluss unserer inneren Energien mit Waren beladen. Allerdings sind es diesmal wenige. Vielleicht ist eine Ernte ausgeblieben. Die Händler machen sich auf den Weg, doch schon nach kürzester Zeit haben sie all ihre Güter veräußert. Ihre leeren Boote vermögen die Bedürfnisse der Menschen am Oberlauf des Flusses nicht zu stillen. Die kurzfristige Besserung nach Erschöpfung reichte nur für wenige. Ein Gefühl der Unzufriedenheit breitet sich aus.

Leber-Qi-Stagnation

Die Leber-Qi-Stagnation ist gekennzeichnet durch das Gefühl von Einschnürungen oder Einengungen auf körperlicher wie auf geistig-seelischer Ebene. Das erste Symptom ist das Auftreten von Blähungen, die die Leibesmitte kräftig einschnüren. Die Blähungen können kolikartige Schmerzen verursachen. Schmerzen sind die Folgen von Blockaden auf Qi- und/oder Blutebene. Sehr häufig wandern die Schmerzen und verändern sich. Meist werden sie unter nervöser Anspannung heftiger. Auch Verspannungen im Nacken und Rücken gehen häufig auf das eingestaute Qi zurück. Staut sich mit dem Qi auch das Blut, sind die Schmerzen nun von stechendem Charakter und an einem Ort fixiert. Nervöse Anspannung und Erschöpfung mit Zornesneigung und, in manchen Fällen, zusätzlichen depressiven Verstimmungen machen sich breit.

Auch Beschwerden wie Anspannung vor der Menstruation mit Spannung in den Brüsten und schmerzhafte Blutungen gehören in Bereich des Leber-Qi- Staus. Hitze-Schleim-Blockaden können einen solchen Stau herbeiführen, aber auch eine Leere von Blut und Qi können den freien Fluss behindern.

Leber-Qi-Probleme sollten behandelt werden, indem die erkrankte Person begleitend zur Ernährungstherapie dazu aufgefordert wird, sich mit ihren Träumen im Sinne von Lebensvisionen auseinander zu setzen. Nur wenn die Anknüpfung an die tatsächlichen inneren Lebenspläne gelingt, kann die Wandlungsphase Holz zu ihrer strategischen kreativen Harmonie zurückfinden und damit zu tiefer Erfüllung im Leben führen.

Nahrungsmittelempfehlungen
bei Einstauung des Leber-Qi

An erster Stelle steht der chinesische Lauch, da er das Leber-Qi stark bewegt und somit auch Blockaden des Blutflusses zu beseitigen vermag. Er ist selbst bei schmerzhaften Einschnürungen im Brustkorb angezeigt, bei denen durch Blockade des Qi auch das Blut nicht ausreichend bewegt wird (Angina pectoris).

Lauch hat einen scharfen Geschmack, ohne Hitze zu entwickeln. Das größte Problem in der effektiven Behandlung von Leber-Qi-Stase ist die Vermeidung von Hitze. Leber-Qi-Stase ist vergleichbar mit einer Bremse, die sich an einem Reifen festgefressen hat – dabei wird Hitze erzeugt. So ist verständlich, dass sich aus fortbestehender Stase Hitze entwickeln kann. Im Falle der Leber entsteht Leber- Feuer, das zusätzlich die Säfte verbraucht.

Nahrungsmittel des Charakters *heiß* sollten auf jeden Fall vermieden werden, auch solche, die Schleim erzeugen, wie Fettes und Frittiertes. Dazu gehört auch die Verwendung von Margarine und ranzigen oder minderwertigen Fetten und Ölen. Etwas Olivenöl oder natives biologisches ungeröstetes Sesamöl, auch Ghee in kleinen Mengen oder frische Butter sind zum gelegentlichen Genuss dagegen empfehlenswert.

Scharfer Geschmack kann die anderen Geschmacksrichtungen bei einem Gericht auf dem Teller dominieren. Nicht gemeint ist jedoch, dass der Erkrankte nur noch beim Thailänder isst – das wäre natürlich ein deutlicher Behandlungsfehler.

Chinesischer Lauch sollte vor allem zum Einsatz kommen, um die Verdaulichkeit von Speisen wie Getreide und Hülsenfrüchte zu verbessern. Staudensellerie ist ebenfalls besonders zu empfehlen. In Zusammenhang mit einer wenig modifizierten Standarddiät kann Staudensellerie als Qi-bewegende Wirkkraft hinzugefügt werden. Da er befeuchtend und bewegend ist, eignet er sich hervorragend für die Therapie. Ohnehin sind grüne Pflanzenteile, die der Energie des Frühlings entsprechen, dazu angetan, den Frühling in den Menschen zurückzutragen. Bereiten Sie frische Säfte aus Staudensellerie oder anderem grünen Gemüse zu. Die Energie von rohem oder knackig gedünstetem Gemüse stimuliert den Qi-Fluss. Grünes Gemüse enthält besonders viel Folsäure, die nicht hitzestabil ist. Sie findet sich in Blättern, aber auch in Sprossen.

Moderat scharfe Kräuter und Gewürze sind zu empfehlen. Dazu gehören alle Zwiebelgewächse. Diese sollten in Wasser gedünstet werden, um ihre Verdaulichkeit zu verbessern. Basilikum ist grün und großblättrig, zudem leicht scharf und ein Mittel, dass als Gewürz wie als Teeaufguss hervorragend schmeckt. Als Gewürz ist es weit reichend einzusetzen, vor allem in der frischen Variante, die Sie sich selbst auf der Fensterbank ziehen können.

Basilikum, sagt die altindische Medizin, entstand aus der Asche einer treuen Frau. Basilika ist das Wort für Kirche in Griechenland, und dort stehen Töpfchen mit Basilikum in den Kirchen. Sie gilt ebenso als eine heilige Heilpflanze in Asien. Dort sind auch verschiedene Sorten im Handel, die man manchmal in gut sortierten Asienläden erhält. Es gibt weitaus schärfere Varianten, aber auch besonders süße. Wechseln Sie ruhig hin und wieder die Sorte. Verwenden Sie Basilikum täglich.

Im akuten Stadium von Leber-Qi-Stase sollten Sie jedoch auf die konzentrierte Form als Pesto aufgrund seines extrem hohen Fettgehalts verzichten. Bei gesunden Personen steht dem Genuss von Pesto jedoch nichts entgegen. Basilikum facht das geschlechtliche Verlangen an, was deutlich den Bezug der Leber zu Genitalien unterstreicht. Man kann Basilikum bei empfindlichen Personen auch anstelle von Pfeffer verwenden.

Auch Lorbeer ist zu empfehlen. Es stammt aus den Schatzkästchen des Vorderen Orients und hat größte Bedeutung im Mittelmeerraum. In der nordeuropäischen Küche findet es sich – mit Ausnahme eines vertrockneten Blattes am Kochfisch oder hier und da in anderen Gerichten – eher selten. Verwenden Sie Lorbeer frisch! Er ist als gesunde Pflanze zu erwerben und zudem winterbeständig, kann also auch in Garten oder auf Balkon gezogen werden. Auch Wasserkresse, Rosmarin und Dill können gezogen und so ganz frisch und mit maximaler Wirkung dem Essen zugesetzt werden.

Stase beseitigend sind alle Sorten von Minze (besonders wirksam, wenn frisch), außerdem Senfblätter und Melisse. Melisse hat als Tee oder Salatgewürz und selbst als Badezusatz noch ausgeprägt beruhigende und nervlich entspannende Wirkung.

Pfeffer kann weiß und schwarz verwendet werden. Auch roter Pfeffer ist geeignet. Szechuan-Pfeffer hat eine zu stark heiße Natur und ist daher ungeeignet.

Ingwer kann frisch verwendet werden, jedoch in keinem Fall getrocknet, da er in dieser Form eine zu heiße und heftige Wirkung entfaltet.

Da Leber-Qi-Stase häufig an Stress gebunden ist, ist oft auch der Magen in Mitleidenschaft gezogen. Daher sollten scharf-heiße Nahrungsmittel auch unter diesem Gesichtspunkt gestrichen werden.

Von den Gemüsesorten ist Wurzelgemüse empfehlenswert, da es über milde Süße das Leber-Qi entspannt. Auch gekochter Taro enthält viel Stärke. Süßer Reis mit Pinienkernen, dem Reis der Taoisten, wertet die Getreidemahlzeit auf und ergibt ein schmackhaftes Frühstück. Kohlrabi, Blumenkohl, Brokkoli, Steckrübe und Sprossen fördern den gleichmäßigen Qi-Fluss. Auch rohes Gemüse und Früchte tun dies. Die Kumquat-Frucht ist unter allen Früchten wie Pfirsichen, Äpfeln, Granatäpfeln, Wassermelonen oder Honigmelonen besonders hervorzuheben – sie sind nicht nur sauer und süß, sondern auch bemerkenswert scharf. Vor allem solche Früchte und Gemüse, die einen leicht süßen Geschmack haben, wie er den Gemüsesorten des Frühlings eigen ist, beruhigen die Leber.

Auch kleine Mengen Honig wirken zusätzlich entgiftend. Zusammen mit frischem Apfelessig lässt sich diese Wirkung noch verstärken. Leicht süßer Geschmack wirkt beschleunigend in der Behandlung, sollte aber keinesfalls bei Hitze-Zeichen eingesetzt werden. Wenn keine Hitze-Zeichen vorhanden sind, können Sie Reis- und Dattelsirup oder Malz oder Zuckerrohrsaft verwenden. Alkohol beseitigt schnell Stauungen. Aufgrund seiner toxischen Wirkung sollte er jedoch nicht regelmäßig eingenommen werden. Alkohol schädigt das Shen und führt zu Schleim- und Hitzeprozessen; außerdem erschöpft er das Qi. Dennoch ist er als Notfallmedizin zur Beseitigung von Schmerzen empfehlenswert.

Leber-Yin-Mangel/Leber Blut-Mangel oder üppiges Leber-Yang

Die Ursache beider, nur wenig voneinander abweichender Symptome, liegt oft in lang andauernden emotionalen Belastungen, die das Leber-Qi eingeschnürt haben. Leber-Yin-Mangel kann allerdings auch traumatisch, zum Beispiel durch einen emotionalen Schock oder durch heftigen Blutverlust, entstehen.

Auch chronische Mangelernährung im Hinblick auf blutbildende Substanzen bei gleichzeitiger körperlicher und geistiger Überlastung schwächen das Leber-Yin und damit auch die Quelle des Blutes, und es kommt zu einem relativen Überschuss des Leber-Yang.

Unter den Symptomen finden sich Schwindelanfälle. Die Krisen treten plötzlich auf und sind von heftigen Erscheinungen begleitet, wie zum Beispiel hypertonen Krisen (Bluthochdruckkrisen) oder Migräneanfällen. Als Zeichen der Hitze färben sich die Skleren (Sklera: Lederhaut des Auges) rot, und es entsteht nicht selten eine chronische Bindehautentzündung. Kopfschmerzen sind ein häufig auftretendes Zeichen, da das Leber-Blut schäumt und nicht mehr gleichmäßig das Mark des Gehirns ernährt. Im Falle von Leber-Blut-Mangel ist es sogar in seiner Menge unzureichend.

Durch Yin-Mangel entsteht stets auch ein Säftemangel. Säftemangel verursacht Verstopfung, da auch die Gedärme nicht mehr ausreichend befeuchtet werden. Unter der besonders großen Reizbarkeit der Betroffenen leiden nicht nur sie selbst, sondern auch ihre Umgebung. Dadurch entstehen weitere Konflikte, die das Feuer anfachen.

Üppiges Leber-Yang ist häufig eine Ursache von Tinnitus. Der Leber-Yang-Tinnitus ist von einer hohen Frequenz; unter Stress kann er in Frequenz und Lautstärke auch schwanken. Rechtzeitig behandelt, ist er leichter zu beeinflussen als der Tinnitus, der aus der Erschöpfung der substanzbildenden Kräfte der Niere resultiert. Fülle ist leichter abzuleiten, als Leere aufzubauen.

Durch Yin-Mangel entsteht Blutmangel, und so ist häufig auch das Herz mitbetroffen. Die Interaktion zeigt sich durch Schlaflosigkeit bei frühem Erwachen.

Nahrungsmittel, die Fülle und Hitze von der Leber entfernen

Bitterer und saurer Geschmack werden bei den Nahrungsmitteln verstärkt. Die Empfehlungen ähneln sonst denen der Leber-Qi-Stase.

Sauer kann in Form von mildem Reisessig in kleinen Mengen zum Herstellen von Pickles verwendet werden. Zu berücksichtigen ist die stark erwärmende Natur von Essig, insbesondere von anderen Essigsorten. Reisessig kann mit etwas Honig gemischt in seiner entgiftenden Wirkung verstärkt werden (je ein Teelöffel Reisessig und Honig auf eine Tasse Wasser).

Bitter und sauer wird schnell durch Grapefruit, Zitrone und Limone zugeführt. Auch die Anwendung von Zitrus- oder Grapefruitkernöl wirkt nicht nur kühlend und nach unten befördernd, sondern nimmt auch den Exzess von der Leber.

Andere bittere Nahrungsmittel sind Roggen, Römersalat, Chicoree, Löwenzahnwurzel. Sie sollten ergänzend zur Standarddiät mindestens einmal täglich gegessen werden. Zu viel geschmacklich überwiegend bittere Nahrung trocknet das Blut. Das Blut ist jedoch durch die Fülle und Hitze in der Leber ohnehin in Aufruhr.

Erschöpfung des Leber-Blutes

In einigen Fällen ist die Blutleere durch akuten Verlust von Blut, zum Beispiel durch einen Unfall oder durch Geburten, verursacht. In manchen Fällen führt auch der chronische Verlust zu Leber-Blut-Mangel, wie er zum Beispiel durch verlängerte oder zu häufige und/oder zu kräftige Menstruationsblutungen oder Zwischenblutungen entsteht. Aber auch Blutungen im Magen-Darm-Trakt, bei denen wie bei Hämorrhoiden oder auch bei Endometriose immer wieder Blut aussickert, schwächen auf die Dauer die Reproduktionsfähigkeit frischen Blutes und erschöpfen die Menge des zur Verfügung stehenden Blutes.

Schwäche des Blutes beeinträchtigt stets den Geist, und es treten Konzentrationsstörungen, Schwindelgefühle und Schlafstörungen auf. Der Geist ist ruhelos und erzeugt insbesondere bei Mangel des Leber-Blutes, eines Anteils des Leber-Yin, Reizbarkeit.

Leere des Blutes ist auch Mangel an verfügbaren Flüssigkeiten, und so zeigen sich Anzeichen von Trockenheit im ganzen Körper. Aufgrund der Tatsache, dass die Leber ihre Entsprechung in den Augen findet, sind trockene, gerötete und juckende Augen häufig bei Leber-Blut-Mangel das erste Symptom. Die Haare und die Nägel sind die Reste des Blutes, steht in den Klassikern. Mit „Rest" ist gemeint, dass der Körper sie erst ernährt, wenn ein Überschuss an Substanzen des Blutes vorhanden ist. Tritt nun sogar ein Mangel an vitalen und ernährenden Substanzen ein, sind Nägel und Haare verständlicherweise das Erste, was vernachlässigt wird, da beide nicht von lebenserhaltender Bedeutung sind. Wie bei einem Baum im Herbst vertrocknet der Schmuck, da die Bewahrung der Säfte im Inneren oberste Priorität hat. Der Baum wirft die Blätter ab, und wie bei einem Baum wird nun das Kopfhaar brüchig und glanzlos, dünnt aus oder fällt sogar in kreisförmigen Flächen oder an den Leber-/Gallenblasenzonen – die Mitte des Schädels und die Schläfen – aus.

Erst wenn das Leber-Blut wieder reichlich vorhanden ist, erneuert sich der Haarwuchs. Deutlich wird dieser Zusammenhang in der Schwangerschaft, wenn es zuerst zu einer Vervielfachung des Blutes kommt, um den Fötus mitzuernähren. In dieser Phase gedeihen die Kopfhaare üppig. Sie wachsen schnell, sind dicker im Nachwuchs und voller Glanz. Es besteht auch nicht mehr der normale Haarausfall von ca. fünf Haaren täglich, so dass das Volumen sichtbar zunimmt.

Üppiges Leber-Blut lässt die Frau förmlich erstrahlen, und so manche unscheinbare Frau wird in der Schwangerschaft zum stolzen Schwan. Die Haut wird rosig und glatt, und bestehende Hauttrockenheiten und Erkrankungen, die mit Hauttrockenheit einhergehen, wie zum Beispiel Schuppenflechte, werden besser. Auch Migräne, deren Ursache in Blut-Leere besteht, kann während der Schwangerschaft abnehmen.

Doch wie beim Märchen von Aschenputtel, ist um Mitternacht der Zauber vorbei. Mit dem Ende der Schwangerschaft verschlimmert sich durch die Geburt und den damit verbundenen Blutverlust der Mangel, der vor der Schwangerschaft bestanden hatte: Das Kopfhaar fällt nun in beunruhigenden Mengen aus, die Haut wird fahl und faltig, und in manchen Fällen stellen sich nachgeburtliche Depressionen ein. Diese sind als so genannte Wochenbettdepressionen dringend behandlungsbedürftig!

Auch im Klimakterium findet sich häufig diese Verwandlung durch das Austrocknen des Blutes. Bei vielen alternden Frauen setzt ebenfalls ein Verlust der einstigen Haarpracht ein.

Obwohl das Kopfhaar eigentlich in seiner Menge und Farbe der Niere zugeordnet wird, zeigt sich an seinem Glanz die Qualität des Leber-Blutes. Ausdünnung, Spliss usw. stellen Stresszeichen des Leber-Blutes dar. Das plötzliche Ergrauen ist hingegen kein Zeichen für Leber-Blut-Mangel, sondern für Essenzschädigung.

Haarausfall ist ein Zeichen für einen Alterungsprozess. Je früher im Leben dieser Prozess einsetzt, umso tiefgehender ist die Schädigung, die einen vorgezogenen Alterungsprozess ausgelöst hat. Man nennt dies *Premature Aging* (vorzeitiges Altern) und ordnet es den degenerativen Erkrankungen zu.

Empfehlenswerte Nahrungsmittel zur Regeneration des Leber-Blutes und des Leber-Yin

Nahrungsmittel, die verjüngend auf das Blut wirken: Hiermit sind Nahrungsmittel gemeint, die besonders die Yin-Substanzen im Aufbau stimulieren und ergänzen. Sprossen und alle Yin-Tonika der kühlen, mineralischen Klasse, wie Muschelkalk und Zink, aber auch Algen, sind geeignet. Auch bekannte Nahrungszusätze wie Nachtkerzenöl und Schwarzkümmel können separat in akuten Phasen als Monopräparate gegeben werden. Schwarzkümmel kann dem Essen zugesetzt werden. Auch frisch gepresstes Flachsöl ist zur Nahrungsergänzung zu empfehlen.

Blutbildend sind rotes Muskelfleisch und Knochenmark. Das Nieren-Yin als Mutter der Leber wird ebenfalls durch fast alle Leber-Yin- und Blut-Tonika mitgenährt.

Dang gui, die chinesische Angelikawurzel, wird insbesondere nach Entbindungen Hühnersuppe beigegeben. Ginseng und präparierte Radix Rehmanniae helfen, den akuten und bedrohlichen Zustand bei schwerem Blutverlust zu mindern. Fenchel und Feigen regen durch ihren süßen Geschmack die Neubildung von Blut und Säften durch Milz an. Schwarze Sojabohnen, Sesam und Pinienkerne, auch Walnüsse und Haselnüsse tonisieren das Yin.

Entwickelt sich auf dem Boden der Blutleere ein Leber-Wind, sind Pinienkerne besonders hilfreich, diesen abzusenken. Walnusskerne stützen die Niere und lindern damit auch Kniebeschwerden und Rückenschmerzen, die eigentlich in den Funktionskreis Wasser gehören.

Die Leber regeneriert sich besonders mit chlorophyllhaltigen Nahrungsmitteln. Spirulina, Mikroalgen, Wild blue green und Wasserkresse eliminieren Leber-Wind. Weizengras erfrischt die Leber.

Wenn ein Kind nicht mit Muttermilch ernährt werden konnte und Symptome von Leber-Wind wie Neurodermitis oder ADS zeigt, sollten als besondere Yin-Tonika Linolensäure, Lachsöl und Fette, die Omega 3 enthalten, bevorzugt verwendet werden. Auch bei schweren Ernährungsstörungen wie Magersucht und Bulimie sind sie als Nahrungsergänzungsstoffe sinnvoll.

Bei Leberschäden durch jahrelange Vergiftung (Intoxikation) mit Drogen oder Alkohol können die Grundlagen der Leber-Blut/Yin tonisierenden Diät eingehalten werden. Zusätzlich sollten mindestens wöchentlich Einläufe mit Kräuterabkochungen erfolgen, um die Leber von Toxinen zu befreien. Frischkost und der zusätzliche Einsatz von bitteren Kräutern sind besonders hilfreich; vor allem aber das nachmittägliche Niederlegen stärkt das Leberblut. Disziplin in Ruhe und Bewegung bringen gute Erfolge.

Diese Nahrungsmittel und Zusätze werden in eine ausgewogene Grunddiät integriert.

12
Die Wandlungsphase Feuer

Das Herz hat das Amt des Herrschers. Schöpferische Kraft *Shen* und klare Einsicht stammen von ihm.

(Su wen)[77]

Wir wandeln uns.
Mein Selbst von gestern,
das Ich von heute –
welches mag wohl das wahre Ich sein?

(Sasaki Nobutsuna)[78]

Yang im Yang – weit entfernt

„Das Herz trägt den Namen Zinnoberursprung, *dan yuan*. Sein Beiname ist: Bewahrer der Geisteskraft *shou ling*. Das Herz ist der Ursprung der Hauptorgane und Nebeneingeweide. Es regiert den Süden und hat die Farbe des Feuers. Es ist der Wohnort, auf dem die Götter der anderen Organe sich niederlassen; deshalb heißt es Bewahrer der Geisteskraft. Die Größe der Gottheit wird mit etwa 23 Zentimetern angegeben. Sie trägt einen leichten Rock aus zinnoberfarbenem Brokat."[79]

Die Wandlungsphase Feuer strebt zum höchsten Yang. Sie bewegt uns dem Himmel entgegen. Wasser und Feuer bilden gemeinsam unsere spirituelle Achse zwischen Ererbtem, Erworbenem und Vollendetem. Es ist der Weg aus dem tiefsten Yin zum höchsten Yang und zur Vollendung des Kreislaufs, zur Rückkehr in das Yin.

„Der Süden entspricht der Farbe Rot und steht in direkter Verbindung mit dem Herzen (…) der Süden erzeugt die Hitze, die Hitze erzeugt das Herz, das Herz erzeugt das Blut (…) Im Himmel ist es die Hitze, auf der Erde das Feuer" (Su wen)[80]

Das Feuer in uns hat die reinste Yang-Qualität, denn es ist fein und flüchtig, leicht und hell. Die geistige Kraft, die das Feuer beherbergt, ist das *Shen*. Das Shen des Herzens verfügt über zwei Arten von Bewusstsein: das geistige Bewusstsein, das an die Zeit der Existenz des Individuums gebunden ist, und die höchste, allumfassende Bewusstheit, die ohne Zeit ist. Das Feuer ist der Hort der höchsten Vernunft. Als höchste Yang-Qualität neigt das Feuer jedoch dazu, sich schnell in alle Richtungen auszubreiten, ohne auf Grenzen zu achten.

Der Sommer, die Jahreszeit des Feuers

Wir befinden uns in der Natur in der höchsten Yang-Phase: im Yang im Yang. Die Sonne hat ihren höchsten Stand erreicht. Die Farben sind klar, die Natur hat sich in leuchtende Gewänder gehüllt und herausgeputzt, um Aufmerksamkeit zu erregen. Die Tage sind ein einziger Flirt. Die Nächte beginnen spät und enden früh. Alles vibriert vor Lebenskraft. Die Luft ist warm, und Insekten sind unterwegs, um zu naschen, was sie im Frühjahr befruchtet haben. Die Früchte reifen und werden mit jedem Tag süßer, damit wir im Herbst eine gute Ernte haben und den Winter überstehen können.

Die Yang-Energie des Sommers, die steigenden Temperaturen, bringen Begeisterung, Erregung und Unruhe. Doch in der energetischen Bewegung birgt das Maximum des einen bereits die Saat des anderen in sich. In der größten Hitze des Tages tritt der Moment ein, in dem die Natur plötzlich zu schweigen scheint. Es legt sich eine meditative Stille über jedes Wesen. Selbst das Rauschen der Blätter scheint zur Ruhe zu kommen, und die Luft über dem Gras wiegt schwer. Die große Mittagshitze zwingt Menschen und Tiere ins Yin zurück, um sich nicht völlig zu verausgaben. Das Qi sinkt. Es tritt die Stille der Siesta ein.

Das Leben fühlt sich leicht an und schier endlos. Geborgen liegen wir unter dem klaren Himmel, als gäbe es nichts zu tun – die Natur sorgt für uns. Wie es Jesus in der Bergpredigt beschreibt: Sie eggen nicht und säen nicht und leiden doch keinen Hunger.

Wir gehen spät schlafen und genießen den Zugewinn an Stunden, um uns mit Freunden im Freien in die laue Luft zu setzen. Ein Großteil unseres Lebens wird vom Haus nach draußen ins Freie verlagert. Überall hört man Lachen. Es ist Biergartenzeit.

Dennoch sind wir zur Wachsamkeit gezwungen, denn leicht gerät die Hitze des Tages außer Kontrolle. Zu viel Yang auf dem obersten Yang unseres Körpers, dem Kopf, und wir fühlen uns schwer und schwindlig. Es besteht sogar die Gefahr eines Yang-Kollapses, eines Bewusstseinsverlustes. Die Säfte, die durch das kräftige Yang-Qi des Sommers eben noch schnell durch den Körper zirkulierten, werden durch fortschreitenden Yin-Verbrauch schwerfällig und klebrig und verursachen Unbehagen. Alles beginnt auszutrocknen, so wie ein verschlammender, langsamer werdender Wasserlauf nicht mehr genug frisches Wasser führt, um die Umgebung zu benetzen. Das Blut wird zähflüssig in den Gefäßen. Fantasien durch das herumgeisternde *Shen* machen das Schlafen unmöglich. Der Geist kann nicht mehr auf den gleichmäßigen Wogen eines gefüllten Blutstroms reisen und verliert so seine Verankerung. In dieser Situation kann im Inneren Hitze entstehen. Auch in der Natur vermag sich dürres Gras unvermittelt zu entzünden. Manchmal verbirgt sich diese Hitze im Inneren und tritt erst im Herbst in Erscheinung, wenn man den Sommer und seine Leichtigkeit schon vergessen hatte. Angina oder Fieber mit hochrotem Gesicht und Lungenentzündungen treten auf, sogar Schäden am Herzen zeigen sich im Herbst. Viele alte Menschen verbrauchen ihre letzten Säfte in den heißen Sommermonaten des Jahres und sterben im Herbst.

Wir sollten daher im Sommer die Nieren pflegen, um das kühle Yin zu stützen, damit das Herzfeuer seinen Platz und seine Kontrolle behält. Es ist als höchstes Yang schnell versucht, sich zu entfernen und damit alle Eingrenzungen zu missachten.

Verschiedene Aspekte der Wandlungsphase Feuer

In Kulturen, die ihre alten Traditionen noch pflegen, gilt die Feuerstelle als etwas, das achtsam gehütet werden muss, als das Wertvollste im Haus. In Vietnam gibt es einen Feiertag, der dem Herd gewidmet ist. Im Herd, so sagt man, lebt ein Karpfen, der im Himmel berichtet, wie der Besitzer des Herdes ihn pflegt. Der Himmel entscheidet dann, ob er Güte und Wohlstand oder Kummer und Hunger in dieses Haus bringen wird. So hegen und pflegen die Menschen ihren Herd, achten jedes Reiskorn und üben sich in Mäßigung ihrer Wünsche.

Das Feuer, Geruch und Geschmack

Wenn wir an Feuer denken, sehen wir das Lodern und das Brennen. „Der Geruch ist versengt", steht in den Klassikern. Damit ist gemeint, dass der Körpergeruch, der Kranken entströmt, an angesengte Kleidung oder verbranntes Brot erinnert, als wären sie zu nahe an ein Feuer getreten. Besonders am Kopf ist dieser Geruch oft zweifelsfrei wahrzunehmen. Oft haben die Kranken einen bitteren, verbrannten Geschmack auf der Zunge oder einen solchen Atemgeruch; manche beschreiben ihn auch als bitter-metallisch.

Der bittere Geschmack von Pflanzen hingegen wird als Heilmittel bei Feuer-Krankheiten eingesetzt, da seine Wirkung bündelnd und herabführend ist, der allseitigen dynamischen energetischen Ausbreitungsrichtung als höchstem Yang somit einen Riegel vorschieben kann. Bitter wirkt auch abführend und kann so giftige Substanzen aus dem Blut entfernen und Fülle ableiten, beides Störungen, die in dieser Wandlungsphase heftige Krankheitsschübe auslösen können.

Das Feuer und die Freude

Die Wandlungen erzeugen die sieben Emotionen. Emotionen wiederum schädigen die Wandlungen, wenn sie unkontrolliert oder ohne Maß auftreten oder keinen angemessenen Ausdruck finden. Wut und Ärger, Trauer, Zorn, Kummer, Sorge, Angst wurzeln in den anderen Wandlungsphasen. Sie werden als unangenehm empfunden, und es ist nachzuvollziehen, dass unangenehme Empfindungen, die heftig oder über einen langen Zeitraum auftreten, schaden. Dem Feuer wird als Emotion die Freude zugeordnet. Wir lesen jedoch in den Klassikern, dass zu viel Freude das Herz schädigt, denn Freude lässt das Qi ungeordnet werden und verlangsamt es.

Wir alle kennen den Ausdruck der überschäumenden Freude. In diesem Begriff schwingt die Konnotation der Gefahr bereits mit: Alles gerät aus den Fugen und nähert sich dem Chaos. Es werden keine Grenzen mehr respektiert. Manfred Porkert bezeichnet die Emotion des Herzens als die Lust, die Erregung. Auch in Lust und Erregung ist es uns gleichgültig, wo Grenzen sind. Lust und Erregung übersteigen die Grenzen mit fiebriger Leidenschaft und kennen kein Maß. Sogar das Überwinden von Grenzen an sich erzeugt neue Lustgefühle. Das Qi ist trunken und taumelt vor Erregung. Es verlässt seinen Platz. Dadurch gerät alles in Unordnung.

In einem Gefüge ist es fatal, wenn ein Platz leer wird. Es entsteht eine Lücke, die von etwas anderem besetzt wird. Es ist, als hätten sich die Wächter zu einem Gelage ins Innere des Hauses begeben, wo sie lautstark feiern und auf nichts mehr achten. Alle Tore stehen offen; der Geist wacht nicht. Wir feiern und vergessen die wichtigen Dinge. Mit der Zeit können sich auch die Seelen der anderen Organe nicht mehr zur Ruhe setzen. Sie sind beunruhigt, dass die höchste Instanz nicht an ihrem Platz ist und die Fäden des Geschicks in ihren Händen hält.

In den alten Schriften der Dämonenmedizin finden sich Analogien, die denselben Gedanken ausdrücken. Wenn ein Platz leer ist, nisten sich schädliche Winde, auch als Dämonen bezeichnet, dort ein. Wie Würmer in Ritzen eines Hauses kriechen, so erobern schädliche Energien Territorien. In der fernöstlichen Medizin werden Geisteskrankheiten auch als „Wurmerkrankungen" beschrieben. Sie kriechen bis in das Innerste und höhlen die Persönlichkeit aus. Sie wird mürbe, instabil und fruchtlos. Das Bild von Vögeln, die sich auf einem Baum niederlassen wollen und durch das kleinste Geräusch aufgeschreckt werden, veranschaulicht diesen Zustand. Es gibt keinen Ort der Ruhe, und wenn der Regent fort ist, geraten auch alle anderen Geister in Aufruhr. „Wenn der Geist ohne Regierung ist, wandert er", schreibt Liu Yiming.[81]

Stellen Sie sich eine Achterbahnfahrt vor. Der Moment, wenn der nahezu freie Fall einsetzt, ruft große Lust hervor, doch gleichzeitig sind die Geister aufgeschreckt, und es ist unmöglich, eine klaren Gedanken zu fassen. Das Qi wird in der Lust verlangsamt. Keine Grenze ist deutlich, das Wichtigste wird nicht erledigt. So entsteht auch der plötzliche Herztod nicht selten in der Lust.

Sowohl die Abwesenheit einer Emotion wie ihr Übermaß oder ihre unangemessene Dauer drücken den Zustand eines Ungleichgewichts in der Wandlungsphase aus.

Die dem gesunden Herzen entsprechende Freude wird als *le* bezeichnet. Gemeint ist die Freude und Leichtigkeit, die aus Musik und geselligem Vergnügen entsteht. Unangemessene Freude wird hingegen durch ein Zeichen, das Disharmonie der erkrankten Wandlungsphase Feuer anzeigt, wiedergegeben. Die unangemessene Freude drückt sich zum Beispiel im Lachen über das Unglück anderer aus, oder aber in ständigem „außer sich vor Begeisterung sein".

Da in der fernöstlichen Medizin stets der Yin- und der Yang-Zustand betrachtet werden, finden wir als ein weiteres Symptom einer Erkrankung im Feuer „die Abwesenheit von Freude" beschrieben. Es ist die Unfähigkeit, irgendeine Freude im Leben zu empfangen. Die Abwesenheit von Freude ist jedoch nicht mit dem Kummer der Wandlungsphase Metall zu verwechseln. Der Kummer des Metalls ist der eines qualitativen Verlusts. Hier hingegen ist es die ideelle Freude, die verloren gegangen ist. Nichts nährt den Geist. Nichts kann Zufriedenheit erzeugen. Oft ist dies eine Reaktion auf Enttäuschungen, die früher erlitten wurden. Die Poren des Herzens ziehen sich zusammen und verkrampfen. Die Eingänge des Herzens sollen verschlossen werden, damit Schmerz und weitere Enttäuschungen ausgesperrt bleiben, aber auch jede Freude wird ausgesperrt. Wir nennen dies *das Syndrom des kalten Herzens*.

Uns mag ein solcher Mensch erscheinen wie ein freudloser Tyrann, der jede Kleinigkeit des Lebens mit unbarmherziger Kontrolle und Kälte überzieht. Zynismus prägt seinen Ausdruck. Selbstbezogenheit macht gemeinschaftlichen Umgang unmöglich. Das Herz ist allen Einflüssen von außen abgeschlossen. Mitgefühl kann sich nicht mehr regen. Der Geist des Herzens sitzt in seinem Winterpalast, abgeschnitten von bewegenden Einflüssen, und erstarrt.

Der andere Weg, der eingezogenen Freudlosigkeit zu begegnen, ist das verzweifelte Anklammern an Vergnügen. Ein hedonistischer Mensch, der jedem Vergnügen nachjagt und dem Selbstdisziplin nicht nahe zu bringen ist. Wenn sich das Qi im Herzen erhitzt, da es keinen Ausgang mehr findet, beginnt es, seine Substanz zu verzehren.

Hitze verzehrt das Yin und greift auf das Jing über, aber damit auch auf die Werte des Lebens, die es zu erhalten und zu schützen gilt. In diesem Zusammenhang werden oft Dinge konsumiert, die das Vergnügen weiter anheizen sollen, wie Alkohol, Tabak, Koffein und aufputschende Drogen, Sie sollen die Leistung noch weitaus mehr steigern – sie übersteigern. Doch der Konsum an körpereigenen Reserven und geistig-seelischen Reserven ist bald unübersehbar.

Alle Arten von erregtem Verhalten und Manie werden dem Feuer zugeschrieben. „Exzess lässt uns vergessen, was gut und richtig ist", heißt es im Su Wen.[82]

Wenn der Geist hingegen in seinem ruhigem Zustand offen ist, besteht Bewusstsein und Einsicht. Es entsteht eine Brücke zu den wahren Bedürfnissen, die aus dem Herzen in seiner Verbindung zum Himmel aufsteigen. Das Licht des Himmels wird zu dem Licht, das in dem Menschen, der die tiefe Verbindung zu seinem wahren Selbst herstellen konnte, leuchtet. Wir finden den Begriff des Leuchtens und Erleuchtens in den religiösen Traditionen. Auf Heiligenbildern sehen wir die Heiligen von einer Aureole umgeben, dem Licht des Himmels, das aus dem Menschen strahlt.

Der Osten kennt den Begriff der Erleuchtung des Geistes. Im Ayurveda ist die dritte Kraft des Universums das Licht. Sein Ausdruck ist *prema,* die Liebe. Es ist die Kraft der Kohäsion, die Verbindung.

Die Wandlungsphase Feuer und die Sprache

Der, der weiß, spricht nicht.
Der, der spricht, weiß nicht.
(Laozi)[83]

Wer Zuhören kann, weiß seinen Herzgeist zu kultivieren. Es ist eine Kunst, anderen geduldig zuzuhören. Es ist Meditation, sich selbst genau zuzuhören

Nur durch das Hineinhören sind wir in der Lage, wirklichen Kontakt zu unseren wahren Bedürfnissen und zu unserer Bestimmung herzustellen. Wir erbringen Aufmerksamkeit der Welt gegenüber und Aufmerksamkeit uns selbst gegenüber. Die Sprache ist ein wichtiger diagnostischer Hinweis auf Störungen im Feuer. Sprache entsteht ebenfalls erst aus der Fähigkeit des Lauschens und des Hörens im Sinne des Verstehens. Wenn ich mich nicht selbst verstehen kann, wie sollen es dann andere können?

Unzusammenhängende Rede, Gesprochenes ohne Inhalt, endloses Wiederholen von Gesagtem, das Zuviel am falschen Platz, das Wortkarge drücken Störungen in verschiedenen Bereichen der Wandlungsphase Feuer aus.

Diagnostisch ist in der Wandlungsphase Feuer von Bedeutung, wie viel Wärme die Person ausstrahlen kann oder wie stark ihre Rückzugsbestrebungen beim Erleben von Wärme und Mitgefühl sind. Der Glanz in den Augen zeigt an, wie erfolgreich die Behandlung war. Das Leuchten des *Shen* in den Augen zeigt, ob ein Kontakt zwischen den beiden Beteiligten und dem Himmel hergestellt werden konnte. Es ist der Glanz, der sich auch in den Augen eines glücklichen Kindes findet, das von seiner Mutter in die Arme geschlossen wird.

Shao – klein, aber fein

„Im ersten Sommermonat begeht man die Feier des Sommeranfangs. Der Sohn des Himmels bestimmt nach Rücksprache mit dem Hofastrologen den richtigen Zeitpunkt. Am Tage des Sommeranfangs begibt sich der Sohn des Himmels zum Einholen des Sommers in den südlichen Teil der Stadt. Er verteilt großzügig Belohnungen und Geschenke, verleiht Gnadenbeweise (...), und es gibt niemanden, der nicht zufrieden wäre.“[84]

Die Punkte auf der Leitbahn des Herzens tragen häufig den Zusatz: *shao*, „klein[9]“, im Namen. Doch klein bedeutet nicht „gering“ oder dass es von minderer Bedeutung wäre. Betrachten wir die Architektur der „Verbotenen Stadt“ in Beijing. Die Verbotene Stadt in Beijing, die ehemals das Zentrum der kaiserlichen Macht bildete, ist gewaltig. Ihre einzelnen Gebäudekomplexe und Gartenanlagen repräsentieren die Lehre der *wu xing,* der Fünf Wandlungen. Sie besteht aus Befestigungsanlagen (gemäß der Analogie der fernöstlichen Medizin das Perikard), aus Gebäuden für Soldaten (Holz), aus Kornspeichern (Erde), aus luxuriösen Gärten an Teichen (Wasser), Sammlungen von Waffen und Schätzen (Metall), Tempelanlagen und Schlafgemächern der Kaiser und ihrer Konkubinen (kaiserliches und ministerielles Feuer) sowie Wohnungen für die verschiedenen höchsten Beamten.

Die entscheidende Halle, in der der Kaiser seine Audienzen abhielt, ist nur ein kleiner Teil dieser gewaltigen Anlage. Er ist klein, doch er bildet das Zentrum. Das Kleine ist somit hier ein Synonym für das Feinste, das am meisten Gereinigte und Verfeinerte, das Subtilste. Dies ist die Energie des Herzens.

Hingabe

Feuer, wie es sich im Herzen ausdrückt, ist Hingabe. Mit Hingabe ist die Fähigkeit gemeint, sich hundertprozentig auf etwas einzulassen und diesem seine ungeteilte Aufmerksamkeit zu widmen. Es ist das Einlassen auf jeden Augenblick des Lebens mit Achtsamkeit. Die Klarheit des Augenblicks erzeugt die Leere des Herzens. Der Rhythmus des Feuers ist das Schlagen des Herzens. In dem Bild der kaiserlichen monotonen Trommel findet sich die Entsprechung zum Herzschlag. Es ist die rhythmische Wiederkehr des einen Tons, in der alle Freude des Daseins wurzelt. Er erinnert uns an unsere Bestimmung, mit jedem Schlag. Das Schweigen des Tons der kaiserlichen Trommel beendet seine Kommunikation mit dem Himmel. Himmel und Erde trennen sich. Yin und Yang trennen sich.

Der Tod beendet das Spiel des Lebens. Das Herz ist leer. Der kleinste und verfeinertste Platz ist leer. Dies entspricht dem taoistischen Bild, dass nur aus der Leere die Fülle geboren werden kann.

Das englische Wort *mind* beschreibt das Gegenteil des leeren Herzens. Wenn der Geist voller Gedanken ist, dann ist das Herz nicht leer. Der Kaiser kann dann nicht durch *wu wei,* durch Nicht-Handeln, regieren. Damit ist die Klarheit des Himmels in seiner Präsenz auf der Erde getrübt durch die Anwesenheit des Egos, das sich der Vervollkommnung widersetzt.

Glück ist ein Akt des Loslösens. Im Glück sind wir mit uns im Reinen. Dennoch scheint das Glück uns stets nur für Momente treu zu sein. Die Ursache findet sich in der Angst. Die Angst wurzelt in der Wandlungsphase Wasser und bildet die Kontrollphase über das Feuer. Für eine harmonische geistig-spirituelle Entwicklung und für das Entwickeln gesunder familiärer und gesellschaftlicher Beziehungen ist die Ausgewogenheit der Wasser-Feuer-Achse von entscheidender Bedeutung. Gerade mit unseren Yin- und Yang-Reserven in der Wasserphase gehen wir in unseren modernen Gesellschaften sorglos um.

Fanatismus entsteht im Feuer, wenn das Wasser unzureichend kühlt; Interesselosigkeit und Geistlosigkeit entstehen, wenn das Wasser übermächtig den Geist ertränkt. Die Energie des Feuers zu entfalten, Hingabe zu entwickeln hingegen bedeutet: keine Ausreden. Verantwortung übernehmen.

Reinen Herzens sein. Es verlangt, seine Reserven zu schützen und Disziplin zu wahren. Es verlangt eine Überprüfung unserer Lebensumstände von ganzem Herzen. Es verlangt Authentizität und Courage.

Die Wandlungsphase Feuer und die Liebe

Das Feuer in uns verleiht uns die Gabe zu lieben. Die Temperatur des Feuers, ebenso wie seine Brenndauer und die Stetigkeit der Flamme sorgen für den spezifischen Ausdruck der Liebe. So kennen wir die Liebe des Strohfeuers, die heftig auflodert und verraucht, ebenso wie die sanfte Gottesliebe als Ausdruck der Liebesfähigkeit. Liebe in ihrer Form als Versöhnung und Verzeihen sind Qualitäten eines beständigen Feuers. Liebe bedarf der Integrität der Persönlichkeit und dennoch der Selbstlosigkeit. Liebe in ihrer Entfaltung bedarf der absoluten Hingabe an den Moment und der Bereitschaft, sich auf jemanden in Verantwortlichkeit und ohne Hintertüren einzulassen. Diese Liebe entsteht, wenn das Herz still ist, und zeigt sich in ihrem Glanz.

Die Fähigkeit zu erotischer Liebe ist ebenso eine Qualität der Wandlungsphase Feuer, jedoch die eines ihrer Vertreter, des so genannten Perikard. Lust und Vergnügen und die Fähigkeit, intime Nähe herstellen zu können, sind hier ausgedrückt. Störungen finden sich bei Personen, die dazu neigen, anderen zu schnell nahe zu kommen und intime Details von sich zu verbreiten, aber auch im Dauerflirten. Der Mangel in diesem Bereich zeigt sich hingegen in abweisender Gefühlskälte oder der Unfähigkeit zu lieben und Liebe zu empfinden.

Die Funktion der Lüge

Lügen und Ausflüchte schädigen den Herz-Geist empfindlich. Jeder Stellvertreter der Wandlungsphasen wird von Lügen beeinträchtigt und prägt das jeweilige Bild der Lüge.

Dennoch ist das Herz in besonderem Maße davon betroffen, da es diese Lügen erkennt und darunter leidet. Jede Ausrede bewirkt eine pathologische Veränderung im Herzen, da es die Leere stört. Die Halle der Audienz wird unbefugt betreten und stört die Kommunikation mit dem Himmel.

Die Lügen des Wassers sind die des Verheimlichens, des Auslassens. Es wird etwas getan, von dem man weiß, dass es Schwierigkeiten bringen wird, wenn man es berichtet. Also wird es eben nicht gesagt. Das Problem des Herzens beginnt also genau in dem Moment, da man sich dessen bewusst ist, dass das Verhalten Schwierigkeiten und vielleicht sogar Leid mit sich bringen wird. Es entsteht ein Riss in der Integrität der Person.

Die eine Hälfte sagt anfangs ja – die andere, die der Vernunft und somit dem Kaiser untersteht, warnt hingegen. Das Blut beginnt seine Temperatur zu verändern. Es ist nicht mehr kühl.

Die Lügen des Holzes entstehen auf dem Boden des Umstands, dass das Holz stets der Ansicht ist, im Recht zu sein. Es entsteht die Lüge der Art, dass der Zweck schon die Mittel heilige. Hier wird die Weisheit des Herzens durch Handeln, aber ohne das Siegel des Kaisers, in selbstherrlicher Weise missachtet.

Die Lüge der Erde entsteht durch schmeichlerisches Verhalten, bei dem die Wahrheit zugunsten des eigenen Vorteils missachtet wird. Der Herz-Kaiser leidet darunter, die Dinge zu sehen, wie sie sind, aber durch einen kleineren Stellvertreter entmachtet zu werden und nicht vom Herzen aus handeln zu können.

Das Metall stellt Dinge falsch dar. Es folgt seiner Absicht, den Wert zu verändern, der Situationen im Leben und Beziehungen eingegeben ist. Das Leben scheint ein Handel, bei dem man sich seinen Vorteil sichern muss. Ein Weg dazu sind falsche Angaben über den wahren Wert von etwas, über den wahren Wert einer Beziehung zu einem anderem Menschen. Es wird überhöht oder gering geschätzt.

Das Feuer selbst kennt die Lüge in Form der Selbstlüge. Auch das Tragen einer Maske gilt als Lebenslüge des Feuers, da es die Selbsterkenntnis zu täuschen versucht.

Die Selbstlüge täuscht nicht nur andere. Oft sind wir selbst verfangen in der Lüge um unser wahres Selbst und suchen nach Ausflüchten. Leichtfertig sagen wir Dinge daher, ohne uns über die Konsequenzen unseres Geplappers im Klaren zu sein und die Verantwortung dafür übernehmen zu wollen. Oft genug täuschen wir uns selbst über die wahre Motivation unseres Handelns hinweg. Wir leben das Leben einer anderen Person, nicht unser eigenes.

In der Tradition der fernöstlichen Medizin erkennen wir, dass wirkliche Heilung nur stattfinden kann, wenn unser gedankenüberladener Geist die Vereinigung mit unserem wahren Selbst nicht verhindert. Die Trennung zwischen der Intention des Herzens und dem Kopf muss überwunden werden, um die Trennung vom wahren Selbst zu überwinden und so unser tatsächliches Schicksal zu erfüllen.

„Der Geist des Herzens ist das *Shen*. Er residiert im Herzen und reist mit dem Blut, dessen rote Farbe das kaiserliche Siegel ist. Ursprünglich ist das Blut von weißer Farbe, wenn die Feinstteile von der Milz extrahiert wurden. Die Milz leitet das weiße Blut zum Herzen, in dem es die rote Farbe erhält Mit der roten Farbe werden die Anteile, die wir uns zugeführt haben, inkorporiert. Sie werden eingegliedert in unser Selbst. Dies wird mit dem kaiserlichen Siegel beglaubigt.

Das *Shen* zeigt sich in seiner Qualität als sich ausbreitendes Leuchten. Es beleuchtet unser Sein, wenn es im Jing wurzelt. Es erleuchtet unsere Existenz, wenn es zur Vollendung gelangt. Dieses Leuchten zeigt sich in den Augen.

Wenn sich Shen und Jing harmonisch vereinigen, so geschehen die Dinge, als würden sie ohne jedes Zutun gelingen.

Ist das *Shen* schwach, so wird das Leben ein Stolpern, ohne dass man seine eigentliche, seine wahre Aufgabe im Leben erkannt hätte.

Das Herz und der Geist sind eins. Ihre Trennung manifestiert sich als die wahre Krankheit. Alles, was die Wärme des Herzens stört – denken wir an psychosomatische Einwirkungen – irritiert die Wandlungen und infolgedessen die Bildung der Feinstteile und des Odems. Jede aktive menschliche Betätigung ohne Beteiligung des Herzens bewirkt Disharmonie, weil die Handlung aus Mangel an Geist (…) egozentrisch wird.“[86]

Die Ernährung im Sommer

Die Farbigkeit des Sommers sollte sich bei Mahlzeiten abbilden. Frisches, Reinigendes kann nun überwiegen. Die Frische garantiert das Wiederauffüllen der Yin-Substanzen, die mit dem Schwitzen verloren gingen. Bei Menschen mit Fülle-Zeichen ist nun ein größere Menge Rohkost angezeigt. Menschen mit Leere-Zeichen können im Sommer eine kurze Garzeit der Speisen anstreben. Keine lang kochenden Kraftsuppen, sondern in viel Quellwasser kurz blanchierte Nahrung. Blätter und Blüten mit schwebendem Charakter stehen im Vordergrund. Energetisch sinkende Nüsse und Samen werden für Herbst und Winter aufbewahrt.

Schöpfen Sie aus dem Vollen. Dekorieren Sie die Üppigkeit der Jahreszeit. Picknicks im Freien mit Freunden sind die ideale Form, der Wandlungsphase Feuer Ausdruck zu verleihen und sich der Jahreszeit anzupassen.

Ernährungsbehandlung bei mangelndem Herz-Yin und Herz-Blut

Der Geist *Shen* ist feinstes Yang. Seine Ausdehnung ist groß; er durchdringt alles. Seine Residenz ist das Blut. In diesem Palast ruht er, von dort regiert er.

Im Blut finden Yin und Yang zusammen, und der Geist erhält seine Stabilität. Ist das Blut schwach, so „entflieht" der Geist. Er wandert umher und erzeugt Symptome der Rastlosigkeit und Erregung. Das Blut gehört zu den Yin-Substanzen des Körpers, ebenso wie die Flüssigkeiten. Blut- und Yin-Mangel entstehen zumeist durch eine mangelhafte Milzfunktion. Andere Ursachen sind Blutverlust (akut und chronisch) und Blutstasen (chronisch). In Kapitel 15 finden Sie weitere Ausführungen zu diesem Thema. Das unzureichende Blut erzeugt Zirkulationsstörungen. Hände und Füße können kalt oder schmerzhaft und bläulich sein. Wenn die Flüssigkeiten reduziert sind, ist der Palast des *Shen* instabil. Die Gedanken sind wirr, unzusammenhängend. Manchmal zeigt sich übertriebenes Gelächter, oder es wird unangemessen gelacht. Doch wie stets in der fernöstlichen Medizin, ist auch Abwesenheit von Lachen ein Symptom.

Das Gesicht ist weißlich und wirkt leicht schmutzig. Wir finden in den Klassikern den Hinweis, es sähe aus „wie überpudert". Ist der Yin-Mangel größer als der Blutmangel, wirkt das Gesicht an den Schläfen und auf der Nase gerötet.

Da der Geist keinen Platz zum Ankern hat, fehlt es an Kontinuität. So entstehen Probleme im sprachlichen Ausdruck: Stottern, übertriebenes Sprechen, konfuses Reden. Der gleichmäßige Fluss wird wieder und wieder unterbrochen. Anderen fällt es schwer, dem Gesagten zu folgen.

Die Wirrnis im Gesagten resultiert nicht selten aus dem Gedächtnisverlust. Die unmittelbare Aufmerksamkeit ist ein Ergebnis der Verankerung des Shen und garantiert unser Kurzzeitgedächtnis. Ist das Shen unruhig, ist die Aufmerksamkeit mangelhaft. Man kann sich nicht mehr an den vorangegangenen Moment erinnern.

Es handelt sich in den meisten Fällen nicht um ein intellektuelles Defizit, da diese Erinnerung – über die Verknüpfung der Intelligenz der Niere – dem Wasser untersteht. Es ist ein reiner Mangel an Aufmerksamkeit *im Jetzt,* der uns zur Verzweiflung bringen kann, da wir zum Beispiel Dinge, die wir eben noch in der Hand hatten, nicht wiederfinden können. Wir haben die Brille auf der Nase und suchen sie.

Weitet sich der Blut- und Yin-Verlust aus, lässt auch das Gedächtnis zusammen mit der Aufmerksamkeit immer mehr nach, so dass schließlich auch Probleme bei der Rede entstehen. Weder gelingt es der Person, einen roten Faden im Gehörten zu finden, noch ist es ihr möglich, die eigene Rede bei einem Thema zu belassen. Sie springt zwischen Themen hin und her, ohne dass sie selbst einen Zusammenhang erkennen könnte. Der Kitt, das Yin, ist in Mangel geraten und erfasst die höchste Ebene.

Emotional kann sich ebenfalls Instabilität zeigen. Beziehungen scheinen ohne Erinnerungen ersetzbar zu sein. Gleichzeitig kann eine extrem hohe

Verletzlichkeit bestehen. Das Feuer brennt heftig zu Beginn und verlischt schnell. Zurück bleibt verbrannte Erde. Die beständig neu einsetzende Begeisterung löscht das Feuer mit der Zeit durch Erschöpfung. Es können Depressionen entstehen, die zum Teil von heftigen Yin-/Yang-Ungleichgewichten in manische Depressionen führen oder mit Alkoholismus und/oder Drogenabhängigkeit, auch Sexsucht, einhergehen können.

Einen anderen Ausdruck des Defizits finden wir in den besonders in der Praxis häufig vorkommenden Schlafproblemen. „Ich bin gesund, ich kann nur nicht richtig schlafen", wird angegeben. Für uns als Praktizierende ist aber gerade der Schlaf einer der wichtigsten Indikatoren für die richtige Beurteilung des Heilungsverlaufs. Auch wenn alle anderen Beschwerden verschwunden sein sollten, zeigt der Schlaf an, ob eine tief greifende Harmonie von Yin und Yang entstanden ist oder ob nur Symptome gemildert wurden.

Ist der Schlaf wieder wie der eines satten Säuglings, ruhig, ohne nächtliches Erwachen, ohne aufwühlende Träume, das Einschlafen ohne Mühe und Hilfe möglich und das Erwachen am Morgen erfrischt mit strahlendem Geist, so gilt der Patient als gesund.

Der Schlaf ist zu einem der größten Probleme in unserer Gesellschaft geworden. Unsere Werte haben sich verlagert. Der wachsende Konsum beginnt uns selbst zu konsumieren.

Während früher eine entspanntere Geisteshaltung vorherrschte – in den vorangegangenen Jahrhunderten traf man sich abends in der Großfamilie zum gemeinsamen Essen und tauschte sich über Generationen hinweg aus – treten an diese Stelle heute Vereinzelung, Konkurrenzkampf und unangemessene Bewegung. Unruhe und Aktivität, Aggressivität und Kraft haben einen höheren Stellenwert eingenommen als Besinnlichkeit, Stille und Muße. Erschöpfung wird ignoriert.

Deutlich wird dies in einer kontinuierlichen Zunahme der Herz-Kreislauf-Erkrankungen, Schlaflosigkeit sowie in der wachsenden Zahl von Demenzkranken. Um die erwarteten Höchstleitungen erbringen zu können, quetschen viele Menschen ihre Reserven aus und überreizen kontinuierlich ihr Nervensystem. Da sich Ernährung aus der Sicht der fernöstlichen Medizin nicht nur auf Nahrungsmittel beschränkt, sondern das gesamte Umfeld eines Menschen einschließlich der Sinneseindrücke mit beinhaltet, muss dieses im Rahmen einer Behandlung mittels Ernährung ebenfalls untersucht werden. In die Liste der Einflüsse, die das Yin-, das Blut- und das Shen stören, gehören auch visuelle Eindrücke und emotionale Dauerbelastungen. Computerspiele, Bildschirmarbeit, stressiger Pendlerverkehr, aufregende Filme stellen ebenfalls eine Form von „Fehlernährung" dar und belasten die Mitte in der Produktion von Yin und Blut.

Hinzu kommt häufig ein regelmäßiger Konsum an Genussmitteln wie Kaffee, Tabak, Zucker und raffiniertes Salz. Selbst eine Tasse Kaffee pro Tag ergibt eine Menge von 365 überflüssigen und schädlichen Tassen Kaffee im Jahr. Es sind oft die kleinen, scheinbar unbemerkten Gewohnheiten, die, geduldig wie tropfendes Wasser, den Stein höhlen. Auch Drogen, Schlaftabletten und Aufputschmittel gehören dazu, ebenso fremde Zusätze in Trinkwasser und Lebensmitteln. Medikamente und Hormone, die in Fleisch und Milch konsumiert werden, lösen ebenfalls Stress aus und mindern somit das Herz-Blut und das Yin des Herzens. In Westeuropa und den USA finden wir ferner eine deutliche Überernährung mit tierischem Eiweiß.

Eingetretene Schwäche wird durch einen Überschuss an anregenden, letztendlich jedoch verzehrenden Substanzen scheinbar kompensiert. Durch die oben genannten Faktoren wie Stress und Giftstoffe gerät die Leber in Fülle und ernährt ihr Kind im Erzeugungszyklus, das Herz, nur unzureichend, greift aber invasiv die Wandlungsphase Erde an.

Das Herz sieht alle Emotionen und kostet jeden Geschmack. Es entspricht unserem inneren Kaiser, der in der Mitte seines Reiches sitzt – so steht es im Su Wen. In der Mitte zu sitzen bedeutet, alles zu überschauen, aber auch allen Einflüssen ausgesetzt zu sein. Dementsprechend stören alle Ungleichgewichte, egal an welchem Organsystem, das Herz.

Bei Yin-Mangel nimmt die Frequenz des Herzschlags zu. Nachts treten heftige Träume auf, die den Schlaf stören. Die Zunge ist leuchtend rot, und es besteht Hitze der fünf Flächen. (An Handflächen und Fußsohlen entsteht ein Hitzegefühl, auch an der Brust.) Schilddrüsenüberfunktion ist ebenfalls als Herz-Yin-Mangel mit Leber-Yang-Fülle definiert.

Eine andere Ursache für Herz-Yin-Mangel ist Nieren-Yin-Mangel, der häufig durch Überlastung eintritt. In der westlichen Schulmedizin werden die Syndrome von Herz-Yin- und Herz-Blut-Mangel als Ernährungsstörungen, Neurosen, Tachykardie (Herzrasen ohne organische Ursache), Arrhytmien des Herzens, Anämie oder Schilddrüsenüberfunktion beschrieben. Die so genannten psychosomatischen Erkrankungen wie funktionelle Organstörungen ohne Veränderungen sind Folge von Herz-Blut-Mangel oder Herz-Yin-Mangel.

Zwei weitere Erschöpfungssymptome des Herzens gehen mit Palpitationen und unregelmäßigem oder schwachem Puls einher. Herz-Qi-Mangel und Herz-Yang-Mangel sind häufig das Endstadium eines Herz-Yin-Mangels. Treten beide Syndrome ohne Herz-Yin-Mangel auf, sind sie zumindest Zeichen einer tiefen Erschöpfung der Kräfte des Herzens durch Überlastung.

Das moderne Wort „burn-out" bezeichnet eine Schwäche in der Wasser-Feuer-Achse. Damit entspricht es einer Entfernung des inneren Selbst vom

Höheren Selbst. Es fehlt die Übereinstimmung in der Persönlichkeit. Das Gefühl der Selbstentfremdung drückt diesen Riss in der Seele aus. Shen-Ming ist die Erfüllung der Lebensaufgabe, die Vollendung. Ist der Kontakt zwischen Wasser und Feuer nicht harmonisch, verfehlt der Mensch seine Bestimmung. Aus der Ahnung heraus, dass dies geschehen könnte, entsteht die Agonie, die Hoffnungslosigkeit und das Anklammern an Belangloses, das das Herz nicht wirklich nährt.

Nahrungsmittel, die Hitze vom Herzen entfernen, das Herz-Blut mehren und das Herz-Yin stabilisieren

Die Verknüpfung Herz-Yin-/Blut-Mangel mit Leere-Symptomen anderer Organe ist zur Differenzierung hervorzuheben. Im Falle des Herz-Blut-Mangels ist zumeist die Milz in Leere, im Falle des Herz-Yin-Mangels liegt häufig eine Nieren-Yin-Leere zugrunde. Beiden gemeinsam sind Hitze-Zeichen. Dadurch lassen sie sich von den Symptomen des Herz-Yang-/Qi-Mangels abgrenzen, obwohl auch hier Symptome von Durchblutungsstörungen, somit Blut-Stase-Zeichen auftreten können.

Besonders wertvoll ist der Genuss von frischen Weizenkeimen und Haferkeimen. Insbesondere Weizen ist das Heilmittel, da er das Yin des Herzens in besonderer Weise stützt.

Ein populäres und sehr wirksames Rezept für einen Tee basiert auf einer Mischung aus zehn Gramm Süßholzwurzel, zehn Gramm geschältem Weizen und 30 Gramm Jujuben-Früchten. Nach anderen Quellen können gleiche Teile verwendet werden oder der Weizenanteil kann bis auf 100 Gramm erhöht werden. Diese Rezeptur ist aufzukochen und das Getränk vor dem Schlafen und eventuell am Morgen einzunehmen. Auch hartnäckige Unruhezustände konnten von uns so in kurzer Zeit beruhigt werden, da sich das Herz-Yin erholen konnte.

Auch Mungbohnen kühlen und mehren das Yin. Besteht zusätzlich Nieren-Yin-Mangel, können Lilienblüten zu Reis oder Suppen hinzugefügt werden.

Ein großes Blut-Mittel ist die chinesische Angelikawurzel, *dang gui, Rx. Angelica sin.* Sie kann gemeinsam mit Hühnchen zu Suppe gekocht gegessen werden.

Lotoswurzel, frisch und gerieben, wirkt besänftigend auf den Geist. Sie ist von kühler und süßer Qualität.

Longane und Maulbeerfrüchte, Preiselbeeren, Blaubeeren (auch getrocknet) und Kirschen haben süßen Geschmack und mehren das Herz-Blut. Fasan ist in dieser Hinsicht besonders geeignet. Auch Milch und Milchprodukte mehren das Yin und befestigen so das Herz-Yin. Kuhmilch, Schafmilch und Ziegenmilch, aber auch Frischkäse sind in moderaten Mengen geeignet. Vorsicht ist jedoch bei Hitze-Schleim geboten: In diesem Fall dürfen sie nicht verwendet werden.

Azukibohnen wirken besonders auf die Herz-Nieren-Achse. Sie beseitigen und brechen Blut-Stasen. Auch Grüner Tee kühlt und leitet durch die Bitterstoffe Beruhigung für das aufwärts strebende Qi ein. Er ist auch nach Alkoholgenuss zum Ausleiten von Hitze-Schleim geeignet.

Birnen und Wassermelonen sind sehr erfrischend und mindern Säftemangel, der durch Hitze entsteht. Wassermelonensaft ist besonders bei Schlafstörungen und Unruhezuständen angezeigt. Wassermelone ist energetisch sehr kalt und muss bei Magenkälte vorsichtig in kleinen Mengen verabreicht werden, am besten teelöffelweise.

Birne wirkt kühlend, als Kompott stärker das Yin stützend. Lauchsaft ist scharf und wird besonders bei Stauungen des Herz-Blutes, zum Beispiel Angina pectoris, gegeben. Bitte beachten Sie die Differenzierungen zu Herz-Qi-/Yang-Mangel.

Nahrungsmittel, die das Yang und das Qi des Herzens mehren

Kennzeichnend für den Herz-Yang-Mangel und den Mangel des Herz-Qi sind nicht nur alle generellen Zeichen für Yang-Leere und Qi-Leere, sondern Symptome von Blutstagnation und Beeinträchtigung des Herz-Geistes Shen.

Die Kraft des Herzens reicht nicht aus, das Blut in den Gefäßen zu bewegen – es wird dick. Die Arterienwände sind häufig durch Ablagerungen verstopft.

Die Menschen schwitzen leicht bei geringer körperlicher Belastung. Ödeme des Gesichts treten bei einer zusätzlichen Nierenbeteiligung auf. Das Gesicht ist dunkel-gräulich, manchmal auch durch Sauerstoffmangel (Zyanose) violett. Der Puls ist verschwindend und fein. Herz-Lungen-Qi-Leere ist gekennzeichnet durch zusätzlichen Husten. Ist die Kombination in Verbindung mit Nieren-Yang-Leere, fallen diagnostisch kalte Extremitäten und ein kalter unterer Rücken zusätzlich zur Herz-Yang-Mangel-Symptomatik auf. Im ganzen Körper kann Wasser eingelagert werden.

Die Ernährungsbehandlung sollte insbesondere bei den Erkrankungen des Feuers frühzeitig einsetzen, um den Geist zu befrieden und damit Perspektiven zu eröffnen. Doch auch im fortgeschrittenen Stadium kann die Ernährungsbehandlung ein schnelles Fortschreiten der Erkrankung bremsen und

Ressourcen ergänzen. In den meisten Fällen ist es so möglich, Gaben von Medikamenten zu reduzieren. Dies gilt selbst für sehr alte Menschen. Durch die diätetische Behandlung verbessert sich ihr Allgemeinzustand oft deutlich, und sie sind leichter zu mobilisieren. Damit sinkt ihr Thrombose- und Infarktrisiko. Für sehr alte Menschen ist es mitunter nicht leicht einsehbar, dass Disziplin in ihrem Alter noch wichtig ist. Sie glauben oft, sie hätten ihr Leben schon gelebt, und wollen Ratschläge von anderen nicht akzeptieren. Grenzen Sie in diesem Fall das therapeutische Fenster ein; bitten Sie um drei Wochen, um eine Chance. Und lassen Sie „ein paar kleine Sünden" auf dem Plan stehen! Nehmen Sie sich Zeit für das Erklären von Zusammenhängen, und hören Sie zu.

Älteren Menschen mit einer langen Krankheitsgeschichte können Sie einen kleinen Kaffee gelegentlich zugestehen. Der bittere Kaffee kann Stauungen nach unten ableiten und überschüssige Flüssigkeiten trocknen. Da er die Harnausscheidung (Diurese) anregt, ist er geeignet bei Wassereinlagerungen – ungeeignet jedoch bei Menschen, die ohnehin zu wenig Flüssigkeiten im Körper haben. Kaffee vermittelt besonders alten Menschen noch heute ein Gefühl von Lebensqualität und Luxus. Eine positive Grundstimmung ist die beste Voraussetzung für eine erfolgreiche Behandlung. Auch Kakao ist gut geeignet. Sein Temperaturverhalten ist neutral, dadurch entstehen nicht so heftige thermische Schwankungen wie beim Kaffee. Im Falle von heißem Schleim am Herzen muss jedoch auf den Kaffee ganz verzichtet werden.

Schweineherz ist in der Behandlung eines der wenigen zu empfehlenden Nahrungsmittel, die direkt auf das Qi und das Yang des Herzens wirken.

Die Basisernährung sieht vor, alle Kälte induzierenden Nahrungsmittel zu reduzieren und nur thermisch neutral bis warme Nahrung zu essen. Das heißt, Milchprodukte sind ungeeignet, da sie durch ihre kalte Natur Passivität und Selbstbezogenheit fördern. Sie erzeugen Schleim und führen somit zu geistigen Verlangsamungen.

Komplizierte Mahlzeiten sollten durch einfache, vollwertige Kost ersetzt werden. Auf keinen Fall Wasser oder gekühlte Getränke zu den Mahlzeiten oder im unmittelbaren Anschluss trinken, da dies die Kälte und Yang-Schwäche im Körper vermehrt und zu weiterem Kälte-Schleim führt.

Erkrankungen des Dünndarms und ihre Behandlung

Zum kaiserlichen Feuer gehört als Yang-Partner der Dünndarm. Der Dünndarm ist ein ungewöhnlich langes Organ. Der Nahrung die besten Bestandteile zu entziehen braucht seine Zeit. Der Magen hat die Nahrung durch Verrotten und Nachreifen vorbereitet. Der Dünndarm beginnt nun das reine Qi zu extrahieren. Die rohen Qi-Anteile werden förmlich einer Qualitätsauswahl und Verfeinerung unterzogen und in reines Qi für Körper, Geist und Seele verwandelt. Die unreinen Anteile werden an den Dickdarm weitergeleitet. Der Auswählende identifiziert und reinigt alle anfallenden Qi-Anteile. Er verwendet dazu die Energie des Feuers, des klaren Bewusstseins. Aber auch die Intensität des Verdauungsfeuers ist sehr wichtig, damit nur sauberes, gereinigtes und damit Reines unsere Natur nährt. Auch unsere Kapazität für Wärme und Liebe untersteht dem Verfeinern und Reinigen, damit sie unverstellt und leicht ist. Es entsteht „reine Freude".

Ist der Dünndarm in guter Verfassung und die Kraft der Feuer ist ausgewogen, sind wir nicht einmal beständig auf erstklassige Nahrung angewiesen. Wir dürfen uns gelegentlich auch schlicht dem Genuss hingeben, und der Dünndarm kann auch dort noch das Feinste finden.

Umgekehrt müssen wir sehr achtsam sein, wenn wir jemandem eine besondere, biologisch reine Diät verordnet haben, um zum Beispiel nässende Ausschläge im Gesicht zu klären, diese aber scheinbar wirkungslos bleibt. Hier sollte zuerst die Gesundheit des Dünndarms und die Funktion der Mitte mit Pflanzen und Kräutern hergestellt werden, eventuell unter Zuhilfenahme der Akupunktur.

Es gelingt einem erkrankten und chronisch überforderten Dünndarm oft nicht, aus den angebotenen Essenzen überhaupt noch etwas herauszufiltern. Der organische Dünndarm muss erst gestützt werden, damit die Auswahl der Feinstteile und das Sortieren durch den subtilen Geist des Feuers erfolgen kann. Das Sortieren ist die Grundlage, um Überflüssiges aus dem Geist-Seele-Körper-Gefüge entfernen zu können und so Klarheit und Übersicht zu schaffen. Wir bezeichnen die Aufgabe des Dünndarms in der fernöstlichen Medizin auch als „das Trennen von Trübem und Klarem".

So wie unsere Nahrung mit Schadstoffen belastet ist, so ist es auch unsere Welt, die uns mit Gedanken und Konsum umgibt. Auch hier müssen wir ständig auswählen. Eben dieses Auswählen kann den Dünndarm ebenfalls über die Zeit überfordern. Wir müssen hier für uns klare Entscheidungen treffen, um nicht zuviel Durcheinander anzuhäufen, aus dem wir dann nichts Nützliches mehr auswählen können. So können wir den meisten Verführungen zur Verschwendung entgehen und klare Übersicht behalten. Dies drückt sich in Leichtigkeit von Körper, Geist und Seele aus.

Ist der Dünndarm überfordert – dies kann auch emotional sein –, bleiben Rückstände unsortierter und zum Teil sogar giftiger Substanzen. Es entstehen Störungen, die mit den Worten verschmutzt, verdickt, koaguliert in Zusammenhang gebracht werden. Dies entspricht einem Fluss, dessen Lauf durch zu viel mitgeführten Müll träger wird und an seichten Stellen schließlich verstopft. Hier entsteht Fäulnis. Der Dünndarm hat seine seichten Stellen zum Beispiel in den Gelenken. Diese beginnen sich zu entzünden und zu schmerzen, da der Durchfluss verstopft ist. Gelenke sind aber nur mit ausreichender Gelenkflüssigkeit zu bewegen. Eitrige Beulen entstehen an allen Stellen des Körpers. Es entstehen Akne, Geschwüre (Ulzerationen) der Haut und Ekzeme. Geistig zeigt sich das Verunreinigen im übertriebenen Gebrauch von beleidigenden und schmutzigen Wörtern.

Ist der Dünndarm hingegen zu gewissenhaft, kommt es zu übertriebener „Pingeligkeit" und übertriebener Angst vor Verunreinigungen. In diesem Falle wird zu viel aussortiert. Die Begrenzung auf das scheinbar Lebensnotwendigste und Reinste lässt einen instabilen Geist entstehen, der in Panik Gefahren überall lauern sieht. Er verliert seinen Ruheplatz. Das Erscheinungsbild ist dem des Metall-Typen (s. Kap. 14) scheinbar ähnlich, unterscheidet sich jedoch im Hinblick auf die Metalleigenschaften *Wert und Qualität*. Im Feuer des Dünndarms geht es um Reinheit, Unbefleckheit, und wir erkennen einen deutlichen Hang zu spirituellen Inhalten.

Leere und Kälte im Dünndarm

Der Dünndarm ist der offizielle Vertreter des Feuers. Viele der Symptome ähneln der Leere des Milz-Yang. Meist liegt mangelnde Sorge um sich selbst zugrunde.

Zu den Nahrungsmitteln, die besonders geeignet sind, um Leere und Kälte im Dünndarm zu beseitigen, gehört Getreide, das wegen seines süßen Geschmacks wärmend und ausgleichend wirkt – allen voran der Buchweizen, der gleichzeitig heilend auf die Scheimhäute einwirkt. Buchweizen hat entgiftende Eigenschaften und klärt das Blut. Zusammen mit Rettich in geriebener Form stärkt er die Öffnung des Magenmundes und damit die Nahrungsaufnahme und Verdauung. Weiterhin kann Hirse verwendet werden – in all ihren Formen, nämlich als Kolbenhirse, Klebhirse und Mohrenhirse. Klebhirse ist vor allem bei fortdauernden Durchfällen zu empfehlen.

Die Hirse hat zudem leicht säftebewahrende Eigenschaften, da sie etwas sauer ist. Sojabohnen und Azukibohnen stützen das Yin. Sie sollten in Fleischbrühen verwendet werden, um mehr Wärme zu entfalten. Gemüse kann leicht warmen Charakter haben, um die Kühle der vorangegangen empfohlenen Getreide mildern. Bei gleichzeitig bestehendem schweren Yin-Mangel oder aufschlagendem Feuer sollten Ingwer und Chilis trotz ihrer wärmenden Wirkung vermieden werden. Um die Säfte zu stützen, ist geriebener Apfel zu empfehlen. Auch Japan-Aprikosen stützen und halten die Säfte durch ihren leicht sauren Geschmack. Die Verwendung von Gewürznelken in Getreidegerichten, auch in Kompott, vertreibt die Kälte, ebenso wie Muskat und Safran.

Feuchte Hitze im Dünndarm

Feuchte Hitze entspricht entzündlichen Darmerkrankungen wie zum Beispiel dem Morbus Crohn, aber auch der Colitis ulcerosa. Es besteht große Reizbarkeit durch die Hitzesymptomatik. Sie verursacht auch brennende Schmerzen im Mund und im Bauch. In einigen Fällen ist sogar der Urin von Hitzezeichen dunkel oder sogar blutig geprägt. Auf Druck hin nehmen die Schmerzen im Bauchraum sogar zu, ein typisches Zeichen für Hitze-Fülle.

Der Stuhlgang riecht übel; eventuell sind Schleim- und Blutbeimengungen vorhanden. Manchmal kommt es nach dem Stuhlgang zu Brennen im Bereich des Anus mit oder ohne Entzündungszeichen. Bei leichter Anstrengung tritt ein klebriger, manchmal übel riechender Schweiß auf.

Sorgfältig sind andere parasitäre Erkrankungen wie Ruhr (Amöbenruhr, Shigellenruhr) auszuschließen, die ähnliche Zeichen aufweisen können. Diese Krankheiten sind dringend behandlungsbedürftig und unterliegen der Meldepflicht beim örtlichen Gesundheitsamt. Insbesondere wenn die Beschwerden während oder nach einer Auslandsreise in gemäßigt warme bis tropische Länder aufgetreten sind, ist ein Stuhltest mit warmem (!) Stuhl unumgänglich.

Die Zunge ist rot, der Belag durch die Hitze gelb. Je nachdem, wie viel Feuchtigkeit im Körper vorhanden ist, ist der Belag stark klebrig oder trocken. Hitze lässt den Puls beschleunigen, die Feuchtigkeit verleiht ihm den typisch schlüpfrigen Charakter unter der Fingerbeere.

Da Dünndarm und Herz-Partner in Yin-Yang-Verbindung sind, kann das Herz pathologische Hitze auf den Dünndarm übertragen. Dies geschieht zum Beispiel bei großen emotionalen Schwierigkeiten. Wenn jemand Wünsche in seinem Herzen trägt, ohne ihnen Ausdruck verleihen zu können, entsteht Hitze am Herzen, die sich leicht über das zugeordnete Fu-Organ (Yang Partner) ausdrückt.

Nahrungsmittel, die Hitze und Feuchtigkeit aus dem Dünndarm entfernen

Getreide mit süßem Geschmack wirkt lindernd auf alle Beschwerden im Bauchraum. Bei Entzündungszeichen sollten Sie immer zuerst an Buchweizen denken. Buchweizen kühlt und leitet auch Feuchtigkeit aus. Ebenso wirksam sind die kleinen roten Azukibohnen, die überaus große Heilwirkung haben. Azukibohnen leiten ebenfalls überschüssige Feuchtigkeit aus und eliminieren Gifte. Sie kühlen das Blut und tonisieren die Neubildung. Sie sind bei Kälte wie Hitze indiziert, da ihr Temperaturverhalten neutral ist. Um sie jedoch bei Kälte einzusetzen, ist eine das Yang fördernde Zubereitungsweise wie Anrösten oder Braten ratsam. Auch bei Geschwürbildung im Verdauungstrakt, beginnend mit den Lippen und Mund und endend mit Hämorrhoiden, sind sie angezeigt. Ein wahres Wundermittel!

Sonnenblumenkerne sind nicht nur zur Blutungsstillung geeignet, sie können auch Fadenwürmer, Oxyuren, aus den Därmen entfernen. Diese treten besonders bei Kleinkindern auf, aber auch bei Erwachsenen, die schlecht gewaschene Rohkost zu sich nehmen.

Kartoffeln regulieren die Feuchtigkeit und wirken beruhigend. Gemeinsam mit Lotoswurzel und Aubergine beruhigen sie die entzündlichen Prozesse an der Schleimhaut. Lotoswurzel kann auch roh als Saft schnell wirken. Das getrocknete Pulver ist bei blutigen Stühlen als Erste Hilfe einzusetzen.

Gurken sollten vornehmlich geschält und gerieben verwendet werden. Günstig ist es, in einer Salatpresse vor dem Verzehr die Flüssigkeit zu reduzieren. Sie ist durststillend und kühlend. Gurken können in Honig getaucht gegessen werden. Honig hat entzündungshemmende und antiparasitäre Eigenschaften. Judasohr oder schwarze Morchel ist neutral von der Temperatur und beruhigend bei Entzündungen und leicht süß. Knoblauch hat zwar eine heiße Natur, aber seine Wirkung bei parasitären Erkrankungen ist bestens. Ebenfalls zu empfehlen sind Ingwerwurzel, frisch mit Zitronensaft und Honig, oder Ingwer mit Frühlingszwiebel, bei Wurmbefall mit Sesamöl.

Amaranth ist ein kühlendes Getreide. Er lässt sich gut mit Reis und Früchten kombinieren.

Von den Früchten wird in einigen Quellen die Banane empfohlen. Ich halte sie für ungeeignet, da sie schnell Blockaden in der Mitte verursacht. Bei leichten Erkrankungen und Störungen ist sie durchaus angeraten. Dennoch ist sie zum täglichen Gebrauch nicht zu empfehlen. Bananen sind generell, entgegen volkstümlicher Meinungen, bei Durchfall ungeeignet, da sie im Gegenteil die Gedärme befeuchten und somit leicht abführen. Bei Hämorrhoiden können sie so den Stuhlgang erleichtern.

Unter den Früchten ist die Honigmelone hervorzuheben, da sie vom Temperaturverhalten her abkühlend ist. Sie verursacht jedoch manchmal Oberbauchbeschwerden. In diesem Falle sollten Sie schlicht die Menge reduzieren. Granatapfel ist stets eine gute Wahl bei Geschwürbildung und entzündlichen Prozessen im Magen-Darm-Trakt. Kaki ist ebenfalls adstringierend. Kokosnussfleisch wirkt besonders bei kindlichem Wurmbefall mit Zestoden. Sie leitet Wind aus. Fleisch ist im akuten Stadium nicht zu empfehlen. Lediglich Brühe aus Kaninchenfleisch kann zur allgemeinen Kräftigung gegessen werden.

Nur nach einer Überprüfung der erkrankten Person auf Laktoseintoleranz kann Kuhmilch – wie überhaupt alle Milchprodukte – bei entzündeter Darmschleimhaut eingesetzt werden. Barsch und Zander sind hingegen auch im akuten Entzündungsstadium geeignet.

13
Die Wandlungsphase Erde

Einfachheit zeigen und den unbehauenen Klotz bewahren,
Selbstsucht mindern und die Begierde zügeln,
Aufgeben die Gelehrsamkeit, aufhören sich zu grämen.
(...)
Doch ich allein bin unwissend und ungebildet,
Ich bin anders als die anderen,
doch meine Nahrung kommt mir von der Mutter.

(Laozi)[87]

Die Welt verschlingen
Ich bin geboren mit offenem Mund
Trat ein in diese Welt voller Saft
Von Pfirsich, Zitrone, reifer Sonne
Und dem rosigen, heimlichen Fleisch der Frau
Diese Welt, wo das Abendessen im Atem der Wüsteneien ist, in den Gewürzen
des fernen Meeres, die durch den Traum treiben spät in der Nacht.
Ich wurde geboren irgendwo
Zwischen Gehirn und Granatapfel, mit der Zunge kostend die köstlichen
Gewebe
Von Haar und Händen und Augen,
wurde geboren aus dem Gebrodel des Herzens, aus dem unendlichen Bett,
um zu wandern
über diese unendliche Erde. (...)

(James Tipton)[88]

221

Das Zentrum – die Achse

„Der Name der Milz lautet: Beständige Präsenz. Ihr Beiname ist Halle der Hun-Seelen, *hunting*. Die Milz gehört zur Mitte und zum Element Erde; deshalb heißt sie ‚Beständige Präsenz‘. Sie ist der Palast der Gelben Halle. Die Milz zerreibt die Speisen und schmilzt sie. Die Gottheit ist kräftig und stark, deshalb heißt sie Halle der Hun-Seelen. Die Größe der Gottheit wird mit 19 Zentimetern angegeben. Sie trägt Kleidung aus gelbem Brokat.“[89]

„Die Wandlungsphase Erde korrespondiert in der chinesischen Kosmologie mit der Zahl fünf. Die Erde bildet das Zentrum, die fünfte Richtung. Während wir Menschen aus dem Westen nur vier Himmelsrichtungen kennen, bezeichnen die Menschen im Fernen Osten das Zentrum als fünfte Richtung. In der Mitte, im Zentrum, residiert der Kaiser, der Mittler zwischen Himmel und Erde.

Wenn das Qi sich mit den Wandlungsphasen Holz und Feuer aufwärts bewegt und ausbreitet (Yang) und sich mit Metall und Wasser zusammenzieht und absinkt (Yin) – unaufhörlich wie die Schläge eines Pendels –, ist die Erde der stille Moment der Mitte. Das eine ist schon gegangen, das andere noch nicht angekommen. Es ist die Betrachtung des stillen Moments, in der die Existenz sich offenbart, wenn sie sich der Vergangenheit und Zukunft entledigt. Das Gewand des legendären ‚Gelben Kaisers‘ (Huang Di) war die Farbe der Erde: gelb, und seinen Untertanen war es verboten, die kaiserliche Farbe zu tragen. Die Farbe der Blätter ist das leuchtende Gelb, in China auch die gelbe, fruchtbare Erde des Huang He, des Gelben Flusses, Chinas Lebensader.

Die Mitte, die der Erde zugeordnete Richtung, garantiert Balance. Sie ist ein Ort zwischen Einkehr und Hinaustreten. Der Spätsommer ist die ihr zugeordnete Jahreszeit. Es ist der Beginn der Yin-Phasen. Das Getreide steht gelb und üppig und wird in die Speicher eingefahren. Die Bauern ziehen goldene Kartoffeln aus der Erde, und die Äpfel sind süß und saftig, reif zum Ernten. Den Höhepunkt bilden Erntedankfeste, denn eine ausreichende Ernte ermöglicht es, den Winter zu überstehen. Die Feuchtigkeit in der Luft nimmt wieder zu und verleiht allem einen matt schimmernden Perlglanz.

„Die Erde hat ihren Platz in der Mitte; sie ist der üppige Ackerboden des Himmels. Die Erde bildet die Arme und Beine des Himmels, ihre Wirkkraft ist so überaus fruchtbar und anmutig zu betrachten, dass man nicht oft genug darüber sprechen kann. In der Tat, die Erde ist das, was die fünf Wandlungsphasen und die vier Jahreszeiten zusammenführt. Metall, Holz, Wasser, Feuer, sie alle haben ihre eigenen Aufgaben. Wenn sie sich jedoch nicht auf die Erde als Zentrum beziehen würden, würden sie alle zusammenstürzen … demnach ist die Erde die Kontrolleurin der fünf Wandlungsphasen und ihr Qi deren vereinigendes Prinzip."[90]

Verschiedene Aspekte der Wandlungsphase Erde

Nach dem ausschweifenden Yang-Fest des Sommers beginnt wieder die Zeit des Yin und der Ruhe. Als wäre die Feier vorbei und nur die engsten Freunde seien noch geblieben, beschreibt Worsley[91] die Stimmung der Erde-Saison. Aus den schreiend bunten Blüten des Hochsommers haben sich Früchte entwickelt. In ihnen eingeschlossen ruhen Samenkapseln, bereit, Stürme, Trockenheit und Kälte zu überdauern. Ihnen allen gemein ist der milde Geschmack, die feine Süße, die das ungemahlene Getreidekorn, die frisch geschälte Nuss hat. Sie speichern die Energie des Sommers. Das Speichern des Lichts und der Wärme ist die Voraussetzung, sich und andere zu nähren und darin die Balance zu finden. Wir finden hier Güte und Mitgefühl symbolisiert, selbstloses Geben, wenn die Erde in Harmonie ist. So wie eine reiche Ernte von der Erde jenen zum Geschenk gemacht wird, die sie gepflegt haben.

Das Bild der nährenden Mutter ist häufig das Zeichen der Erde. Sie verweigert keinem ihrer Kinder die Nahrung und fördert jedes nach seinen Bedürfnissen. Die Wandlungsphase Erde sorgt dafür, dass wir stets angemessen Nahrung und Fürsorge annehmen und geben können. Sie sorgt dafür, dass wir den Ausgleich zwischen unseren Bedürfnissen und unseren Möglichkeiten in jedem Aspekt unseres Daseins schaffen.

Fürsorge, in der die Sorge unüberhörbar mitschwingt, kann schnell andere bedrücken und einengen. In der Sorge um andere ist oft kaum verhohlen die Kontrolle der anderen verborgen. Das Geben und Nehmen scheint sich zu verwischen.

„Die Erde ist der Kitt, der bindet; und Vertrauen, ihr ,Kind', ist das Lösungsmittel, das löst, wobei Bindung und Lösung immer in ein und demselben Prozess stattfinden."[92]

Zeichen von Unausgewogenheit der Wandlungsphase Erde äußern sich in Bindungsstörungen, in denen dieser Kitt entweder versagt oder – umgekehrt – alles lähmender Klebstoff wird. Meist sind es uneingestandene Ängste, verbunden mit einem Gefühl von Unsicherheit, die zum missbräuchlichen Festhalten an anderen Menschen führen. Ängste wurzeln in der Wandlungsphase Wasser, die von der Erde kontrolliert wird. Ist die Kontrolle unzureichend, da die Erde nicht genährt wurde und nun schwach ist, nehmen Ängste des Verlassenseins überhand. Unsicherheit und Instabilität kennzeichnen die Furcht der Erde. Stabilität ist eines der Schlüsselwörter für die Kennzeichnung der Ausgewogenheit der Erde.

Besonders schnell werden Kinder, die eigentlich Selbstvertrauen und Sicherheit aus der Erde schöpfen sollen, in den Strudel der elterlichen inneren Leere hinabgezogen. Ihnen wird die Fähigkeit zur Entfaltung und zu Vertrauen entzogen. Wie Kurt Tucholsky es einmal ausdrückte: „Das Gegenteil von gut ist gut gemeint."

Auch wenn die Mutter in den ersten Lebensjahren des Kindes von Unsicherheit bezüglich ihrer eigenen Lebenssituation geplagt wird, kann dem Kind dauerhaft die Stabilität für sein eigenes Leben fehlen. Nicht nur übertriebene Fürsorge durch sofortige Befriedigung der Wünsche des Kindes kann bei der Mutter die Folge einer unausgewogenen Erde sein, sondern auch grobe Vernachlässigung. Dies geschieht, wenn die Mutter zu sehr selbstbezogen reagiert. Selbstbezogenheit charakterisiert deutlich die Yin-Bewegungsrichtung: Alles bewegt sich auf das Zentrum zu.

Aus dieser Bewegungsrichtung wird in der fernöstlichen Medizin Sucht als eine Erde-Krankheit definiert. Bei der Sucht entsteht ein Verlangen, dem sich alle anderen Belange unterzuordnen haben. Die Sucht sucht nur ihre Befriedigung, ihr Charakter ist obsessiver Natur. Wird einem Süchtigen der Gegenstand seiner Sucht entzogen, zeigt die Persönlichkeit deutlich Verfall. Das Objekt der Begierde ist hingegen für die Therapie eher untergeordnet, es gilt, die entgleiste Mitte zu stabilisieren und das obsessive Denken zu heilen.

Betrachten wir noch einmal das Beispiel unserer Gedanken, die sich wie Vögel auf einem Baum zur Ruhe niederlassen sollen. Die Vögel sollen sich zwar auf dem Baum niederlassen können, aber wenn sich alle auf einem einzigen Ast niederlassen, wird dieser brechen. Dies bedeutet, dass unser Denken zwar verankert sein muss; obsessives Denken und das daraus folgende Handeln hingegen führen ins Unglück.

Der positive Aspekt des Zentrierens ist die Beständigkeit. Auf Erde-Naturen kann man sich verlassen. Sie passen auf den Hund zur Urlaubszeit auf und sind immer da, wenn sie gebraucht werden.

Während eine Holz-Konstitution sich begeistert in ein neues Abenteuer nach dem anderen stürzt, bleibt die Erde bei dem, was sie kennt. So ist Kontinuität die Stärke, die darin liegt, Verlockungen zu widerstehen und Stabilität zu schaffen. Leicht kann aber unter Belastung daraus dumpfe Hartnäckigkeit und Richtungslosigkeit erwachsen. Die einzige Richtung, die dann noch bleibt, ist die des Rückzugs in sich selbst, in die Selbstbeobachtung – die fünfte Richtung. Hypochondrische Naturen finden sich hier. Schon der kleinste Anflug von Unwohlsein führt dazu, dass sie einen Spezialisten aufsuchen. Meist gehen Erde-Konstitutionstypen sogar zu mehreren Therapeuten gleichzeitig. Oft brechen sie die Behandlung jedoch ab, sobald die Forderung des Therapeuten nach Veränderung deutlich wird. Veränderung ist die größte Quelle von Unbehagen für die Erde-Konstitution und schafft sofort Verunsicherung.

Die Erde nährt

Menschen mit einer Erde-Konstitution legen häufig besonderen Wert auf die Befriedigung ihrer Bedürfnisse und haben darin einen engen Bezug zum Nähren, auch sich selbst nähren. Wie sich das Baby an der Brust schnell beruhigt, werden auch Konflikte häufig dadurch verdrängt, dass man sich füttert oder andere bemuttert. Ein Erde-Konstitutionstyp ist bestrebt, anderen zu gefallen, es allen recht zu machen, verbindend zu sein.

Die Erde stellt das Zentrum der Wandlungsphasen. Gehen wir in unseren Analogien weiter, finden wir bei Menschen mit einer ausgewogenen Erde die Fähigkeit, sich nach Erschütterungen zügig zu zentrieren. Andere lassen sich scheinbar gar nicht erst aus der Ruhe bringen. Die Ausstrahlung von Ausgewogenheit und Harmonie lässt uns ihre Nähe suchen. Es ist die rundliche Großmutter, die noch schnell das Mehl von Händen klopft, bevor sie uns auf den Schoß zieht. Sie riecht nach Vanille. Nach Geborgenheit. Aus diesem Grund suchen wir in Phasen der Belastung nach Menschen mit Erde-Natur: Sie gewähren uns Schutz vor den Stürmen des Lebens. Ihre ruhige Unaufgeregtheit schafft in uns selbst den Raum für Reflexion. Sie haben Zeit.

Zentrierung kann erreicht werden durch Kontemplation, Meditation, in der Stille verweilen. Die starke Fähigkeit zum Zentrieren kann bei Entgleisungen in der Wandlungsphase Erde dazu führen, dass die Person sich ausschließlich mit sich selbst beschäftigt und damit, wie ihre Bedürfnisse am besten befriedigt werden. Es geht hier aber nicht um Qualität, wie in der Phase Metall, die von der Erde erzeugt wird, denn das Suchen nach Qualität führt zur Auswahl und zur Selbstbeschränkung. In die Erde hingegen stürzt alles hinein, endlos getrieben in dem Bedürfnis nach Sättigung. Daher finden wir die Süchte in der Erde. Die Engländer nennen „commitment" die Bereitschaft, etwas voller Hingabe zu tun – sich auf etwas ganz zu konzentrieren und Unwichtiges unterzuordnen. Diese grundsätzliche Geisteshaltung kann nur in einer ausgewogenen Erde gedeihen, die die grundsätzlichen Aspekte der Persönlichkeit, wie Aufbruch und Rückzug, versöhnen kann.

Die Selbstaufopferung als Motiv des entgleisten Mitgefühls der Erde ist ein Thema, das sich im Begriff der *hilflosen Helfer* spiegelt. In den so genannten helfenden Berufen finden wir überdurchschnittlich viele Personen, die ihren inneren Hunger mit dem Sorgen um andere kompensieren. Die Dankbarkeit eines Menschen vermag dennoch nur vorübergehend das innere Nagen zu füllen. Oft neigen sie dazu, sich hoffnungslos körperlich wie seelisch zu überfordern, um mehr dieses süßen Danks zu erhalten, der nicht ausreichen wird, um das eigene Zentrum zu befestigen. Im Gegenteil: Es entstehen pathologische Abhängigkeiten zwischen Helfer und Geholfenem, die beide fesseln. Echtes Mitgefühl hingegen kann nur aus einer befriedigten und genährten Erde erwachsen, die um ihren wahren Wert weiß und aus der Fülle heraus freudig gibt. Es ist ein demütiger Akt in Großzügigkeit. Eine Demut vor der Existenz.

Jede Wandlungsphase hat eine besondere Art, das Denken zu beeinflussen. Das Holz kann sich in Träumereien verlieren, ohne Bezug zur Realität; das Feuer kann das Denken zerstreuen bis in den Wahnsinn, das Metall das Denken starr werden lassen und das Wasser das Denken lähmen. Das Denken untersteht der Wandlungsphase Erde an sich. Ist die Erde unausgewogen, kreisen die Gedanken. Um einen Fixpunkt herum wiederholen sich die Inhalte. Sie bringen keine Früchte hervor. Sei es der Geliebte, das erwachsene Kind, die Gesundheit – die Gedanken können sich nicht von ihrem Objekt lösen. In der Suchtbehandlung mit Akupunktur spielt dieser Aspekt therapeutisch eine Schlüsselrolle. Die Sucht ist gekennzeichnet durch das scheinbar unentrinnbare, fixierte Denken an das Objekt der Begierde.

Im positiven Fall hingegen kann das Rezitieren von Gebeten oder Mantras einen verstreuten Geist durch Zentrierung von seinem Irrlichtern heilen. Das Wiederholen, im heilenden wie im zerstörerischen Fall, ist Ausdruck dieser stark zentrierenden Kraft.

Im Su wen steht, der Geist brauche mehr als nur einen Platz. Die ausgewählte Vielgestaltigkeit nährt ihn. Alles andere ist Obsession. Ist die Erde jedoch fixiert, kann das Qi sich nicht verbreiten, und ungesunde Feuchtigkeit sammelt sich an. Geistig verwandelt sie sich in Klebrigkeit. Es gibt keine aufscheinenden Visionen, keine Geistesblitze, die Erfindungen den Weg bahnen. Es werden keine Revolutionen angezettelt. Aber es gibt Kaffee und Kuchen – und unterschwellige Vorwürfe, warum denn niemand vorbeikäme, es sei alles so langweilig. Als wäre die Schwerkraft der entgleisenden Erde ein Käfig, der aus einem geblümten Sofa besteht – dabei würde doch nur ein kurzer Blick ausreichen, um festzustellen, dass die Tür offen steht.

Die Erde und die Stabilität

Einer der Aspekte der harmonischen Erde ist Stabilität. Gerät die Erde in Fülle, wird aus Stabilität Bewegungslosigkeit. Wird das Qi im Körper nicht ausreichend bewegt, wirkt es verlangsamend auf alle anderen Prozesse im Körper. Das Qi bewegt das Blut, das Blut ist die Mutter des Qi, beide sind so untrennbar miteinander verbunden wie ihre energetischen Funktionen als Yin und Yang. Im Blut hat der Geist seine Wohnstätte. Wird das Qi nun nicht bewegt, weil die starke Zentrierung – eine Yin-Bewegung – es an der Ausbreitung hindert, kommt es als Folge zu einer Verlangsamung des Blutes. Auch der Geist erfährt somit eine Beruhigung, dann eine Verlangsamung und schließlich eine erdrückende Trägheit. Die Dinge, die uns bereichern sollten, wie unsere Familie, unsere Interessen und unsere Arbeit, bewirken dies nicht mehr, im Gegenteil: Alles wird zur Belastung. Es gibt keinen Raum mehr zur Entfaltung.

Verlangsamt sich der Fluss von Qi und Blut, bleibt die Feuchtigkeit auch im Körper zurück. Diese Feuchtigkeit verursacht das typische dumpfe Gefühl im Kopf, das wie Watte die Sinne benebelt. Das Verschwommene, Unscharfe schlägt sich in der gesamten Persönlichkeit nieder.

Die Hände sind feucht, in den Hautfalten entstehen Nährböden für Pilzinfektionen, das Denken wird unscharf und äußert sich im sprachlichen Ausdruck, in undeutlichen Argumenten und verschwommenen Ideen. Das, was uns hätte nähren sollen, wandelt sich in Last. Sie fühlen sich, als seien Sie grundsätzlich an allem schuld.

Die Erde bildet sich im Fleisch ab, und das Fleisch bestimmt unsere körperlichen Konturen. Fleisch wird hier definiert als formgebend und wärmend. Gemeint ist nicht die damit verbundene Muskelkraft, die über die Sehnen ausgedrückt wird und dem Holz untersteht.

Störungen der Erde zeigen sich deutlich in der Gestalt der Person. Sie kann übergewichtig sein und weiter permanent mit ihrem Gewicht ringen, oder sie fällt auf, weil sie einfach nur bedauernswert dünn ist. Gerät die Erde in Mangel, kann sich kein Fleisch bilden, unabhängig davon, ob dieser Zustand durch gezieltes pathologisches Hungern willentlich herbeigeführt wurde oder ob die Milz keine Kraft hat, sich Angebotenes einzuverleiben und damit als einen Bestandteil des Selbst zu integrieren.

Ohne die zentrierende Kraft der Erde können die anderen Kräfte die Oberhand gewinnen. Die Gedanken irren mit dem Geist umher, der durch mangelndes Blut nicht befestigt werden kann. Die Person fühlt sich fremd und nirgendwo zu Hause. Sie hungert nach Geborgenheit und der Sicherheit, die von einem gut gefüllten Speicher ausgeht, nach einem Platz zum Verweilen. Die Gedanken sind wie die bereits erwähnten Vögel, die versuchen, sich zur Ruhe auf einem Baum niederzulassen: Bei der kleinsten Störung werden sie aufgeschreckt und erheben sich wieder. Die Aufmerksamkeit ist zersplittert. Ist das Zentrieren hingegen ohne ausreichendes Yang wie ein einwärts drehender Strudel, kann auch das Denken nicht entkommen, und es entsteht obsessives Denken an immer ein und dasselbe: „Warum?" Dies zeigt sich in der Unfähigkeit, sich auf ein Thema zu konzentrieren. Ständig sucht man nach Ablenkung. Es müssen viele Dinge zur gleichen Zeit getan werden, da der Geist nicht in Ruhe ist. Zerstreuung und Unterhaltung heißen die Zeitgeister. Man sitzt neben dem Bildschirm, isst im Laufen, benutzt verschiedene Unterhaltungsmedien gleichzeitig.

Da sich Erde in Leere so einsam fühlt, sucht sie nach Geborgenheit in der Partnerschaft. Partnerschaften der Erde sind oft gekennzeichnet durch eine klebrige Süße. Es besteht ein Anhaften, verbunden mit großem Misstrauen, das sich in Eifersucht entladen kann. Die Fülle der Erde hingegen muss alles versorgen können, muss sich alles einverleiben – daher muss sie alles kontrollieren können. Wie eine Schlingpflanze beginnt sie, alles unter sich zu begraben. Das Thema der Erde ist das der Bindungen und Verbindungen. Während die eine Form der Erdstörung Bindungen umklammert, stiehlt sich die schwache Erde davon und ist nicht in der Lage sich festzulegen. Durch diesen Riss am Herzen entstehen wieder und wieder unbefriedigende Beziehungen, die die Person nicht nähren. Wir nennen diesen Zustand in der fernöstlichen Medizin ein hungriges Herz. Da es nicht genährt wird, bleibt es hungrig.

Ihr Heim ist bevölkert von Figürchen, Nachbildungen von Tieren, Zwergen, Feen; Schleifen zieren unzählige samtige Kissen. Kein Winkel, in den frische Luft gelangen könnte. Die Wohnungen von Menschen mit Erde-Natur, aber auch mit Ungleichgewicht in der Erde sehen oft aus wie Puppenstuben. Leere der Erde zeigt sich im völligen Vernachlässigen des Lebensraumes. Staub, Zigarettenabfälle und bedrängende Enge kennzeichnen diesen Fall.

Die Erde hält Dinge an ihrem Platz

Ist die Kraft zum Zentrieren geschwächt – das bedeutet physiologisch unter anderem die Kraft zum Anheben entgegen der Schwerkraft –, sinken die inneren Organe ab. Der Körper bildet Ausstülpungen, Bruchsäcke, Hernien. Die Organe rutschen von ihren Plätzen ab. Es kommt zu Gebärmuttersenkungen, Wanderniere und gleitenden Bandscheiben.

Da die Haut auch nicht mehr vom festen Fleisch straff gehalten wird, sinken Brüste, Bäuche und Augensäcke. Wenn das Blut nicht mehr ausreichend von der Milz in den Gefäßen gehalten wird, ihre Kraft zum Zentrieren geschwächt ist, tritt das Blut aus den Gefäßen und sickert in das Gewebe. Es entstehen schon beim kleinsten Anlass blaue Flecken – kleine Pfützen aus Blut, die die ausreichende Neubildung von frischem Blut behindern. Häufiges starkes Nasenbluten gehört ebenso dazu wie feine Verästlungen von erweiterten Äderchen unter der Haut (spider naevi). Aussackungen oder Ausstülpungen in Verbindung mit dem Stagnieren von Blut finden sich beispielsweise in der Entstehung von Hämorrhoiden. Aber auch reichlich und/oder zu häufig fließendes Menstruationsblut kann seine Ursache in der Störung der Erde haben, da es der geschwächten Erde nicht mehr gelingt, das Blut in den Bahnen zu halten.

Durch ungenügende Neubildung von Blut können auch andere Formen von Blutungsstörungen der Frau, wie Zyklusunregelmäßigkeiten oder sogar das Ausbleiben der Regelblutung vor der Menopause (Dysmenorrhoe und Amenorrhoe) entstehen. Umgekehrt finden sich extreme Ansammlungen von Fleisch als pathologische Fülle der Erde in Form von Knoten, Zysten, Fibromen – alles Störungen in einer nicht physiologisch entsprechenden Form.

Anatomisch befindet sich die Entsprechung der energetischen Mitte des Menschen drei Fingerbreit unter dem Bauchnabel. Dieses wird in Japan als Erdmitte des Menschen, als Hara benannt. Im Taoismus findet sich die Bezeichnung *dantian*. Die Mitte des Menschen schützt sein Leben, da es seine Reserven bewacht und ergänzt. Sie bildet das Fundament des Lebensglücks, da die Speicher für den langen Weg der Rückkehr ins Tao gefüllt werden können. Ohne eine gesunde Mitte wird der Alltag als Fülle von Erschwernissen erlebt, die an den Reserven und Energien zehren und uns erschöpft am Abend den nächsten Tag fürchten lassen.

Gehen wir zurück zu den landschaftlichen Entsprechungen des Körpers, die auch die Landkarten von Geist und Seelen sind. Hier sehen wir, wie aus Wind und Regen, aus Licht und Wärme, durch das Mingmen-Feuer Essenzen gewonnen werden, die Himmel und Erde zusammenführen und das Leben vom Eintritt bis zu seinem Ende formen.

Die Erde versorgt uns mit nachhimmlischem Qi. Gemeinsam mit der Lunge, der zweiten Quelle, garantiert sie unsere Existenz. Bei einer ausgewogenen und angemessenen Ernährung können wir uns flexibel Anforderungen anpassen. Wir haben Reserven angelegt und müssen nicht von der Substanz zehren. Ist unsere Ernährung hingegen unzureichend und unangemessen, stören wir den Nachhimmel und vergeuden unsere Kraft. Es entsteht ein Leck in unserer Integrität. Die Harmonie der höheren Ordnung gerät aus ihrer Balance, und wir werden anfällig für jedwede Störung. Wir haben die Kraft, uns zu zentrieren, gestört. Wir werden bedürftig oder selbstsüchtig, da kein Gleichgewicht mehr zu erzielen ist. Es kann auch ein übertriebenes Bedürfnis nach Sympathie entstehen. Die Erde führt uns in Abhängigkeiten aller Art hinein, da sie nun überall nach Unterstützung sucht. Sie erzeugt auch Abhängigkeiten, da sie zurückerwartet, was sie gegeben hat.

Deswegen ist es in der Ernährungsbehandlung, die stets zuerst die Erde stärkt, ein Nebeneffekt, dass die Person zunehmend unabhängiger wird. Sie lernt mehr und mehr über sich und ihre Bedürfnisse, lernt, sie zu unterscheiden. Sie entscheidet aus freiem Willen, wann sie nachgibt. Ist die Erde ausgewogen, strahlt gerade die Sympathie, das Mitgefühl hell um die Person.

Yi – das Denken

Der Geist der Erde ist *yi* – die Kapazität zu selbstreflektierendem Denken. Dieses Denken wird über die Sprache geäußert. Eine Voraussetzung, *yi* in die Welt zu tragen, ist die Übereinstimmung des Gesprochenen mit der Wahrheit des Herzens. Wir können dies als Aufrichtigkeit beschreiben, aber der Geist, die Seele der Erde geht weit über dieses Wort hinaus. Um den Geist zu befrieden, ist sorgfältige Reflexion über unser Selbst notwendig. Die Dinge, die in unseren Herzen wohnen, wollen abgewägt werden, bevor sie nach außen treten. Das Herz muss gereinigt werden. Die Bedeutung der Seele der Erde bildet sich als Integrität ab. Yi sitzt Rat über unsere Gedanken und gestattet das Reifen und Absorbieren unserer Erfahrungen. Im idealen Fall nähren uns unsere Erfahrungen – so sehr, dass wir sprichwörtlich sagen, wir zehren von unseren Erinnerungen, wenn wir schwierige Zeiten durchleben.

Die Lernfähigkeit wird maßgeblich von der Milz erzeugt. Das Anhäufen von Wissen ist ein Zeichen einer tiefen Störung, wenn es sich um das Ansammeln von Informationen handelt, deren tiefere Bedeutung aber unverdaut bleibt. Das Verstehen bedeutet Assimilieren. Unverstandenes bleibt als Ballast liegen. Wie alles im Thema der Milz als Verwalter geht es um das Aufnehmen und das Abgeben in geordneten Bahnen und Verhältnissen.

Das der Erde entsprechende Tier ist der Büffel, der beständig seine Aufgaben erfüllt, ohne zu klagen. Er braucht eine Zeit zu begreifen, geht dann aber kaum mehr von seinem Plan ab. Beharrlichkeit ist sein Ausdruck. Er weist aber auch in der taoistischen Symbolik als Reittier zur Erleuchtung auf die Ausdauer in der meditativen Praxis hin, die ebenso von Beharrlichkeit und Konzentration geprägt ist. Laozi, so werden seine letzten Tage beschrieben, ritt auf einem schwarzen Büffel nach Westen. Das Rind ist das am längsten domestizierte Haustier, das mit dem Menschen einen langen Weg durch die Geschichte zurückgelegt hat.

Der Magen

In der westlichen Medizin ist der Magen nur ein Beutel, in den Nahrung und Getränke geschüttet werden. Wir gestehen ihm noch ein paar Verdauungssäfte zu. Die eigentliche Arbeit der Verdauung und Vorbereitung übernehmen nach westlicher Vorstellung die Gedärme.

In der fernöstlichen Medizin ist der Magen der Schlüssel zum Nach-Himmels-Qi, wie es aus der Nahrung gewonnen wird. Er ist nicht die Tür. Aber so, wie eine Haustür ohne Schlüssel nicht zu gebrauchen ist, öffnet der Magen den Zugang zu den in der Nahrung verborgenen Schätzen. Im Magen reift der im Mund zerkleinerte und bereits mit Verdauungssäften vermischte Nahrungsbrei. Es beginnt ein Prozess des Reifens von Brauchbarem und der Verrottung von weniger brauchbaren Bestandteilen, zum Beispiel von Pflanzenfaserstoffen.

Der Magen vermischt nun die Substanzen wieder und wieder, bis sie die gewünschte Konsistenz aufweisen und zum Weitertransport in die Gedärme abgegeben werden. In den Verdauungskanälen unterhalb des Magens findet dann die Absorption statt. Ohne die vorbereitende Vermischung der Substanzen und ohne den Prozess der Aufspaltung in feine Teilchen durch Reifen und Verrotten könnten die Därme diese Tätigkeit nicht ausreichend ausführen.

Der Magen untersteht jedoch in besonderer Weise unserer direkten Entscheidung. Ausgehend von einem guten Nahrungsangebot entscheiden wir, was wir in den Magen geben. Der Magen ist unseren Launen ausgeliefert, oder unserer bewussten Entscheidung. Wir gestalten die Umstände in Zeiten des Überflusses. Wir entscheiden. Nehmen wir Nahrung dann zu uns, wenn der Magen seine energetische Höchstphase hat und das Maximum an Qi sich in der Leitbahn befindet (in der Doppelstunde von sieben bis neun Uhr morgens), oder lassen wir ihn genau in dieser Höchstphase, an die sich exakt die Höchstphase der Milz zur Absorption der Feinstteile anschließt, hungern? Letzteres ist für den gesamten Körper fatal. Die beste Zeit bleibt ungenutzt. Die anderen Organe warten. Auch ihre Funktionen können nun nicht mehr zur maximalen Qi-Zeit ihre volle Leistung nutzen, da Nahrung fehlt. Man kommt praktisch überall zu spät.

Unschwer können wir uns vorstellen, was durch Schichtarbeit oder Zeitzonenverschiebung im Körper geschieht: Die Maximalzeiten geraten außer Kontrolle. Selbst wenn wir nun nur das Beste zu uns nehmen würden, könnten wir doch nicht das Optimum daraus gewinnen.

Der Magen öffnet also zur rechten Stunde die Tür und empfängt, was wir ihm anbieten. Wenn die Maximalzeiten nicht eingehalten werden, kommt es schnell zur Nahrungsstagnation. Bei Nahrungsstagnation bleibt alles liegen und verrottet, bevor der Kreislauf der Wandlungen sich das Beste nehmen konnte. So bleibt ein Gefühl des Mangels im Überfluss. Eine innere Leere mit Völlegefühl und Blähungen. Übler Mundgeruch steigt auf. Auf dem Boden von Nahrungsstagnation kann sich das Qi nicht leicht entfalten, und so kann Magenfeuer entstehen. Wie auf einem Komposthaufen, der nicht ausreichend bewässert wurde, entwickelt sich Hitze im Inneren. Die Flammen schlagen aufwärts und stören den Verdauungskanal auch im oberen Bereich; Karies und Zahnfleischbluten entstehen, auch Paradontose. Es kann sich auch Kälte entwickeln, und Kälte wiederum bedingt Nahrungsstagnation, wenn zu viel kalte und feuchte Nahrungsmittel (Früchte, Salat, Joghurt) oder Mineralwasser konsumiert wurden. Nun sickert übelriechendes Wasser unten aus dem Komposthaufen. Die Fäulnis ist weithin zu riechen. Die Kälte schädigt die Milz, und es entstehen wässrige, Durchfälle und modriger Mundgeruch. Kältegefühl breitet sich in den Extremitäten aus. Die Mischung im Magen ist also ebenso entscheidend wie die richtige Zeit. Der Magen erzeugt, wenn er gut funktioniert, aus dem Angebotenen den Nektar.

Worsley[93] vergleicht dies mit dem Backen: als würde man Mehl, Butter, Eier und Früchte nehmen und daraus einen köstlichen Kuchen herstellen, bei dessen Anblick einem das Wasser im Munde zusammenläuft. Andere würden vielleicht nur mit einem scheußlichen, matschigen Klumpen enden oder mit einem harten, bröckeligen, geschmacklosen Krümel.

Wir müssen also für die richtige Mischung und die richtige Umgebungstemperatur sorgen. Mit Umgebungstemperatur ist auch die soziale Temperatur gemeint. Der Magen benötigt keine Eiseskälte, in der die Emotionen gefrieren. Er braucht weder hitzige Diskussionen noch brennend-spannende Lektüre noch Fernsehprogramme, während er seiner geduldigen Vermischungsarbeit nachgeht. Auch heftige Störungen während seiner Arbeit, wie beispielsweise Herumlaufen, sollten vermieden werden, um Gleichmäßigkeit und Kontinuität zu wahren.

Auch mentale Nahrung oder spirituelle Nahrung werden im Magen vorverdaut und vorbereitet. Nahrung stellt in jeder Hinsicht den Anker unserer Persönlichkeit dar, sei es in materieller wie immaterieller Form. Beide zusammengenommen vermitteln uns ein Gefühl von Zufriedenheit und erden uns, binden uns energetisch an die Erde und verwurzeln uns in ihr.

Das Magen-Qi hat eine abwärtsbewegende Richtung. So genannte Gegenläufigkeit, rebellisches Qi, erzeugt Erbrechen oder saures Aufstoßen. Der regelrechte Fluss des Magen-Qi erdet uns. Auch die Leitbahn endet an den Füßen. Das Gegenteil lässt uns also in der Luft schweben. Ein Gefühl, das manche von Fastenkuren kennen und das meiner Ansicht nach die Sucht in der Magersucht entstehen lässt. Über das „leichter werden" tritt auch eine „Er-Leichterung" ein. Ein Schwebezustand fern von der Welt. Nach meiner Erfahrung stellt dieses Losgelöstsein von irdischen, das heißt gewöhnlichen Bedürfnissen, das größte Problem in der Behandlung der *Anorexia nervosa* dar: die Welt und ihre Schwere wieder zu ertragen. Es ist ein Entzug vom (Nahrungs-)Entzug. Es ist ein Paradox: Beim Zuführen von Nahrung (was dem Entzug des Nahrungsentzugs entspricht) entstehen denn auch alle Zeichen von Entgiftung, die denen eines Junkies gleichen: Panik, rasender Puls, Erbrechen, geweitete Pupillen, Todesbeklemmung.

Ein weiterer Aspekt bei Essstörungen wie Bulimie oder Anorexie ist der Wunsch, etwas zu beherrschen oder zu kontrollieren. Im Zyklus der Wandlungsphasen ist die Erde die Mutter des Metalls. Ist das Metall zu stark, drainiert es die Erde, das heißt, es schwächt sie und laugt sie aus. Ist ein aggressiver Faktor die Ursache, bei dem die Aggression nicht adäquat ausgedrückt werden kann, dringt das Leber-Yang invasiv über den Kontrollzyklus in die Milz ein und attackiert sie. Sie beugt sich und verweigert die Nahrung. Bei Essstörungen wie ständigem Überessen oder Fettsucht, aber auch den Fressattacken der Bulimie, ist das Metall zu schwach, und es fehlt auf der seelischen Ebene die Fähigkeit, die qualitativen Bedürfnisse zu erkennen und zu befriedigen. Es kann ein Kontrollverlust bei der Nahrungsaufnahme entstehen. Aber auch eine schwache Leber kann die Ursache sein, da die Kontrolle über die Erde dann versagt. Menschen, die Schwierigkeiten haben, Konflikte direkt anzugehen, können ihre Wünsche und Sorgen sozusagen in sich „hineinfressen."

Die Magenleitbahn:
Punktenamen zum Verständnis der Wirkungen

Die Punkte der Magenleitbahn nun zeigen das Bild einer Befriedigung, wie sie aus einer guten Ernte und einem vollem Speicher stammt. Sie tragen Namen wie „Getreidekammer", „Empfange die Fülle" und „Befeuchtendes Nahrungstor", aber auch „reichliche und grenzenlose Freude" und „Heiße den Menschen willkommen". Diese Namen weisen uns auf den Ursprung der fernöstlichen Medizin in Kulturen hin, die nicht von sinnlosem Überfluss geprägt waren, sondern im Einklang mit den kosmischen Gesetzen den Wert der einfachen Dinge schätzen konnten.

Die Ernährung im Spätsommer

In dieser Zeit wird die Ernte eingeholt. Es ist die erste Pause nach den Yang-Phasen, bevor die Bewegung ins Yin beginnt. Die Erdphase ist das Zentrum, und die Nahrung ist so vielfältig wie nie im ganzen Jahr. Das Beste ist gespeichert. Wir essen kräftigende, aber leichte Mahlzeiten, die voll des Sommerlichts sind: Reife Früchte und pralles Korn, viel gelbes Gemüse geben den Ton an: Mais, Karotten, Kürbisse, die ersten Äpfel, Maronen, Bohnen, Erbsen und Kohlsorten.

Das Essen sollte mit milderen Gewürzen, zum Beispiel etwas Zimt am Milchreis, gewürzt werden als noch im Sommer, als durchaus noch eine Prise Ingwer dazugegeben werden konnte.

Ernährungsbehandlung von Erkrankungen der Mitte

„Man sollte zu warme, allzu reichliche Speisen und eine feuchte Umgebung vermeiden."

(Su wen)[94]

„Der Milzkranke fühlt sich am Nachmittag am wohlsten und bei Tagesanbruch am schlechtesten. Sein Zustand bessert sich am Abend. Die Milz muss mittels süßer Kräuter harmonisiert oder tonisiert und mittels bitterer Kräuter sediert werden."

(Su wen)[95]

Mangel an Qi in der Milz, Qi-Leere der Milz

Auffallend ist die geringe Belastbarkeit. Die Personen fühlen sich schnell ausgelaugt und ermüden leicht. Blähungen, besonders nach dem Essen, verursachen Unwohlsein. Es besteht ein dumpfer Bauchschmerz. Da es sich um eine Leere-Erkrankung handelt, bessert sich der Schmerz auf Druck. Ein

Kennzeichen von Fülle-Erkrankungen ist die Verschlechterung der Beschwerden, wenn Druck auf die erkrankte Stelle ausgeübt wird.

Die Arme und Beine fühlen sich schlapp an, der Händedruck ist matt. Oft besteht ein leichter, chronischer Durchfall, in dem sich Nahrungsreste befinden. Die Nahrungsreste im Stuhl zeigen an, dass die Absorption nur ungenügend stattgefunden hat.

In einigen Fällen ist der Magen mitbetroffen, und so treten zusätzlich noch Übelkeit nach dem Essen, Appetitverlust und ganz allgemeine Unlust auf. Die Ursache für diese Erkrankung wird meist durch unangemessenen Lebensstil gelegt.

Zuerst besteht eine Unregelmäßigkeit in den Mahlzeiten, oder die Person nimmt über einen längeren Zeitraum hinweg ungesundes Essen zu sich, das keine Kraft spendet. Am häufigsten handelt es sich um Fast Food und Süßigkeiten oder vermeintlich gesunde Ernährung, die aber überwiegend aus nährstoffarmen Salaten und kalten Ölen besteht, oder aber aus kalorienreduzierter und vitaminangereicherter, unnatürlicher Nahrung.

Die geringe körperliche Belastbarkeit ist auch im geistig-seelischen Bereich spürbar. Studieren und Lernen fällt schwer, der Kopf fühlt sich zu voll an. Dieses Syndrom kann auch erst durch übermäßiges Lernen und Studieren entstehen. Insbesondere vor Prüfungen tritt es gelegentlich bei Menschen mit sonst stabiler Mitte auf.

Obsessives und fixiertes Denken können ebenfalls das Syndrom der Milz-Qi-Schwäche verursachen. Wird zum Beispiel ein Liebender von seinem Partner verlassen, kann dies unermüdliches und unaufhörliches Grübeln zur Folge haben. Das entscheidende Charakteristikum des Denkens bei Erdstörungen ist das Denken an immer den gleichen Sachverhalt. Warum, warum, ohne dass es eine tatsächliche Lösung in Aussicht stellt.

Die Emotion der Erde ist die Sorge, und so löst auch ständiges Sichsorgen einen Zustand der Unausgewogenheit aus und stellt ihr typisches Zeichen dar.

Besonders oft findet sich das Syndrom des mangelnden Qi der Milz bei Vegetariern. Sie legen zwar besonderen Wert auf eine gesunde Ernährung, stehen aber häufig vor der Schwierigkeit, diese in einer überwiegend nichtvegetarischen Gesellschaft und unter großen zeitlichen Limitierungen durchzuhalten. Sie ersetzen Mahlzeiten häufiger durch Salat oder Obst oder schubsen das Fleisch vom Teller, ohne für adäquaten Ersatz zu sorgen.

Vegetarische Ernährung sollte stets im Einklang mit den Lebensumständen stattfinden. Beschränkung im Essen sollte Beschränkung des Lebensstils mit sich bringen. So sollte man zum Beispiel auch frühere Zeiten des Zubettgehens einhalten, um das vitale Qi zu wahren.

Bei der Milz-Qi-Leere treten Durchfälle zu allen Tageszeiten auf; außerdem sind verschiedene Nahrungsmittelunverträglichkeiten zu beobachten, in einigen Fällen begleitet von häufigem Aufstoßen. Die Durchfälle sind ein sicheres Zeichen für eine Störung der entfaltenden Kräfte der Milz, da das Milz-Qi sich nach oben entwickeln muss. Ist die Aufwärtsentwicklung durch mangelndes Qi unzureichend, fällt eben alles unten heraus. Der Zungenkörper ist blass. Durch das Anschwellen der Zunge lassen sich Zahneindrücke sehen. Der Belag der Zunge ist dünn, eventuell ist die Zunge auch auffällig feucht. Die Stagnation im Bereich der Milz zeigt sich auch als mangelnde Transformation von Flüssigkeiten. Die abgesunkenen Flüssigkeiten sammeln sich als Knöchelödeme oder zeigen sich als generalisiertes Ansammeln von Wasser im Körper. Die Nässe der Zunge spiegelt den inneren Zustand.

Empfehlenswerte Nahrungsmittel zur Behandlung der Milz Qi Schwäche

„Die fünf Getreidearten nähren das Qi der Mitte." *(Su wen)*[96]

Zur Stützung der Mitte wird bevorzugt mild-süßer Geschmack aus der Klasse der Kohlehydrate gegeben, auch der süße Geschmack von Nüssen, Samen, Hülsenfrüchten und reifen Früchten. Zu beachten ist, dass durch Schwäche des Milz-Yang/-Qi eine Kälte im Körper manifest ist und Feuchtigkeit durch mangelnde Transformation zurückbleibt. Aus diesem Grund empfiehlt es sich, erwärmende Nahrungsmittel einzusetzen.

Mehl ist zwar energetisch warm, aber dennoch vermeiden wir bei Störungen der Transformationskraft Mehl und Mehlprodukte, da sie im Körper schnell Hitze erzeugen und so Feuchtigkeit zu Schleim eindicken und Nahrungsstagnation und Völlegefühl begünstigen.

Da die Allergiebereitschaft bei der Milz-Qi-Schwäche eine Rolle spielt, sollte Mehl für Milzerkrankte, aber auch für Personen mit Störungen im Bereich der Leber nicht verwendet werden. Weizen sollte generell in erwärmter Form gegessen werden, da er sonst sehr belastend für die Mitte ist. Gekeimter Weizen oder Vollkornbrot sind eher sinnvoll zum Genuss in gesunden Tagen.

Als günstigere Getreidesorte ist die Gerste zu nennen, da sie eine stark feuchtigkeitsausscheidende Wirkung hat. Gerste kann deutlich den Cholesterinspiegel senken! Sie verfügt über außerordentliche, kraftspendende Eigenschaften, da sie Verdauungsblockaden beseitigt und so den Weg zur Aufnahme von vitalen Substanzen durch die Milz frei räumt. Die leicht abführende Wirkung sollte berücksichtigt werden. Günstiger ist Gerste in Flockenform oder als Brei. Auch der Zusatz von Gerstenmehl, zum Beispiele in Suppen zum Binden, ist empfehlenswert. Gerstenmehl wird in Tibet als Tsampa in gerösteter Form gegessen.

Hafer, der ebenfalls als Flocken oder ganzes Korn besonders viel Qi bereitstellt, hat ebenfalls leicht abführende Wirkung. Bei Reis sollten Sie selbstverständlich darauf achten, dass es sich um Vollkornreis handelt. Geschälter Reis ist vitamin- und mineralstoffverarmt und als Heilnahrung ungeeignet. Er produziert als raffiniertes Lebensmittel unangemessene Hitze im Körper Vollwertiger Rundkornreis ist besonders geeignet, da Klebreis (auch süßer Reis oder Milchreisqualität) ebenso wie Langkornreis eher Hitzeprozesse im Körper entstehen lässt. Klebreis verursacht zusätzlich Schleimbildung. Günstig ist eine Mischung, da Reis sonst Verstopfung begünstigen kann. Besonders geeignet zur Stützung des Milz-Qi ist die Kombination von Reis mit Hülsenfrüchten. Kleine gelbe oder gesplittete grüne Sojabohnen, aber auch rote Bohnen, Erbsen, Azuki- und große gelbe Sojabohnen lassen sich gut gemeinsam mit Reis kochen und werten ihn ernährungstechnisch in der Hinsicht auf, dass auch Vegetariern durch die Kombination verschiedener Aminosäuren der Zugang zu ausreichender Eiweißversorgung gesichert wird. Besonders hochwertige Nahrung entsteht in der Kombination von Getreide mit Hülsenfrüchten und Mais. Mais, insbesondere wenn er mit dem Maisbart gemeinsam gekocht und verzehrt wird, verfügt ebenfalls über feuchtigkeits-ausleitende Eigenschaften.

Der Schwerpunkt sollte in der Thermik bei *neutral* bis *warm* liegen, wenn Gemüse ausgewählt werden. Nahrungsmittel mit kühler bis kalter Natur schwächen die Verdauung. Kalte Nahrungsmittel können sogar das Verdauungsfeuer auslöschen. Das Erwärmen energetisch kalter Nahrung absorbiert einen unverhältnismäßig hohen Anteil der gesamten Verdauungstätigkeit, so dass kaum Energien zur Absorption und Transformation mehr zur Verfügung stehen.

Winterkürbis, Karotten, Steckrüben sind als Gemüse geeignet, da sie viele Kohlehydrate enthalten und erwärmend sind. Shiitake und Austernpilze können Gerichte sehr schmackhaft machen; sie können in Butter geschmort werden und werden mit Pfeffer und Salz abgeschmeckt. Kohl wirkt zwar zu Beginn leicht blähend, aber dies gibt sich – ebenso wie bei Bohnen – schnell. Kohl ist ein hervorragendes Qi-Tonikum.

Kartoffeln sind schmerzlindernd und stützen das Qi der Mitte. Besonders bei kleinen Patienten hat sich Kartoffelbrei bewährt, da Kinder ihn gerne mögen; aber auch alte Menschen, die Schwierigkeiten mit körnerhaltiger Nahrung haben, bevorzugen ihn.

Um das Qi anzuregen, können Nahrungsmittel mit scharfem Charakter in kleinen Mengen zugesetzt werden, wie Knoblauch, Zwiebeln, Lauch, Ingwer oder schwarzer Pfeffer. Diese Zutaten sollten nicht das Gericht schärfen, sondern energetisch den scharfen Geschmack bereitstellen. Es sollte also nicht damit gewürzt werden, bis die Schärfe im Vordergrund steht. Vorherrschend bleibt der süßliche, milde Charakter.

Fenchel, Zimt und Muskatnuss können Milch verdaulich machen. Obst ist roh wenig geeignet. In gekochter Form sind Kirschen und Datteln als kräftigende Früchte gut, insbesondere als reizvolle Ergänzung zu Getreidebreis. Sie sollten jedoch nicht mit weißem Zucker, sondern mit Reis- oder Gerstensirup oder Melasse gekocht werden. Apfel in geriebener oder gekochter Form, auch gekochte Ananas, zum Beispiel als Zusatz zu Rindfleisch, sind geeignet. Litschis können mit Getreide gekocht und als süßer Brei gegessen werden. Bei Feigen ist die stark abführende Wirkung zu berücksichtigen. Auch Feigen sollten, obwohl meist getrocknet, nur gekocht verzehrt werden.

Wenn die Qi-Schwäche gravierend ist, können auch tierische Produkte als Heilmittel eingesetzt werden. In der fernöstlichen Medizin werden ohnehin in vielen „Kräuter"-Rezepturen unter „Kraut" zum Beispiel Bärengalle oder Flughörnchen verstanden. Besorgen Sie sich ein Buch über chinesische Kräutermedizin, um tierische Produkte erkennen zu können. Tierische Produkte sind dennoch die besten Qi-Lieferanten. Sie wirken in kurzer Zeit.

Bei rein pflanzlicher Kost muss man sich auf eine längere Zeit zur Beseitigung von Qi- und/oder Blutschwäche einrichten und ein strikteres Regime der Lebensführung unbedingt beachten. Ich betrachte dies keineswegs als Nachteil, sondern als Übung zur Einsicht in die Zusammenhänge zwischen unseren Wünschen und unseren Möglichkeiten. Dennoch halte ich es durchaus auch für angemessen, in Krisenzeiten selbst manche Vegetarier von Fleisch als Therapeutikum zu überzeugen.

Eine junge Mutter, die ihr Baby stillt, hat weder Ruhe noch Zeit, um sich in ihrem Rhythmus aufzubauen, wenn sie bereits geschwächt ist und ihre Kenntnisse zur Zubereitung von Heilmahlzeiten wackelig sind oder nur ungenügend Anwendung finden können. Die Forderungen des Kindes nach Nahrung stehen im Vordergrund. Wenn weitergestillt werden soll, ist hier eine therapeutische Dosis Fleisch angebracht, auch um die Versorgung mit vitalen Substanzen für das Kind zu sichern. Im anderen Falle sollte zur Gesunderhaltung beider unbedingt abgestillt werden.

Fleisch kann im Rahmen einer Qi-Mangel-Diät auch Getreidegerichten zugesetzt werden. Am besten wirksam sind gekochte Muskelfleischgerichte. Huhn, Ente, Schinken, Taube, Rind, Truthahn oder Lamm. Ziege und

Schaf sind energetisch warm bis heiß und spenden viel Kraft. Sie in Butter zu schmoren verstärkt die Wirkung. Auch der Zusatz von Yams, Schinken, Ingwer oder Radix Angelica sinensis zu Fleischgerichten hat sich bewährt.

Fleisch ist selbstverständlich als therapeutisches Yang-Tonikum nur sinnvoll, wenn es nicht ohnehin schon reichlich verzehrt wird. Falls es täglich gegessen wird, sollte der Genuss selbstverständlich reduziert werden, da zu reichlicher Verzehr die Mitte und die Gedärme belastet. Beim Fleisch ist die Zubereitungsart wichtig: nicht gebraten oder frittiert, sondern gekocht oder geschmort.

Fisch ist ebenso geeignet und wirkt nicht so schnell erhitzend. Fische sind der Fleischernährung stets vorzuziehen. Makrele, Heilbutt, Thunfisch und Sardelle enthalten aber auch viel Fett.

Fett ist stets ein ideales Yin-Tonikum und kann damit eine verstärkende Wirkung der Yang-Tonika mit sich bringen, da das Yang gut verwurzelt wird. Wird dennoch ein zu reichlicher Überschuss von Yin-Tonika in Form von Fetten erzielt, kühlt der Yang-Effekt zu schnell herab, und es bilden sich Knoten und Zysten oder Übergewicht. Das Gleiche gilt für Nüsse und Samen. Hier sind besonders Erdnuss und Mandel, auch Haselnuss hervorzuheben. Sie sind auf jeden Fall bei gleichzeitiger Schleimbelastung oder Hitze in den Därmen zu vermeiden. Sonst ist ein Getränk aus Mandeln mit Zimt und Sojabohnen gut aufbauend.

Gekochte Erdnüsse, als Suppe oder Getränk mit Azukibohnen, sollten vorher angeröstet werden, und man sollte das Häutchen entfernen. Nichts in der Diät zu suchen haben dagegen geröstete Erdnüsse mit Salz, die als Partynüsschen angeboten werden.

Ein Rezept, von dem gesagt wird, dass es sogar Ginseng in seiner Wirkung zu übertreffen vermag, ist Longanfrucht in weißem Zucker zu Sirup gekocht. Über einen kleinen Zeitraum hinweg morgens (ein Schnapsgläschen über maximal vier Wochen) nüchtern genossen, entfaltet er maximale Wirkung. Ein Zuviel belastet die Mitte und erzeugt Magenfeuer. Es werden 30 Gramm Longan mit etwas weißem Zucker zu Sirup eingekocht. Dies ergibt, mit heißem Wasser aufgegossen, vier Portionen. Ideal ist dies auch nach Geburten.

Generell muss das Essen aufmerksam und gut gekaut werden, um Milz und Magen zu entlasten. Die Nahrung sollte stets gut gekocht sein.

Eine schwache Milz und eine Störung der Funktion von Milz und Magen bedeuten stets, dass die Erde mit ihren Aufgaben des Sorgens und Nährens, aber auch der Selbstreflexion zurückgewiesen oder ignoriert wird. Auf diesen Aspekt der Erkrankung sollten wir große Aufmerksamkeit richten. Warum weist jemand Fürsorge für sich zurück und ist nicht in der Lage, ausreichend für sich selbst zu sorgen? Der erste Schritt zur Heilung ist das Übernehmen der Verantwortung für den eigenen Heilungsprozess in Form von Fürsorge für sich selbst und der achtsamen Zubereitung der eigenen Nahrung. In der Praxis zeigen sich 80 Prozent der Patienten zumindest mit einem Anteil von Milzschwäche-Syndromen.

Mangelndes Verdauungsfeuer

Wenn die Schwäche des Qi der Milz lange Zeit unbehandelt bleibt, entwickelt sich das Syndrom des mangelnden Verdauungsfeuers. Gleichzeitig verstärken sich alle Kältezeichen im Körper. Der Urin ist klar und durchsichtig, das Kältegefühl in Händen und Füßen nimmt zu. Gleichzeitig besteht eine heftige Abneigung gegen kaltes Wetter. Schwaches Verdauungsfeuer verhindert, dass Anteile der klaren Säfte zur Lunge aufsteigen und dort auch das Abwehr-Qi mit bilden. So wird deutlich, warum Menschen mit mangelndem Verdauungsfeuer auch vermehrt an Erkältungen erkranken und schwerer genesen.

Der Magen ist die Wurzel unserer Abwehr. Er befindet daher täglich über unsere aktuelle Konstitution. Dennoch unterliegt er unserer Entscheidung. Denn nur wir selbst können aus der Einsicht heraus urteilen, wie wir unser Leben gestalten.

In der westlichen Medizin werden die Symptome Verdauungsschwäche und Erkältungsneigung als getrennt betrachtet. In der fernöstlichen Medizin ist die Wurzel der beiden deutlich.

Nahrungsmittel, die in der Behandlung von mangelndem Verdauungsfeuer zu empfehlen und solche, die zu vermeiden sind

Die diätetischen Empfehlungen sind maßgeblich dieselben wie im vorangegangenen Abschnitt. Anstelle von frischem Ingwer ist jetzt getrockneter vorzuziehen. Günstig ist ein morgendliches Getränk aus heißem Wasser, Honig, etwas Zitrone und getrocknetem Ingwer.

Strikt zu vermeiden sind rohe Gemüse, Tofu und Salate, Sprossen und Früchte. Bei Früchten sind Zitrusfrüchte besonders zu meiden. Auch Yin-Tonika aus der Klasse der Algen und Gräser (Mikroalgen und Weizengras) haben eine stark abkühlende Natur und verschlimmern den Zustand. Tomaten und Spinat als Gemüse sind absolut unzuträglich. Salz hat ebenfalls abkühlende Natur und ist für einen gewissen Zeitraum oder bei schwerer Erkrankung zu streichen. Sojasoße kann in kleinen Mengen zum nachträglichen Würzen verwendet werden.

Salz sollte, genauso wie Sojasoße, erst nach dem Kochvorgang zugesetzt werden. Während des Kochens wird ein großer Teil des Salzgeschmacks von den Nahrungsmitteln absorbiert; das Essen schmeckt dann zwar fade, aber die Wirkungen des Salzes entsprechen denen der zugesetzten Menge! Insbesondere das Kochen von Getreide, Pasta und Fleisch sollte ohne zugesetztes Salz erfolgen – später kann mild nachgewürzt werden.

Hirse, Amaranth und Klebreis bilden zu schnell Stagnationen durch reichlich Feuchtigkeit und sind daher ungeeignet. Ausgedehnte Mahlzeiten und reichliche Mengen sind schädlich. Auch Nüsse, Samen und öliges Essen sollten Sie vermeiden. Die Leber neigt dazu, bereits bei einem kleinen Ungleichgewicht in die Milz einzumarschieren. Daher sollte man auf Nahrung verzichten, die die Leber in Fülle geraten lässt, wie zum Beispiel frittiertes oder öliges Essen.

Feuchtigkeit und Schleim blockieren die Milz

Das Konzept Schleim in der fernöstlichen Medizin vereint moderne mikrobiologische Betrachtungen über das Vorhandensein pathogener Keime mit psychologischen Erklärungen geistig-seelischer Störungen. Immunologische Ansätze und solche sozialer Belange können ebenfalls integriert werden – kurz: Das Konzept der Schleimerkrankungen ist ein sehr umfassendes Syndrombild. Die Definition von Schleim entstand vor über zweitausend Jahren.

Schleim stellt unter anderem einen idealen Nährboden für mannigfache Erreger dar. Dieser Umstand war selbstverständlich vor einigen tausend Jahren unbekannt. Nicht unbekannt aber war die Tatsache, dass ein bestimmtes Muster (Syndrom) zu bestimmten Krankheiten führt.

Heute unterscheiden wir in der Ursache von Krankheiten zwischen der Anwesenheit von Viren, Bakterien, Pilzen und anderen Faktoren. Der modernen westlichen Medizin ist bekannt, dass nicht jeder Mensch, bei dem diese Keime vorhanden sind, auch zwingend Krankheitssymptome entwickelt.

Ein einheitliches Konzept zur Feststellung, unter welchen Umständen eine Person erkrankt – interessanter noch, wann eine Person nicht erkrankt –, existiert nicht. Zwar sind ein paar so genannte Kofaktoren wie Stress, Umweltbelastung usw. festgestellt worden, doch entziehen sich diese verständlicherweise der Therapie mittels Medikamenten, die Viren oder Bakterien in der Vermehrung hemmen oder sie abtöten.

Ebenso werden selbstverständlich seelische Verstimmungen, Lernschwierigkeiten oder Kopfschmerzen nicht mit den gleichen Medikamenten behandelt, da für diese Störungen andere Ursachen verantwortlich gemacht werden.

In der fernöstlichen Medizin sehen wir jedoch für all diese Symptome die gleiche Ursache als auslösend an, nämlich die Anwesenheit von Schleim, der durch mangelnde Transformationskraft der Milz oder durch die Überlastung der Wandlungsphase Erde entsteht. Wir bezeichnen Schleim in der fernöstlichen Medizin als sekundäres Pathogen. Damit ist ein krankheitsauslösender Faktor gemeint, der nicht direkt angreifen kann, sondern sich vielmehr auf dem Boden einer bereits vorhandenen Störung festsetzt und ausbreitet. Oft liegt der Beginn der Schwäche schon in der frühen Kindheit. Hier können unzureichende oder unangemessene Fürsorge und/oder überreichliche oder falsche Ernährung die Ursache sein: Beruhigungsstillen statt regelmäßigen Stillens mit Ruhepausen für das frühkindliche Verdauungssystem oder zu frühes Verabreichen von gewürzter, fettiger Kost. Später folgen in der Ernährung *Fast Food,* Süßigkeiten außerhalb der Mahlzeiten, Ablenkungen oder Spannungen während des Essens, keine regelmäßigen Mahlzeiten, das Auslassen von Mahlzeiten.

Aber auch Milch und Milchprodukte wie Käse und Joghurt bilden schnell Schleim. Ein großes Potenzial stellen neuerdings so genannte kalorienreduzierte Nahrungsmittel dar. Hier werden Stoffe gegeneinander ausgetauscht: Anstelle von Fett werden übermäßig viele Kohlehydrate und schleimfördernde Verdickungsmittel eingebaut. Auch wenn viele dieser Produkte wenig Kristallzucker enthalten, sind sie doch mit künstlichen Süßstoffen angereichert, die im Körper auf den Geschmack *süß* hin die Funktion der Wandlungsphase Erde stören.

Ein weiteres die Milz schwächendes Verhalten ist das Konsumieren von kalten und gekühlten Getränken zu allen Zeiten des Jahres und zu den Mahlzeiten. Im Allgemeinen sollten wir eine Mahlzeit so ausgewogen gestalten, dass keine zusätzliche Flüssigkeit, außer eine kleine Menge zum Genuss, aufgenommen werden sollte. Wir stellen eine vollwertige Mahlzeit aus Suppe, frischem, knackigem Gemüse, Getreide und etwas Salat zusammen.

Das Trinken bringt zusätzliche Flüssigkeit, verdünnt die Verdauungssäfte und schwächt die Verdauungsarbeit und das Verdauungsfeuer. Häufig sind Getränke, die die Mahlzeiten begleiten, gezuckert, mit Kohlensäure versetzt oder enthalten Alkohol. Der Magen vermag nicht das Richtige zu mischen und die richtige Konsistenz zu erstellen. Es bleibt nicht genug Zeit und Raum zum Vermischen, da der Magen mit Flüssigkeiten und Gas (Kohlensäure) gefüllt wird. Die Nahrung passiert den Magen zu schnell, da der Brei zu dünn ist und feinste Substanzen können nicht aufgeschlossen werden.

Die Ursache für Schleimbildung liegt nicht immer in dem von uns beeinflussbaren Bereich. Zum Beispiel ist ein kleines Kind kaum für die Auswahl seiner Nahrungsmittel oder für seine Essenszeiten verantwortlich zu machen.

Hier obliegt es der Mutter, sich zu informieren. Ein erwachsener Mensch, der erkrankt, trägt hingegen selbst die Verantwortung für sein Handeln. Über unsere Verhaltensweisen können wir nachdenken. Wir können die Anwesenheit von Schleim zum Anlass nehmen, selbstreflektierend zu denken, und so durch bewusstes Handeln zum richtigen Zeitpunkt und durch Einsicht in die Gesetzmäßigkeiten der Natur Schleim aus dem Körper entfernen und sein Neuentstehen verhindern. Manchmal wird dazu eine unterstützende Kräuter- oder Akupunkturbehandlung nötig sein. Auch Yoga oder Qi Gong sind sehr hilfreich, um die energetischen Kanäle zu befreien. Langes Sitzen, Grübeln und sitzende Lebensweise, reichliches oder industriell gefertigtes Essen sollten vermieden werden.

Schleim im Körper verursacht Unwohlsein unterschiedlicher Ausprägung. Zum einen sind es beständig wiederkehrende Infekte, insbesondere des Atmungstraktes, verschleimter Husten, Heuschnupfen, Nebenhöhlenentzündung (Sinusitis), aber auch Magen- und Oberbauschbeschwerden mit Völlegefühl, Schweregefühl des Körpers mit müden Gliedern, Kopfschmerz. Ebenso können Ausfluss aus Harnröhre oder Vagina auftreten, die zum Teil, wenn sie sich gelb färben, auf die entstandene Hitze im Inneren hinweisen. Der Geruch ist dann stechend.

Schleim kann Kälte oder Hitze im Körper anzeigen. Er ist nicht an eine Temperatur gebunden. Sein Merkmal ist das Eindicken von Flüssigkeiten und das Behindern des freien Qi-Flusses, nicht eine bestimmte Temperatur Bei Kälte ist der Zungenkörper blass, bei Hitze rot. Beiden Zuständen ist bei Anwesenheit von Schleim ein dicker, klebriger Belag gemein, der bei Hitze gelb, bei Kälte hingegen weiß ist. Oft entwickelt sich diese Hitze aus einer bestehenden Kälteblockade heraus. Die Hitze kann auch durch den Verzehr scharfer und heißer Gewürze ausgelöst werden oder durch heftige Emotionen. Insbesondere die Emotionen, die in Feuer und Holz wurzeln, lassen Hitze über Aggression und unbefriedigende Liebesverhältnisse entstehen. Auch Eifersucht und Neid fachen inneres Feuer an.

Nässende Hautausschläge und Infektionen der Haut sowie schlecht heilende, suppende Wunden zeigen die blockierte Nässe an. Der Mundgeruch ist lästig. Auch Diabetes kann auf diesem Boden entstehen. Hepatitis wird in der fernöstlichen Medizin auch der Wandlungsphase Erde zugeordnet, da die Symptome weitgehend identisch mit denen einer blockierten Mitte sind (Kopfschmerz, Schwäche, watteartiges Gefühl im Kopf, Schwellung im Abdomen, Ödeme, gelbe Gesichtsfarbe, Appetitlosigkeit, Gewichtsverlust). Entzündung der Bauchspeicheldrüse (Pankreatitis) und Gallenblasenentzündung (Cholezystitis) können ebenfalls aus der Schleimerkrankung der Milz entstehen.

Schleim kann auch die Akupunkturleitbahnen verstopfen und zu Taubheit in den Gliedmaßen führen. Solche Erscheinungen entziehen sich normaler Nadelbehandlung – zuerst muss die sekundäre krankheitserregende Ursache Schleim beseitigt werden. Schleim kann auch Herz und Lunge befallen. Lesen Sie dazu die Kapitel über die Wandlungsphase Feuer und Metall (Kap. 12 und 14).

Viele Krebserkrankungen entstehen auf dem Boden zugrunde liegender Virusinfektionen, die in der Schleimmanifestation einen guten Nährboden finden konnten. Sie gehören diagnostisch ebenfalls zu den Schleimerkrankungen. Aber auch gutartige Zysten und Tumore stellen Schleimzusammenballungen dar.

Viele chronische Erkrankungen basieren auf dem Vorhandensein von Schleim. Es gelingt dem Körper kaum, sich eigenständig von ihm zu befreien, selbst wenn die erkrankte Person bereits Einsicht in die Entstehungsweise hat. Häufig ist die chronische Schwäche bereits so fortgeschritten, dass der Körper auf Hilfe angewiesen ist.

Obwohl Antibiotika noch mehr Schleim – meist auch Hitze-Schleim – bilden, sollten Sie es nicht versäumen, behandlungspflichtige Erkrankungen mit Antibiotika zu behandeln! Eine falsche Angst vor Antibiotika kann schwere gesundheitliche Schäden zur Folge haben und im schlimmsten Fall sogar das Leben kosten. Insbesondere für Kinder sollten Sie die Entscheidung genau abwägen. Erfahrene Therapeuten sind in der Lage, Schleim aufzubrechen und auszuleiten. Ist aber durch eine Streptokokkeninfektion die Herzklappe zerstört oder die Niere geschädigt, ist jede naturbasierende Behandlung nur mehr palliativ.

Wir sollten nicht unüberlegt Dinge verteufeln. Eine solche Geisteshaltung der unreflektierten Abwehr ist schädlich – es ist die Angst vor dem falschen Gegner. Beachten Sie aber während jeder Verabreichung von Antibiotika spezielle Regeln, um Nebenwirkungen einzudämmen (s. auch Kap. 6, „Der saure Geschmack"). Beginnen Sie dann aufs Neue mit Ihrer Ernährungsbehandlung. Gerade bei Schleimerkrankungen ist der Weg oft besonders mühsam und von Rückschlägen gepflastert. Verlieren Sie nicht die Zuversicht – beachten Sie auch kleine positive Veränderungen mit Dankbarkeit.

Ähnliche Überlegungen gelten dem Thema Impfungen. Hier sollte bei einer akuten Schleimerkrankung nicht geimpft werden – selbstverständlich unter sorgfältiger Abwägung der Umstände. Viele Impftermine können zu einem späteren Zeitpunkt nachgeholt werden. Impfungen tragen Hitze in die Blutebene. Sie können gleichzeitig eine Hitze reduzierende Diät einhalten und sich mit Akupunktur begleitend behandeln lassen. Bedenken Sie dennoch, dass es zumeist unsere alltägliche Lebensweise ist, die Hitze und Schleimerkrankungen hervorruft, und suchen Sie nicht anderswo nach Entschuldigungen und Erklärungen.

Alle Rauschmittel und Alkohol verursachen Schleim, lediglich die Temperatur der Schleimerkrankung variiert etwas. Selbst psychoaktive Pharmaka bilden in erster Linie Schleim, obwohl auch die Ursache für die seelische Erkrankung in den meisten Fällen darin wurzelt, dass Schleim vorhanden ist. Daher ist besonders hier eine unterstützende Behandlung mit Ernährung sinnvoll, obwohl es den meisten Menschen auf den ersten Blick abwegig erscheint.

Bei Schleimerkrankungen ist mehr als nur eine Krankheitsursache vorhanden – es handelt sich um eine lange Zeit fortbestehende Summe von falschen Anschauungen und falschen Entscheidungen. Häufig ist das ganze familiäre Gefüge betroffen. Nicht nur, dass eine Neigung zum Ansammeln von Schleim bereits im Mutterleib genährt wird, da das Ungeborene durch die Ernährung der Mutter und ihre Informationen über ihre Emotionen das Wandlungsphasengefüge bereits maßgeblich beeinflusst. Auch die Zeit nach der Geburt ist das Neugeborene und später das Kleinkind abhängig vom Familientisch und von familiären Strukturen und Entscheidungen. Sorge und Fürsorge können ein Kind nähren und es gedeihen lassen, Klammern oder Vernachlässigen ihm für immer den Boden unter den Füßen entziehen.

Wenn ein Kind von Schleim befallen wird, ist bereits die Unterstützung durch das mütterliche Element in einem Zustand der Unklarheit. Unklarheit ist die große Quelle von Schleim. Mangelnde geistige Klarheit führt zu falschen Entscheidungen. Falsche Entscheidungen oder unklare Entscheidungen – so genanntes „Erde-typisches" Aussitzen – zu falschem Handeln. Für Menschen des Erde-Typs ist ferner besonders signifikant, dass sie meinen, die Konsequenzen ihres Handelns liege nicht mehr in ihrer Verantwortung. Sie haben das nicht gewollt. Sie entziehen sich, da sie aufgrund der Unschärfe des Denkens Zusammenhänge nicht klar erkennen können.

Ohne Verantwortung für unser Handeln zu übernehmen können wir jedoch auch nichts aus unseren Erfolgen wie unseren Misserfolgen und Fehlern lernen und uns nicht weiterentwickeln. Hier liegt das deutliche Stagnationsmuster der unausgewogenen Erde wieder offen zutage. Der Mensch bewegt sich im Kreis, sein Denken bleibt neuen Erfahrungen verschlossen.

Gerade bei den Erdstörungen sind Menschen betroffen, die noch gar nicht für sich selbst sorgen können, oder solche, die es ihr Leben lang noch nicht getan haben. Aber auch solche gehören in die Störungen der Wandlungsphase, die gerade besonders viel für andere sorgen und sich erschöpft haben. Ihre Fürsorge für sich selbst besteht dann häufig im unmäßigen Essen, um das innere Loch zu stopfen, oder im Ansammeln von Dingen.

Besonders wichtig ist körperliche Aktivität zum Ausleiten von Schleim und Feuchtigkeit. Genauso, wie ein Kleidungsstück nicht schimmelig wird, wenn es an der frischen Luft hängt, sollte gute, frische Luft in die Lungen gebracht werden. Insbesondere Menschen mit Störungen im Bereich der Erde sollten sich zudem in der meditativen Praxis schulen, um Einsicht in die Funktion ihres Geistes zu gewinnen. Sie sollten die Technik der Meditation, das Innehalten im Moment studieren, da das Unheilsame zumeist eine größere Durchsetzungskraft als das Heilsame besitzt. Durch die Technik des Innehaltens kann man Zeit gewinnen, bewusst die Entscheidung für den heilsamen Weg zu wählen. Insbesondere die Behandlung durch Ernährung lässt jeden diese Zeit gewinnen und behandelt auch die Familienkonstellation. Alle Familienmitglieder können und sollten in diesen Heilungsprozess integriert werden. Das, was zu Beginn mühselig erscheint, lässt am Ende alle profitieren.

Die Therapie der Behandlung von Schleim besteht aus zwei Schritten: Zum einen muss das thermische Problem gelöst werden (Kälte vertreiben oder Hitze ausleiten), zum anderen muss der Schleim aufgebrochen, geklärt und ausgeleitet werden.

Nahrungsmittel, die das Ausleiten von Schleim und Hitze-Schleim fördern

Die Essenszeiten bedürfen meistens einer Korrektur. Mahlzeiten sollten nicht spät – das heißt, nicht später als 18 Uhr, maximal aber 20 Uhr – eingenommen werden.

Bei Getreide steht der Buchweizen an erster Stelle der Empfehlungen. Seine Temperatur ist neutral, sein süßer Geschmack treibt Feuchtigkeit aus. Er verfügt jedoch insbesondere über entgiftende und reinigende Eigenschaften und kühlt. Besonders geeignet ist die Rezeptur der Notfallpillen aus Buchweizen. Hierzu wird der Buchweizen im Mörser zerrieben und das entstandene Mehl dann mit Wasser zu Pillen geformt. Diese werden nach Bedarf mehrmals täglich mit Wasser eingenommen oder auch trocken langsam mit Speichel gemischt.

Zu Beginn der Behandlung ist keine weitere Getreidesorte besonders zu empfehlen. Weißer, polierter Reis muss jedoch strikt vermieden werden, ebenso Pasta aus weißem, aber auch aus Vollkornmehl, und Brot sowie alle anderen Backwaren.

Hülsenfrüchte sind besonders geeignet, um Feuchtigkeit zu entfernen. An erster Stelle ist die Azukibohne zu nennen. Aber auch Mungbohnen leiten Feuchtigkeit aus.

Ist zu viel Hitze manifest, können kleine Mengen von Mung-Sojasprossen gegeben werden. Sie sind süß und kühl und sollten nicht bei Verdauungsblockaden durch Kälte gegessen werden.

Gemüse am besten gedämpft verzehren; Braten und Frittieren sollten als Zubereitungsart vermieden werden. Dagegen ist kurzes Dünsten in etwas Wasser mit wenig Salz zu empfehlen, so dass das Gemüse knackig und frisch schmeckt. Vermeiden Sie es, zu viele Sorten zusammen in den Topf zu werfen. Bereiten Sie jedes Gemüse einfach separat zu. Lassen Sie dazu Wasser im Topf sprudelnd kochen, blanchieren Sie eine Gemüsesorte nach der anderen, und legen Sie sie beiseite, bis die letzte zubereitet ist. Gemüse hält aufgrund seines hohen Wasseranteils lange die Hitze. Sie können das Gemüse auch mit einem Teller bedeckt warm halten. Durch die kurze Kochzeit lässt sich dies ohne großen Mehraufwand an Zeit bewerkstelligen.

Schrecken Sie kurz unter kaltem Wasser ab, um Farbe und Eigengeschmack zu erhalten. Das Ergebnis wird Sie überzeugen. Richten Sie eine große Platte mit dem buntem, knackigem Gemüse an.

Geeignetes Gemüse ist süß, zudem leicht bitter: Gurke, Löwenzahn, Sellerie. Löwenzahn und Artischocke sind besonders bitter. Um die Wirkung zu moderieren, können Flaschenkürbis und Süßkartoffel die Mahlzeit ergänzen.

Unter den tierischen Nahrungsmitteln sind einzig die Krebse hervorzuheben, da sie stark bewegende Qualität haben. Bei gleichzeitig bestehender nervöser Unruhe sind sie jedoch zu meiden. Eine spezielle Form der Zubereitung von Krebsen ist die des Pulverisierens und der Einnahme mit Alkohol (Reiswein). Dies ist nicht für eine längere Behandlung geeignet, da Alkohol ebenfalls Schleim-Hitze hervorruft.

Ananas und Kirschen verschlechtern Schleimerkrankungen und sind besonders bei Furunkeln und anderen Hautgeschwüren nicht ratsam.

Von den Getränken ist der grüne Tee gut geeignet. Er ist von kühler Natur. Da er aber heiß oder zumindest warm genossen wird, ist seine Verträglichkeit recht gut. Grüner Tee und Umeboshi-Pflaumen leiten Giftstoffe und Schleim aus.

Je konsequenter die Behandlung durchgeführt wird, desto schneller kann der Patient zu einer moderaten und vielseitigen Heilkost übergehen. Am Anfang steht jedoch die Selbstbeschränkung.

Hitze im Magen

Wenn die kühlenden, befeuchtenden und absenkenden Kräfte des Magens dauerhaft beansprucht werden, lassen sie nach, und es entsteht Hitze im

Magen. Die Symptome sind vor allem durch starke Schmerzen im Magen, Heißhunger sowie andere gastritische Beschwerden gekennzeichnet. Hinzu kommen häufig Mundgeruch und eine starke Neigung zu Karies und Zahnfleischentzündungen. Es besteht großer Durst mit dem Wunsch nach kühlen Erfrischungsgetränken. Oberbauchbeschwerden und nervöse Unruhe zeigen die Anwesenheit von Hitze und Blockaden an.

Der Magen sollte so weit wie möglich entlastet werden. Dies geschieht jedoch nicht durch Weißbrot, sondern durch gutes Kauen und regelmäßige, moderate Nahrungsaufnahme.

Nahrungsmittel, die das Entfernen von Hitze aus dem Magen fördern

Klare Säfte für den Magen spendet Getreide, das als Frischkornbrei gekocht und gemahlen wurde, vor allem Weizen und Gerste, aber auch Sprossen und Buchweizen.

Rundkornreis, Klebreis und Amaranth sind befeuchtend. Vorsicht: Zu viel blockiert die Verdauung. Wegen ihrer stark kühlenden Qualität sind Sojaprodukte wie Sojaquark und Tofu sehr zu empfehlen. Salate können gedämpft gegessen werden und einen größeren Anteil an der Kost als gewöhnlich ausmachen. Erbsen sind süß; sie kühlen und erfrischen.

An Gemüse können Spinat, Chinakohl und Bambussprossen verwendet werden. Auch Tomaten, Aubergine, Kartoffel und Süßkartoffel sind geeignet. Lotoswurzel und schwarze Morcheln können ebenfalls gegessen werden.

Früchte sind bei Magenhitze besonders zu empfehlen, da sie befeuchten und die Temperatur regulieren. Birne, Pfirsich, Mango, Sternfrucht, Wassermelone und Honigmelone sind ebenfalls gut geeignet, ebenso wie ausgereifte Südfrüchte in kleinen Mengen. Granatapfel sollte mit den kleinen weißen Häutchen verzehrt werden – gut zusammen mit frischer Minze. Die Schale des Granatapfels kann als Tee aufgebrüht werden und heilt auch kleine Magengeschwüre. Banane befeuchtet und wirkt laxierend. Da Magen-Hitze schnell Verstopfung verursacht, kann sie gut gegessen werden, um den Darm zu befeuchten.

Litschis erfrischen gut, genauso wie Sternfrucht, ohne zu stark abzukühlen. Litschis sind, neben Kirschen und Granatapfel, einige der wenigen erwärmenden Früchte, die ein Umkippen der Behandlung in einen zu kalten Charakter verhindern können. Weintrauben sind in ihrem Temperaturverhalten neutral.

Auch wenn Zitrusfrüchte in kleinen Mengen förderlich sind, sollte man doch stets vermeiden, Orangensaft auf nüchternen Magen zu trinken oder

Grapefruit zum Frühstück zu verzehren. Durch zu heftige energetische Abkühlung kommt es zur Blockade des Magen-Qi und so zu Schleim, da das Magen-Qi sich nicht ausreichend entfalten kann.

Fleisch kann in kleinen Mengen ein- bis zweimal in der Woche gegessen werden. Hier sind besonders Ente und Schwein zu empfehlen. Sie sollten auf mageres Fleisch achten, da Fett schnell Schleim und Feuchtigkeitsblockaden erzeugt. Gänsefleisch kann auch bei Diabetes heilend eingesetzt werden, darf jedoch nicht bei Hitze-Feuchtigkeit oder Hautgeschwüren gegessen werden. Pferdefleisch hat die kälteste Natur von allen Fleischsorten und kann das Magen-Qi schnell absenken.

Günstig ist auch Schinken, sofern er nicht zu stark gesalzen ist. Er befeuchtet und spendet Säfte und leitet ebenfalls das Magen-Qi nach unten. Milchprodukte haben ebenfalls kühlenden Charakter. Sahne, Butter und Frischkäse sind erlaubt. Sojasoße kühlt, öffnet den Magen und wirkt leicht entgiftend.

14
Die Wandlungsphase Metall

Der Weise lebt im Yin;
Das Volk lebt im Yang.

(Chinesisches Sprichwort)

Am Himmel ist es die Trockenheit, auf Erden ist es Metall, im Körper sind es
Haut und Haare; das Qi vollendet sich und bildet unter den Zang-Organen
die Lunge.

(Su wen)[97]

Frühes Yin – die Rückkehr

„Der Name der Lunge lautet ‚Leuchtende Blume‘, *Hao Hua*. Ihr Beiname
ist ‚Leere Vollendung‘, *Xü Cheng*. Die Lunge ist der Baldachin des Herzens.
Sie gehört zum Westen und hat die Farbe von Metall. Die Farbe der Lunge
ist weiß, ihre Substanz leicht und leer; deshalb heißt sie leere Vollendung.
Die Größe der Gottheit wird mit 21 Zentimetern angegeben. Sie ist mit
ungefärbtem Stoff bekleidet und trägt einen gelben Gürtel."[98]

„Ich kenne nicht den rechten Namen, aber ich werde es *tao* nennen. Wenn
man mich zwingt, ihm einen Namen zu geben, werde ich es das Große nennen. Groß bedeutet ‚sich entfernen‘, ‚sich entfernen‘ bedeutet ‚weit entfernt‘.
‚Weit entfernt‘ bedeutet am Ende zurückkehren."[99]

Das Schriftzeichen für Metall zeigt zwei Barren Gold unter einem Dach.
Das Metall stellt das junge oder frühe Yin dar. Es ist die Zeit von Tag- und
Nachtgleiche im Herbst. Die üppigen Kräfte des Sommers beginnen sich
einer Ruhe unterzuordnen, die langsam auf die Einkehr in die Tiefe des
Winters vorbereitet.

Der Westen ist die Himmelsrichtung, die dem Metall untersteht. Das ursprüngliche Zeichen zeigt einen Vogel, der ins Nest zurückgekehrt ist. Im Westen sinkt die Sonne unter die Linie des Horizonts.

Verschiedene Aspekte der Wandlungsphase Metall

Phase der Trockenheit

Baihu Dong schreibt: „Der Westen ist das Viertel des Metalls, alle Dinge, die reiften und Reife erlangt haben, werden zerstört." In der Wandlungsphase Erde – der Phase, der die Ernte untersteht – wurden die reifen Früchte gesammelt und das Korn in die Getreidespeicher eingefahren. Nun beginnt die Phase der Trockenheit – das Wasser zieht sich aus den Früchten zurück. Alles um uns herum trocknet aus, wird spröde und brüchig, zieht sich in die Tiefe zurück.

Warum ist dem Herbst als klimatische, somit als kosmische Energie die Trockenheit zugeordnet, obwohl sich doch in der Natur in dieser Zeit besonders viel Feuchtigkeit zeigt?

Alles ist von Raureif, von Tau und Nebel bedeckt, egal ob in den Morgenstunden oder am frühen Abend. Nebel geistern herum. Wenn wir aber genau hinsehen, erkennen wir, dass die Feuchtigkeit nicht mehr eindringt. Alles ist deshalb von Feuchtigkeit überzogen, weil die Feuchtigkeit außen bleibt und nicht mehr die Zellen im reifen Stadium füllt. Ein vertrocknendes Blatt kann im Herbst das Wasser nicht mehr aufnehmen, die Haut eines alternden Menschen wird auch durch Wasser nicht mehr prall.

Im Frühling, also zu Beginn der Holzphase, in der Tag- und Nachtgleiche, werden die Felder durch den meist vorherrschenden Nieselregen auf die Saat vorbereitet; im Herbst dagegen nimmt der Boden die Feuchtigkeit nicht mehr an. Es bildet sich Schlamm, der nicht fruchtbringend ist.

Die Hun- und die Po-Seele

Die wehenden Nebel im Herbst, auch die Fäden mancher Spinnen, die wie weiße Haare durch die Luft fliegen, geben dieser Jahreszeit als Farbe der Entsprechung das Weiß. Es ist das Weiß von gebleichten Knochen. Dieses Weiß untersteht der Körper-Seele *po*, die ein Geist ist, der eng mit der Erde verknüpft ist.

Beim Tod eines Menschen reisen seine Geister oder Seelen, die ihn belebt haben, in verschiedene Richtungen. Die Seele (die Begriffe „Geist" und „Seele" werden in diese Zusammenhang aufgrund von Übersetzungsproblemen synonym verwendet) der Wandlungsphase Holz, die Hun-Seele, reist zum Himmel, die Seele des Metalls, die Po-Seele, reist mit den Knochen in die Erde.

Das Schriftzeichen für *po* ist zusammengesetzt aus dem Zeichen für die Farbe Weiß, *bai*, auf der linken Seite und dem Zeichen für Geist, *gui*, auf der rechten Seite. Es weist auf die erdgebundenen Geister hin. Sie beinhalten die Emotionen Ärger, Freude, Kummer, Trauer, Sorge, Angst und Schrecken.

Po muss während unseres Lebens mit dem Himmel in Kontakt treten und von dort die wertvollsten Teile in die Lungen herabführen und in den Knochen bewahren. Dort verbleibt Po nach dem Tod. Damit die Geister der Verstorbenen sich nicht aus der Erde lösen können und uns verfolgen, begraben die Menschen in fast allen Kulturen die Knochen oder äschern sie ein.

In Vietnam beobachteten wir, wie ein enger Freund seinen Onkel „nach Hause" holte. Er reist lange und beschwerlich nach Zentralvietnam, wo der Onkel seit dem Vietnamkrieg begraben lag, und holte die Knochen zurück in dessen Geburtsstadt, damit die Nachfahren ihnen Respekt erweisen konnten und der Onkel nicht herumgeisterte.

Es ist wichtig, die Gebeine dem Zugriff anderer zu entziehen, die damit Schändung treiben könnten, und so die Geister aus der Erde zu den Lebenden schicken würden. Die Totenruhe muss respektiert werden.

Während die Seele der Leber – Hun – die Welt entdecken möchte und ungebärdig die Tür aufreißt, ist Po die Stille bewahrende Seele, die abwägt, ob es nicht besser wäre, im Sicheren zu Hause zu bleiben. Po schließt die Tür.

Hun wird von Sinologen übersetzt als Hauchseele und Po als Körperseele.

„Unter Körperseele haben wir ‚den Körper als Träger des Lebens zu verstehen, der, solange er selbst noch nicht verschwunden ist, auch dieses Leben in sich trägt.' So besitzt auch der Leichnam, der noch nicht zerfallen ist, die Körperseele, die Körperseele, die ihn zwar verlassen und als Dämon andere Menschen befallen kann, dabei jedoch stets mit dem Corpus zusammenhängend bleibt. Deshalb wird die Nähe von Toten ängstlich gemieden. Zu der Körperseele tritt nun (…) eine Art von Seele, die dem Körper entweichen kann und unabhängig von ihm ein Eigendasein zu führen vermag. ‚Wir nennen diese Seele die Psyche, die Hauch- oder Schattenseele. Hauchseele ist sie, weil der Hauch des Atems vielleicht der erste Anlass dieser Vorstellung ist – Schattenseele, da namentlich das Traumbild die weitere Form eines schattenhaften, aber nicht tastbaren Abbildes des Menschen geschaffen hat.' Im Gegensatz zur Körperseele die am Körper haftet und von dort aus unsichtbar wirkt, ist die Hauchseele nicht an den Corpus gebunden und vermag in sichtbaren Dingen wie Tieren, Pflanzen und leblosen Gegenständen zu erscheinen." [100]

Der Glanz des Metalls

Im Jahr 2005, in dem das vorliegende Buch erstellt wurde, finden wir in den Himmelsstämmen und Erdenzweigen der chinesischen Astrologie das Jahr des Hahnes mit den Eigenschaften Metall und Holz. In solchen Jahren ergeben sich Spannungen zwischen dem Holz, das nach Entfaltung strebt, und dem restriktiven Festhalten des Metalls. Diese Auseinandersetzung der zwei widerstrebenden Kräfte führt zu kriegerischen Handlungen. Es ist der ewige Kampf der Visionäre gegen die Traditionalisten, Erneuerer gegen Bewahrer. Oft findet dieser Kampf auch in uns selbst statt.

In der chinesischen Astrologie ist die Venus die Hüterin über das Metall und den Westen. Ihre Farbe ist weiß, und sie bringt den Krieg. Auch der Aspekt des Schneidens, Abtrennens, Durchschneidens ist im Metall deutlich. Aus Metall werden Mittel der sozialen Verbindungen wie Telefonleitungen und Eisenbahnschienen hergestellt, aber auch Waffen der Vernichtung: Messer, Gewehre, Schwerter. Andere Aspekte des Metalls eignen sich, den Wert von etwas zu benennen. Münzen und Schmuck verdeutlichen dies. Tatsächlich haben Menschen vom Konstitutionstypus Metall häufig eine Neigung zu glänzenden oder metallischen Gegenständen.

Metall als Bewacher der Gerechtigkeit

Das Metall wacht über Gerechtigkeit. Das Zeichen *yi* für Gerechtigkeit zeigt das Selbst, wie es unter dem Kaiser sitzt. Der Kaiser wiederum symbolisiert stets die Kommunikation mit dem Himmel, aber auch den Himmel selbst. Gerechtigkeit erfahren bedeutet so, sich dem Himmel unterzuordnen. Gerechtigkeit meint in diesem Sinne, seinen Platz als Mensch zwischen Himmel und Erde einzunehmen. In Kapitel vier des Daodejing (Tao Te King) lesen wir über das Metall:

„Das Tao ist ein leeres Gefäß; es wird genutzt, aber niemals gefüllt.
O, unergründlicher Ursprung der zehntausend Dinge!
Die Schärfe mildern,
den Knoten entwirren,
den Glanz lindern,

dem Staub sich verbinden.
O, tief verborgen und doch allgegenwärtig!
Ich weiß nicht, woher es kommt.
Ahnvater der Kaiser ist es."

In der Erfahrung von Gerechtigkeit geht es um die Gerechtigkeit des Himmels, der wir uns unterwerfen. Selbstgerechtigkeit und das Richten über andere entsprechen nicht dem Bild des gesunden Ausdrucks des Metalls. Bei Mengzi heißt es:
„Fisch liebe ich und Bärentatzen auch. Wenn ich beide nicht zusammen haben kann, dann verzichte ich auf Fisch und nehme Bärentatzen. Ebenso liebe ich das Leben und die Gerechtigkeit. Wenn ich beides nicht zusammen haben kann, gebe ich das Leben preis und wähle die Gerechtigkeit."[101]

Auswahl von Qualität

Das Metall wacht über die Erkenntnis, dass die Dinge, die wirklich wertvoll sind, substanzlos sind. Der Wert des Lebens ist die Kernfrage des Metalls. Es geht um Qualität, um die Frage nach den wirklich wichtigen Dingen.

Die Lunge, die dem Metall zugeordnet ist, zieht die Qualität des Himmels als Nachhimmels-Qi aus der Luft, die uns umgibt. Der Dickdarm als Yang-Partner der Lunge entfernt, was nach langen Reisen in unserem Körper durch Extraktion und Assimilation noch übrig ist, nachdem er das letzte bisschen an Qualität gefiltert und zurückgewonnen hat.

Der Wert untersteht dem Metall. In unserem Leben ist es der Vater, der die Rolle der Übertragung des Selbstwertgefühls und der Gerechtigkeit auf das Kind innehat und damit in der idealen Familienordnung[102] der fünf Wandlungsphasen dem Metall zugeordnet wird. Er wacht damit über die Qualität, die sich ein jeder in seinem Leben wahren muss.

Die Mutter, die mit der Qualität der Wandlungsphase Erde beschrieben ist, nährt dieses Gefühl des Selbstwerts mit ihrer ganzen Hingabe. Sie nährt somit das Kind auf allen Ebenen seines Daseins zwischen Himmel und Erde. Sind die Eltern durch eigene Mängel in ihren Funktionen nicht ausreichend präsent, entwickelt das Kind ein unzureichendes Selbstwertgefühl – eine deutliche Schwäche. Anstelle innerer Festigkeit und daraus erwachsender Gerechtigkeit entsteht ein Charakter, der Bestätigung von außen sucht und dem oft kein Preis zu hoch ist oder der sich unter Wert verkauft.

Wenn in Menschen ein Gefühl der inneren Leere entsteht, da ihre Kommunikation mit dem Himmel geschwächt ist, wenden sie häufig Strategien des materiellen Ersatzes an. Metall-Yang-Charaktere werden getrieben vom

Streben nach Besitz und Ruhm. Damit zeigen sie ein übertriebenes Geltungs-
bedürfnis, das sich mit Selbstgerechtigkeit und Anmaßung ohne Gefühle
verbinden kann. Wir finden hier notorische Rowdies, die Gruppen anführen
und anderen Schaden zufügen, da sie kein Gespür für den Wert einer anderen
Person entwickeln können.

In der Metall-Yin-Konstellation finden wir Menschen, deren Selbstwertgefühl so gering ist, dass sie sich selbst bestrafen müssen. Autoaggressivität
findet sich hier häufig ausgedrückt durch das Verletzen der Haut durch
Scherben und Messer. Sie versagen sich oft das Notwendigste, da sie glauben,
sie seien es nicht wert. Im Yi jing (I Ging) wird das Hexagramm 58 (*dui*, das
Freudige) beschrieben:

„Das Heitere. Das Gelingen. Günstig ist Beharrlichkeit. Wahre Freude kommt
aus dem Inneren. Aber wenn man innerlich leer ist und gibt alles in die Welt
hinein, so strömt alles Träge und Faule in uns von außen zurück."[103]

Metall steht für Disziplin – Halten und Loslassen

Die Wandlungsphase Metall trägt als Symbole den Kranich und den Pfirsich,
beides Symbole der Unsterblichkeit. In den taoistischen Sagen erhebt sich der
Weise und strebt auf einem Kranich dem Himmel zu. Dies ist die Rückkehr
ins *tao*. In den Abbildungen sehen wir Laozi, wie er den Pfirsich in der Hand
trägt. Im Metall finden sich Ausdauer, Disziplin und Beständigkeit, eben jene
Tugenden, die aus einem einfachen Menschen einen Weisen werden lassen.

In der Metallpersönlichkeit sehen wir den Konflikt, der sich ergibt, wenn
wir unser Leben noch nicht geläutert haben, sondern im Yang leben. Hier
ist der Drang zu Besitz, auf der anderen Seite die beständige Trauer über
die Dinge, die verloren sind und verloren werden. Es ist die Wahrheit vom
Leiden, die Gautama Buddha beschreibt, wenn er sagt, dass unser Leiden
durch Begehren und Anhaften sowie Abneigung entsteht.

Aus dieser Sicht können wir das Geräusch erklären, dass ein Mensch mit
Ungleichgewicht im Metall von sich gibt: das Stöhnen. Anstatt den Atem locker und gelöst zu entlassen, wird er verzögert. Solchen Menschen ist es auf allen Ebenen unmöglich loszulassen. Das Stöhnen zeigt die leidvolle Erfahrung
des Anhaftens an. Das, was wir nehmen, werden wir zurückgeben müssen.

Menschen mit einem Übergewicht in dieser Wandlungsphase neigen somit
dazu, alles zu bewachen, was sie als wertvoll für ihr Leben erachten. Dennoch
schwingt immer ein Widerspruch mit, da sie sich darüber im Klaren sind,
dass alles, was sie während dieses Lebens an Gütern und Besitz gewonnen
haben, in der Stunde des Todes verloren geht.

Lonny Jarrett, ein zeitgenössischer Theoretiker der chinesischen Medizinphilosophie, berichtet von einem Patienten, der sich weigerte, sein Auto zu fahren, da er Jahre damit zugebracht hatte, es perfekt zu restaurieren. Die Angst, dass das Auto einen Kratzer bekommen und seine Arbeit ruiniert würde, war übermächtig. Das Selbstwertgefühl der gestörten Metallkonstitution ist entweder narzisstisch oder unterminiert.

„Der Metall-Typ ist habsüchtig und lieblos. Er mag nicht verzichten und will stets nur das Feinste haben. Nach außen hin ist er freundlich, nach innen hin aber böse. (…) Er beobachtet scharf und ist nur auf seinen eigenen Vorteil bedacht."[104]

Der narzisstische Patient weist ständig eitel auf alle seine Errungenschaften, Leistungen und Güter hin. Der mit mangelndem Selbstwertgefühl ist unfähig, auch nur das kleinste Kompliment zu ertragen, und muss es sofort verkleinern. Dennoch sind beide extrem empfindlich, wenn die therapeutische Behandlung sich um das Thema Verlust dreht. Dies müssen Sie in der Therapie berücksichtigen, wenn sie eine Veränderung an den Patienten herantragen. Wenn Sie ihm verdeutlichen, dies darf er nicht mehr und das sowieso nicht, werden Sie ihn verlieren. Machen Sie lieber umgekehrt deutlich, was es zu gewinnen gibt, und die Bereitschaft zur Mitarbeit wird größer werden.

Die Natur des Metalls entspricht dem Händler, der Waren gegen Werte tauscht. Ihm ist Qualität wichtig, und er wacht über gerechten Ausgleich und gute Balance. Der erfolgreiche Händler kennt den wahren Preis für alles, was er besitzt, und er weiß um den Preis, wenn er etwas zu lange bei sich behält. Dieses Bild können wir auf die offiziellen Vertreter des Metalls, Lunge und Dickdarm, wie auch auf unsere sozialen und intimen Kontakte anwenden.

Der Wert des Loslassens, um leer zu sein und wieder gefüllt werden zu können, zeigt sich bei beiden Vertretern der Wandlungsphase. Die Lunge kann nur optimal mit dem Wert des Nach-Himmels-Qi, der reinen Luft gefüllt werden, wenn sie vorher so viel wie möglich losgelassen hat. Doch auch das Loslassen muss einem rhythmischen Plan folgen können. Wird mehr losgelassen und nicht genug gehalten, wird das Qi der Lunge unfähig, die richtige Waage zwischen Ein- und Ausströmen zu halten. Wir finden dieses Bild bei asthmatischen Beschwerden.

Wenn der Dickdarm betroffen ist, entsteht durch übertriebenes Festhalten auch von Wertlosem Verstopfung. Durchfall entlässt unkontrolliert Wertloses und Wertvolles.

Das Metall und der Abfall

Der Geruch, den wir bei Übergewicht der Wandlungsphase Metall wahrnehmen können, ist leicht modrig, jedoch nicht süßlich, wie bei der Erde. Dennoch ist dieser verrottende Geruch den beiden Phasen des frühen Yin zu Eigen. Beim Metall ist der Geruch fischig oder wie rohes Fleisch. Manchmal ist auch der Geruch von feuchter Kleidung oder von Mottenkugeln vorherrschend, denen auch ein eigentümlich beißender Geruch entströmt. Dennoch ist der Geruch des gestörten Metalls nicht, wie bei Störungen der Yang-Qualitäten, raumfüllend. Oft muss man sich erst nahe an den Patienten heranbegeben, um den Geruch wahrnehmen zu können. Das Metall hat als Yin eine einwärtsgerichtete Bewegung, und so haftet auch der Geruch nahe am Körper.

Erst bei den Störungen der Wandlungsphase Metall werden einige der nun geschädigten Funktionen des Metalls augenfällig, da es jetzt zu einem Verzerren ihrer Eigenschaften kommt. Im physiologischen Zustand ist es das Metall, das oft gering geschätzt wird, da es nicht spontan wahrnehmbar ist. Ist zum Beispiel das Metall geschwächt, strömen alle Gerüche der anderen Phasen vom Körper weg. Wir nehmen dies als starken Körpergeruch unterschiedlicher Ursache wahr, wobei das Metall die Ursache der Störung sein kann

Das Unscheinbare und Stille kann nur durch große Aufmerksamkeit wahrgenommen werden. Deshalb wird das Metall oft als ohne Eigenschaften beschrieben. Wenn es eben diese Nicht-Eigenschaft einbüßt, werden mannigfaltige Störungen deutlich.

Der Yang-Partner Dickdarm

Worsley[105] beschreibt den Dickdarm als den Drecksammler, als die Müllabfuhr – auch hier finden wir eine Assoziation zum typischen Geruch. Die Assoziation ist auch sonst gelungen. Vergegenwärtigen wir uns, dass die geistig-seelisch-körperliche Gesundheit abhängig ist vom reibungslosen Zusammenarbeiten der offiziellen Vertreter. Denn was geschieht in einem Haus, in dem nie der Müll aussortiert und entfernt wird? Überall breitet sich der beklemmende, durchdringende Geruch des Verrottens aus und nimmt die Luft unseres Nach-Himmels-Qi.

An diesem Beispiel ist leicht zu sehen, dass der Dickdarm gemäß unserem Verständnis in seiner Aufgabe leicht unterschätzt wird. Störungen in der Funktion des Dickdarms, die schon bei unüblichen Zeiten der Entleerung beginnen, bringen zwangsläufig das ganze fein aufeinander abgestimmte System durcheinander. Abfälle, die den Körper nicht verlassen können, belasten ihn mit Toxinen. Aus diesem Grund werden in allen Kulturen Reinigungskuren oder -Zeremonien durchgeführt. Diese setzen allerdings unterschiedliche Schwerpunkte. So gibt es bei indianischen Stämmen der Westküste der USA Schwitzhütten, die Toxine über die Haut ausleiten – die Haut untersteht ebenso der Wandlungsphase Metall. Es gibt im Ayurveda die Panchkarma-Therapie, die über Haut, Magen und Darm ausleitet. Es gibt Fastenkuren, und in Deutschland werden Einläufe und Abführmittel besonders bevorzugt. Diese schwächen jedoch den Darm.

Nach dem Verständnis der fernöstlichen Medizin werden Gifte auf sehr unterschiedliche Weise und über alle offiziellen Wandlungsphasenvertreter aufgenommen. Das erste Gift gelangt durch einen schwachen Geist in den Körper, der nicht der Unterscheidung fähig ist. Es fehlt die Erkenntnis des Wertes, die zur richtigen Auswahl führt. Milz und Magen müssen sammeln und sortieren.

Manche ungeeigneten Stoffe entfernt der Magen gleich durch Erbrechen. Der Dünndarm sortiert die feinen Essenzen. Die Niere und die Blase wachen über die Wasserwege und entscheiden, was mit dem Harn ausgeschieden und was als Dampf bewahrt wird. Die Lunge empfängt und hält das nachhimmlische Qi und senkt es zu den Nieren ab. Sie wählt bereits die Qualität des Qi aus der Luft aus. Am Ende allen Auswählens steht der Dickdarm, und er muss nun alles, was an toxischen Stoffen verblieben ist, sammeln und entsorgen. Er sollte durch vorherige kluge Auswahl und bewusste Lebenspflege entlastet werden.

Ein überlasteter Dickdarm führt zu Verschmutzungen auf allen Ebenen der Persönlichkeit. Das Reißen schmutziger Witze, aber auch abfällige Äußerungen über Dinge und Personen gehören in das Krankheitsbild. Verstopfung ist ein Bild, das den Stillstand des Aussortierens im Menschen bedeutet. Sie bezeichnet eine Stagnation und zeigt damit einen Widerspruch der ständigen Weiterentwicklung unseres Geist-Seele-Körper-Gefüges. Wertloses, Verbrauchtes muss entfernt werden, um Platz zu schaffen.

Jeder Tag unseres Lebens untersteht dem Plan, dass wir uns verändern und entwickeln. Es gibt keinen Zeitpunkt, an dem wir uns einfach gratulieren können, wir wären jetzt am Gipfel angekommen. Dies ist der Weg des Tao: Wir können nicht im Herbst stehen bleiben, da es dann keine Erneuerung gibt und keinen Frühling. Wir können nicht Personen und Erinnerungen, Dinge und Güter festhalten, als gäbe es kein Morgen, als gäbe es keine Erneuerung, als wäre nicht auch die Erneuerung, die Erfrischung, ein Wert. Erhalten ist ein diffizile Balance, denn es gilt immer, die Essenz zu bewahren, aber den Ballast abzuwerfen. Wenn wir jedoch im Festhalten von äußeren

Dingen stagnieren und in Erinnerungen feststecken, verblasst unser Leben wie Papierblumen, die keinem Sommer gehören.

Verstopfung auf körperlicher Ebene folgt einer verstopften Geisteshaltung, die gekennzeichnet ist von Dickköpfigkeit und Unbeweglichkeit. Es ist ein Erstarren in Ritualen und ritualisierter Gerechtigkeit oder Selbstgerechtigkeit. Verständnis ist für diese Menschen ein Zeichen von Unmoral. Die Qualität des Mitgefühls ist die der Erde, nicht des Metalls.

Der Yin-Anteil der Wandlungsphase Metall: die Lunge

Der andere Vertreter des Metalls, der Yin-Anteil der Phase, ist das *Zang* Lunge. Bei Menschen mit gesunden Lungen finden wir die Eigenschaft, sich an Prinzipien zu halten, dem eigenen Rhythmus zu folgen und unabhängig zu sein.

Wir benötigen kaum mehr als die Luft des Himmels, um zu leben. Die Atmosphäre ist unsere wichtigste Quelle von Nach-Himmels-Qi. Wenn wir einen gewissen Zeitraum problemlos ohne Nahrung auskommen könnten, wäre dieser Zeitraum auf wenige Tage ohne Wasser eingeschränkt – aber ohne Luft können wir nur wenige Minuten überleben. Atemluft, reine Atemluft, ist dementsprechend unsere Nahrung erster Ordnung. Wir könnten selbst die besten Nährstoffe aus feinster Nahrung nicht vollständig genießen, wenn unsere Luft verpestet ist. Wie viel unverständlicher erscheint es dann, dass jemand sich selbstverantwortlich der Reinheit der Luft verschließt und seine eigene Atemluft durch Rauchen oder ungelüftete Räume und mangelnde Bewegung im Freien belastet.

Bevor wir also eine Ernährung nach den Prinzipien der fernöstlichen Medizin beginnen, müssen wir verstehen, dass Ernährungsheilkunde in diesem Sinne beinhaltet, dass auch die andere nachhimmlische Qi-Quelle gereinigt und entrümpelt werden muss.

An erster Stelle steht das Kultivieren einer reinen Atmung. Wenn wir diese Verbindung zum Himmel meistern lernen, erleben wir eine nicht gekannte Form von Freiheit. Die verschiedenen Formen der Meditation, des Qi Gong, des Yoga beschäftigen sich mit der richtigen Atemkunst.

Der Atem löst die Barriere zwischen Himmel und Erde. Der Himmel strömt in uns hinein und verlässt uns. Er zwingt uns die Frage auf, wo wir uns befinden. Er fordert die Antwort, wohin wir gehen, wenn der Atem stillsteht, oder wo der Atem war, bevor wir uns dessen bewusst waren.

Atmung ist gekoppelt an die Fähigkeiten zu empfangen, ohne zu werten, und loszulassen, ohne zu trauern. Atemprobleme zeigen genau diese Störungen. Eine Lunge, die zu schwach ist, sich vollständig zu entleeren, kann nicht ausreichend himmlisches Qi empfangen. Eine Lunge, die zu schwach ist, himmlisches Qi zu halten, kann nicht alles erhalten, was sie braucht.

Das medizinische Wort für Einatmung ist Inspiration, und es leicht zu verstehen, dass man alle Eindrücke tief in sich einströmen lassen muss, um sie vollendet wirken zu lassen – für mehr als nur Luftholen.

Die Lunge stellt für den Herz-Kaiser die Brücke nach außen dar. Aus der Umgebung bezieht die Seele Inspiration. Diese Inspiration versieht unser Leben mit kostbaren Werten. Es ist unsere Verbindung zum Himmel, die eine Richtschnur für die Qualität unseres Lebens ist und die uns hilft, unser Potenzial zu erkennen und zu realisieren. Das Realisieren ist an unsere Kapazität gebunden. Eine Regel zum Bewahren der Kapazität *jing* verlangt, dass uns nicht „die Luft ausgeht".

Ein Zustand der Trauer und des Kummers entsteht, wenn wir uns abgetrennt von der Welt empfinden und unseren Auftrag aus dem Blick verloren haben. Wenn unser Wert geschmälert wurde. Menschen, die unter Depressionen leiden, äußern häufig unabhängig von ihrer familiären oder gesellschaftlichen Position, sie empfänden sich bedeutungslos, als Nichts. Als hätte der Himmel ihnen das Mandat entzogen.

Die Lunge sendet Qi und Flüssigkeiten nach unten in den Unteren Erwärmer. Erkrankungen wie Bronchitis, Emphysem oder auch einfacher Husten sind Anzeichen dafür, dass das Qi nicht ausreichend absteigen konnte und den Oberen Erwärmer bedrängt. Flüssigkeiten blockieren das Qi in der Brust wie unter einem Deckel und rufen ein Gefühl von Völle im Brustkorb hervor. Schleim wird abgehustet.

Die Fähigkeit, reines, himmlisches Qi zu empfangen, wird gemindert und mindert so unsere Lebensqualität. Die enge Verbindung zum Geist fällt bei gewöhnlichen Atemabweichungen auf: Unter Stress beginnen wir beschleunigt zu atmen, unter Trauer seufzen wir, bei Wut ist die Atmung gepresst. Sind wir unpräzise in dem, was wir wollen, und erhalten etwas, dass wir nicht wünschen, kann in diesem Konflikt hysterische Hyperventilation entstehen.

Die Haut gilt als unsere dritte Lunge. Sie atmet ebenfalls und reagiert äußerst empfindlich auf Verschmutzungen durch trübes Qi. Beulen, Pusteln oder Ekzeme zeigen an, dass das Metallelement unter Stress steht.

Wo das Qi reduziert ist, fließen weder Blut noch Flüssigkeiten in ausreichender Geschwindigkeit. Bei einer ungenügenden Dickdarmfunktion zeigen die Gelenke durch die Verschlammung Versteifungen und Brüchigkeit wie sprödes Metall. Alles bewegt sich träge und verkrustet.

Das Metall hat eine intensive Bindung an spirituell-religiöse Inhalte. Durch seine Yin-Bewegung eröffnet es den Raum zu Innerlichkeit und Ritualen.

In den Störungen des Metalls finden wir häufig Menschen, die versuchen, ihrem Leben einen Sinn zu geben, indem sie religiösen Führern nachlaufen. Manchmal hingegen wird eine spirituelle Sinnsuche durch wahllosen Konsum von Ratgebern erschwert. Anstatt eine qualifizierte Anleitung zu empfangen, suchen manche Menschen sich eine eigene Philosophie aus verschiedenen Versatzstücken zusammen.

Da sie aber nicht fähig sind, wirkliche Qualitäten zu finden und zu genießen, sammeln sie alles Mögliche an Überzeugungen nebeneinander und durcheinander. Der Wert wird nicht bis in die Essenz durchdrungen; es ist nur gesammelt, angehäuft. Im Falle der Anwendung brechen dann die vielen halb fertigen Zusammenfügungen hoffnungslos auseinander.

Die andere Variante entspricht dem religiösen Fanatismus, der alle anderen Dinge aus seinem Leben verbannt hat und selbstgerecht über andere richtet, unfähig, das eigene Urteil zu prüfen.

Kinder reagieren mit ihren *fu*, Erwachsene mit ihren *zang*. Diese Regel bedeutet für das Metall, dass Kinder unter Stress eher mit Problemen des Dickdarm als mit solchen der Lunge reagieren.

Der Dickdarm ist ein so genanntes Hohlorgan, ein *fu*. Angewandt bedeutet dies, dass ein Kind unter seelischer Belastung zum Beispiel eher einkotet, als ein Erwachsener dies tut. Auch andere Störungen des Dickdarms wie permanente Durchfälle oder aber das Einhalten von Stuhlgang treten auf.

Ein Erwachsener reagiert zumeist auf Belastungen des Metalls eher mit seiner Lunge. Er beginnt zu husten oder entwickelt sogar chronische Lungenerkrankungen, wie Fibrose, bei der das gesamte Lungengewebe verhärtet und sich daraufhin nicht mehr genügend ausdehnen kann.

Reagiert ein Kind auf Störungen in seinem Umfeld allerdings mit Husten, der besonders hartnäckig ist und zu häufigen Wiederholungen neigt, auch nachts auftritt und das Kind deutlich anstrengt, ist die Störung bereits auf eine tiefere Ebene in der Seele des Kindes verschoben worden. Ihm werden vielleicht durch Probleme in der Partnerschaft der Eltern oder durch Trennung der Eltern unbewusst Aufgaben übertragen, die seinem kindlichen Wesen nicht mehr entsprechen. Oft versuchen Kinder beispielsweise zu vermitteln oder sollen sich für eine Person entscheiden. Als Auslöser der Metallstörung finden wir hier ein Übermaß an Trauer.

Reagieren Erwachsenen mit ihren *fu*, im Beispiel Metall mit dem Dickdarm, ist auch hier eine Verschiebung in einen weitaus pathologischeren Bereich erfolgt. Ein infantiles Festhalten ebenso wie ein Nicht-halten-Können zeigen eine schwere Erschütterung an. Auch hier ist eine Person nicht „in ihrem richtigen Lebensalter". Die Basis ist ebenfalls Trauer, die eventuell zu einem früheren Zeitpunkt die Person überwältigt hat und ihr das Gefühl nahm, mit dem Himmel in Harmonie zu sein. Besonders ältere Menschen neigen dazu, geradezu obsessiv ihre Verdauung zu thematisieren. Langwierige Verstopfung erzeugt enormes Unbehagen und lässt auch geistige Belange stagnieren.

Behandlung

Die Ernährungsbehandlung bei einem Ungleichgewicht im Metall muss als Erstes ein Bewusstsein für den Nutzen und damit den Wert der Nahrung für die eigene Lebensqualität herstellen. Sie leitet beständig zur Selbstverantwortung und Selbstreflexion an. Sie bietet darüber hinaus eine günstige und wertvolle Alternative zu den oft umständlichen Wegen und den Wartezeiten bei Akupunkturbehandlungen, etwas, das bei Störung im Metall schnell in die Waagschale gelegt wird. Ernährung, die nach den Kriterien der fernöstlichen Medizin erfolgt, stärkt durch Disziplin und Einsicht metallische Grundeigenschaften.

Als Ergänzung zu einer Akupunktur und Tui-Na-Behandlung ist die Diätetik immer geeignet. Sie verkürzt Zeiten der Erkrankungen und der Rekonvaleszenz und wirkt präventiv.

Die Ernährung im Herbst

Die Energie zieht sich langsam ins Innere zurück und wird in dieser Bewegung durch die Ernährung unterstützt. Statt leichter Blüten und Blätter bevorzugen wir die reifen, schweren Früchte des Feldes: Kartoffeln, Kürbisse, Zucchini. Da der Herbst die Trockenheit bringt und die Schleimhäute unseren Kontakt nach außen darstellen und ebenfalls trocken werden, suchen wir zusätzlich befeuchtende Nahrungsmittel heraus: Birnen, Mandeln, Äpfel, Sesamsaat, Pilze und auch Milch- und Sojamilchprodukte. Reissirup und Gerstenmalz ergänzen die leicht wärmende und kräftigende Kost. Die Mahlzeiten werden jetzt früher am Tag verzehrt als noch im Sommer, da sich auch das Licht früher zurückzieht. Wann immer es möglich ist, versuchen wir früher zu Bett zu gehen als noch im Sommer und schlafen morgens etwas länger, um die Energien zu bewahren.

Ernährungsempfehlungen bei Störungen oder Erkrankungen von Lunge und Dickdarm

Trauer ist die der Lunge zugeordnete Emotion. Trauern ist ein wichtiger Aspekt des Lebens, denn nichts ist von Bestand. Unser Geist haftet Dingen an, die wir verlieren werden. Daraus entsteht Leid. Es gibt eine physiologische Trauer, das heißt, nach einem bestimmten Zeitraum ist der Verlust zu einem Teil unserer Biografie geworden, und unser Alltag beginnt sich erneut zu organisieren. Besteht aber Trauer über einen zu langen Zeitraum hinweg, ist sie behandlungsbedürftig.

Jeder gesunde Mensch trauert über den Tod einer nahe stehenden Person. Um ein geliebtes Wesen eine gewisse Zeit zu trauern ist eine angemessene Reaktion auf einen schmerzlichen Verlust – die Abwesenheit von Trauer wäre ein Zeichen einer tiefen Störung. Wenn aber Jahre später das Leben noch immer aus der Bahn geworfen ist und dieser Mensch nicht mehr allein für sich sorgen kann, er vielleicht nicht einmal mehr das Bett verlässt, ist Hilfe nötig.

Zu lange Trauer verstopft die Lungen. Sie können nicht mehr ausreichend mit dem klaren Qi des Himmels gefüllt werden. Unabhängig von der Quelle des Problems können die Lungen ihre Arbeit des Verteilens nicht mehr ausführen. Resignation ist die Trauer, die sich festgesetzt hat und dazu führt, dass sich in allen Lebensbereichen einer Person Stagnation ausbreitet.

Normalerweise bringt die Lunge unser Abwehr-Qi (Wei Qi) auf die Hautoberfläche, wo es uns wie ein Schild vor schädigenden Einflüssen bewahrt. Doch in der Resignation stagniert das *Wei Qi* ebenfalls und hinterlässt Lücken im Schutzschild. Er wird durchlässig. Diese Lücken verhalten sich wie Drehtüren. Durch die Lücken entweicht Qi, und an die frei gewordenen Plätze setzen sich Pathogene – krankheitserzeugende Einflüsse. Die Haut wird durchlässig auf der emotionalen Ebene, so dass wir von einer „dünnhäutigen" Person sprechen, die sich nicht genug durch Abgrenzung schützt.

Der Puls weist eine Qualität wie Baumwolle auf, das heißt, der tastende Finger sinkt ein. Lang andauernde Resignation und Stagnation begünstigen das Wachstum von langsam wachsenden Tumoren. Diese Emotionen sind schwer und konsumieren Freude und Leichtigkeit in der seelischen Landschaft. Trauer, die zu Resignation führt, kann sich durch Verlust auf verschiedenen Ebenen zeigen. Der Verlust eines geliebten Menschen, gescheiterte Beziehungen führen häufig dazu, dass diese Personen nicht mehr loslassen können und sich an alte Freunde und Erinnerungen anklammern. Es weht kein frischer Wind. Als wäre ein dunkler, feuchter Raum nicht gelüftet.

Dem Metall ist im ausgewogenen Zustand die Klarheit und Reflexion eines scharf geschliffenen und polierten Gegenstandes eigen. Bei Störungen hingegen ist dieser Spiegel matt und trübe; statt Übersicht und Ordnung der Umgebung herrscht Unordnung vor; Staub und Abfälle bedecken alles, und Mief breitet sich aus.

Tiefe Atemübungen bringen Erleichterung. Die Atmung eröffnet das Fenster zum Himmel und bringt frische, klare Energie in den Menschen zurück. Die Trauer vermag sich aufzulösen wie ein Gespenst in einem hellen Raum. Der Prozess kann schmerzlich sein, da nun Ursachen deutlich sichtbar werden können. Es ist ein seelischer Frühjahrsputz, dessen Notwendigkeit sich im gleißenden Licht des Frühjahrs erst erschließt.

Auch der Yang-Partner der Lunge, der Dickdarm, wird angeregt loszulassen. Die Verstopfung kann durch kleine Gaben scharfer, durchdringend schmeckender Nahrungsmittel und Gewürze gelindert werden. Bei Trauer im akuten Stadium, auch durch Verdrängung, die heftige, tagelang anhaltende Durchfälle verursacht, suchen wir Nahrungsmittel, die durch milde Schärfe die Lunge tonisieren, aber durch sauren Geschmack einschnüren und das Qi wieder konzentrieren.

Hitze in den Lungen

Hitze dringt in die Lunge zumeist gemeinsam mit Wind ein.[106] Hitze kann sich aber auch durch das Inhalieren toxischer Substanzen wie Abgase oder Zigarettenrauch entwickeln, durch Klimaanlagen oder Solarien. Denken Sie bitte auch an Autoheizungen im Winter, die über ihre Lüftungen zum einen Abgase ansaugen, zum anderen die Atemluft stark austrocknen.

Hitze in den Lungen kann auch durch Kälte, die sich in Hitze umgewandelt hat und zumeist ebenfalls mit Wind in den Körper eingedrungen ist, hervorgerufen werden. Die Symptome sind auf die Hitze zurückzuführen. Häufig kommt es zu Gewichtsverlust, da das Yin verzehrt wird. Ein Beispiel in der Literatur ist die Schwindsucht, an der die „Kameliendame" in Dumas' gleichnamigem Roman der Spätromantik litt. Die Schwindsucht beschreibt die Tuberkulose – ein drastisches Beispiel für schwere Lungen-Hitze – und ist nicht mit der „Bleichsucht" zu vergleichen. (Bleichsucht meint die *Anorexia nervosa,* nervöse Appetitlosigkeit oder Magersucht, die mit einem Verfall der stabilisierenden Yin-Potenziale einhergeht und das Blut vermindert, wodurch die schneeweiße Farbe entsteht.)

Bei der Lungen-Hitze stören unangenehme Hitzegefühle den Schlaf, da Handflächen und Fußsohlen brennen. Der Mund ist ausgetrocknet, die Schleimhäute sind nicht ausreichend befeuchtet, was zu Schluckbeschwerden führt. Oft wird gleichzeitig eine Halsentzündung beobachtet, und auch die infektiöse Angina tonsillaris[107] (Mandelentzündung, auch Scharlach) wird diesem Bild der Lungen-Hitze zugeordnet. Bei der Angina sind die Rachenmandeln sehr rot und schmerzhaft geschwollen. Es besteht großer Hitzeandrang am Kopf. Das Gesicht ist dadurch stark gerötet. Wenn die Hitze den ganzen Thorax und damit den Oberen Erwärmer befällt, entstehen Herzklopfen und heftiges Fieber mit Beklemmungsgefühl, starkem Krankheitsgefühl und großer Unruhe.

Nahrungsmittel, die das Entfernen von Hitze aus der Lunge begünstigen

Wasserkresse, Apfel, Pfirsichkerne, Karotten, Kürbis, Algen, Kuzu, Kohl, Pak choy, Blumenkohl, Papaya, weißer Wolkenkopfpilz Poria cocos. Die beste Zubereitungsart ist die als Suppe und Reis- bzw. Getreidecremes (congee). Besonders Hirse, Gerste und Reis sind als Cremes mit viel Wasser zubereitet kühlend und befestigen das Yin, befrieden damit die Hitze des Yang. Verwenden Sie häufig Kresse zum Getreide – der mild scharfe Geschmack regt zudem den Appetit des Geschwächten an.

Verwenden Sie zum Zubereiten der Suppen weißen Wolkenohrpilz (Poria cocos), und diesen auch gemeinsam mit Lotuskernen. Gekochte Lotuskerne lassen sich auch gut unter die Reiscremes mischen.

Lotuswurzel, in gestampftem oder gemahlenem Zustand, darf als Erste-Hilfe-Mittel bei akuten Erkrankungen durch Wind-Hitze in keiner Hausapotheke fehlen. Die Ähnlichkeit der Lotuswurzel mit der Lunge ist augenfällig, wenn Sie eine ganze Lotuswurzel frisch kaufen. Große, wabenartige Strukturen zeigen sich im Schnitt. Sie führen den Flüssigkeiten-/Luft-Austausch durch, wie die Lunge.

Der Lotus ist aufgrund seines bemerkenswerten Wachstums die Pflanze der Mythologien und der Götter in Asien. Er wurzelt im trüben Schlamm der „Welt", somit im Yin, und erhebt sich still und biegsam, weich den Strömungen folgend, zur Klarheit des Himmels zur Yang-Zeit, wo er seine unirdisch schönen Blüten dem Licht öffnet. Wir finden den Lotus als Symbol in der hinduistischen Yogatradition, wo er das zuletzt geöffnete Chakra am Schädeldach bezeichnet, das allumfassendes Verstehen offenbart. Überdies ist der Buddha ist der Legende nach bei seinen Wegen auf Lotusblüten gewandelt, die unter seinen Füßen aufsprangen. Das wesentliche Mantra des Buddhismus ist Om Mani Padme hum, die Ehrerweisung an den Buddha in seiner Anrede als „Juwel in der Lotusblüte".

Vermeiden Sie Kaffee, da er zu Beginn Hitze erzeugt, erst später abkühlend wirkt. Kaffee ist ein sehr potentes Medikament, nicht einfach ein Getränk! Er reizt zudem die Nerven und verändert damit den Atemrhythmus. (Wenn Sie gesund sind, können Sie selbstverständlich hin und wieder auch Espresso oder dessen Verwandte zu sich nehmen; beachten Sie aber sorgfältig die Indikationen und Kontraindikationen. Verwenden Sie Kaffee nie bei Schwäche oder Mangelsymptomen, auch nicht bei Lähmungen und Entzündungen.)

Schleim in der Lunge

Schleim in der Lunge entsteht häufig durch eine Verdauungsschwäche. Schleim kann sich auch in der Lunge sammeln und verursacht dort Kurzatmigkeit, Husten oder Asthma mit klebrigem Sputum (Auswurf). Der Schleim ist zu differenzieren in

- Schleim, der Hitze durch Qi-Blockade entwickelt hat und als Hitze-Schleim bezeichnet wird, und solchem,

- der Kältezeichen aufweist und als Kälte-Schleim bezeichnet wird.

Hitze-Schleim in der Lunge

Ist die Lunge von Hitze-Schleim befallen, ist der Auswurf gelb bis blutig und klebrig oder dickflüssig. Er kann auch grünlich gefärbt sein. Auch die der Lunge als öffnendes Organ zugeordnete Nase kann gelbgrüne, schleimige Sekrete absondern.[108] Über die Verbindung zum Yang-Partner Dickdarm gelangt der Schleim auch in die Höhlen des Kopfes und verursacht die schwer zu therapierende Sinusitis. Um diese Relation zu verstehen, brauchen Sie nur den Verlauf des Dickdarmmeridians am Kopf zu betrachten.

Die Zunge weist ebenfalls so genannte Hitzezeichen auf: Sie hat einen dicken gelben Belag, der als Zeichen des Vorhandenseins von Schleim fettigschmierig wirkt und nicht wegzuwischen ist.

Nahrungsmittel, die Hitze-Schleim aus der Lunge entfernen

Besonders zu empfehlen sind Sprossen aller Art, besonders solche mit scharfem Geschmack wie Radieschensprossen oder Kressearten. Sprossen sind kühl und stellen viel vitales Qi bereit. Limettensaft zum Würzen sammelt wie Zitrone in geringen Mengen die Säfte und verflüssigt Schleim. Übermäßig verwendet – das heißt, wenn der saure Geschmack deutlich spürbar ist und nicht nur das duftende Aroma zum Tragen kommt – blockieren Limetten jedoch durch einschnürende Säure das Qi. Tofu kühlt, kann aber auch zu Feuchtigkeitsblockaden führen. Er sollte nur im Wasserbad, als so genannter Silken-Tofu, genossen werden. Rettich, insbesondere der milde japanische Daikon-Rettich, wirkt schleimzerteilend. Über den Tag verteilt verzehrt, mehren bis zu fünf Aprikosen, am besten gedünstet, das Qi der Lunge. Schwarz- und Brennnesseln können getrocknet über das Getreide gesprenkelt oder als Teeaufguss zubreitet werden. Beide Sorten wirken schleimzerteilend und -ausleitend.

Weitere Nahrungsmittel mit schleimzerteilender Wirkung sind Meeresalgen, schwarzer Rettich roh mit Umeboshi-Pflaumen, Weizengras, grüne Blattgemüse und blanchierte Kohlsorten, gekochte Brennnesseln, Pilze, Hiobstränensamen, Grapefruit, Mandarine, Bambussprossen, Lotuswurzeln gedämpft, Birne mit Honig und Zitrone.

Grüner Tee entfernt Hitze und ist bitter, führt damit Stagnationen im Körper herab in den Unteren Erwärmer, der sie über Stuhl und Urin ausscheidet. Wasserkastanien und Rettich brechen Schleim auf und kühlen.

Zu vermeiden sind Kuhmilch und Kuhmilchprodukte, Fleisch (außer Geflügel), Erdnüsse und frittierter Tofu.

Lungen-Yin-Mangel, erschöpftes Yin der Lunge

Wenn das kühlende Yin in Mangel gerät und nicht mehr die Lungen nähren kann, erschöpft sich das Yin der Lunge. Meist entsteht dieser durch einen generellen erhöhten Yin-Verbrauch des Körpers bei chronischen Infektionen oder auch durch wiederkehrende Lungenentzündungen, Airconditioning oder starkes Rauchen – aber auch durch passives Rauchen. Zigarettenrauch verursacht auf direktem Wege Hitze in den Lungen durch die Inhalation von überhitzter Luft und toxischen Substanzen. Lungen-Yin-Mangel weist auf einen möglichen Nieren-Yin-Mangel hin. Die Nieren stützen das gesamte Yin des Körpers und verwalten es.

Der Nieren-Yin-Mangel hat eine starke Tendenz, in Lungen-Hitze überführt zu werden. Die entstehende Hitze verbraucht weitere Yin-Substanzen und heizt den Organismus weiter auf. Wenn häufiger Antibiotika eingesetzt werden, bildet sich als sekundäre krankheitserregende Ursache Schleim auf der vorhandenen Störung. Es besteht unproduktiver Husten – ein häufiger Hustenreiz mit Zwang zum Husten –, aber es lässt sich kein Schleim abhusten.

Bei dem Syndrom Schleim in den Lungen werden selbst große Massen abgehustet. Die Flüssigkeiten, die zum Yin gehören, sind zu stark verbraucht worden. Gelegentlich lässt sich eine kleine ausgetrocknete Menge auswerfen, das heißt abhusten. Diese ist dann häufig blutig gefärbt.

Das Gesicht ist blass mit roten Wangen, die aussehen wie aufgepudert. Die Zunge ist sehr rot, aber durch den Mangel an Yin ohne Belag. Es kann auch gelegentlich leichtes Fieber am Nachmittag auftreten. Durch die große Hitze im Körperinneren entsteht ein unangenehmes Hitzegefühl an Fußsohlen und Händen, die aber trocken sind.

Ein typisches Zeichen für die Schädigung der tieferen körperlichen Substanz ist das Schwitzen zur Yin-Zeit, somit in der Nacht. Die Nacht ist die Zeit des Yin, und das Yang weicht von der Oberfläche. In der Nacht sollten wir uns deshalb bedecken, da der Körper schnell auskühlt und Kälte in den Körper eindringen kann. Er ist sozusagen ungeschützt. Das Yang wird in der Nacht in der Tiefe vom Yin festgehalten und bewacht. Bei Yin-Mangel versagt die bewachende Funktion, und das schwache Yin vermag das Yang nicht festzuhalten. Dieses treibt dann weiter wertvolle Yin-Substanzen wie Schweiß an die Körperoberfläche. Das Yin wird weiter geschädigt.

Ein weiteres Zeichen ist Durst, sogar nachts – meine Mutter nannte das bei ihrem Vater immer das „Altmänner-Glas". Es besteht großer Durst mit dem Gefühl, nicht erfrischt zu werden. Am Liebsten nehmen die Personen kaltes Wasser zu sich. Sie erwachen durch die Yin-Leere, unruhige Träume (s. hierzu auch Kapitel 10, „Die Wandlungsphase Wasser") oder durch heftiges, trockenes Husten und verspüren dann Durst.

Beachten Sie den Unterschied zu Schleimerkrankungen. Auch wenn große Hitze im Inneren herrscht, besteht nur ein geringes Durstgefühl. Schleim stellt eine Feuchtigkeitsblockade dar, enthält selbst aber auch Feuchtigkeit. Ist im Körper Feuchtigkeit eingeschlossen, entsteht Durstlosigkeit, oder es besteht nur ein geringes Durstgefühl. Schleim ist aufgrund seiner Eigenschaften eine Yin-Substanz.

Da eine direkte Verknüpfung zum Yin der Nieren besteht, achten Sie darauf, dass die Nahrungsmittel zugleich das Nieren-Yin tonisieren. Der Yin-Mangel schlägt sich besonders in der Auszehrung und darin nieder, dass die betroffene Person schnell sehr stark erschöpft ist. Die Erschöpfung ist bei Schleim oft geringer, obwohl Schleim zu Obstruktionen, also zu Blockaden führt.

Nahrungsmittel, die das Yin der Lunge tonisieren, die Lunge befeuchten und Hitze klären

Algen, Hijiki, Wakame, Kombu, Spirulina, Chlorella, Butter, Sojamilch, Bambussprossen, Lotuswurzeln, Wasserkastanie, Birne, Mango, grüner Tee, Eier, Austern, Krebse, und Schweinefleisch, Radix Rehmanniae (nicht präpariert), Ghee, Entenfleisch, Erdnussöl, Erdnussmus, Feigen, Yamswurzel,

Morcheln, Aubergine; Lilienblüten und Lotuswurzeln in Suppen, aber auch als Abkochungen in Zucker. Karotten stärken das Yin, Löwenzahn und Tomate kühlen, Wassermelone und Sternfrucht befeuchten. Sushi ist ohne Wasabi, den berühmten scharfen grünen Rettich, kühlend und aufbauend. Wasabi allerdings ist nicht heiß, sondern scharf-zerteilend, und kann so Schleimblockaden aufbrechen. Zum Aufbau des gesamten Körpers sollten Sie Nahrungsmittel auswählen, deren Yin-Qualität deutlich überwiegt. Achten Sie dennoch darauf, die Kriterien des Aufbauens von Yin und Yang zu befolgen und nie ausschließlich Yin erzeugende Substanzen zu verwenden. Unterscheiden Sie zwischen Yin-Tonika mineralischen und tierischen Ursprungs. Bei Lungen-Yin-Mangel sollten die Tonika tierischen Ursprungs nur leicht überwiegen, zum Beispiel fetter Fisch wie Heilbutt, Lachs, Butterfisch, Sardinen, Aal oder Thunfisch.[109] Sie können auch verschiedene kühle Substanzen hinzufügen, die Sie in der Rubrik Jing-Tonika finden, wie zum Beispiel Omega 3 oder Lachsöl. Gelbwurz, Flachssamen, Kürbiskerne, Nachtkerzenöl, Samen der schwarzen Johannisbeere und Borretschsamen sind als Ergänzung geeignet. Gewürze und Kräuter können moderat verzehrt werden. Empfehlenswert sind vor allem solche, die die Immunabwehr verbessern und Toxine ausleiten können. Dazu gehören unter anderem Grapefruitkernöl, Echinacea und Zitruskernöl. Roher Honig vermag ebenfalls Toxine und Allergene auszuleiten und spielt deshalb in der Asthma-Behandlung ein große Rolle. In Kombination mit Propolis ist er ein Mittel, das jeden Tag eingenommen werden kann.

Kälte-Schleim in der Lunge

Die Kälte zeigt sich in reichlichem, massigem Auswurf, der klar oder weißlich ist. Es bestehen auch körperliche Kältezeichen wie Frieren. Ein weiteres Kälte-Schleim-Zeichen ist ein dicker weißer Belag der Zunge im Unterschied zum dicken gelben Belag bei Hitze-Schleim. Kälte-Schleim ist auch eine Ursache für Asthma-Anfälle und muss deutlich vom Asthma des Hitze-Schleim-Typs unterschieden werden.

Erwärmende Gemüse und Kräuter mit schleimreduzierender Wirkung

Fenchel, Bockshornklee, Cayennepfeffer (sehr scharf), Knoblauch und andere feste Vertreter der Zwiebeln, frischer Ingwer, Rettich, Daikon (japanischer, sehr milder) Rettich, schwarzer runder Rettich, Pilze mit geriebenem Rettich, Kresse, Karpfen (Vorsicht: fett!), Kardamom. Sämtliche Nahrungsmittel sollten warm verzehrt werden. Empfohlen sind großblättrige Gemüse wie Kohl, Mangold und Senfblätter (gedämpft). Sie reduzieren Kälte-Schleim in der Lunge. Im akuten Asthma-Anfall kann Ingwer auch als getrocknetes Pulver verwendet werden. Ingwer ist in seiner Wirkung dem Aspirin, oder besser der Acetylsalicylsäure bzw. der Weidenrinde, vergleichbar: Er öffnet die Poren, ist schweißtreibend, beseitigt Kopfschmerzen und Übelkeit. Besonders bei Asthmatikern, die an Allergien leiden, ist die Begegnung mit einem allergie-auslösenden Stoff häufig von starken Kopfschmerzen begleitet. Galgant oder Laoswurzel und Gelbwurz zerteilen ebenfalls Schleim und leiten ihn aus. Besonders empfehlenswert sind Suppen und Brühen, besonders Hühnerbrühe, gekocht mit Sternanis, frischer Ingwerwurzel, Lauchzwiebeln, Knoblauch, Zitrone und Lotuskernen, am besten als Frühstückssuppe mit Nudeln.

Auch Brühen mit Haferflocken oder Gerste wärmen als Morgenmahlzeit die Mitte, vertreiben Kälte und stützen die geschwächte Lunge.

Alle Milchprodukte sollten für den Zeitraum der Erkrankung vermieden werden. Milch ist höchstens in kleinen Mengen, mit Gelbwurz gekocht und frischer Frühlingszwiebel gewürzt, akzeptabel. Absolutes Verbot gilt dem Joghurt und so genannten Abwehrgetränken, die ein Gemisch aus minderwertigem Joghurt, laborveränderten Bakterien und fünf Stück Würfelzucker enthalten.

Kumquat (chinesische Bitterorangen), ein typisches Hausmittel in Vietnam, werden mit Zucker zu Sirup verkocht und löffelweise gegeben. Gezuckerter, gekochter Zwiebelsaft ist ein altbekanntes und sehr wirksames Hausmittel, um Kälte aus der Lunge zu vertreiben. Auch in Zucker eingeweichter Rettich ist als einfaches Mittel geeignet. Mit gekochtem heißem Wasser aufgegossener Zitronensaft mit Honig und Ingwer zerteilt Schleim, erwärmt und hilft, Schleim abzutransportieren. Kehrt die Kälte-Schleim-Erkrankung häufig wieder, sollten die Nieren mit schwarzen Sojabohnen tonisiert werden. Ginseng kann die Krankheitsdauer verkürzen. Verwenden Sie nach Möglichkeit Weißen Ginseng *(ren shen)* bester Qualität einmal täglich eine Woche lang. Pausieren Sie anschließend eine Woche, und beginnen Sie dann wieder von vorn. Vermischen Sie den Ginseng mit rohem Honig, um die Süße in die Milz zu schleusen, und mit einer Prise Salz, um den Weg in die Nieren zu erleichtern.

Vermeiden Sie Brot und Backwaren für die Dauer der Erkrankung ganz.

Karotten können als Getränk ausgekocht und leicht püriert verzehrt werden. So vermindern sie den Hustenreiz schnell und werden wegen ihrer milden Süße auch von Kindern gern gegessen.

Mangelndes Qi der Lunge

Meist tritt der zu hohe Verbrauch von Qi über einen langen Zeitraum hinweg auf – es handelt sich in dem Fall um einen kontinuierlichen Verbrauch von Yang. Die Person lebt über ihre Verhältnisse und hat sich erschöpft.

Die andere Variante der Entstehung ist beständiges Stubenhocken, bei dem durch Mangel an Frischluft und Bewegung das Qi nicht ergänzt wird, vor allem, wenn es auch noch chronisch durch Zigarettenrauch an seiner Entfaltung behindert wird. Vor allem bei Kindern finden wir dieses Syndrom, wenn sie, oft schon von frühester Kindheit an und manche bereits im Mutterleib, Zigarettenrauch ausgesetzt sind. Aber auch Erwachsene, die sich unzureichend bewegen und in verqualmten Räumen aufhalten und sich noch dazu so ernähren, dass ihr Qi nicht ausreichend tonisiert wird, sind von diesem Schwächesymptom betroffen. Bewegung ist bei diesem Krankheitssyndrom unerlässlich, doch die erkrankte Person leidet unter Atemnot und ist schwer zu motivieren.

Qi-Mangel erzeugt generell ein Gefühl von Antriebslosigkeit, und Sie brauchen eine gehörige Portion Gelassenheit in der Behandlung, um geduldig zu motivieren. Vergessen Sie nicht, Sie befinden sich in der Wandlungsphase Metall mit ihrer schwierigen Natur und der geringen Biegsamkeit – das heißt Flexibilität – Neuem gegenüber.

Der Mangel an Qi bringt Verstopfungen und Zusammenballungen im ganzen Körper mit sich, als würden alle Wege verkleben. Das Lungen-Qi empfangen wir vom Himmel, der uns seine Klarheit herabschickt. Denken Sie an dieses Bild, wenn sie ein Kind sehen, dass in einem verrauchten Auto sitzt. Das himmlische Qi erfüllt uns mit den Qualitäten der Reinheit und Klarheit. Gerät das Qi in Mangel, dann auch seine Qualitäten.

Sobald sich der Erkrankte bewegt, bricht ihm auch schon bei der kleinsten Anstrengung der Schweiß aus; in schweren Fällen ist schon das Aufsetzen im Bett ein Problem. Anders als beim Lungen-Yin-Mangel finden wir hier eher beleibte Menschen, da sie versuchen, den Qi-Mangel des Himmels durch das Qi der Erde, das Nahrungs-Qi, auszugleichen. Dies verursacht die Entstehung von Feuchtigkeit und Schleim durch Überernährung und bildet damit den Boden für Abwehrschwäche, insbesondere im Bereich des Metalls. Wiederholt erkranken Menschen mit Lungen-Qi-Mangel an Erkältungen mit Verschleimungen der Atemwege.

Das Qi des Körpers ist wie sein Yin in der Niere verwurzelt. Ein übermäßiger Qi-Verbrauch, besonders in jungen Jahren, durch Leistungssport oder häufige sexuelle Aktivitäten führt ebenfalls zu Lungen-Qi-Mangel. Zur Kompensation wird fatalerweise häufig geraucht, da die Zufuhr von Yang durch das Rauchen kurzfristig den Qi-Mangel kaschieren kann (daher „die Zigarette danach").

Tonisieren Sie das Qi behutsam, da es schnell zu einer Yin-Leere führen kann! Ein guter Anhaltspunkt ist das Temperaturempfinden. Personen, die an Qi-Mangel leiden, frösteln oft leicht. Beobachten Sie das Wärmegefühl unter der Behandlung. Anfangs schwankt es stark, um sich dann auf ein mittleres Temperaturempfinden einzupendeln.

Auch die Stimme ist ein guter Indikator: Besteht (Lungen-) Qi-Schwäche, ist die Stimme sehr leise und schwächlich, und sie kräftigt sich als eines der ersten Zeichen!

Nahrungsmittel, die das Qi – besonders das Qi der Lunge – mehren

Reis, insbesondere süßer Reis (auch Klebreis genannt), hat einen starken Metallbezug. Wenden Sie die Qi-vermehrenden Zubereitungsformen an, die Sie im Kapitel über das Zubereiten von Heilmahlzeiten (Kap. 9) beschrieben finden. Haferflocken sind Qi-mehrend, wie die Redensart vom zu wilden Pferd belegt („den sticht der Hafer"). Ferner sind Karotten und grüne Blattgemüse, auch Kohl und Brokkoli angezeigt. Verwenden Sie zum Beispiel Senfblätter anstelle des kühlenden Spinats.

Süße Kartoffel, Yams, Kartoffel und Melasse, Getreidesirups (Vorsicht bei Belastung der Mitte durch Feuchtigkeit mit Übergewicht!) mehren das Qi. Frischer Ingwer mobilisiert, Knoblauch und alle Lauch- und Zwiebelgewächse sind günstig, da sie ebenfalls eine gewisse Schärfe haben, ebenso *Pak choy.*

Weintrauben und Walnüsse, Sesam, vor allem angeröstet und die schwarze Variante, stützen das Qi. Karpfen, Hering und geringe Mengen Alkohol regen das Qi an.

Achten Sie stets sorgfältig darauf, ob eventuell eine Feuchtigkeitsbelastung vorhanden ist. Falls ja, entfernen Sie fette und kohlehydratreiche Nahrungsmittel, außer natürlich Vollgetreide und geringe Mengen Sesamöl, aus der Diät. Das Gleiche gilt für Alkohol. Meiden Sie Nahrungsmittel, die sauren Geschmack haben und das Qi einschnüren, wie Zitrone und andere Zitrusfrüchte. Auch solche, die das Qi in den Unteren Erwärmer herabführen, wie Bitterstoffe und Salz, sollten Sie sparsam verwenden, wenn das Qi sich im Oberen Erwärmer entfalten soll.

Milch und Milchprodukte bilden zu schnell Schleim, wenn nicht genügend Wärme im Körper vorhanden ist und das Qi nicht ausreichend zirkuliert. Meeresgemüse wie Algen sind in der täglichen Ernährung ungeeignet, ebenso wie Getreidegras und Spinat, dementsprechend alle abkühlenden Substanzen.

Trockenheit des Dickdarms, Mangel an Yin im Dickdarm, Verstopfung aufgrund von Säftemangel

Trockenheit kann durch Blut- oder Säftemangel bedingt sein. Beide sind Yin-Defizite. Säftemangel erzeugt vielfältige Symptome. Hier untersuchen wir die Auswirkungen auf den Dickdarm.

Ohne Säfte wird der Stuhl nicht genug befeuchtet, dickt ein, verhärtet schließlich und kann dadurch schwer befördert werden. Grundvoraussetzung zum Befeuchten ist, unabhängig von der Art der Nahrung, ausreichendes Kauen, da Speichel befeuchtend ist und einen Großteil des Aufspaltungsprozesses übernimmt.

Säftemangel entsteht weiterhin auch durch den Verzehr von reichlich scharf gewürztem oder zu heißem Essen. Im Fall von Verstopfung durch Leber-Fülle muss das Qi abgesenkt werden. Leber-Fülle blockiert das Qi im Mittleren Erwärmer, so dass es nicht absteigen kann. Der Leib ist gebläht. Die Schmerzen sind das diagnostische Kriterium. Als typische Yin-Störung nimmt der Säftemangel durch Aufbau längere Zeit in Anspruch.

Bei Verstopfung durch Fülle ist das Behandeln und Beseitigen einfacher als beim Mangel-Typ, da ausgeleitet werden kann. Gelegentlich kommt es bei Reisenden zum Beispiel zu einer Fülle-Verstopfung, die erst durch Kostumstellung und plötzlichen Wechsel ihrer angestammten Rhythmen und Gewohnheiten und durch langes Sitzen entstanden ist.

Empfehlungen beim Mangel-Typ: befeuchtende Nahrungsmittel, die das Yin anreichern, sind Algen, Hirse, Reis, schwarze Linsen und Bohnen, Rote Beete, Karotten, Kartoffeln, Milchprodukte und Schweinefleisch; auch schwarze Sesamsaat zählt dazu; Bockshornklee, Flachssamen (Hanfsamen), Samen generell sind anzuraten, da sie hochpotente Yin-Substanzen bereitstellen. In einem winzigen Samenkorn versteckt sich das Potenzial eines so gewaltigen Baumes wie das der Sequoia-Fichte.

Verwenden Sie Saatkörner auf das Getreide gesprenkelt, oder kochen Sie sie in Wasser ab. *Psyllium,* das indische Flohsamenschalenpulver, ist ein Quellmittel, das auch befeuchtet. Kleie hingegen, die häufig gegen Verstopfung empfohlen und eingesetzt wird, wirkt trocknend und fördert somit eine Verstopfung, die durch Hitze, Trockenheit oder Säftemangel entstanden ist. In der Kleie findet sich Phytin-Säure, die die Aufnahme von Zink und anderen Mineralien behindert. Da jedes Vollkorn über eine Kleieschicht verfügt, empfiehlt es sich auch, Getreide stets gekocht zu essen. Bevor es zubereitet wird, sollte es eingeweicht werden, um die Phytin-Säure zu entfernen.

Bei durch Blutmangel bedingter Verstopfung achten Sie bitte darauf, dass nicht gleichzeitig Eisenpräparate eingenommen werden. Diese führen fast ausnahmslos zu Magenbeschwerden und führen durch zu hohe Eisenkonzentration im Blut der Mutter und damit in der Milch sogar zu Verstopfung bei Säuglingen und zu Krämpfen bei der Verdauung.

Achten Sie auf eine gute und ausgewogene Pflege der Darmflora. Verwenden Sie Miso und Sauerkraut. Sauermilchprodukte wie Joghurt und Kefir sind nur nach Abklärung eventueller Nebenbefunde zu verwenden. Chlorophyllreiche Nahrung, wie grünes Blattgemüse oder Mikroalgen, hat ebenfalls eine positive Wirkung. Durch Blutmangel entsteht schnell Hitze. Sie können daher, unter Kontrolle der Hitze-/Kältesymptome, Spirulina oder Weizengras verwenden. Befeuchtende Nahrungsmittel sind angezeigt bei Menschen mit unruhiger Lebensweise, die mit verminderter Zufuhr oder vermehrter Abgabe von Flüssigkeit einhergeht – durch Schwitzen oder Stillen beispielsweise –, oder bei älteren Menschen, die meistens zu wenig trinken. Weiterhin sind geeignet Banane, Birne, Pflaume, Apfel, Pfirsich, Aprikose, Nüsse, besonders Walnüsse und Mandeln, aber auch Pinienkerne und schwarze und weiße Sesamsaat.

Bei Gemüse wählen Sie unter Spinat, Erbsen, Sojabohnen, Karotten, Blumenkohl und Rote Beete. Einige davon können Sie auch gerieben verwenden. Okra nur gekocht. Frische Vollmilch ist ebenso wie Sahne geeignet, wenn keine Schleim-Symptomatik vorliegt.

Wenn Sie gezielt die Darmbewegung anregen wollen, reiben Sie Karotten mit der Schale. In der Schale sind milde Bitterstoffe vorhanden. Auch Kohl und Kokosnussfleisch können Sie reiben. Süßkartoffeln sind nur in kleinen Mengen geeignet, denn sie fördern Stagnationen in der Leibesmitte und verursachen schnell Füllezustände, ebenso wie Maronen.

Schwarze Sesamsaat bewegt schnell, ebenso Feigen. Verwenden Sie nur im akuten Fall Senföl. Senföl kann sehr schnell Hitze in der Leber erzeugen, also sollten Sie es nur gelegentlich und gemischt anwenden. Direkt abführend wirken Löwenzahnwurzel und Petersilienwurzel. Sie sind Mittel, die lindernd wirken, und sind auch zur Langzeitbehandlung mit den entsprechenden Einschränkungen zu empfehlen. Sinnvoll ist es natürlich, wenn die Person, die unter Verstopfung durch Mangel leidet, für ausreichende Flüssigkeitszufuhr sorgt und diese ihren Bedürfnissen anpasst.

TEIL 4

Spezielle Aspekte
von Diagnose und Therapie

15
Zur Bedeutung des Blutes und des Qi in der fernöstlichen Medizin

Es ist nicht das Vollkommene, sondern das Unvollkommene,
das unserer Liebe bedarf.

(Oscar Wilde)

Nach ihren Blutwerten befragt, gibt in deutschen Praxen mindestens jede
zweite Frau an, sie leide unter Eisenmangel. Was bedeutet dies in der fernöstlichen Medizin?

Die Milz ist die erste Quelle des Blutes. Aus ihrem Transformationsprozess wird aus den Essenzen der Nahrung die Grundlage für Blut erzeugt.
Bei einer geschwächten Milz werden dem Körper diese Essenzen jedoch gar
nicht erst vorgestellt – sie fallen förmlich durch. Es gelingt dem Menschen
in dieser Situation nicht, sich optimal an seine Umgebung anzupassen. Er
kann seine Umwelt nicht mehr assimilieren und verliert so auch die Fähigkeit,
auszuwählen und sich Veränderungen fließend anzupassen. So entsteht ein
Schwäche oder Disharmonie zwischen dem Menschen, seinem Geist und
seiner Umgebung.

Im Herzen erhält das Blut seine rote Farbe. Die rote Farbe ist das Siegel
des Höchsten – des Kaisers. Mit dem Siegel unseres Kaisers werden die
Dinge, die vorher von überallher kamen, zu unseren eigenen. Wir haben sie
zu Anteilen von uns selbst gemacht. Sie sind integriert und formen unsere
Identität in körperlicher, aber auch geistig-seelischer Hinsicht. Sie bilden
unsere Basis und Stabilität, geben uns Sicherheit und Flexibilität für die
Anforderungen des Lebens. Wir sind in Harmonie mit der Umgebung, da
wir den Himmel in uns aufnehmen können und fest verwurzelt in der Erde
stehen. Unser Blut ist voll.

Sämtliche Vertreter der Wandlungsphasen sind an diesem Prozess beteiligt: Sie wählen aus, transportieren, bewachen, entfernen Unbrauchbares
und Schädliches. Das chinesische Zeichen für Blut zeigt ein Gefäß – ein

zeremonielles Gefäß –, das Blut (Yin) als Opfergabe für die Ernährung der Geister (Yang/Shen) enthält. Diese Gabe unterliegt einem Ritual. Blut muss somit besonders bewahrt werden. Es ist von höchster Wichtigkeit, um eine Kommunikation mit dem Himmel herzustellen.

Kommunikation mit dem Himmel bedeutet nichts weniger, als dass wir unserem eigenen Schicksal *(ming)* als himmlischem Plan folgen können. Es bedeutet, unsere Kapazitäten und damit die uns innewohnenden Schätze zur vollen Entfaltung zu bringen, und zwar durch absolute Bereitschaft und dadurch, dass wir unsere Kräfte zur rechten Zeit am rechten Ort optimal einsetzen. Blut ist assoziiert mit unserem Höchsten Selbst. Dieses Höchste Selbst – oder unser authentisches Ich – wird mit den feinsten Dingen und Einflüssen um uns herum und unseren angeborenen Qualitäten (Jing) im Blut gehalten. Sein Ursprung ist das *tao,* genau wie sein Ziel.

Die Nierenessenz Jing ist die zweite Quelle für das Blut. Die Nierenessenz formt das Mark. Ein Sondergefäß für das Mark ist das so genannte Meer des Marks, ein Begriff, der das Gehirn bezeichnet. Modern würde man sagen können, dass im Knochenmark Blut produziert wird. (Auch die Milz ist in der westlichen Medizin als blutbildendes Organ bekannt, ebenso wie die Leber als Blutspeicher.)

Die Nierenessenz erhebt sich zur Oberen Brennkammer und verbindet sich dort mit dem klaren Qi des Himmels. In jedem Atemzug wird also diese kosmische Fusion durchgeführt. Jeder Herzschlag erinnert uns wie eine Trommel an unsere Bestimmung. Die Niere steuert ferner Flüssigkeiten bei, die die Menge des Blutes bestimmen und es vor Trockenheit bewahren. So kann es sich durch feinste Gefäße und breite Ströme bewegen, wie Wasser von Quellen in Ozeane strömt.

Der Geist Shen reist mit dem Blut in jede entlegene Ecke des seelisch-geistig-körperlichen Universums Mensch, regiert jede unserer Handlungen und versieht sie mit der Qualität des reinen Herzens. Das reine Herz ist leer. Das wahre Handeln besteht im *wu wei* – im gelassenen Nicht-Handeln. Dies meint nicht, das wir nichts mehr tun und gleichgültig alles liegen lassen sollen. Es ist vielmehr das Handeln aus reinem Herzen, ohne nach den Früchten unserer Taten zu schielen. Dann handeln wir nicht aus Mustern oder Konventionen, aus Selbstgerechtigkeit und Eigennutz heraus, sondern aus Hingabe und innerer Stille.

Durch das kaiserliche Siegel ist das Blut zum Vehikel der Befehle des höchsten Selbst geworden. Schweiß und Muttermilch sind Ultrafiltrate des Blutes.

Der Schweiß wird oft in unserer Kultur zum Vergnügen vergossen: Man will sich sportlich fit halten, hat aufregenden Sex oder tanzt noch spät in der Nacht in heißen Räumen. In den Traditionen des Ostens wird bei körperlicher Aktivität der Mund stets geschlossen gehalten. Durch Öffnen des Mundes kann ein überhitzter Körper zwar mehr Sauerstoff aufnehmen, aber er gerät dadurch leichter in Schweiß und verliert so Bestandteile seines Blutes. Dass dies nicht wirklich sinnvoll sein kann, erschließt sich aus dem vorangegangenen Text.

Also wird der Mund geschlossen gehalten und bewahrt so sowohl das himmlische Qi des Atems wie das Nach-Himmels-Qi des Blutes. Damit reguliert er die Aktivität des Zwerchfells, das sich wie ein Blasebalg auf und ab bewegt und das Mingmen-Feuer befächelt. Wenn wir im Rahmen unserer Kapazität arbeiten, verbrauchen wir nicht mehr, als angemessen ist. Wir nehmen uns nicht mehr, als uns zusteht.

In religiösen Traditionen wird dies auch deutlich in der Aufforderung: Du sollst nicht stehlen. Stehlen bedeutet, sich Dinge anzueignen, die einem nicht zustehen. Durch die Regulation des Atems erlernt der ich-identifizierte Geist Selbstbeschränkung und das Wahren der eigenen Grenzen. Grenzen nach innen wahren bedeutet, sich zu erkennen, Grenzen nach außen zu wahren heißt, alles Existierende zu respektieren. Über die Atmung erhält das Feuer in uns die Temperatur, die nötig ist, um unsere Aufgabe zu erfüllen. Darum trägt der Akupunkturpunkt des Mingmen-Feuers den Namen „Tor des Lebensloses" oder „Tor der Hoffnung". Ist das Feuer harmonisch, durchströmt unseren Körper reines Qi. Unser Blut wird nicht kalt und verstopft nicht die Wege des Geistes, der so gefangen wird; und es wird auch nicht zu heiß und zerstreut dabei achtlos die Sammlung des Geistes.

Eine Geisteshaltung, die nicht danach trachtet, Menschen und Dinge zu besitzen, die ihr nicht zustehen, ist friedvoll. Es bestehen keine falschen Leidenschaften, die das Blut in Aufruhr bringen und das Qi zerstreuen. Es besteht kein Verlangen, das das Blut schmälert oder das Qi verlangsamt bzw. ungleichmäßig werden lässt. Von einer solchen Geisteshaltung profitieren nicht nur diejenigen, die sie haben, sondern auch die Welt um sie herum.

Das Verhältnis von Qi zu Blut und Blut zu Qi

„Das Blut ist die Mutter des Qi."

(Su wen)[110]

Qi ist ohne Form, doch wo Qi ist, entstehen Formen und vergehen wieder. Qi ist somit Form in Bewegung, aber auch Bewegung und Dynamik an sich in Formlosigkeit. Damit hat Qi Yang-Qualität.

„Das Qi ist der Befehlshaber des Blutes" (Su Wen)[111]

Bei Yin-Mangel entsteht stets auch ein Blutmangel. Bei einem Gewichtsverlust entsteht auch ein Verlust an Yin und somit an Blut, der unbedingt gering gehalten werden muss. Yin und Blut müssen gestützt werden, da sonst sämtliche Kräfte des Körpers in Ungleichgewicht geraten.

Blut-Mangel

Im westlichen Betrachten gilt das Interesse bei einer gewöhnlichen Blutabnahme mehr dem Gehalt an Hämoglobin. Die fernöstliche Medizin betrachtet dagegen eher den Serumanteil des Blutes, die Qualität und die vielfältigen Aufgaben des Blutes. Ein Mangel in auch nur einer dieser Qualitäten wird als Erschöpfung des Blutes oder Mangel an Blut bezeichnet – ohne dass ein westlicher Arzt eine Anämie diagnostizieren müsste. Der bedeutendste Unterschied in der Sichtweise westlicher und östlicher Medizin zeigt sich jedoch in der Beschreibung der Aufgaben des Blutes.

Durch den Mangel der Qualität des Blutes wird stets auch der Geistes-Aspekt der Persönlichkeit in Mitleidenschaft gezogen. In der Pulsdiagnose finden wir dies als einen Mangel an Shen an allen Pulsen. Die feine, vibrierende, oberste Ebene der Organpulse fühlt sich dumpf an oder scheint zu fehlen. Es heißt, dem Puls fehlt der Glanz des Himmels. Die Personen zeigen in ihrem Erscheinungsbild Zeichen von Mattigkeit, und seelisch mangelt es ihnen an Inspiration für ihr Leben.

Die Zunge ist blass, die Menstruation unzureichend, die Haut trocken. Der Puls ist nur schwach vorhanden und fein. Wenn das Blut die fünf *zang* (Vollorgane) nicht mehr ausreichend ernährt, erhält das Shen dieses Funktionskreises nicht mehr genug Nahrung. Die Person erkrankt schnell, ist erschöpft und fühlt sich innerlich unwohl.

Diätetische Empfehlungen siehe unter Leber-Blut-Mangel im Kapitel „die Wandlungsphase Holz" (Kap. 11) und am Ende dieses Kapitels bei den Ausführungen über Haarausfall.

Blut-Hitze

Eine andere Störung zeigt sich, wenn das Blut in Hitze gerät. Hitze kann auf das Blut übertragen werden; in diesem Fall liegt eine Fülle-Hitze vor. Gerät das Blut jedoch vorher in einen Mangelzustand, entsteht eine Leere-Hitze durch einen Verbrauch an Yin-Substanz. Hitze bewegt das Blut heftig und rührt es auf, so dass auch Windsymptome eintreten können. Sie zeigen sich als heiße, entzündliche Prozesse an verschiedenen Stellen des Körpers. Ein gutes Beispiel ist der Scharlach. Auch andere Formen von Hautrötungen oder -irritationen lassen auf Blut-Hitze schließen.

Bluthochdruck und große Rastlosigkeit können weitere Symptome von Blut-Hitze sein. Der Cholesterinspiegel ist meist erhöht und zieht Arterienverkalkung nach sich, die manifeste Herzerkrankungen bedingen. Da das Shen in dem aufgepeitschten Blut nicht verweilen kann, sind Unkonzentriertheit, Gedächtnisschwäche und chaotisches Denken bis zur Manie die Folge. Auch der Schlaf leidet unter Störungen durch aufbrausendes Blut. Heftige Träume stören den Schlaf, oder es tritt Schlaflosigkeit ein.

Kopfschmerzen, Tinnitus und Veränderungen der visuellen Wahrnehmung können ebenfalls auftreten. Vor den Augen erscheinen Flecken oder Lichtblitze als so genannte „Augenmigräne". Die Zunge ist rot. Bei starker psychischer Beteiligung, die Hitze auf das Herz überträgt, ist besonders die Spitze glatt und rot. Die Unterzungenvenen können als Zeichen der arteriellen Behinderung des Durchflusses Stauungszeichen aufweisen. Sie sind in diesem Fall verdickt und violett angeschwollen.

Der Puls ist bei Fülle-Hitze groß und überbordend, bei Leere-Hitze schnell, fein und ohne Wurzel. Ursachen können verschiedenartig sein: Übertragung von Hitze aus der Organ- in die Blutebene, Yin-Verbrauch durch erschöpfende Krankheiten oder mangelnde Rekonvaleszenz- bzw. Ruhezeiten, Medikamente oder Chemikalien, schwache Verdauung bei überreichlicher Ernährung mit stimulierenden Substanzen, Überaktivität des Shen mit Yin-Mangel.

Bei Blutungsneigung durch Blut-Hitze ist alles an Nahrungs- und Genussmitteln zu meiden, das weitere Hitze in das Blut trägt. So sollten kein Kaffee, kein Tabak, Alkohol, keine scharf-heißen Gewürze und keine erhitzenden Speisen konsumiert werden. Alle Nahrungsmittel, die das Yin tonisieren, sind hingegen zu empfehlen: Algen, Tofu, Spinat, Hirse usw.

Das Gleiche gilt für Menstruationsprobleme und -unregelmäßigkeiten. Hier sollten auch schlechte Fette, wie solche aus Margarine oder Öl aus mehrfach gesättigten Fettsäuren, vermieden werden. Auch Hormone in konventionell erzeugtem rotem Fleisch verursachen Probleme. Pille und Spirale können Blut-Stagnationen mit Hitze oder Kälte hervorrufen, je nach hormoneller Substitution.

Blut-Stagnation und Blut-Stase

Das letzte zu erwähnende Syndrom des Blutes ist das der Blut-Stase oder Blut-Stagnation. Die Terminologie ist international noch nicht vereinheitlicht. Blut-Stagnation meint im Allgemeinen jedoch die Verengung des Passageweges für Blut. Ähnlich einer dreispurigen Autobahn, auf der ein Unfall eintritt und ein bis zwei Spuren versperrt werden, tritt bei der Blut-Stagnation eine Verlangsamung des Durchflusses ein. Vor der Unfallstelle staut sich alles zurück, und mancher sucht eine Umgehungspassage. Dahinter dünnt der Betrieb aus, und wichtige Lieferungen erreichen den Empfänger verspätet.

An den Stellen, wo Umgehungswege genommen werden, tritt auf körperlicher Ebene eine Aussackung des Gefäßsystems ein, zum Beispiel eine Varize (Krampfader) oder Hämorrhoide. Nebengefäße werden stärker durchblutet. Es kommt aber auch zu Mikroverletzungen, da viele der Umgehungsgefäße dem Druck oder der Menge gar nicht gewachsen sind. Blut tritt aus. Es kommt zu Einblutungen in das Gewebe, die kleine Blutergüsse bilden. In diesen Pfützen befindet sich Blut, das nicht mehr dem Kreislauf der Erneuerung zugeführt werden kann. So entsteht ein Blutmangel.

Im Falle der Blut-Stase sind sämtliche drei Spuren verstopft. Es kommt zum Zusammenbruch der Zirkulation. Angina pectoris, Herzinfarkt und Thrombose, aber auch Abtreibungen und Verhütungsmittel wie die Spirale oder Unfälle und emotionale Traumata wie Missbrauch, Vergewaltigung und Schock sind die Ursache. Das Shen wird in Mitleidenschaft gezogen, und es entsteht Blutmangel.

Zuerst müssen die Passagewege wieder aufgebrochen werden, muss die Milz gestärkt werden, dann kann das Blut sich wieder frei bewegen und das Shen seiner Entfaltung und der Restauration seiner Regentschaft zuführen. Emotional kann bei dieser Art von Störung manchmal der Verlust von Erinnerungen an schmerzhafte Erfahrungen auftreten. Die Person hat unter Umständen Schwierigkeiten mit emotionaler Nähe, die vom Feuer des Herzens getragen wird. Sie wirkt auch nach dem hierzulande üblichen Verständnis „blutleer" in ihrem Leben, ohne Herzenswärme, hat das Gefühl, betrogen worden zu sein, und wird von einem stechenden Schmerz heimgesucht, der sich in verschiedenen Aspekten des geistig-körperlichen Erlebens ausdrückt. Die Persönlichkeit zieht sich ausgrenzend von Kontakten zurück, da sie sich immer mehr vor unangenehmen Erfahrungen schützen möchte. Der gleichmäßige, harmonische Fluss des Daseins ist gestört. Physische Symptome sind stechende Schmerzen, die fixiert sind. Die Zunge ist dunkelrot bis purpurfarben oder zeigt Stauungszeichen der Unterzungenvenen. Je erschöpfter die Person ist, desto länger dauert die Behandlung. Der Indikator für die Erschöpfung ist das Magen-Qi im Puls und der Tonus des Hara (Abdomens). In ihnen zeigt sich die Vitalität der Person. Ihre Geisteskraft bildet sich im Shen-Aspekt des Pulses über den Organebenen ab. Das Magen-Qi zeigt sich an der Elastizität des Pulses und damit an der vitalen Kapazität der Person, gemäß den äußeren Anforderungen zu reagieren. Die Bauchdiagnose zeigt im Krankheitsfall eine unelastisches Hara, das müde hängt wie eine Hängematte. Beim leichten Beklopfen oder bei Lageveränderung ist ein Gluckern zu hören. Diese Zeichen weisen auf eine ungünstigere Prognose hin, und wir müssen uns auf längere Heilungszeiten einstellen. Auch große Emotionalität und Labilität sind Zeichen von Qi-Mangel und Blutdisharmonien, also Erkrankungen in tiefen Schichten.

Nahrungsmittel, die Vitamin C enthalten, verbessern die Verfügbarkeit des Eisens. Kohl ist daher ein exzellentes Nahrungsmittel, da es nicht kühlt wie die anderen Vitamin-C-haltigen Gemüse und Früchte. Algen wie Kelp, Dulse oder Hijiki liefern ebenfalls viel Eisen. Honig verbessert die Ausgangslage der resorbierenden Organe. Bestimmte Fettsäuren sind hilfreich, die sich in Fischen wie Makrele, Lachs, Forelle, Sardine, Aal, Thunfisch und Anchovis finden.

Zur Unterscheidung von Blut- und Qi-Mangel

Für das Verschreiben von Arzneien, die Auswahl von Akupunkturpunkten wie für das Auswählen und Zusammenstellen von Nahrungsmitteln ist es sehr wichtig, zwischen einem Qi- und einem Blutmangel unterscheiden zu können.

Das Blut benötigt ein gelassenes Umfeld, eine ruhige Geisteshaltung und ausreichende Zeiten der Muße, um sich regenerieren zu können. Das Qi hingegen braucht Unterstützung in der Bewegung. Qi-Aufbau ist zwar ebenso an Phasen der Erholung gebunden, vorrangig ist jedoch das moderate Bewegen.

„Qi ist der Kommandeur des Blutes, Blut ist die Mutter des Qi." – Diese Feststellung in den Medizinklassikern verdeutlicht, dass das Blut und das Qi sich gegenseitig bedingen. Bei einer Stauung, einer Leere oder einem Exzess des einen wird stets auch das andere in Mitleidenschaft gezogen. Bei der Therapie ist es unerlässlich, die unterschiedlichen Symptome zu erkennen und dementsprechend zu verfahren. Wenn wir nur eine Komponente stärken, ohne die veränderten Bedingungen zu verstehen, schädigen wir die abhängige. Bauen wir Blut auf, ohne Qi zu bewegen, ergeben sich Verklumpungen des Blutes. Bauen wir Qi auf (Yang), ohne das Blut als Yin-Partner zu tonisieren, wird das übermächtige Qi das Blut verbrauchen.

Hier zur Veranschaulichung ein Beispiel: Wenn ich einer Frau, die gerade unter hohem Blutverlust entbunden hat und ihr Kind dabei noch stillt, gegen ihr Schwäche- und Schwindelgefühl schwarzen Bohnenkaffee und noch ein paar rote Chilis verordnen würde, um ihren Qi-Mangel zu beheben, würden in kürzester Zeit noch stärkere Schwindelgefühle und Schweißausbrüche auftreten, so dass sie außerstande wäre, ihre Aufgaben zu erfüllen. Im schlimmsten Fall würde auch das Kind Mangelschäden erleiden, da die Blutqualität die Qualität der Milch unmittelbar bestimmt.

Die Reserven der Mutter leeren sich unter so einer Behandlung gründlich. Für sie ist Ruhe ein Tonikum, und sie sollte Nahrung zu sich nehmen, in der viel Rotes enthalten ist, wie roten Reis, rote Linsen und Kirschen, auch rotes Fleisch und Knochenbrühe mit dem Mark – doch keine roten Chilis, da deren Wirktendenz steigend und ihr Temperaturverhalten heiß ist. Saurer Geschmack hält das Qi zusammen und ist in kleinen Dosierungen, zum Beispiel als Tamarinde an den Linsen oder Limette an der Rinderbrühe, ideal, um die neu zugeführten Kräfte zu bündeln. Würde *sauer* aber dominieren, würde es die Mitte einschnüren und Mutter und Kind hätten unter Blähungen zu leiden.

Ein wenig *bitter*, wie aus getrockneten Blüten oder Salat, stützt das Blut, hält es innen und verhindert damit, dass über den Schweiß zu viel Blutsubstanzen abgegeben werden. Andererseits sollte die Mutter auch nicht zu viel Bitteres zu sich nehmen, wie es manche Kaffee- und Teetrinker tun, denn dadurch würde sie nicht nur die Ergänzung ihres Blutes negativ beeinflussen, sondern auch die Kraft ihrer Milch mindern und damit ihrem Kind essenziell schaden. Ebenso muss sie maßvoll mit Salz umgehen.

Der süße Geschmack von Getreide wirkt kräftigend und wärmend. Hitze, wie die roten Chilis sie erzeugen, bringt das Blut hingegen in Unruhe, und so wählt man leicht warme, neutral bis kühle Temperatureigenschaften für die Zutaten aus.

Ein weiteres Beispiel: Bei einem Patienten, der eine hoch fiebrige Erkrankung überstanden hat, danach jedoch einen Rückschlag durch Überarbeitung erlitt, liegt ebenfalls ein Blutmangel vor. Primär ist jedoch das geschwächte Qi für sein verschlechtertes Allgemeinbefinden verantwortlich. Behandle ich nun diätetisch ohne Berücksichtigung der Bedingungen von Yin und Yang und mäste den Kranken mit Buttercreme, Lachsöl, Quark und Eigelb, würde er mir unter den Händen einschlafen und zusätzlich auch noch von Spannungsgefühlen in der Leibesmitte geplagt werden. Er hätte eisige Hände und Füße, und auch die Blutfettwerte würden durch meine gut gemeinte Diät in bedrohliche Höhen steigen. Zwar ist es grundsätzlich richtig, kühle und kräftigende Nahrungsmittel einzusetzen, aber da das Qi erschöpft ist, könnten Blockaden entstehen.

Diese Blockaden erklären die kalten Extremitäten und das Spannungsgefühl. Bei einer Blockade kann das Qi nicht zirkulieren und das Blut nicht überallhin bewegen. Blut ist auch ein Träger von Wärme, und so zeigen sich Durchblutungsstörungen durch Kälte- und Taubheitsgefühle. Hier sollten Sie die Qi-Schwäche besonders berücksichtigen. Aus diesem Grund könnten leicht scharfe Geschmacksstoffe eingesetzt werden, die das Qi tonisieren. Außerdem sollten viele frische, kurz gedämpfte Blattgemüse verwendet werden. Kohl zum Beispiel verbindet diese beiden Forderungen. Um den Yin-Anteil zu kräftigen und die Hitze zu kühlen, ist frische Butter als Zusatz zu empfehlen. Wir müssen in der Behandlung einen Schwerpunkt setzen, der differenziert ist.

Die Tabelle im Anhang erleichtert Ihnen die Auswahl. Das Prinzip der Erzeugung und Kontrolle von Yin und Yang sollte stets beachtet werden. Ein Tonikum für Yang zu zwei Anteilen sollte mit einem Anteil Yin kontrolliert und reguliert werden. Wenn Sie das Qi tonisieren, sorgen Sie dafür, dass die erkrankte Person die neu gewonnenen Lebenskräfte nicht gleich in den bisherigen unverträglichen Lebensstil investiert, sondern innehält und umdenkt. Tonisieren Sie Blut, achten Sie darauf, dass die Patienten sich ausreichend Bewegung und Luft verschaffen, damit das Blut nicht statisch wird, sondern erfrischt den Geist trägt.

Symptome von Blutdisharmonien

Stagnationszeichen

Im ersten Stadium der Blut-Stase zeigen sich auf der Haut kleine helle oder dunkle Pigmentflecken und Altersflecken. Diese zeigen sich besonders an den Schultern, an den Rippen und den Unterrippenregionen. Wie bei einem Kraftwerk, das nicht mit genug Leistung fährt, kommt es zu ungenügenden

Verbrennungen. Es wird nicht die richtige Temperatur erreicht, oder sie wird überschritten. Dadurch entstehen die Flecken wie Rußpartikel in einem schlechten Kraftwerksbetrieb. Sie sind Zeichen eines fehlerhaften Umgangs mit Ressourcen und Kapazitäten. Manchmal zeigen sich diese Flecken auch in Leitbahnverläufen, zum Beispiel nach langwieriger hartnäckiger Verstopfung im Verlauf der Dickdarmleitbahn. Häufungen weisen auch auf eventuelle Dysfunktionen von Organen oder auf Qi-Stasen in den Netzgefäßen hin. Kleine Krampfadern wie Besenreiser gehören dazu. Einige dieser Erscheinungen sind extern verursacht und treten mit Erscheinungen des Muskel- und Skelettsystems auf.

Im zweiten Stadium werden die Pigmentierungen dunkler und sind nicht mehr so leicht reversibel. Die Venen verbreitern sich. Es zeigen sich kleine, leuchtend rote Punkte auf der Haut. Die Haut wird rau auf größeren Anteilen der Körperoberfläche.

Im Bereich der Schlüsselbeine und am Nacken treten besonders viele Punkte auf. Es tritt verstärkte Hornhautbildung und Knochenneubildung an der Ferse und am Außenrand der Großzehe, auch unterhalb der zweiten Zehe auf der Fußsohle auf.

Probleme der Verdauung und der Menstruation zeigen Beteiligung der Organe an. Die Reaktion auf Nadelung nimmt ab, die Ernährungsbehandlung muss konsequenter durchgeführt werden. Veränderungen im Muskeltonus führen zu Verspannungen, Spasmen, nervösen Tics oder zu Verletzungen.

Im dritten Stadium wird auch die Pigmentierung des Gesichtes dunkler, das Weiß des Auges wird gerötet oder unklar. Größere Flächen sind mit Leberflecken oder Malen gezeichnet. Die organischen Veränderungen sind stärker degenerativ. Aus entzündlichen Prozessen sind Geschwüre und Tumore entstanden. Degenerative Erkrankungen des Muskel- und Skelettsystems nehmen zu, wie Arthrose und Bandscheibenvorfälle. Auch Krebs kann sich einstellen.

Beim ersten Stadium ist die Prognose gut. Die Heilung vollzieht sich zum Teil noch vollständig. Der Geist Shen weilt in Gelassenheit. Bei diesen Patienten werden die besten Resultate erzielt.

Im zweiten Stadium sind die Fortschritte langsamer, und nicht alle Beschwerden lassen sich vollständig beseitigen. Die Behandlung sollte aus verschiedenen Komponenten wie geistiger Praxis, Ernährungsbehandlung, Kräutertherapie, Akupunktur und Bewegung bestehen, um beste Resultate zu erzielen.

Im dritten Stadium ist besondere Konsequenz gefordert. Die Heilung braucht oft lange Zeit, und viele Zustände lassen sich nicht mehr beheben. Dennoch kann ein degenerativer Prozess oft aufgehalten werden. Hier sind auch Techniken wie Mikroaderlass, blutig Schröpfen usw. indiziert. Arnika und Calendula eignen sich zur Behandlung von stagnierendem Blut.

Angst blockiert das Blut ebenfalls in den Gefäßen und führt zu Stagnationen. Uns gefriert wörtlich das Blut in den Adern. Dies führt zu vorzeitigem Ergrauen der Haare. Auch permanentes Grübeln schädigt die Milz und damit die Quelle der Blutproduktion. Einfache Mahlzeiten erleichtern einfaches Denken. Haare sind ebenfalls ein Indikator für die Qualität des Blutes. Sie stellen physiologisch betrachtet die Reste des Blutes dar und sind nach allen erfüllten Aufgaben im Körper bereit, ihn nur zu schmücken. Haare sind der schönste Schmuck, sagt ein chinesisches Sprichwort. Wird die Qualität des Blutes verbessert, regeneriert sich auch Haarausfall, und selbst ergraute Haare können zu ihrer Farbe zurückkehren, da die Kraft der Nieren und der Milz verbessert wurde.

Eine hoch proteinreiche Ernährung, wie es eine Diät mit Fleisch und reichlich Milchprodukten ist, schädigt die Nieren und erzeugt einen sauren pH-Wert im Blut. Kaffee und Zucker verschlechtern die Situation. Fleisch und Milchprodukte gelten nach fernöstlicher Diätetik vom Geschmack als süß, Zucker ist es sowieso. Zucker wird zumeist in zu hohen Dosen über gesüßte Getränke aufgenommen.

Im Su wen heißt es, dass zu viel süßer Geschmack das Haar ausfallen lässt. Ebenfalls ist dort zu lesen, dass zu viel Salz die Nieren schädigt und damit das Haar schütter werden lässt. Hijiki-Algen, schwarzer Sesam, Nesseln und Weizengras stärken dagegen Blut und Haare. Auch alle anderen Empfehlungen zum Tonisieren von Blut sind hilfreich. Insbesondere grüne Gemüse mit großen Blättern, die große Mengen von Chlorophyll enthalten, liefern auch Eisen und Mangan, die für die Blutproduktion unerlässlich sind.

Wenn der Blutmangel schwer ist, kann auch tierische Nahrung eingesetzt werden, wie Royal Jelly, Gelatine, Karpfensuppe, Muscheln, Austern, Leber vom Rind, Lamm, Hühnchen. Bei zusätzlichen Zeichen von Nierenschwäche mit Kälte, wie Kältegefühle und Rückenschmerzen, kann auch Lammniere oder Rinderniere verwendet werden. Generell empfehlenswert sind alle Nahrungsmittel aus dem Kapitel über Leber-Blut.

Disharmonien im Qi-Fluss

Das Qi stellt die dritte Kraft dar. Sie drängt Yin und Yang zum Erzeugen und zum Vergehen, stellt Inhalt und Form. Die Form wird gestaltet aus der Funktion – sie folgt der Funktion. Alles, was denkbar ist, ist geschaffen und durchdrungen von Qi, selbst der Gedanke. Dennoch ist es seiner Natur nach immateriell, das heißt, wir können es nicht sehen, schmecken, riechen, greifen. Aber wir können seine mannigfachen Wirkungen wahrnehmen, denn sie entsprechen unserer Welt und den Gesetzen des Kosmos.

Ted Kaptchuk identifiziert Qi als „Materie auf dem Wege, reine Energie zu werden, oder Energie an dem Punkt der Materialisierung."[112] Lonny Jarrett, der bereits erwähnte Theoretiker der chinesischen Medizinphilosophie, erzählt: „Alle ‚Dinge‘, die materiell existieren, gründen auf Qi bezüglich ihrer Existenz und Funktion, aber sie sind nicht ‚Qi‘."[113] Jarrett beschreibt, wie unser westlicher Versuch, Qi als „Energie" zu beschreiben, auf unserem kulturell begründeten Wunsch basiert, ein nichtmaterielles, funktionales Konzept als „Ding" zu begreifen und nicht als ein „Verhältnis". Aus dieser westlichen Annahme lassen sich Punktlokalisationsgeräte entwickeln, die die „Energie" des Patienten messbar machen sollen.

Die traditionelle östliche Diagnose hingegen setzt Beobachtungen immer in ein Verhältnis zueinander. Die seelisch-emotionalen Reaktionen eines Menschen mit dem Tonus seines Bauches, der Beobachtung seiner Reaktion auf Stress, mit geröteten Augen und sinkenden Organen. Die Pulse werden untereinander in Beziehung gesetzt und mit den anderen Beobachtungen verglichen. Es entsteht ein dynamisches Bild des Qi-Flusses, seiner Hindernisse und Wirkungen.

„Zusammenfassend ist zu sagen: Alles ist Qi, und doch ist seine essenzielle Qualität nicht durch unseren Geist zu erkennen. Alle Manifestationen des Tao basieren auf Qi, und deshalb kann seine Natur ebenso wenig erkannt werden, wie das ewige Tao selbst nicht erkannt werden kann."[114]

Wenn Qi auf Blut trifft, entsteht Leben. Fortan hat Qi Yang-Qualität und Blut Yin-Qualität. Qi beseelt das Blut. Ein Wesen entsteht. Es beginnt sich zu entfalten. Aus der Einheit heraus entwickeln sich zwei, dann drei und in immer schnellerer, kaskadengleicher Entwicklung gestaltet sich ein Individuum. In ihm entwickeln sich Bedürfnisse. Diese üben Funktionen aus, und diese wiederum gestalten die Organe, Gelenke, Knochen, die Wirbelsäule. Doch damit nicht genug: Sie formen Emotionen, Gedanken, Wünsche und Träume. Sie gestalten Aktivität und Ruhe. Sie setzen Zyklen in Gang, in denen wir unsere Sprache erlernen, unsere Zähne verlieren, in denen wir reifen und vergehen.

Die grundsätzliche Forderung ist, dass das Qi sich bewegt. Dort, wo kein Qi ist, ist kein Leben. Dort, wo das Qi sich verändert, verändert sich alles mit ihm. Dort, wo das Qi harmonisch fließt, entfaltet sich die Klarheit des Himmels.

Disharmonien im Qi-Fluss verursachen mannigfaltige Störungen, die auf mangelnde Entfaltung der aktiven Kräfte zurückzuführen sind.

Unter den Emotionen lässt Zorn das Qi aufsteigen, Freude verlangsamt es. Sorge und Grübeln verknoten das Qi und hindern es daran, sich zu entfalten; Traurigkeit zerfrisst das Qi und lässt es absinken. Angst bindet das Qi und hemmt seinen Fluss, Schock zerstreut es.

Die klimatischen Energien – sie können, wie der Wind im Frühling, auch krankheitserzeugend (pathogen) sein – bewirken, dass das Qi in Unordnung gerät; die Hitze im Sommer treibt es nach außen und verbraucht es, die Glut schmälert es, die Trockenheit im Herbst festigt es, und die Kälte des Winters fixiert es.[115]

Qi entspringt im Menschen den Komponenten des Nach-Himmels-Qi, also aus Atmung und Nahrung, die das „Rechte Qi" oder *zheng qi* bilden, und aus dem Vor-Himmels-Qi, dem Jing. Alle erschöpfenden und überanstrengenden Lebensweisen schädigen und mindern folglich das Qi.

Besonders der Mittlere und der Obere Erwärmer im Körper stehen im Vordergrund, wenn wir Störungen der Qi-Bewegungen begutachten. Das Qi muss auf- und absteigen und sich frei entfalten können. In der Behandlungspraxis mittels Ernährung stehen Störungen des Qi der Lunge, des Magens, der Leber und der Milz im Vordergrund.

Das Qi der Lunge muss absteigen können und damit eine Verbindung zur Wandlungsphase Wasser eröffnen, die das Qi dort ergreift. Dies ist die erste Quelle des Nach-Himmels-Qi. Gelingt dieser Vorgang nicht, entwickeln sich Husten oder asthmatische Beschwerden als Zeichen der Störung. Das Qi des Magens muss ebenfalls absteigen können, damit es von der Milz genutzt werden kann. Beide zusammen stellen die zweite Quelle des Nach-Himmels-Qi dar.

Das Qi der Leber hingegen breitet sich aus und führt Feinstteile nach oben. Es hält die Transportwege frei. Das Leber-Qi muss gezügelt werden, damit es nicht zu heftig nach oben schlägt oder in andere Wandlungsphasen eindringt und sie stört. Ein anderer Fall ist die Einschnürung oder Blockierung des Leber-Qi. Es entstehen Blockaden, die die Funktionen des gesamten Körpers stören und den Geist ebenfalls einschnüren. Diese Zustände bezeichnen wir mit dem Ausdruck „stagnierendes Leber-Qi".

Beim rebellischen Leber-Qi hingegen breitet sich das Qi in aufsteigender Richtung zu stark aus und erreicht mit Wucht den Kopf, wo es die meisten Symptome wie Kopfschmerz und Migräne mit oder ohne Bluthochdruck verursacht. Rebellisches Qi bezeichnet generell zwei verschiedene Störungen: Zum einen wird beschrieben, wie das Qi in eine andere Richtung fließt. Husten, Schluckauf und Erbrechen sind Zeichen rebellischen Qis, das nach oben strebt, statt nach unten geleitet zu werden. Die andere Art der Störung besteht darin, dass das Qi zwar in die richtige Richtung fließt, dies aber zu schnell, zu langsam, zu hitzig, zu viel.

Bitte beachten sie die diätetischen Empfehlungen in den entsprechenden Kapiteln.

Nahrungsmittel,
die das Qi der Lunge und des Magens absenken

Bei der Behandlung sollten Sie auch die Thermik der Nahrungsmittel im Blick behalten.

Als Getreide sind Gerste und Buchweizen zu empfehlen. Besonders Buchweizen mit Rettich ist zum Zerteilen ausgewiesen. Hiobstränensamen ist eines der ältesten Getreide, die der Mensch kultiviert hat. Bedauerlicherweise ist er in unseren Breiten stark in Vergessenheit geraten. Sein Temperaturverhalten ist eher kühl, sein Geschmack neutral bis süß. Seine Wirkung entfaltet er vorwiegend im Bereich der Mitte, wo er hervorragend geeignet ist, Stauungen und Tumore zu beseitigen. Buchweizen ist das Mittel schlechthin, um einen irritierten Magen zu befrieden. Er entfernt Hitze aus dem Magen und wirkt bei Gastritis schnell und zuverlässig schmerzlindernd, weist aber auch eine große Affinität zur Lunge auf, wo er hustenstillend wirkt, vor allem, wenn es sich um blutigen Auswurf oder um reichlichen Auswurf allgemein handelt. In der Schwangerschaft sollte er jedoch nach einer Quelle nicht verwendet werden. Hiobstränensamen kann gut zu Frühstückssuppen und als Substitut der Perlgerste gegeben werden. Bei allen Problemen des Qi darf Getreide nur in so ursprünglicher Form wie möglich verwendet werden, das heißt nicht als Mehl oder Pasta, sondern entweder als gekeimtes Getreide (kühlend) oder gekocht (neutral bis warm).

Gemüse: Wachskürbis, Chinakohl, Spinat, Löwenzahn, Bambussprossen, Stangensellerie, Karotten. Karotten sind besonders geeignet – täglich gedämpft oder auch als gekochtes Getränk. Rettich und Zwiebelgewächse wirken speziell auf die Wandlungsphase Metall ausgleichend. Hervorzuheben ist der chinesische Lauch. Das Gemüse sollte nur leicht gedämpft gegessen werden, so dass der knackige Charakter des frischen Qi erhalten bleibt. Je stärker ausgeprägt der Kräfteverfall jedoch ist, umso länger kann das Gemüse gegart werden. Lange Garzeiten stabilisieren das Yin. Eine gute Variation ist milch-sauer eingelegtes Gemüse, das seinen festen Platz in der Mahlzeit einnehmen kann. Bei rebellischem Magen-Qi sollten alle Zutaten ausschließlich gedämpft gegessen werden, nicht gebacken, scharf angebraten oder frittiert.

Früchte: Orangen, Grapefruit, Zitrone, Mandarine. Diese Früchte sollten nicht oder nur in kleinen Mengen roh gegessen werden. Sie stellen eher erfrischende und absenkende Zutaten zu den Hauptmahlzeiten im Sinne von Gewürzen dar. Zitronen können getrocknet und gemahlen Gemüse, Hülsenfrüchten und Fleischgerichten zugegeben werden. Grapefruitschnitze ergeben eine erfrischende Zutat zu Salaten. Bei Übelkeit und Brechreiz im

Zusammenhang mit einem durch Alkohol bedingten „Kater" ist der frische Saft von Zitronen ein zusammenhaltendes und damit säftebewahrendes Mittel. Orangensoße aus frischen Orangen verankert das Qi der Lunge und führt es herab. Kiwi als Soße kann sowohl süßen wie auch herzhaften Gerichten geschmort beigegeben werden. Ihre Verwandtschaft zu Amla, der Himalaya-Stachelbeere, ist durch ihr überwiegendes Erzeugerland Neuseeland fast in Vergessenheit geraten. Ursprünglich stammt sie aus China und trägt den Namen „chinesische Stachelbeere". Ihr überragender Vitamin-C-Gehalt ist angeraten bei Schwäche des Abwehr-Qi, das zu immer wiederkehrenden Erkältungen führt. Auch Amla und Kiwi befestigen das Qi in der Mitte und halten das Magen-Qi unter Kontrolle.

Birne wird ebenfalls gegen hartnäckigen Husten verabreicht und besonders gerne auch von Kindern als Dekokt eingenommen. Hierzu wird die Birne gemeinsam mit gutem Honig geschmort. Sowohl der entstandene Saft als auch das Fruchtfleisch werden eingenommen. Die Birne sollte ein feines Fruchtfleisch haben, wenn wir sie zu medizinischen Zwecken verwenden. Sie ist im Geschmack süßlich, gelegentlich leicht sauer. Zu viele Birnen können die Mitte und damit den freien Fluss des Qi in diesem Bereich blockieren.

Zuckerrohr mindert gleichzeitig gelegentlich entstehende Trockenheit. Anders als bei weißem Zucker entsteht nicht so schnell Schleim in der geschwächten Lunge. Mandeln wirken ebenfalls haltend, befestigend und ausgleichend.

Hülsenfrüchte: Mungbohnen, schwarze und gelbe Sojabohnen. In diesem Zusammenhang sind auch Produkte aus Soja angezeigt, wie Tofu, Sojamilch und Tempeh; selbstverständlich auch die aus Soja erzeugten Soßen, wie Shoyu und Tamari, und Pasten, wie die verschiedenen Sorten des Miso. In Japan reinigt man sogar Pfeifen mit einem dünnen Sud aus Miso-Brühe, da es besonders schonend und effizient Ablagerungen entfernt. Nach dem „Book of Miso" müssen japanische Verkehrspolizisten angeblich täglich als Dienstanweisung eine Tasse Miso-Suppe essen, um ihr Lungenkrebsrisiko durch den gewaltigen Schadstoffausstoß im Straßenverkehr zu reduzieren. Miso-Suppe gilt seit langem als Lungenschutz. Erbsen senken ebenfalls das Lungen-Qi ab und tonisieren die Mitte.

Fleisch: Bei Schwäche des Lungen-Qi ebenso wie bei rebellischem Qi spielt Fleisch eine besondere Rolle. Eine Person, die an der Lunge erkrankt, verliert sehr schnell an Kraft. Dies unterstreicht die Bedeutung des Qi der Atmung. Auch wenn insbesondere von Rauchern ihr beständiger Husten nicht mehr wirklich wahrgenommen wird, beobachten sie doch zugleich beunruhigt den Verlust ihrer Vitalkapazität: Treppensteigen, Fahrradfahren, Federballspielen werden als anstrengend empfunden, da schnell Luftnot entsteht. Daraus resultiert eine Antriebslosigkeit, die in weitere Schwäche mündet.

Bei Menschen, deren Fleischkonsum unter drei Portionen in der Woche liegt, ist es sinnvoll, gegen den Kräfteverfall Fleisch einzusetzen. Zuerst ist hier der Schinken zu nennen. Er kann zum Anbraten wie als Suppe verwendet werden. Pferdefleisch stellt ebenfalls ein besonderes Tonikum dar und senkt das Qi der Lunge ab. Ein spezielles lungenwirksames Tonikum ist das Fleisch vom Karpfen. Im Drucktopf unter Zugabe von Algen zubereitet, können auch die Knochen gegessen werden.

Kräuter und Gewürze: Grüntee, Bancha, Kukicha (auch als Basis zum Kochen), Muskat, Kardamom und Nelken. Da auch Milch und Butter bei Disharmonien des Lungen-Qi angeraten sind – allerdings nicht bei Schleim in der Lunge –, lassen sich mit diesen Kräutern in der Milch in Kombination mit Tee Getränke wie Yogi-Tee herstellen, die die Lunge kräftigen. Eine andere Variante ist Milch mit chinesischem Lauch, Gelbwurz und Salz.

Korianderkraut klärt die Lunge und befördert das Qi. Ohne Atemübungen entstehen hier jedoch keine Verbesserungen, die das gesamte Wesen des Menschen wieder mit reinem, klarem Qi füllen können und sein Denken und Handeln erfrischen. Die aktive Belüftung der Lungen und das sanfte Erhöhen der Vitalkapazität vermag hingegen düstere Gedanken zu vertreiben und den reinen Geist zu beleben. Häufige Bewegung im Freien ist das beste Heilmittel.

Nahrungsmittel, die das rebellische Qi der Leber befrieden

Das beliebteste Lebermittel ist der chinesische Lauch. Er ist schmackhaft und vermag Fülle der Leber schnell zu zerstreuen. Sein Temperaturverhalten ist moderat warm, bei Leber-Hitze oder aufflammendem Leber-Feuer sollte sein Anteil geringer ausfallen. Da er nicht nur scharf ist, sondern auch süß, wirkt er über die Mitte ableitend. Er ist besonders geeignet, Stasen und Völlegefühle aus der Brust abzuleiten. Roh ist der Lauch, wie alle Zwiebelgewächse, ausgeprägt scharf, gegart hingegen süß; er hat dann einen stärkeren Bezug zur Mitte. Er wirkt entgiftend und entlastet damit eine strapazierte Leber. Verstärkt wird die Wirkung durch heiße Kuhmilch mit Lauchsaft. Auch wenn dies anfangs gewöhnungsbedürftig ist, ist der Erfolg spürbar. Gemeinsam mit Kurkuma erhält man auch wieder ein besonders entgiftendes Getränk.

Staudensellerie: Die Kombination von chinesischen Lauch und Staudensellerie ist bei Leber-Qi-Problemen mit bereits einsetzender Hitze empfehlenswert, da Staudensellerie erfrischend kühl ist und dennoch das Qi gut bewegt. Sein Geschmack ist für empfindliche Personen gut geeignet. Besonders wenn Kopfschmerz, gerötete Augen und Schwindel die Symptome sind, ist Staudensellerie frisch gepresst als Saft anzuraten. Täglich morgens ein großes Glas beseitigt die Beschwerden erfahrungsgemäß schnell. Gegart kann er bei Kältesymptomatik verwendet werden.

Die Kumquat-Frucht ist sowohl für die Lungen als auch für die Leber ein probates Mittel. Sie ist scharf, süß und sauer. Da Lunge und Leber im Kontrollzyklus miteinander verbunden sind, ist die Vereinigung der Wirkrichtungen therapeutisch besonders wichtig. Sie verfügen über eine ausgesprochene Frühlingsenergie, weshalb sie in Vietnam zum Neujahrsfest in kleinen Bäumchen im Zimmer aufgestellt werden. Ihre goldene Farbe verheißt eine glückliche Zukunft. Auch ihre ernährungsrelevanten Wirkungen weisen den Weg in eine entspannte Zukunft, da eine gestaute oder rebellische Leberenergie sich ungünstig auf die Gesundheit auswirkt. In der Leber Erkrankte neigen zum Zorn und zu Handlungen im Affekt, was zu Konflikten, zu Auseinandersetzungen und Spannungen führt. Häufig kommt es zu Verletzungen durch Unachtsamkeit. Die Fleischigkeit der Ohren untersteht der Leber. Hat eine Mutter in der Schwangerschaft zu viele einschnürende, das heißt sauer-adstringierende Nahrungsmittel gegessen oder war sie zu vielen emotionalen Schwierigkeiten ausgesetzt, so dass sich die Leber nicht gut entfalten konnte und unter Spannung geriet, überträgt sie dieses energetische Muster als Problem auf ihr Kind.

Jeder kennt die Darstellung des Buddha, wie seine Ohrläppchen sogar die Schultern erreichen. Unabhängig von anderen Interpretationen[116] könnte man aus der Perspektive der Ernährungslehre sagen, dass hier symbolisch zum Ausdruck gebracht wird, dass seine Mutter in der Schwangerschaft besonders sorgfältig auf eine ausgeglichene Leberenergie geachtet hat –, das heißt, sie hatte sowohl in Bezug auf ihre Ernährung als auch ihre Geisteshaltung einen harmonischen Schwangerschaftsverlauf. Letzteres ist die Voraussetzung dafür, dass ein Kind eine ausgewogene Leberenergie hat. Ist das Leber-Qi gepflegt und entfaltet sich harmonisch, ist das Kind aufmerksam, liebenswürdig im Charakter und gut zu lenken. Damit erzeugt es Wohlwollen in seiner Umgebung, und dies strahlt wieder positiv und nährend auf die Seele des Kindes zurück. Dies ist die Grundlage für Glück im Leben.

Damit soll hier kein antiquiertes Bild eines angepassten Kindes propagiert werden; vielmehr ist es ein Hinweis darauf, dass das Kind nur mittels eines harmonischen und störungsarmen Qi-Flusses in der Lage ist, sein Potenzial und seine Kreativität optimal und physiologisch zu entfalten, statt sich in unfruchtbaren Auseinandersetzungen zu verschleißen.

Ist das Leber-Qi hingegen rebellisch, kann sich ein durchaus liebenswertes Kind in einen Zappelphilipp verwandeln, der seine Umgebung immer wieder reizt und Konflikte herbeiführt. Das Kind wird sich schnell abgelehnt fühlen, und sein Selbstvertrauen als Basis für eine glückliche Zukunft wird schwer angegriffen. Wir finden zum Beispiel das Awareness-Deficiency-Syndrom (ADS) als eine Version des rebellischen Leber-Qi beschrieben. Auch hier kann Kumquat, gemeinsam mit Honig und den weiteren Empfehlungen zur diätetischen Behandlung, eine gute Basis schaffen.

Zitrone leitet ebenso das Leber-Qi in die richtige Richtung und bündelt seine überbordende Energie. Wasserkastanie wirkt ausgleichend und beruhigend, kühlt das Blut und wirkt klärend auf die Sicht und damit auf die Augen. Sie beseitigt Krämpfe, die ein häufig auftretendes Symptom sind, sowie nervöse Tics. Wasserkastanien werden klein geschnitten verschiedenen Gerichten beigegeben und schmecken auch als Salat angerichtet. Sie können sowohl süß als auch herzhaft verwendet werden.

Brauntang kann als Teeabkochung oder als Gemüse verwendet werden. Sein hoher Gehalt an Jod macht ihn zu einem Therapeutikum bei Schilddrüsenunterfunktion und Kropf – als „Pflaumenkerngefühl" schon in den Klassikern der chinesischen Medizin beschrieben –, zu dem aber auch das Gefühl eines Fremdkörpers bei emotionalen Spannungen gehört, die als Leber-Qi-Stase beide Sachverhalte umfassen. Da Algen generell sehr kalt sind, sollte Brauntang nicht bei Kälte im Inneren verwendet werden. Eine Variation ist das Verwenden als Salat unter Zugabe von Essig, der erwärmend wirkt. Sein Geschmack ist salzig. Der salzige Geschmack kann bis in die Tiefe vordringen und dort hartnäckige Verhärtungen beseitigen. Ein gutes Hausmittel ist das Kochen von Brauntang gemeinsam mit Weizen. Auf 100 Gramm Brauntang werden 50 Gramm Weizen gegeben. Die Rezeptur kann als Suppe verzehrt werden. Sie ist beim Pflaumenkerngefühl indiziert, das Schluckbeschwerden und Panik verursacht.

Löwenzahn führt die Energie nach unten im Leib und kann so über den Darm aus dem Mittleren Erwärmer Fülle, die durch eine überaktive Leber entstanden ist, beseitigen. Er klärt die Wege von feuchter Hitze, die durch Nahrungsstagnation entstanden sind. Als Teeaufguss oder gedämpftes Gemüse ist er schnell wirksam. Wird er für Salate an heißen Sommertagen ausgewählt, sollte er in jedem Fall überbrüht werden, um die Entfaltung der Bitterstoffe zu fördern.

Grüner Tee wirkt kühlend und ist ableitend. Er bringt rebellisches Leber-Qi zur Raison. Er kann mit weißem Zucker mild gesüßt werden, um die Entspannung der Leber zu fördern. Aufgrund seiner entgiftenden und herabführenden Eigenschaften kann er nach Diätfehlern, Festen oder unverträglichem Essen bevorzugt genutzt werden.

Tumorbildung durch Fixierung des Qi in der Tiefe

Eine Vielzahl von Umständen kann das Qi in seinem freien Fluss in der Tiefe behindern, einengen, einschnüren, erhitzen. Es entstehen Kongestionen: Verhärtungen, Verklebungen, Massen. Diese sind als Knoten, Zysten oder Tumore zu tasten respektive auf Röntgen- oder Ultraschallbildern auszumachen. Es gibt eine große Varietät der Erscheinungen von Gewebsveränderungen und sehr unterschiedliche Konsequenzen. So reichen die Formen von harmlosen, doch manchmal sehr lästigen Lipomen über Myome, Fibrome bis zu unter Umständen streuenden Karzinomen, die das Leben vorzeitig beenden können.

Eine differenzierte Diagnose nach westlicher Medizin muss unbedingt erstellt werden, um therapeutisch wichtige Entscheidungen zu treffen. Das Zeitfenster, in dem eine Besserung erzielt werden sollte, ist von der Bereitschaft der Erkrankten ebenso abhängig wie von der Schwere des Krankheitsbildes. Ist ein Tumor bereits in dem Stadium, dass aus der ursprünglichen Geschwulst – einem Yin-Vorgang – bereits Tochtergeschwülste hervorgegangen sind – ein Yang-Vorgang –, ist der Körper gleichzeitig in zwei Extremsituationen eingetreten: Verfall des Yin, Verfall des Yang. Die anderen Funktionen sind sämtlich pathologisch: Das restliche Yin ballt sich stärker am Ort des Karzinoms zusammen, das Yang wird vom Tumor durch seine hohe energetische Dichte bereits eigenständig erzeugt – er streut, verstreut sich. Es scheint, als habe sich ein zweiter Organismus im bestehenden niedergelassen. Das therapeutische Fenster ist entsprechend klein. Das, was den Organismus nährt, nährt unter Umständen sogar das Tumorwachstum. Dieser verfügt über einen ungeheuren Energiebedarf. Daraus resultiert der Kräfteverfall der erkrankten Person. Die Behandlung besteht hier in erster Linie im Aufbrechen und Erweichen des Tumors.

Die im Grundsatz gleiche Behandlung gilt für alle Formen von Zusammenballungen in der Tiefe. Dennoch liegt der wesentliche Unterschied in der Zeitfrage. Ein Lipom im Unterarm kann im günstigsten Fall ein kosmetisches Problem sein. Hier ist das therapeutische Fenster groß, da das Leben nicht bedroht wird. Die Behandlung (und damit deren diätetische Grundsätze) verträgt auch mal ein paar Patzer. Sie ist langfristig angelegt und damit moderat.

Die Behandlung von Zysten an den Eierstöcken (Ovarien) muss zügiger und damit konsequenter erfolgen, wenn Schmerzen das Befinden und Glück der Patientin beeinträchtigen. Auch ein Kinderwunsch kann durch Eierstockzysten oder Gebärmuttermyome unerfüllt bleiben. Hier ist mittelfristig zu denken, das heißt, es ist größere Konsequenz erforderlich.

In der Karzinombehandlung ist absolute Konsequenz erforderlich. Die Behandlung muss in kürzester Zeit Veränderungen in messbaren Parametern erbracht haben. Zum Beispiel müssen Tumorgröße oder Marker, Lymphknotenbeteiligung usw. sich messbar verändert haben. Gleichzeitig sollte nicht versäumt werden, chirurgische oder chemotherapeutische Alternativen zu sehen. Eine Ernährungsbehandlung im Anschluss an eine konventionelle Tumortherapie kann Rückfälle oder Neuerkrankungen verhindern helfen. Eine individuelle diätetische Behandlung in kritischen und lebensbedrohenden Zuständen kann nicht im Rahmen eines Buches abgehandelt werden. Begleitend zur konventionellen Tumortherapie ist eine diätetische Behandlung jedoch in jedem Fall zu empfehlen.

Nahrungsmittel, die das Qi in der Tiefe bewegen

Tumore stellen generell Störungen in allen Wandlungsphasen dar. Die Beteiligung der Wandlungsphase Erde zeigt sich, da der Tumor selbst manifester Ausdruck einer Störung des Fleisches ist und/oder die Form von Gewebe verändert wird, wie dies bei Knochentumoren der Fall ist.

Die Störung der Wandlungsphase Holz bewirkt, dass das Qi nicht gleichmäßig befördert wird. Die Leber hat die Wege nicht bewacht, so dass es zum Eindringen feindlicher Kräfte kam. Aber auch die Wandlungsphase Wasser ist beteiligt, da Tumore degenerativen Ursprungs sind.

Die Wandlungsphase Feuer wird durch einen Tumor in Mitleidenschaft gezogen, da dort, wo das Qi nicht bewegt ist, wie es im Su Wen heißt, auch das Blut nicht bewegt wird. Auch eine unklare Geisteshaltung kann das Wachstum von Tumoren unterstützen. Letztendlich können sich Tumore auch dadurch entwickeln, dass das Trennen und Eliminieren der Wandlungsphase Metall nicht ausreichend war und zu viel Trübes und Unklares in Körper, Geist und Seele verblieb. So ist es nötig, Schwerpunkte zu setzen.

Wir gehen im Allgemeinen in der Tumorbehandlung nach der Regel von Stämmen und Zweigen vor. Dies bedeutet, dass wir entscheiden, ob wir erst die Ursache (Störung in einer oder mehreren Wandlungsphasen) oder die Wirkung (Tumor) therapeutisch angehen. In den meisten Fällen steht die Zweigbehandlung im Vordergrund. Ist der Tumor in seinem Wachstum gehemmt oder hat sich verkleinert, setzt die Behandlung des Stammes ein.

Die Mittel, die hier genannt werden, sind Ergänzungen zur Basisdiät. Die Basisdiät besteht zu 80 Prozent aus gekochtem Getreide, zehn Prozent gedämpftem Gemüse, fünf Prozent Hülsenfrüchten und fünf Prozent Extras. Die Reduktion in der Auswahl ist besonders wichtig, um eine Klärung herbeizuführen, und sollte daher unbedingt beachtet werden. Die Mahlzeiten sollten einfach sein und nicht aus zu vielen verschiedenen Anteilen bestehen. Rohe, energetisch kalte (zum Beispiel Eiscreme) und schleimbildende Nahrungsmittel sind auszuschließen. Die Zusatznahrungsanteile hingegen sind kühl bis kalt und gleichzeitig salzig. Sie wirken damit verlangsamend auf Tumore und erweichend. Zu dieser Kategorie gehören Lotuswurzel, Judasohr, Baumohrpilz, in Asienläden unter der Bezeichnung schwarze Morchel im Handel. Die weiße oder Silbermorchel befreit ebenfalls von Kongestionen. Shiitake-Pilze sind ausdrücklich angeraten bei Magen-, Gebärmutter-, Leber- und Pankreaskarzinomen. Bei diesen Zuständen sollten sie täglich verzehrt werden. In einfachen Fällen muss die Dosis angepasst werden, da die regelmäßige Einnahme zu Pilzerkrankungen (Candidiasis) führen kann. Störungen der Mitte, wie Verdauungsblockaden, können sich verschlechtern. In der Tumortherapie wird der Shiitake-Pilz nicht nur den Getreidemahlzeiten beigegeben, sondern auch als Teeaufguss eingenommen.

Braunalge und sämtliche anderen Algen sind angeraten, wobei Braun- und Rotalge aufgrund ihres hohen Salzgehalts zu bevorzugen sind, ebenso Krebse, Austern und Mikroalgen wie Spirulina und Chlorella. Flachssamen und Omega-3-haltige und chlorophyllhaltige Nahrungsmittel können Sie auf der Liste ganz nach oben setzen.

Strikt zu vermeiden sind sämtliche zelltoxischen Substanzen: Kaffee, Zigaretten, Alkohol, Marihuana und solche, die den Qi-Fluss behindern, da sie schnell Schleim bilden, wie alle raffinierten Nahrungsmittel. Solche sind weißer Zucker, weißes Mehl, raffiniertes Tafelsalz. Auch Nachtschattengewächse können in vereinzelten Fällen chronisch entzündliche Prozesse unterhalten oder sogar verschlechtern, die eine Ursache von Tumorbildung darstellen. Kartoffeln, Tomaten und Auberginen sollten deshalb für einen gewissen Zeitraum vom Speiseplan gestrichen werden.

Bitte beachten Sie noch einmal den Hinweis, dass es sich hierbei nur um einfache Richtlinien handelt. In schweren Fällen sollten Sie stets eine Person mit entsprechender Ausbildung in Diätetik zu Rate ziehen, die den individuellen Fall mit einer maßgeschneiderten Diät behandelt und Zwischenfälle erkennen kann.

16
Die Jing-Tonika

Ihr fragt, zu welchem Zweck ich in den blauen Bergen lebe –
Ich lächle, doch entgegne nichts,
das Herz ist voll von Seelenruh'.
Die Pfirsichblüten treiben auf dem Strom,
davon in weite Ferne.
Andere Himmel gibt's und Erden
als die der Welt der Sterblichen

(Li Bai)[117]

Jing-Tonika sind Substanzen, die in der Lage sind, besonders energiedichte Schichten des Körpers zu regenerieren. Anders als Blut- oder Qi-Tonika ersetzen sie nicht Substanzen oder Energien des täglichen Verbrauchs, sondern stützen vielmehr das energetische Gerüst des Menschen. Jing repräsentiert in uns die Konsequenz der Erfahrungen unserer Ahnen, reflektiert aber auch unsere Zukunftsperspektiven aus unserem bisherigen Handeln und äußeren Einflüssen. Jing können wir als den Faktor Zeit in unserem Leben ansehen, da es über Reifungs- und Alterungsprozesse in unserem Seele-Geist-Körper-Gefüge entscheidet. Jeder Mensch hat seine eigene „biologische Uhr", doch selbst die beste Arznei kann uns verlorene Zeit nicht zurückbringen.

Jing-Mangel beim Kleinkind drückt sich in verzögerter Reifung aus: verspäteter Fontanellenschluss, verspätete geistige Reifung, spätes Zahnen, spätes soziales Verhalten. Je später diese physiologischen Reifungsprozesse einsetzen, desto ausgeprägter ist der Mangel an angeborenem Jing. Jing-Verlust beim Erwachsenen zeigt sich in degenerativen Erkrankungen wie Allergien, Rheuma, Krebs, Verkalkungen, Durchblutungsstörungen, schlechter Gedächtnisleistung oder vorzeitiger Senilität. Auch hier gilt: Je früher im Lebensalter diese Störungen und Erkrankungen auftreten, desto ausgeprägter ist der Mangel an Jing. Diese Zeichen können unter der Gabe von Arzneien und Zusatzstoffen gemildert werden, aber sie können die verlorene Zeit nicht ersetzen. Für viele Erwachsene könnte der Ausspruch von Karl Valentin gelten: „Eigentlich bin ich ganz anders, ich komme nur so selten dazu." Stressvoll und eilig zu leben und dabei ein wenig Omega 3 und Q 10 einzunehmen kann keine angemessene, reflektierte Reife des Bewusstseins und damit das Erleben einer inneren ruhigen Zeit ersetzen. Als wirksames Jing-Tonikum neben den unten aufgeführten Substanzen gilt dementsprechend, dass wir uns Zeit nehmen sollten – das Gefühl kultivieren, im Einklang mit uns und der Welt zu sein.

Jing-Tonika sind keine Turbo-Lifestyle-Mittel, die zu mehr Leistung und Konsum befähigen sollen. Sie können, um Missverständnissen vorzubeugen, das Jing nicht in seiner Ursprünglichkeit regenerieren oder sogar erst in die Person hineintragen. Aber sie können seine Aktivität regulieren und seine Wirkung in einem spürbaren Rahmen ergänzen, unterstützen und bewahren.

Um die Aufnahme der Substanzen zu garantieren, muss zuerst jenes Organsystem gestärkt werden, dass für die Absorption und Verwendung von Nahrung wie von Reizen zuständig ist: Milz und Magen.

Ferner muss die Leber untersucht werden, denn auch hier ist es möglich, dass durch Leber-Qi-Stagnation und Nahrungsstagnation die Substanzen in der Mitte einfach liegen bleiben und nicht zu ihrem Bestimmungsort reisen können. Die Patienten geben viel Geld für Tonika aus und haben dennoch keinen nennenswerten Nutzen.

Die Nieren speichern das Mark und mithin das Jing. Ihre Kapazität, Nieren-Yin, Nieren-Yang und Nieren-Qi ausgewogen zu beherbergen, muss untersucht werden, um gewissenhaft das richtige Tonikum zu wählen. Insbesondere bei der Niere sollte ganz besondere Sorgfalt in der Diagnose aufgewendet werden, da das falsche Tonikum, zum Beispiel eines für das Nieren-Yang, fatale Folgen für die ergänzende Kraft haben kann – im Beispiel das Nieren-Yin und somit das Jing.

Gerade die Symptome Erschöpfung und Unruhe müssen aufmerksam auf ihre Herkunft hin untersucht werden, um schwer wiegende therapeutische Fehler zu vermeiden. Viele Symptome wie Schwächezustände, Rückenschmerzen und sexuelles Versagen finden sich sowohl bei Nieren-Yin- wie auch bei Nieren-Yang-Schwäche. Gemeinsam ist beiden Arten, dass es sich um einen Schwächezustand einer Nierenqualität handelt.

Entsteht sexuelles Versagen bei Nieren-Yin-Mangel, äußert sich dies in heftigem Verlangen, doch in schwächlicher Ausführung. Das Feuer der Erregung schlägt heftig hoch, doch kurze Zeit später ist mit einer vorzeitigen Ejakulation oder auch dem abrupten Ende der Erektion schon wieder alles vorbei. Bei Frauen äußert sich Nieren-Yin-Mangel in sexueller Rastlosigkeit ohne Erfüllung. Im Falle von bestehendem Kinderwunsch endet dieser häufig in Aborten bereits in den ersten Schwangerschaftswochen.

Bei Nieren-Yang-Mangel äußert sich das sexuelle Versagen eher in der Wahrnehmung des Partners – es besteht nur geringes oder gar kein sexuelles Verlangen. Und ist mal ein Hauch davon vorhanden, wird es von der kleinsten Missstimmigkeit hinweggefegt. Auch in diesem Falle ist eine Erektion nur schlecht herbeizuführen und von kurzer Dauer (die Fähigkeit zur Erektion wird generell von der Leber herbeigeführt, untersteht der Wandlungsphase Holz). Bei der Frau besteht geringes Verlangen mit Kältegefühl im Uterus, „als säße man in kaltem Wasser".

Insbesondere bei Erschöpfung des Yin, den überreizten Zuständen mit Versagensängsten, finden wir eine ungebremste Begeisterung zur Selbsttherapie. Ist jemand durch Überarbeitung, Hyperaktivität, mangelnden Schlaf und sexuelle Ausschweifungen erschöpft, benötigt er oder sie aus fernöstlicher Medizinsicht nichts als Ruhe – nicht aber nach seiner oder ihrer eigenen. So ist zu verstehen, dass ein Präparat wie Viagra, das generell bei Erektionsstörungen, aber auch bei mangelnder weiblicher Libido eingesetzt wird, nicht nützen kann, ohne gleichzeitig zu schaden – schon gar nicht, wenn es undifferenziert bei beiden Varianten der Erektionsstörungen oder Libidomangel eingesetzt wird.

Um therapeutisch richtig zu handeln, würden wir für eine solche Person verlangsamend-kühlende Schwerpunkte setzen (Yin-Aufbau), damit der Körper Zeit gewinnt, seine Yin-Reserven zu erneuern und damit sein Jing zu schonen. Er würde, sozusagen aus voller Fahrt, abgebremst werden. Menschen, die über Jahre hinweg einen hohen Leistungsanspruch an sich stellen, haben jedoch das Gefühl, sie könnten nur leben, wenn sie Benzin ins Feuer gießen. Sie werden von Ängsten geplagt, sobald ihre Höchstleistung gebremst wird. Dies ist zu bedenken, wenn solche Patienten die Behandlung abbrechen möchten, da sie sich nicht mehr als so leistungsfähig und umtriebig empfinden wie zuvor. Sie müssen eine Phase der Umstellung durchstehen, die aber in einem Qualitätszugewinn besteht, da die gesundheitlichen Beschwerden abnehmen und sie seelisch wieder belastbarer werden – Zeichen von Stress werden gemindert, und Qualitäten wie Lebensfreude, Gelassenheit und Zielgerichtetheit kehren zurück.

Menschen, die viel von sich fordern und stark leistungsbezogen sind, leben häufig auf Kosten ihres Yin und Jing. Daher entwickeln sie Zeichen von Yang-Überschuss. Sie haben auch in der späteren Lebenshälfte noch Zeichen großer Vitalität, reden laut und viel, haben ein rotes Gesicht, arbeiten hart und ernähren sich eher reichlich. Aber sie zeigen Zeichen von Jing-Verlust, wie schütter werdendes Haar, ausfallende Zähne, Rücken- und Knieschmerzen. Sie konsumieren eher über das Maß. Doch Kaffee und weißer Zucker, Zigaretten und andere Stimulantien erschöpfen das Jing.

Auch Fett- und eiweißhaltige Ernährung mit Produkten tierischen Ursprungs verschlimmern das Problem nur, da sie den Ursprung des Yang-Exzesses darstellen. Meist wird besonders komplexe Nahrung bevorzugt, die aus einer Vielzahl von Substanzen erzeugt wird, wie Kuchen, gefüllte Blätterteigtaschen, Aufläufe oder Nahrungsmittel mit Vitamin- und Mineralstoffzusätzen, anstelle einfacher Getreide-Gemüse-Kombinationen.

Gute Behandlung ist wichtig, auch wenn die betroffenen Personen sich kräftig fühlen, denn die degenerativen Erkrankungen haben sich bereits festgesetzt. Häufig empfinden sie deren Symptome dann als plötzlich auftretend. Tinnitus, Bandscheibenvorfall, Arthrose, Infarkt, Blutdruckkrisen oder Krebs sind *de facto* aber Folgen eines enorm hohen Verbrauchs von Essenz.

Jing-Tonika und Anti-Aging

Im Prinzip können wir den Verbrauch von Jing als die eigentliche Ursache der Alterung beschreiben. Bewahrender Umgang mit Jing verspricht nach taoistischer Ansicht ewiges oder zumindest langes und harmonisches, vollkommenes Leben. Früher wurde Letzteres in Europa als herbeigewünschter Jungbrunnen in Literatur und Kunst immer wieder thematisiert. Man nahm an, er sei irgendwo versteckt und ihn zu finden würde den Eintritt ins Paradies bedeuten. Modern ausgedrückt nennen wir es Anti-Aging. Die Hoffnungen ähneln sich scheinbar, aber die Wege sind sehr verschieden.

Im Fernen Osten diente die Verlängerung der Lebenszeit und die Abwehr von Krankheiten dem Zweck, Zeit zur Vervollkommnung zu gewinnen. Die Reise dorthin war gesäumt von Phasen des Verzichts und der Einsicht in die Natur des Geistes und seine wahren Bedürfnisse. Durch Selbstbeschränkung, Konzentration, meditative Praxis, den Einsatz bestimmter Diätformen und wirksamer Pflanzen – als bekanntester Vertreter das legendäre *He shou wu* – sollen die Menschen ein beträchtliches Alter erreicht haben, ohne dass sich die damit üblicherweise verbundenen Plagen einstellten.

„Die Weisen wissen, dass Jing, die Essenz, die kostbarste Substanz im Körper ist. Wie die Wurzel eines Baumes sollte sie behütet und vor Räubern geschützt werden. (…) Es ist daher äußerst wichtig, das Jing zu schützen, indem man den Rhythmus der Jahreszeiten beobachtet und sich ihm anpasst."[118]

In den Gesprächen des mythischen Gelben Kaisers mit seinem Minister erfährt der Kaiser die Ursache für die Schwächung der Lebenskraft beim modernen Menschen:

„Sie (die Menschen) … erschöpfen ihr Jing (…) und vergeuden ihr Qi. Sie wissen nicht um die Geheimnisse der Pflege der Lebenskraft. Sie sind nicht imstande, ihren Lebensstil und ihre Ernährung zu regulieren (…). Die vollkommenen Menschen früherer Zeiten rieten, sich vor (…) krank machenden Faktoren zu schützen. Was die geistige Ebene betrifft, so sollten sie Ruhe bewahren und exzessive Wünsche und Phantasien vermeiden, sie sollten die natürliche Reinheit des Geistes erkennen und aufrechterhalten. Nur wenn die inneren Energien frei und sanft zirkulieren können und die Energie des Geistes nicht zerstreut, sondern konzentriert und fokussiert ist, sind Krankheiten zu vermeiden." *(Su wen)*[119]

Wir können daraus folgern, dass nicht nur die Mitte des Menschen, bezogen auf seine stoffwechselaktiven Fähigkeiten, restauriert werden muss, bevor wir Jing-Tonika verabreichen, sondern es ist wichtig, das die zu behandelnde Person die richtige Geisteshaltung hat, da wir sonst fahrlässig handeln und einen räuberischen Prozess noch anheizen.

Wenn also jemand von seinem aufpeitschenden Lebensstil ausgelaugt ist und Zeichen von Krankheit und Erschöpfung des Jing zeigt, tun wir ihm keinen Gefallen, wenn wir weiter aufputschende Yang-Tonika anwenden, obwohl er sich vorübergehend besser fühlen würde, da die gewöhnlichen Stimulantien ausgereizt sind. Wir müssen also anders vorgehen. Hier sind Jing-Tonika überwiegend pflanzlichen Ursprungs zu verwenden, nur kleine Mengen solche tierischen Ursprungs. Vor allem sollte keine schnelle oder radikale Diätänderung vorgenommen werden, sondern ein behutsamer Übergang stattfinden. Dem Körper muss Zeit gelassen werden, sich umzustellen. Denn auch wenn Fülle-(Exzess)-Zeichen dominieren, haben wir dennoch einen schweren Erschöpfungszustand vor uns.

Eine das Jing tonisierende Diät benötigt Nahrung, die *per definitionem* die Entwicklung von Geist und Körper fördert. Sie soll erfrischend und erneuernd wirken, das Leben qualitativ verbessern und verlängern, die Fortpflanzungsorgane jung erhalten und Zeichen vorzeitiger und unharmonischer Alterung beseitigen, wie zum Beispiel Arteriosklerose, Alterssichtigkeit, Arthrose, Impotenz, Unfruchtbarkeit.

Die Pflege von Jing, Qi und Shen für ein friedvolles Leben

Um das Qi aufzubauen, müssen die Gedanken befriedet werden, denn nur in der Stille des Geistes gelangt das Qi in einen Zustand ausreichender Fülle. Das Shen ermöglicht es uns, zur Quelle zurückzukehren. Dazu bedarf es bedingungsloser Hingabe. Beide nähren das Jing und erhalten somit unser Leben in Fülle. Die Stufen sind:

- Erst soll der Übende den Lebenssamen sorgsam bewahren und ihn reichlich mehren;

- dann den Körper maßvoll nähren und seine wilden Leidenschaften zügeln, die Glieder heilsam regen und tief atmen, jedoch unhörbar, sanft und weich;

- und drittens soll in der Stille sich das reine Qi des Kosmos sammeln;

- zum Vierten sei er nicht mehr länger erpicht auf dieses oder jenes; er sei still, ohn' Hetzen hin und her;

- und fünftens sollt er auch nicht wissen, wie man das inn're Feuer schürt, damit er von subtilem Qi sich einen frischen Vorrat sammle;

- und sechstens soll sein Geist beständig in ruhiger Gelassenheit verharren;

- danach sein Geist in reiner Wesensschau verweil'n, in Leerheit ohne Unterscheidung.

- Zuletzt soll es in seinem Geist kein „ich" und nicht das „andre" geben; dann fliegt er über Sonn' und Mond hinaus, dorthin, wo endlos sich das *tao* jenseits des Universums dehnt, den Wanderer zurückerwartend.[120]

Auswahlkriterien der Tonika – Faktoren, die das Jing erschöpfen

1. Stress, Angst
2. Überarbeitung, körperlich
3. Überarbeitung, geistig
4. Bei Männern zu viel Sex in der Pubertät (bei Frauen wird in diesem Fall das Blut, nicht das Jing geschwächt)
5. Bei Frauen: Geburten, Abtreibungen oder Fehlgeburten in rascher Abfolge (unter drei Jahren zwischen Geburt bzw. Ende der Schwangerschaft und nächster Konzeption), zu viele Kinder für ihre Konstitution, ihren Ernährungs- und Lebensstil

6. Schock, Trauma, Sucht
7. Zeitversetzter Lebensstil, zum Beispiel Schichtarbeit über viele Jahre
8. Rückstände und Toxine in Nahrung und Wasser, Genussmittel und Stimulanzien mit toxischen Eigenschaften wie Kaffee, Zigaretten, Alkohol, Marihuana, Kokain, Speed und Schwermetalle wie Blei und Quecksilber, Aluminium (Kochgeschirr)
9. Überschuss an Eiweiß in der Nahrung
10. Übermäßig gesüßte Nahrung

Diagnose und Behandlungsempfehlungen

Das Vorhandensein von Hitze im Körper, auch Hitzezeichen durch Yin-Mangel

Die betroffene Person klagt darüber, Hitze nicht zu vertragen. Ihre Beschwerden verschlechtern sich bei Sommerwetter; Spanienurlaub im August ist undenkbar geworden („ja, früher, da …"). Nachts streckt sie die Füße aus dem Bett, da Hand- und Fußsohlen heiß sind.

Auf dem Nachttisch steht ein Glas Wasser. Die Person trinkt auch sonst viel, am liebsten Erfrischungsgetränke aus dem Kühlschrank, und ist dennoch durstig. Häufig sind die Skleren der Augen rot geädert, die Augen fühlen sich trocken an und können jucken. Der Urin ist eher selten und spärlich und wie die anderen Ausscheidungen stark riechend. Sie klagt über Unruhe. Hier sind alle erwärmenden Jing-Tonika strikt zu meiden!

Gemieden werden sollten Huhn, Muscheln, Leber und Nieren vom Lamm, Lammfleisch, Forelle, Lachs und andere schnell schwimmende Fische mit dunklem Fleisch, Walnüsse.

Geeignet sind Marksuppe, Plazenta, Spirulina, Chlorella, schwarze Sojabohnen mit Algen, Weizengras, blaugrüne Mikroalgen.

Heilkräuter: Rehmannia präp., Salomons Siegel[121] (Polygonati Odorati), Brahmi (Gotu Kola Centella asiatica)[122].

Anzeichen von besonders großer Fülle und Hitze in Körper und Geist

Bei Zeichen von Exzess – großer Fülle – wirkt die Person außerordentlich robust, hat ein gerötetes Gesicht, einen kraftvollen Puls, redet laut und viel, lacht dabei oft. Die Zunge zeigt einen dicken gelben Belag, der sich nicht abwischen lässt. Gemieden werden sollten die oben unter „Hitzezeichen" bereits erwähnten Substanzen, auch tierische Fette und Proteine sind zu meiden.

Günstig sind Weizengras, Gerstengras, Mikroalgen (Spirulina, Chlorella, blaugrüne Mikroalge), Brennnesseln, Mandeln, Blütenpollen, Markknochensuppe, Brahmivati, Sandelholz.

Zeichen von Erschöpfung und Mangel an Yang-Qualität in Körper und Geist

Personen, die schwächlich wirken, dabei blass sind, mit leiser Stimme sprechen und vom Charakter her introvertiert sind. Die Zunge ist dünn, ohne Belag, und der Puls fühlt sich unter dem tastenden Finger verschwindend fein an.

Meiden: Weizen- und Gerstengras, Mikroalgen.

Günstig: in Honig präparierte Rx. Rehmannia, Royal Jelly; Blütenpollen, Milch, Ghee, Plazenta (besonders im Falle von Spermatorrhoe), Milch, Ashwagandha (Withania somnifera), Shilajeet (Asphaltum), Cashewkerne, Safran, Eigelb mit Rotwein und Honig.

Zeichen von Kälte in Körper und Geist

Der deutlichste Hinweis auf die Anwesenheit von Kälte im Körper ist die völlige Aversion gegen Kälte. Die Person zieht sich dick an, trotzdem bleiben Hände und Füße eisig, Zugluft verursacht Unbehagen und führt schnell zu Erkältungen mit Schnupfen mit klarem Sekret.

Es besteht ein Bedürfnis nach warmen Getränken. Nahrungsmittelunverträglichkeiten beruhen häufig nur darauf, dass die Nahrung zu kalt ist und so schneidende Leibkrämpfe verursacht. Der Urin ist wasserklar, manchmal weißlich und reichlich, häufig kommt es zu nächtlichem Wasserlassen und/oder Kältegefühl im Rücken mit Rückenschmerzen.

Meiden: Siehe weiter oben unter „Mangel", Salate, Joghurt;

Günstig: Ghee, Antilopenhorn, erwärmende Meeresfrüchte, insbesondere Muscheln, Krebse, Krabben, Lachs, Lachsforelle, Thunfisch, Plazenta, Huhn, Leber, besonders vom Lamm oder Huhn, Niere (besonders vom Lamm), Ashwagandha, Shilajeet, Malve, Safran, Milch mit Honig, Gelbwurz (Kurkuma) und Lauchzwiebeln.

Zeichen eines angeborenen mangelhaften Jing

Bei Kindern äußert sich Jing-Mangel, der durch eine schlechte Ausgangslage der elterlichen Gesundheit, deren fortgeschrittenes Alter und Schwierigkeiten in der Schwangerschaft entstehen kann, zum Beispiel in auffällig langsamem Wachstum und Reifen der Kinder. In der fernöstlichen Medizin gibt es eine lange Tradition des Überlegens, unter welchen Umständen eine Schwangerschaft eintreten sollte und wie der Schutz des geplanten und erwünschten ungeborenen Lebens am besten zu gewährleisten sei.

In der Philosophie des Fernen Ostens hat die Suche nach der rechten Zeit höchste Priorität. Damit ist zum einen das Alter der Eltern gemeint – wobei das der Mutter entscheidender ist als das des Vaters –, zum anderen betrifft es natürlich auch alle kosmischen Zusammenhänge, zu denen Astrologen befragt wurden. Dies ist in Agrargesellschaften sinnvoll, da die Mutter ja möglichst schnell wieder zur Feldarbeit bereit sein sollte, andererseits auch Zeit für die eigene Regeneration brauchte. Außerdem blieb durch das Festlegen des idealen Datums für den künftigen Spross auch vorher genug Zeit, die eigene Gesundheit zu optimieren und das Leben in Erwartung des Nachwuchses ein bisschen zu organisieren.

Heute gehen auch manche naturheilkundlich orientierten Ärzte wieder dazu über, Frauen mit Kinderwunsch lebensberatende Vorschläge und auch solche zur Ernährung mitzugeben. Ziel ist es, den Kinderwunsch der Eltern mit den Bedürfnissen des Kindes in Einklang zu bringen, wobei der Fokus mehr auf Letzteren liegt.

Insbesondere wenn die zukünftige Mutter schon über dreißig ist, sollte sie sich vor der Schwangerschaft schonen und eine Jing-tonisierende Diät halten. In der Schwangerschaft ist ebenfalls strikt auf ausreichende Ruhezeiten zu achten. Bei Kindern, die mit einem Jing-Mangel zur Welt kommen, sind meist die langen Knochen und der Schädel von mangelndem und nicht regelgerechtem Wachstum betroffen. Die Fontanelle schließt spät oder schlecht, die Knochen können lange rachitisch verformbar bleiben.

Die geistige Reifung ist häufig verzögert. Die Kinder haben Schwierigkeiten beim Begreifen und in der Aufmerksamkeit und bleiben lange unselbstständig. Sie sind emotional häufig instabil, zeigen auch hier Zeichen verlangsamter emotionaler Reife und werden oft übertrieben von Verlassenheitsängsten geplagt oder entwickeln autistische Züge. Ihr Zahnen ist verspätet, die Zahnsubstanz schlecht.

Ihre sexuelle Reifung ist verändert, meist verspätet, manchmal aber durch Hitzezeichen stark verfrüht und dann sehr ausgeprägt.

Jing-Tonika, die für Kinder geeignet sind: Schildkrötenpanzer, Muschelschalen, Drachenknochen, also mineralische Jing-Tonika, die von kühler Natur sind. Sie helfen, das Jing zu befestigen. Wird Fleisch als Jing-Tonikum verzehrt, sollten die Mengenangaben und Zubereitungsrichtlinien beachtet werden. Manche der empfohlenen Ergänzungsstoffe sind in Kombinationspräparaten zur Wirkungsverstärkung zusammengefasst. Da zum Beispiel Radix Rehmanniae präp. schwer verdaulich ist, wird gerne die erprobte Kombination der „Sechs-Blüten-Pille" genommen.

Vorstellung einiger Tonika

Spirulina, Chlorella, blaugrüne Algen, Fisch, Leber, Nieren, Gehirn, Knochenmark, menschliche Plazenta und Getreidegräser sind reich an RNA/DNA und können den Körper vor Degeneration bewahren. Tierische Produkte sind reich an Vitamin B 12, das die Bildung von Zellkernsubstanzen stimuliert, die Neubildung fördert und Nervenzellen schützt. Vitamin A schützt, und Vitamin E hat neben der zellschützenden Funktion zudem noch eine starke Wirkung auf die Fortpflanzungsorgane. In Hirn, Knochenmark, Nieren, Leber und Plazenta finden sich Omega-3-Fettsäuren; sie kräftigen das Nervensystem, erhalten die Zellintegrität und können nachweislich Ablagerungen aus dem Gefäßsystem hinausschleusen.

Bei älteren Menschen kann eventuell die Extra-Substitution durch Mono- oder Kombipräparate angezeigt sein. Plazenta wird gerne im Fernen Osten angewandt. Es heißt, dies sei das einzige Fleisch, das nicht vom Tod, sondern vom Leben kommt. Klein geschnitten, gefroren oder getrocknet kann sie gut gelagert und später in Suppen verwendet werden. Sie ist einzusetzen bei Wöchnerinnen, um sie zu kräftigen, aber auch bei allen Störungen, die mit der Fortpflanzung und den entsprechenden Organen zusammenhängt: Aborte, Infertilität, Impotenz, unzureichende Milchbildung.

Verwenden wir Milch, Leber oder Nieren, ist es bedeutsam, dass die Tiere in guter Umgebung mit ausgewähltem Futter großgezogen wurden. Für die Ernährung im gesamten universellen Kontext ist wichtig, Milch nur von Kühen zu beziehen, die nicht angebunden waren. Diese Tonika wirken auf Blut und Jing gemeinsam.

Im Orient spielte das Kraut „Salomons Siegel" eine wichtige Rolle bei den Taoisten, die sich speziell mit den Techniken der Levitation befassten. Für diese brauchte man ungeheure Mengen von Qi, die über Salomons Siegel bereitgestellt werden können. Den engen Bezug zum Geist finden wir in dem Einsatz in unserer europäischen Phytotherapie (Pflanzenheilkunde);

zusammen mit Ghee, Mandeln und Milch eingenommen, baut Salomons Siegel die Knochen auf und nährt Geist und Körper.

Nesseln sind auch im Westen ein Nieren-Tonikum. Sie verbessern den Haarwuchs und zeigen damit ihren engen Bezug zum Blut wie zu den Nieren an. Die Nieren beeinflussen das Kopfhaar über ihre Kontrolle der vitalen Ressourcen. Sie können grün gedämpft, ähnlich wie Spinat, verzehrt werden. Milarepa, ein Heiliger, der in Tibet verehrt wird, fastete mit Nesseln, bis sein Gesicht eine hellgrüne Färbung angenommen hatte. Er entwickelte in dieser Zeit legendäre mentale und spirituelle Kräfte.

Royal Jelly und Blütenpollen sind tierische Nahrung von großer Potenzialität. Sie sind, ebenso wie Milch, darauf ausgerichtet, Organismen ausschließlich ernähren zu können. Royal Jelly dient dazu, aus einer gewöhnlichen Biene eine Königin zu schaffen, mit ihren ungeheuren reproduktiven Fähigkeiten, die die Aktivität des Jing eindrucksvoll veranschaulichen. Blütenpollen sind geringer konzentriert und milder wirksam. Sie werden eher bei generalisierten Mangelsymptomen verwendet.

Muscheln (wärmend), Schildkrötenpanzer oder Muschelkalk (kühlend), Huhn (warm, süß) eignen sich als Zusatz zur Basiskost, die Getreide und Hülsenfrüchte betont. Generell ist empfohlen, bei einem tief gehenden Verlust von vitalen Substanzen viel Nahrung zu sich zu nehmen, die von der Farbe her schwarz ist (schwarz ist die den Nieren zugeordnete Farbe), mit leicht salzigem Geschmack durch den Zusatz von Fisch oder Algen. Geeignet sind schwarze Azukibohnen, schwarze Sojabohnen, schwarzer Sesamsamen – hält das Haar schwarzhaariger Menschen bis ins hohe Alter frei von Grau –, schwarze Hirse, Maulbeeren, Brombeeren und Walnüsse (Vorsicht bei Hitze- und Fülle-Zeichen).

Das beste Jing-Tonikum ist dennoch die Einsicht. Wenn die besprochenen Ergänzungsstoffe eingenommen werden, können sie unter meditativer Praxis, mit Qi gong, Yoga und sittlicher Lebensweise in Qi und Shen verwandelt werden.

Eine das Jing bewahrende Lebensweise fördert auch eine ruhige, verantwortungsvolle und ausgeglichene Geisteshaltung. Missachtung der eigenen Grenzen, Missachtung der eigenen Bedürfnisse und leben nach Verführbarkeit erschöpft unsere Reserven. Diese Grundeinstellung gefährdet nicht zuletzt eine friedvolle Entwicklung auf unserem Planeten. Das Jing erhalten heißt, achtsam zu sein, auch ökonomisch. Neige ich zum Raubbau, dann neige ich auch zur Missachtung anderer, da ich nicht gelernt habe, Grenzen zu respektieren, und alles für verfügbar halte. Nicht zuletzt durch eine solche Haltung verbrauchen einige wenige auf dieser Erde Wasser und Luft, die der gesamten lebenden Welt gehören.

Das Verständnis der Zusammenhänge, erlebt auf der eigenen körperlichen und seelisch-geistigen Ebene, festigt die Einsicht zur Umkehr und bildet die Basis für eine bessere Lebensweise, die letztendlich allen zugute kommt.

Der Klassiker eines einfachen Mädchens[123]

Wenn ein Mensch im Traum das Paradies durchwandelte, und man schenkte ihm eine Blume zum Beweis, dass er dort gewesen, und beim Erwachen hielte er die Blume in seiner Hand ... was dann?

(S. T. Coleridge)[124]

Die große Vereinigung von Yin und Yang ist eine sehr ernsthafte Angelegenheit und verlangt sehr viel Lernen, wenn man es ordentlich tun will. (...) Dies führt zu einer langen Liste von sexuellen Übungen für Vergnügen und Gesundheit.

(Dreams of Spring)[125]

Eine grundsätzliche Frage in der Gesundheitspflege ist die der Sexualität. Anders als in den indischen Traditionen, in denen Sexualität sehr ritualisiert und im tantrischen Zusammenhang der Erkenntnis der Wahrheit und der Natur Gottes dient, ist sie im Fernen Osten, ebenso wie die Ernährung, stets als Zweig der Medizin betrachtet worden.

Im *Su wen* werden in den Gesprächen des Gelben Kaisers mit seiner Beraterin Su Nüjiing grundsätzliche Fragen des Zusammenhangs zwischen Sexualität und Gesunderhaltung frei diskutiert. Zur Frage der Ejakulationshäufigkeit von Männern ist hier Folgendes zu lesen: Ein junger Mann im Alter von fünfzehn bis zwanzig Jahren kann durchaus zweimal am Tag ejakulieren, sofern er sich gesund fühlt. Ist er schwächlicher Natur, sollte es bei einem Mal bleiben. Mit Erreichen des dreißigsten Lebensjahres sollte ihm eine Ejakulation am Tag genügen; im Fall von Schwäche sollte danach eine Pause von einem Tag eingelegt werden. Ist er jenseits der vierzig und von robuster Konstitution, ist es ihm noch jeden dritten Tag anzuraten; nachdem er die fünfzig überschritten hat, nur noch jeden fünften Tag, im Fall von Schwächung eventuell auch nur noch jeden zehnten Tag. Für einen Mann von sechzig ist es jeden zehnten Tag üblich, bei Schwäche jeder zwanzigsten. Ab einem Alter von siebzig Jahren genügt einmal im Monat, unter Umständen sollte über längere Zeiträume gar keine Ejakulation mehr erfolgen.

Diese Vorschläge beziehen sich auf gesunde Männer. Es findet sich in diesem Klassiker auch eine Mindesthäufigkeit der Ejakulation, um eine gesundheitsfördernde Wirkung zu erhalten. Dies hat nichts mit den taoistischen Techniken zur Langlebigkeit zu tun, dient jedoch der Gesundheitsvorsorge.

Die Zeit zwischen den Ejakulationen sind hier auch nicht als Phasen des Zölibats zu verstehen. In diesen Zeiten kann Sex unter Kontrolle der Ejakulation zur Freude der Geliebten stattfinden. So kann sich ein Mann seiner Potenz bis ins hohe Alter erfreuen. Dennoch sollten die Sinne nicht zu sehr in Aufruhr geraten, da dann die Kontrolle oft nicht ausreichend gewährleistet ist. Frauen erleiden beim Höhepunkt keinen nennenswerten Verlust an Jing. Erleben sie jedoch einen Höhepunkt während der Menstruation, so schwächt dies deutlich das Blut und sollte deshalb bei Schwäche strikt unterbleiben.

Jing-Verlust für Frauen entsteht besonders bei Schwangerschaften, unabhängig davon, wie sie beendet werden, und in der Stillzeit.

Die minimale Ejakulationshäufigkeit bei einem Mann unter und um die zwanzig sollte vier Tage nicht ohne Grund überschreiten. Ejakuliert ein junger Mann trotz guter körperlicher und geistiger Gesundheit weniger, könnten sich Probleme ergeben. Bei einem Mann, der die dreißig überschritten hat, sollte es wenigstens alle acht Tage so weit sein, über vierzig alle sechzehn Tage, über fünfzig dann einmal in drei Wochen. Nach Überschreiten der sechzig wird angeraten, wenigstens einmal im Monat zu ejakulieren; für die späteren Lebensjahre gibt es keine Empfehlungen bezüglich der Mindesthäufigkeit mehr.

Selbstverständlich gilt dies nur für Männer, deren Nierenpuls nicht erschöpft ist und die nicht unter Kniebeschwerden, Rückenschmerzen und/oder Kälte in den Extremitäten leiden.

„Weder Arznei noch Nahrung noch Erlösung des Geistes können das Leben eines Menschen verlängern, wenn er das Tao der Liebe nicht versteht noch übt." (Pengzu)[126]

Die Sexualität für Frauen stellt sich aus der Sicht der fernöstlichen Medizin ungleich unproblematischer dar. Die wichtigste Regel besteht darin, stets das Blut zu bewahren und sich vor eindringender Kälte zu schützen.

Das Blut zu bewahren meint nicht nur, Verkehr während der Menstruation zu meiden. Es bedeutet auch, das Blut als Sitz des höchsten Selbst zu ehren. Damit ist ausgedrückt, dass Sexualität stets im Einklang mit dem Selbst erlebt werden sollte. Es ist die hohe Forderung nach Übereinstimmung in Denken und Handeln.

Sexualität und Ernährung sind Quellen von Freude und Wohlbefinden. In den chinesischen und japanischen so genannten Frühlingsbildern sehen wir deshalb folgerichtig die Verquickung von beidem. Da werden einem Paar, das eng umschlungen im Park liegt, ganze Mahlzeiten gereicht. Die Mahlzeiten, häufig gemeinsam mit Reiswein, sollen den Qi-Verlust während des Beischlafs reduzieren und so längere Freude gewähren.

Zu solchen Zwecken wurden immer ausgeklügeltere Speisen zusammengestellt. Da sie sich vor allem auf das Kräftigen der Niere beziehen und viel Qi bereitstellen, sind einige von ihnen unter den Jing-Tonika zu finden. Andere Rezepturen, die noch heute in einigen Kräuterbüchern zu finden sind, enthielten Substanzen, die zwar die Sexualität für einen gewissen Zeitraum unbeschreiblich machen konnten, bei längerem Gebrauch jedoch zu langem Siechtum und Kräfteverfall, wenn nicht sogar zum Tode führten.

In den Klassikern der erotischen chinesischen Literatur, wie dem Jin Ping Mei oder dem Jou Pu Tan, die bis heute in der Volksrepublik China verboten sind, werden nicht nur Attacken auf korrupte Mandarine gefahren, sondern auch deren Konkubinat und die Mühen, die sie damit hatten, beschrieben.

Auch in Europa findet sich die Anwendung spezieller aphrodisischer Rezepturen und auch besonderer Gerichte zum Entfachen des Begehrens und der Verlängerung der Liebesfreuden. Dennoch bin ich der Ansicht, dass das größte Vergnügen mit dem Partner entsteht, wenn es nicht herbeigetrickst wurde, sondern auf überfließender Gesundheit und einer entspannten Seele gründet. „Liebe ohne Sex ist frustrierend und ungesund, denn sie erfüllt nicht die essenzielle Harmonie zwischen Yin und Yang, die allein dem Leben Frieden und Heiterkeit verleiht."[127]

17
Fallstudien:
Asthma bronchiale, Endometriose, Menstruationsbeschwerden

Im Folgenden möchte ich drei Fälle aus meiner Praxis vorstellen. Es handelt sich bei diesen Fallbeispielen um häufige Beschwerdebilder, die sich deshalb gut zur Behandlung mit Ernährung eignen. Gerade an ihnen wird jedoch deutlich, warum wir uns um ein tiefes Verstehen der fernöstlichen Medizin bemühen müssen, wollen wir nicht ein bestehendes Ungleichgewicht durch eine falsche Behandlung sogar noch verschlimmern. Das Verständnis der acht Leitkriterien der ersten Kapitel ist die Grundlage einer jeden verantwortungsvollen Diagnose.

Fallbeispiel Asthma bronchiale: Tobias

Beim Asthma bronchiale verengen sich die Bronchien krampfartig. Schleim ist häufig die sekundäre Ursache von Asthma. Sekundär bedeutet nicht etwa, dass es sich um einen Faktor zweiter Wichtigkeit handelt, sondern dass die erkrankte Person eine andere Grunderkrankung hat, auf deren Boden sich Schleim entwickeln konnte, die nun wiederum die Ausprägung des Krankheitsbildes dominiert

Schleim muss immer entfernt werden. Vorher können weitere Heilungsprozesse nicht in Gang gesetzt werden.

„Schleim ist insbesondere in der akuten Phase des Asthmaanfalls das prägende Bild. Chronisches Keuchen und Atemnot sind auf folgende drei Faktoren zurückzuführen: 1.Behinderung des Qi im Inneren; 2. Angriff eines äußeren pathogenen Faktors, 3. zäher Schleim im Zwerchfell. Diese drei Faktoren vereinen sich und verlegen die Wege des Qi. Atmet man mit Kraft aus, kommt es zu einem keuchenden Geräusch."[128]

Schleim zeigt sich bei den meisten Patienten im Anfall. Dann prägt er durch die typischen Schleimzeichen das Bild bis hin zu Verwirrungszuständen bei sehr heftigen Anfällen.

Die Behandlung von Tobias

Tobias, 25, hat seit seiner Kindheit Asthma. Zusammen mit neurodermitischen Hauterscheinungen tritt insbesondere im Anschluss an die Zeit des Pollenflugs Asthma mit heftigen Hustenattacken auf.

Er kann nur wenig Sputum abhusten; Letzteres ist klar, manchmal schaumig. Es fühlt sich erschöpft, und die Hände und Füße fühlen sich kalt an. Außer zu seiner Arbeit kann er sich kaum zu Aktivitäten aufraffen. Durch die ständige Erschöpfung hat er schon mehrmals Freundinnen verloren. Seine Geisteshaltung ist sehr romantisch geprägt und sehr introvertiert.

Seine Ernährung besteht zumeist aus Fertigprodukten: Cornflakes, Fertigpizzas und Döner. Es fällt ihm schwer, seine Ernährung überhaupt zu benennen. Zu Hause hatte die Mutter gekocht, und beim Alleinleben hatte sich einfach eine Lücke ergeben, die er recht unaufmerksam füllt, mehr nach dem Sättigungsgefühl als nach Genuss oder Qualität.

Er liebt es, Gedichte zu lesen, und lernt Spanisch, da er von einem Leben im Süden, in der Wärme, träumt. Seine Katze und andere Haustiere hat er abschaffen müssen, da der Juckreiz nach ihrem Krallen sehr ausgeprägt war und er sich blutig kratzte. Er leidet noch bis heute sehr darunter, dass er sie weggeben musste, da die Katze ihm stille Gesellschaft war und eine gewisse Kontinuität repräsentierte. Auch sonst leidet er sehr unter dem Verlust von Kontakt zu Menschen seiner Umgebung.

Sein Schlaf wird von Träumen gestört, die ihm das Aufwachen erschweren. Morgens kommt er sehr schwer auf dem Bett. Er rollt sich gerne noch für eine Weile ein, da er häufig friert. Manchmal schläft er wieder ein.

Im Frühling, wenn alle Menschen auf die Wiesen strömen, beginnt für ihn die Phase des Rückzugs. Die Blüte der Gräser plagt ihn mit Heuschnupfen, so dass er bei geschlossenen Fenstern sitzen muss. Der Ausfluss aus der Nase ist dennoch überreichlich, die Augen tränen unablässig, und Reizhusten verschlechtert die nächtlichen Erholungsphasen.

Im Hochsommer beginnt dann seine eigentliche Leidenszeit. Heftige Ausbrüche der Neurodermitis erschweren den Schlaf; am Tage ist er unausgeruht und stark erschöpft. Bei leichter Überanstrengung setzen erneut Schübe der Neurodermitis ein.

Im Winter geht es ihm meist besser. Da kein Pollenflug mehr herrscht, belasten ihn Asthmaanfälle weniger, auch die Haut bessert sich. In der kalten

Luft erleidet er jedoch Anfälle mit akuter Atemnot. Der Schlaf ist im Winter besser, doch erschöpft wacht er mehrmals in der Nacht auf, um Wasser zu lassen.

Diagnose: chronisches Asthma vom Kältetyp durch Nieren-Yang-Leere. Das Nieren-Yang soll den Körper wärmen. Versagt es, kühlen durch mangelnde Zirkulation vor allem die Extremitäten aus. Die Nieren können das Qi der Lunge nicht greifen und halten, dadurch wird es rebellisch und strebt aufwärts. Dies äußert sich anfangs als Reizhusten. Die Abwehr, das *Wei Qi,* ist geschwächt, und so können krankheitserregende Ursachen, zum Beispiel Wind mit Kälte, bevorzugt im Frühjahr, wenn auch der erste Pollenflug der Frühblüher einsetzt, in die Lungen eindringen und sich festsetzen. Sie beschleunigen den Erschöpfungsprozess, da das Nach-Himmels-Qi der Luft durch die erschwerte Atmung nicht mehr genügend zur Verfügung steht. Durch die beständige Störung des Schlafes verstärkt sich die Erschöpfung der aktiven Energien.

Die Trauer um verlorene Dinge schnürt zusätzlich das Qi im Oberen Erwärmer ein. Die bestehende Neurodermitis zeigt an, dass bereits seit der Kindheit die Haut nicht ausreichend mit *Wei Qi* und Flüssigkeiten versorgt wurde. Dies ist ein Zeichen dafür, das vermutlich konstitutionell das Lungen-Qi schwächlich ist und so die Niere nicht mit ausreichendem Qi versorgen konnte. Die Lunge kontrolliert die Wasserwege und ist physiologisch damit eng mit der Blase verknüpft. Beide verdampfen Flüssigkeiten, um zu befeuchten. Ist das Yang der Niere unzureichend, wird nicht genügend Dampf erzeugt Das Yang, statt sich gleichmäßig im Körper zu bewegen und den Schutz nach außen zu garantieren, bewegt sich im Inneren und erhitzt das Blut in der Haut, ohne die Zirkulation zu erreichen. Besonders angeheizt wird dieser Prozess durch Feuchtigkeit und Hitze im Sommer, da die Flüssigkeiten dann noch mehr in Mangel geraten.

Therapie: Lungen-Qi tonisieren, Nieren-Yang erwärmen, Blut beruhigen, Flüssigkeiten ergänzen.

Durchführung: Wegen der Neurodermitis muss sehr vorsichtig vorgegangen werden, da jedes Erwärmen der Niere schnell das Blut erhitzen kann. Da das Blut bei Neurodermitis üblicherweise toxisch beladen ist, empfiehlt es sich, diese Toxine auszuleiten.

Wir beginnen mit einem Aufbau der Flüssigkeiten und Eliminieren der Toxine. Dazu verordnen wir morgens nach dem Stuhlgang einen Becher heißes Zitronenwasser mit Honig. Es ist bei einem so lange bestehenden Beschwerdebild auch sinnvoll, auf Einläufe zurückzugreifen, sofern kein Durchfall vorhanden ist. Über den Tag verteilt wird Brennnesseltee verabreicht, der in besonderem Maße einen Bezug zum Nieren-Yin und zum Blut hat. Das Blut wird über die Mitte tonisiert.

Die vorherrschende Geschmacksrichtung ist süß. Bei schweren Attacken können noch Kalkpräparate wie Austernschalen (Ostrea gigas) gekocht werden. Das Wasser wird dann lauwarm getrunken. Ostrea gigas kann über Apotheken bezogen werden.

Das Frühstück besteht aus einer frischen Hühnerbrühe mit Fischsoße, die mit Koriander, Anis und Frühlingszwiebeln abgeschmeckt ist. Sie soll das Yang wiederherstellen, das für den Tag gebraucht wird. Knoblauch darf nicht verwendet werden, da er zu viel Hitze in den Körper transportiert. Gleichzeitig wird über das Geflügel, Geschmack süß, die Mitte gestärkt und damit das Blut gekräftigt. Der leicht frische, scharfe Geschmack dient dazu, Pathogene aus der Hautschicht abzuleiten und so einem Asthmaanfall vorzubeugen. Der leicht scharfe Geschmack befestigt ebenfalls das Qi der Lunge.

Das Mittagessen besteht in den ersten Wochen aus einer einfachen Getreidemahlzeit, bevorzugt Reis mit etwas Salz gekocht und mit Umeboshi abgeschmeckt.

Abends besteht die Mahlzeit aus gedünstetem Gemüse mit gekeimtem Weizen. Der Weizen ist zwar kühl, wird hier aber erwärmt gegessen. Wichtig ist, dass das Jing-Tonikum sein Blut nährt und befriedet, gleichzeitig frisches Qi bereitstellt und Toxine eliminiert. Das gedünstete Gemüse besteht in der Anfangszeit hauptsächlich aus Kohl und Kürbis. Als Nachtmahlzeit gibt es Walnüsse, die das Nieren-Yang kräftigen, insbesondere seine Fähigkeit, das Qi zu ergreifen.

Wenn wir das Nieren-Yang erwärmen, muss stets das Nieren-Yin kühl gehalten werden, sonst stellt sich schnell eine schwere Disharmonie ein. Im Fall von Tobias, der ein gekoppeltes Syndrom hat, das aus Hitze- und Kältekomponenten besteht, ist deshalb besonders am Anfang eine sorgfältige Kontrolle der Pulse und der Zunge mindestens zweimal wöchentlich notwendig.

Schwarze Sojabohnen befestigen und nähren das Nieren-Yang. Tobias kann sie schmackhaft mit Lachs-, Lachsforelle oder Thunfisch essen, aber erst nach einigen Wochen. Zuerst steht die Reduzierung der Vielfalt der Nahrung obenan. Nur so kann der Körper die Schwäche überwinden. Wird sein Verdauungssystem noch überlastet, können nicht genug Feinstteile absorbiert werden, es bildet sich Schleim, und das Verdauungsfeuer erschöpft die Yang-Niere weiter.

Lachsöl ist aufgrund seines Omega-3-Gehalts besonders geeignet, die Neurodermitis in der Zellerneuerungsphase zu begleiten. Aufgrund der vorliegenden Kälte darf Tobias nicht fasten. Entlastungstage mit gekochtem Getreide hingegen sind ideal. Rohkost, Säfte usw. kann er zu sich nehmen, wenn die Kältesymptome verschwunden sind. Sie können dann zum Beispiel Säfte spenden und das Blut vor Hitzebefall schützen.

Besonders bevorzugen sollte er Brühen am Morgen, die erwärmen, aber gleichzeitig Algen enthalten, um das Yin und das Blut zu stützen. Je geringer die Neurodermitis in ihren Symptomen wird, je mehr Toxine aus der Blutebene ausgeleitet wurden, desto mehr kann das Nieren-Yang tonisiert werden. Ab dem zweiten Monat wird nun frischer Ingwer zugesetzt – zuerst eine halbe Scheibe täglich. Die Menge kann über die Zeit auf fünf hauchdünne Scheiben für maximal zwei Monate erhöht werden.

Zimt erwärmt sanft, wenn es sich um die vietnamesische Variante handelt. Auch manche andere Zimtarten, wie zum Beispiel der Ceylonzimt, sind moderat warm. Man erkennt sie an ihrer hellen Cremefarbe. Es handelt sich um innere Rindenstücke oder kleine Zweige. Handelsübliche indische Zimtrinde ist dunkel-rotbraun. Sie ist im Handel nicht fein aufgerollt erhältlich, sondern in dicken Rindenstücken, die deutlich die Baumrinde erkennen lassen. Manchmal ist sie gemahlen erhältlich. Die Qualität der indischen äußeren Zimtrinde ist zu heiß und scharf.

Nelken sind empfehlenswert. Anissamen, Fenchel sind sanft erwärmend und stützen das Blut. Die Hitze muss ständig überwacht werden. Algen und Brennnesseltee sind als ständiges Kontrollmoment anzuwenden.

Die Behandlung von Tobias gliederte sich in drei Phasen: 1. Ausleiten der Toxine aus der Blutebene, Regeneration des Blutes; 2. Wärmen des Nieren-Yang; 3. Kräftigen des Lungen-Qi. Dies erfolgte über einen Zeitraum von drei Monaten. Die vermeidbaren Belastungen wurden ausgeschlossen oder konnten kompensiert werden, nachdem er die Zusammenhänge erkannt hatte.

Die Beschwerden können nun weitgehend von Tobias selbst kontrolliert werden. Die Anzahl der Asthmaanfälle ist mittlerweile signifikant zurückgegangen, und er ist in der Lage, sie weitgehend selbst zu kontrollieren, denn er hat erkannt, dass Überanstrengung ihn schnell erschöpft und den Weg in die Anfälle ebnet. Er sucht deshalb nach ausreichenden Erholungsphasen, wenn diese angezeigt sind, und versucht nicht, mit anderen um jeden Preis mitzuhalten.

Auch die Neurodermitis tritt inzwischen nur noch selten bei psychischer Belastung und Fernreisen auf, doch weiß Tobias jetzt, wie er sie bekämpfen kann. Die Haut wird zudem regelmäßig mit Algenbädern und Ölmassagen beruhigt und beginnt, ihren ausgetrockneten, schuppigen Charakter zu verlieren. Das dadurch entstehende Wohlbefinden führt zu mehr Unternehmungslust, die Aufenthalte im Freien sind wieder möglich, und seine Kontakte sind für ihn mehr als zufriedenstellend.

Tobias sagt, er fühle sich, als hätte man ihn aus der Haft entlassen. Er atmet tief durch. Die Erleichterung zeigt sich wie ein Leuchten auf seinem Gesicht. Begleitend besucht er Yogakurse.

Fallbeispiel Endometriose: Melina

Endometriose ist eine häufige Erkrankung von Frauen. Bei der Endometriose wird Schleimhautgewebe der Gebärmutter an verschiedenen Stellen des Körpers gefunden. Solche versprengten Gewebeteilchen können in der Nasenschleimhaut, der Lunge, in den Gelenken oder auch der Bauchhöhle lokalisiert sein. Mit dem gewöhnlichen hormonellen Zyklus durchlaufen sie auch alle Phasen und beginnen mit dem Einsetzen der Menstruation zu bluten. Da den untypischen Aufenthaltsorten jedoch zumeist der Zugang nach außen fehlt, kommt es zu schmerzhaften Einblutungen in das umliegende Gewebe. Dreißig bis siebzig Prozent der Frauen, die wegen Infertilität untersucht wurden, leiden an Endometriose.[129] Die schulmedizinische Behandelbarkeit der Endometriose ist eingeschränkt: Entweder der Uterus und oder die Ovarien werden entfernt, oder die Frau wird mit Medikamenten in eine künstliche Menopause versetzt.

Aus der Sicht der fernöstlichen Medizin handelt es sich um ein kombiniertes Syndrom. Qi- und Blutstase verursachen die Schmerzen. Die Blutstase ist meist ein Nebeneffekt von eingeschnürtem Leber-Qi. Hinzu kommen Stasen durch eingedrungene Kälte, wie zum Beispiel durch Schwimmbadbesuche oder Geschlechtsverkehr während der Menstruation oder durch Ernährung mit vorwiegend auskühlenden Nahrungsmitteln. Auch im vorliegenden Fall finden wir eine Fülle dieser Symptome, wenn auch die zugrunde liegende Ursache traumatisch, das heißt durch Verletzung bei einer Operation, entstand, die zur Blutstase führte.

Eine 32-jährige Frau stellte sich in meiner Praxis vor. Melina sah jung und gepflegt aus. Ihr Gewicht war normal, die Haut durch regelmäßige Solariumbesuche gebräunt. Im Bauchnabel steckte ein Nabel-Piercing. Sie rauchte und hüstelte seit einigen Jahren gelegentlich. Das Hüsteln war trocken. Ihre Haut war sehr weich und leicht verschiebbar.

Ihre Beschwerden begannen vor sechs Jahren. Seitdem litt sie unter einer klinisch manifesten Endometriose. Jeweils zur Zeit ihrer Menstruation begannen unerträgliche Schmerzen. Sie krümmte sich dann zusammen, fror heftig und konnte sich kaum noch aufrichten. Der eigentliche Behandlungsauftrag ergab sich aber aus einer bevorstehenden Operation, die sie fürchtete. Zysten hatten sich an der Gebärmutter gebildet und sollten chirurgisch entfernt werden.

Während der Anamnese stellten sich weitere erhellende Informationen ein. Die Endometriose entstand nach einem Kaiserschnitt. Dabei wurde versehentlich die Bauchhöhle perforiert und die Gebärmutter schwer verletzt. Melina erlitt einen erheblichen Blutverlust. Seit dieser Zeit leidet sie an Depressionen.

Der Ort der Endometriose befindet sich in der Bauchhöhle, wo auch an den Vernarbungen die Zysten entstanden. Zudem litt sie an Schlafstörungen. Sie erwachte häufig in der Frühe und konnte nicht zum Schlaf zurückkehren. Durch den Kaiserschnitt hatte sie an Gewicht zugenommen, da sie nicht schnell wieder mobilisiert werden konnte. Zuletzt litt sie besonders unter den Heißhungerattacken vor ihrer Menstruation, da ihr Gewicht dann jedes Mal anstieg. Sie beschrieb sich als leicht reizbar, eine Woche vor ihrer Menstruation aber als schlicht unerträglich. Die Schlafprobleme wurden vor der Menstruation noch schwerwiegender, was ihre Reizbarkeit erhöhte.

Diätetische Anamnese: Melinas Ernährungsgewohnheiten sind exemplarisch für viele junge Frauen. Sie werden maßgeblich von der Industrie bestimmt und basieren auf modernen Produkten. Um eine weitere Gewichtszunahme zu verhindern, hatte sie sich auf so genannte „Light"-Produkte eingestellt. Zudem ließ sie verschiedentlich Mahlzeiten aus.

Bisherige Behandlungen: Hormonelle Kastration, das heißt die medikamentöse Unterdrückung der Menstruation, wurde wegen deutlicher Gewichtszunahme und starker Stimmungsschwankungen von Melina abgebrochen. Hinzu kamen die großen Risiken für sie als Raucherin, an Thrombose oder Schlaganfall zu erkranken.

Akupunktur hatte zwar zum Nachlassen der Schmerzen beigetragen, aber die Zysten hatten sich vergrößert.

Diagnose: Blutstase im Unteren Erwärmer, Blutstase im Uterus, Verschlechterung des Befundes durch das Nabel-Piercing am Akupunkturpunkt Ren 8. Shen-Störung durch Blutmangel, der die Depressionen und die Schlafstörungen hervorruft. Störung der Wasser-Feuer-Achse durch Vernarbungen, daraus resultierend Angstgefühle. PMS durch Leber-Blut-Mangel und Leber-Qi-Stase. Kälte in der Milz.

Die vorrangige Ernährung von Melina durch so genannte Light-Produkte hat die Kälte im Körper förmlich festgehalten. Der Gebrauch von künstlichen Süßstoffen ist aus der Tiermast bekannt. Künstliche Süßstoffe vermehren den Appetit. Der Vorteil der Kalorienreduktion ist auf diese Weise schnell wieder durch vermehrten Appetit aufgehoben. Andere Light-Produkte setzen auf Stoffaustausch und ersetzen Fette durch Kohlehydrate, zum Beispiel Leicht-Margarine mit reduziertem Fettanteil. Der Kaloriengehalt ist hier nur unwesentlich verändert. Diese Produkte verführen dadurch zum Überkonsum und schaffen Abhängigkeiten, da das Ernährungsverhalten und die Bewegung sich nicht wirklich verändert haben. Die meisten Light-Produkte sind Erzeugnisse, die im Kühlregal stehen, wie kalorienreduzierte Joghurts, Quarks, Aufschnittplatten, und können gleich unverändert gegessen werden. Dadurch hat die Ernährung ein deutliches Übergewicht an Milchprodukten, Käse und Wurstwaren. Hinzu kommt noch der verhältnismäßig hohe Konsum an kalorienreduzierten Süßigkeiten.

Eine solche Basiskost aus vor allem kühlen, fetten und süßen Nahrungsmitteln schwächt die Wandlungsphase Erde. Die Milz kann nur durch moderat warme Getreide-/Gemüsekost ihr Milz-Yang gesund erhalten und so für gleichmäßige Wärmezirkulation, Transformation von Feinstteilen, die Menge und Qualität des Blutes und seine Verteilung sorgen.

Schlafstörungen werden in der fernöstlichen Medizin nicht nur über das Herz als Sitz des Geistes behandelt. In dem Fall der primären Ursache durch das Herz geht man davon aus, dass der Geist ruhelos ist, da zum Beispiel die Poren des Herzens durch Schleim verstopft sind und sich der Herz-Geist nicht zurückziehen kann. In einem anderen Fall, wie dem vorliegenden, ist das Gefäß des Herz-Geistes zu schwach, um ihn zu halten. Im harmonischen Zustand reist der Herz-Geist Shen im Blut – das Blut als Yin-Flüssigkeit verankert ihn. Ist das Blut unzureichend, löst sich der Geist aus seiner Behausung und verursacht Unruhe im Denken und gestörten Schlaf. Zudem schwindet die Emotion des Feuers: die Freude. Damit ist nicht die banale Freude gemeint, die durch die Befriedigung von Bedürfnissen entsteht und damit empfindlich und leicht flüchtig ist. Es ist die tiefe Freude, die aus der Tiefe die Integrität unseres Selbst spiegelt.

Im Yi Jing heißt es im Hexagramm 58: „Wenn deine Freude nicht aus deiner inneren Stärke herrührt und sie verändert wird durch Erregung, bringt dies Unruhe."

In Melinas Depression zeigt sich das Bild der Abwesenheit von Freude. Es ist wie Rückseite einer Münze: auf der einen Seite die Freude, auf der anderen ihre Abwesenheit.

Eine Operation am Unteren Erwärmer, sei es eine Ausschabung im Rahmen von Entzündungen, sei es eine Sterilisation, ein Kaiserschnitt oder eine Schwangerschaftsunterbrechung, schleust immer Kälte in den unteren Bereich. Kälte im Unteren Erwärmer blockiert Qi und Blut. Es kommt zur Verlangsamung des Blutflusses und der Qi-Zirkulation. Dadurch können sich Verklebungen und Vernarbungen ungünstig entwickeln und zudem starke, fixierte Schmerzen auftreten. Die Kälte bleibt förmlich eingeschlossen. Wenn das Blut langsamer wird, kann es zu Stagnationen kommen. Aus diesen Blockaden entwickeln sich häufig Gewebsanomalien von gut- bis bösartig.

Wenn das Blut an einer Stelle des Körpers stagniert, kann es nicht erfrischt, das heißt ersetzt werden. Nur solches Blut wird erneuert, das sich sozusagen am Treffpunkt meldet. Ist es an einer anderen Stelle festgesetzt, kann es sich also nicht zurückmelden. Aus diesem Grunde ist es besonders wichtig, Stagnationen von Blut aufzubrechen, da sonst keine Behandlung die begleitenden Beschwerden, die sich aus Blutmangel ergeben, beseitigen kann.

Ein Nabel-Piercing ist an einem Leitbahnenpunkt ebenfalls eine Kältebrücke ins Innere des Körpers. Der Nabel ist im Übrigen in der Akupunktur für eine Nadelung nicht geeignet, da energetische Verluste an einem solchen zentralen Punkt besonders schwer wiegend sind. Verstärkt wird dieser Kälteangriff durch das Bestreben der Trägerin, den Schmuck sichtbar zu machen. Dies geschieht zumeist durch knappe Textilien, die den Rücken gleich mit entblößen, statt die Nieren zu wärmen. Die eingewanderte Kälte stört die Nieren empfindlich. Aus ihrer reduzierten Wärme, einem Mangel, resultieren die Angstgefühle.

Da das Blut unzureichend ist, wird auch das Leber-Blut nicht ausreichend aufgefüllt. In dem Moment, da der Blut-Überschuss aus der Leber in den *chong mai,* das Durchdringungsgefäß, abfließen sollte, um die Menstruation hervorzurufen, ist dort ein bereits ein Mangel. Dieser Mangel verursacht gemeinsam mit der Leber-Qi-Stagnation die prämenstruellen Beschwerden.

Therapie: Beseitigen der Blut-Stase, tonisieren des Leber-Blutes, Befreien des Leber-Qi, Wärmen des Milz-Yang, Wärmen der Yang-Niere.

Aufgrund der Schwere des Befundes und der Dringlichkeit eines gewissen Erfolges, um die Operation abzuwenden, erhielt Melina als Erstes eine Kräuterrezeptur zum Aufbrechen der Blut-Stase. Der Name dieser Rezeptur stammt aus der Sammlung Women's Treasures: *Stir the Field of Elixir.* Diese Rezeptur musste sie zwei Zyklen lang einnehmen.

Wesentlich jedoch war die Ernährungsumstellung. Durch die Gewebsreste in der Bauchhöhle gab es Felder, an denen ständig totes Gewebe resorbiert werden musste. Dieser Vorgang häuft Toxine im Körper an. Daher musste eine Diät gefunden werden, die Toxine eliminiert und gleichzeitig mild erwärmend wirkt.

Eine der wichtigsten Gemüsesorten in der Behandlung von Blut-Stasen im Uterus ist die Aubergine. Aubergine ist zwar leicht kühlend, hat aber eine spezielle Wirkung auf den Uterus. Sie beseitigt Stagnation von Blut. Liegt allerdings keine Blutstagnation im Uterus vor, schwächt reichlicher oder auch nur regelmäßiger Gebrauch den Uterus. In Melinas Fall war sie also trotz der energetischen Kühle indiziert.

Melinas größte Schwierigkeit bestand im Umstellen ihrer Lebensgewohnheiten. In der Mittagspause einen kalorienreduzierten Joghurt aufzureißen und abends eine Fertigpizza in den Backofen zu schieben oder ein Brot mit Käse zu essen erforderte weder große Mühe noch Planung.

Ernährung und Lebensgewohnheiten sind zum großen Teil so eng verwoben, dass eine Veränderung des einen zu erheblichen Veränderungen im anderen Bereich führen kann. In Melinas Fall mussten Anschaffungen in der Küche erfolgen: verschiedene Haushaltsgegenstände wie Druckkochtopf und scharfe Messer stellten nur den Auftakt dar. Auch die familiäre Struktur wurde durch den Prozess verändert. Der Mann musste mehr mithelfen, da nun Zeit für das Zubereiten der Mahlzeiten „verloren ging". Dies verursachte zuerst Spannungen. Nach einiger Zeit jedoch verlagerte die Familie Gespräche an den Tisch. Es wurde darauf geachtet, dass die Mahlzeiten friedlich verliefen und mit freundlichen Gesprächen aufgewertet wurden. Das freundliche Klima verdrängte langsam das zuvor herrschende Eilige. Der kleine Sohn nahm dies besonders dankbar an.

Durch die längere Zubereitung und längere Tischzeit gewann die Familie letztendlich mehr Zeit für sich zurück, als sie vorher durch schnelle Zubereitung und schnelles Essen gemeint hatte zu sparen. Es kehrte ein Klima fürsorglicher Nähe zurück, nach dem sich eigentlich alle gesehnt hatten.

Blieb nur noch das Problem, dass bestimmte Lebensmittel, die Melina aber besonders in der Anfangsphase brauchte, nicht allen gut schmeckten. Hier ließen sich für die anderen gebratene oder kurz frittierte Abwandlungen schaffen, was ohne Mühe gelang.

Um die Kälte zu vertreiben, trank Melina in den ersten Wochen morgens heißes Ingwer-Zitronen-Wasser mit Honig. Da sie morgens noch Probleme mit dem Zeitmanagement hatte, nahm sie sich zur Arbeit gekochtes Getreide als Frühstück mit, je nach Geschmack mit verschiedenen leichten Gemüsesorten aus der Kohlgruppe. Gedämpfter Fenchel ist besonders geeignet, da er eine warme Natur hat und sein süßer Geschmack die Milz stärkt; außerdem trägt er dazu bei, Blutstagnation zu zerteilen.

Zu Mittag nahm Melina Brühen mit, die die Basis für das meiste Gekochte abgaben. Besonders Knochen- und Fleischbrühen ließen sich für die ganze Familie vorkochen. Für sich selbst würzte sie die Brühen mit Fenchelsamen, Anis oder Koriander und weißem Pfeffer. Weißer Pfeffer ist zwar von seiner Natur her kühlend, hat aber die besondere Qualität, Stasen aufzubrechen. Er eliminiert durch seine Schärfe Toxine. Dies war bei Melinas Behandlung besonders wichtig, da Blut besonders zu Stasen neigt, wenn es mit Abfallstoffen und Toxinen angereichert ist. Für gesundes und vitales Blut müssen deshalb besonders Milz und Magen harmonisiert und gestärkt werden.

Salate waren in der ersten Zeit nur in gedämpfter Form mit etwas Shoyu erlaubt, da Essig durch Einschnürung des mittleren Qi das Krankheitsbild verstärkt hätte.

Am Abend aß sie in den ersten Wochen zur Entlastung Brühen mit Azuki- oder schwarzen Bohnen. Da auch Algen gegen Stasen wirksam sind, die Verdaulichkeit erhöhen und zudem wertvolle Mineralien an das Blut abgeben, ergänzten sie die Suppen. Die Menge blieb jedoch klein. Der salzige Geschmack löst Stasen auf, aber die kühlende Natur der Algen konnte nur durch die überwiegenden wärmenden Kräfte kompensiert werden.

Als Getreide stand schwerpunktmäßig Reis auf dem Speiseplan, vermischt mit Hafer oder Gerste, gelegentlich mit gespaltenen kleinen grünen Sojabohnen, die zusammen mit Gelbwurz, Koriandersamen und etwas Salz gekocht wurden. Dieses Gericht wirkt besonders kräftigend auf die Mitte und wird auch von kleinen Kindern gerne gegessen. Es hilft auch, den Magen zu beruhigen, und beseitigt durch Kälte verursachte Durchfälle. Koriandersamen beruhigt das Nervensystem und ist gut erwärmend und zerteilend.

Nach der ersten Blutung führten wir nach und nach weitere Nahrungsmittel ein. Butter ist eigentlich auch bei Blutstase angezeigt, da sie sehr stark tonisierend auf die Mitte wirkt. Bei der vorliegenden Kälte war sie jedoch nicht ratsam. Brot musste aufgrund seiner Neigung, Verklumpungen zu bilden, ebenfalls für eine Zeit weichen – ein Einschnitt, der erfahrungsgemäß zu Anfang schwer wiegt. Da aber Melinas therapieresistente Hefepilzerkrankung nach einem Zyklus fast verschwunden war, blieb sie gerne bei der brotlosen Diät.

Gegen die Schwäche und Erschöpfung, die zwar langsam besser wurde, sich aber durch den Koffeinentzug hinzog, erhielt sie zusätzlich ein Getränk aus 60 Gramm Erdnüssen, 60 Gramm Azukibohnen und 60 Gramm Jujubenfrüchten, alles in Wasser gekocht und über den Tag verteilt aus der Thermoskanne warm zu trinken. Mandelmilch ersetzte Kuhmilch und wurde auch als Basis für Soßen benutzt, ebenso Sesammus. Zu salziges Essen musste sie vermeiden, da dies das Verlangen nach Süßem anheizt.

Nach der zweiten Menstruation konnten kleine Mengen Fleisch in die wöchentliche Kost eingebracht werden, da sich die Schmerzen gebessert hatten – hier, vor allem wegen der bewegenden Funktion, Geflügel wie Huhn und Fasan. Nach der dritten Menstruation konnten wir behutsam Obst in die Diät einführen, da nun das vorherrschende Kältegefühl zurückgegangen war. Dennoch sollte Melina Früchte sparsam und zumeist gekocht verwenden. Obst, wie zum Beispiel Kirschen oder Longane, ist gekocht mit etwas Ahorn- oder Reissirup und einer Spur Zimt auch zum Getreide eine gute Ergänzung. Da es Spätsommer war, durfte sie Weintrauben (roh) essen.

In den folgenden Monaten kamen immer mehr verschiedene Gemüsesorten hinzu, und die Diät musste nicht mehr so strikt eingehalten werden, da sich die meisten Befunde deutlich gebessert hatten. Das Wachstum der Zysten war gebremst, und langsam, sehr langsam begann der Körper mit deren Resorption und Ausscheidung. Da sich aber die Depressionen, Angstgefühle und Schlafstörungen gebessert hatten, war dies für Melina nicht mehr so wichtig wie am Anfang. Ihr Fokus hatte sich auf ihr Allgemeinbefinden und ihre Familie verschoben, und ihr Bewusstsein war nicht mehr so stark an ein einzelnes Symptom geknüpft. Vor allem die Verbesserung der Lebensqualität durch das Schwinden der Depressionen und der prämenstruellen Syndrome bewirkte, dass Ausgeglichenheit und innere Harmonie wiederkehrten. Sie hatte auch das Gefühl der Selbstverantwortung wiedererlangt und war erleichtert, ihr Schicksal nicht mehr nur in der Hand von Ärzten zu sehen.

Für einige Monate musste sie sich noch strikt an die folgenden Einschränkungen halten: Sie durfte nur wenig Milchprodukte, keine scharfen Speisen, keine frittierten Lebensmittel, kein rotes Fleisch, kein Mehl oder Mehlprodukte wie Backwaren, auch keine Pasta essen, und wenn, dann ohne Ei. Eier mussten ganz vom Speiseplan verschwinden, da sie zusammenziehend und verfestigend wirken. Kaffee wurde später als Espresso an Feiertagen wiedereingeführt, aber nicht als tägliches Getränk. Mineralwasser, Fruchtsäfte oder gekühlte Getränke waren nicht erlaubt, dafür aber Kukicha und Banchatee mit Apfel und/oder Kardamom und etwas Zimt; wenn die Kälte der Umgebung zunimmt, auch Fenchel-oder Anistee. Generell sollte sich ihre Aufnahme von Flüssigkeit an ihrem Durst orientieren.

Salate durfte sie schließlich nach weiterer Besserung im Rahmen der Standarddiät gelegentlich essen. Die Basis sollte jedoch weiterhin aus einer einfachen, aber in jedem Fall regelmäßigen Kost bestehen.

Melina ist heute in der Lage, ihr Beschwerdebild zu kontrollieren. Eine Operation mit all den damit verbundenen Unannehmlichkeiten und Folgen war nicht mehr nötig.

Fallbeispiele Menstruationsbeschwerden

In diesem Abschnitt habe ich die Erfahrungen mit verschiedenen Patientinnen zusammengefasst.

Definitionen verschiedener Menstruationsbeschwerden

Gemäß der Definition findet eine normale Monatsblutung alle 28½ Tage, beginnend mit dem fünfzehnten Lebensjahr bis zu den Wechseljahren, statt.

- Die Menstruation bleibt vollständig aus: Amenorrhoe
- Die erste Menstruation bleibt aus: Primäre Amenorrhoe
- Die Menstruation ist zu stark, der Zeitraum ist zu lang: Menorrhagie
- Die Menstruation ist verkürzt: Hypomenorrhoe

- Die Abstände sind verkürzt: Polymenorrhoe
- Die Abstände sind verlängert: Oligomenorrhoe
- Blutungen, die in den Zeitabschnitt zwischen die Menstruationsblutungen fallen: Metrorrhagie
- Blutungen, die zyklusabhängig sind, aber an verschiedenen Stellen im Körper auftreten: Endometriose
- Sammlung von einem oder mehreren Symptomen, die vor der Menstruation einsetzen, wie zum Beispiel Spannen und Schmerzhaftigkeit der Brüste, Stimmungsschwankungen beginnend in einem Zeitraum von bis zu vierzehn Tagen vor der Menstruation: PMS (prämenstruelles Syndrom)

Prämenstruelles Syndrom, verschiedene Entstehungsweisen

Das prämenstruelle Syndrom hat in der Praxis in Deutschland vermehrt an Bedeutung zugenommen. Mindestens jede zweite Frau kann Stimmungsschwankungen angeben, die mit dem Einsetzen oder dem Beenden der Menstruation gebessert werden. Die Stärke der Beschwerden und der Umfang der Beeinträchtigung des Wohlbefindens sind hingegen sehr variabel.

Am häufigsten tritt das Anschwellen der Brüste und ein Gefühl von Aufgedunsensein auf. Es können auch reale Gewichtszunahmen durch Schwellungen eintreten. Der Appetit verändert sich bei einigen Frauen, so dass sie unter Heißhungerattacken leiden. Manchmal tritt Verstopfung auf. Auch Schwindel, Schwächegefühl und Kopfschmerzen sind häufig. Die Haut zeigt zum Teil aknähnliche Veränderungen, manchmal sind es nur einzeln Pusteln, die „aufblühen".

Unangenehm belastend sind besonders die Stimmungsschwankungen, die von depressiv bis reizbar reichen. Bei einigen treten große Unruhegefühle oder verstärkte Vergesslichkeit auf.

Über viele Jahre habe ich überlegt, ob es sich hier tatsächlich um ein individuelles Syndrom oder eher um ein gesellschaftliches Syndrom handelt, bei dem berechtigte Wünsche der Frauen nach Veränderungen als ein Krankheitsbild zusammengefasst werden. Der Frage bin ich in meiner Praxis nachgegangen.

Bei so gut wie allen Frauen fanden sich in der Anamnese ähnliche Zeichen. Dazu gehörte ein gespannter Leber-Puls. Diese Spannung konnte sich bis in die Erdpulse ausdehnen. Bei einem Großteil der Frauen, die sich selbst mit dieser Krankheitsbezeichnung belegt hatten, bestand zudem Blutleere. Dies waren die ersten Anhaltspunkte. Weitere Befunde differierten sehr stark.

Zum Teil waren die Frauen klein und zierlich, eher vom Leere-Typ, andere deutlich überernährt und lethargisch, wieder andere unruhig, zappelig und von Schlaflosigkeit gelagt. Sie waren Mütter ebenso wie Frauen mit unerfülltem Kinderwunsch, lesbische Frauen, promiske, zölibatäre, kurz, was immer an Lebensentwurf denkbar, fand sich in der persönlichen Anamnese.

So vielfältig die Lebensumstände, so vielfältig mussten dementsprechend die Ursachen sein können. Es war unglaublich schwer, wirkliche Zusammenhänge herzustellen, da zudem die Patientinnen so unterschiedliche Symptome benennen konnten, die aus der Sicht der fernöstlichen Medizin eher eine Vielzahl von Syndromen betrifft. Offensichtlich war hier einiges durcheinander geraten.

Zu Beginn meiner Recherchen stieß ich auf den Umstand, dass zwischen Leere und Fülle differenziert werden musste. Es ging nicht darum, den Frauen Symptome „wegzunehmen". In vielen Fällen warteten sie förmlich darauf, in dieser Phase genug Kraft zu verspüren, um sich gegen bestimmte Bedingungen zu Hause oder am Arbeitsplatz zur Wehr zu setzen. Häufig endeten solche Phasen in heftigen Auseinandersetzungen, die manchmal sogar eine Trennung mit sich brachten.

Bei dieser Ausprägung, die begleitet war von Schwellungen der Brüste, Aufgedunsensein und Stimmungsschwankungen, ging ich von einer Stagnation des Leber-Qi aus. Der Puls war in diesem Fall drahtig. Hier ging es primär darum, nicht die Ausbrüche „wegzutherapieren", sondern den Fluss des Qi über den ganzen Zyklus hinweg zu harmonisieren. Wenn der Qi-Fluss über drei Wochen eingeschnürt wird, weil sich keine Übereinstimmung zwischen dem Leben der Frau und ihrer Entfaltung herstellen lässt, platzt sie förmlich in der vierten Woche aus ihrem Korsett heraus.

Die Behandlung

Mein Schwerpunkt lag in der Behandlung also auf der beschwerdefreien Zeit. Wir mussten herausfinden, was immer den Groll oder den Zorn hervorruft, der dann das Leber-Qi aufstaut, und warum es offensichtlich keine Entlastung gab. Hinzu kam eine genaue Untersuchung der Ernährung. Der Ernährungsplan wurde anfangs in drei Teile geteilt, die unterschiedliche Schwerpunkte setzen.

Im ersten Teil wurde das Blut aufgebaut. Hierzu gehörte das Entfernen von Stressfaktoren während der Mahlzeiten und das Verbot von hektischer Fast-Food-Einnahme unterwegs. Kein Essen im Stehen, kein Essen beim Gehen, sondern nur im Sitzen.

Die erste Zeit war intensiv dem Yin-Aufbau und der Selbstreflexion über die Mitte gewidmet. Eine Diät aus stärkehaltigen Nahrungsmitteln, möglichst fleischlos, half, das Yin zu tonisieren. Es wurden Wurzeln ausgewählt, die lange gekocht werden: Karotten, Winterrüben, Steckrüben, Petersilienwurzel, Klettenwurzeln. War zu viel Hitze im Blut, wurden noch Spirulina-Mikroalgen gegeben. Wichtig war, dass in der ersten Woche bei Hitze keine Teigwaren gegessen wurden. Gelegentlich konnten ein Algensalat oder Tofu die Kost aufbessern und frische Kräuter die Laune aufhellen. Es handelt sich nahezu um eine Entgiftungskur, und so ist häufig bei Reduktionsdiät mit Launigkeit zu rechnen. (Entgiftung/Ausleitung ist emotional belastend). Als Getränk stand heißes Wasser auf dem Plan, mal mit Honig versetzt, mal mit etwas Kardamom. In dieser Aufbauphase musste auf die verzehrenden Getränke Kaffee und Tee und erst recht auf Alkohol verzichtet werden. Dies war jeweils der schwierigste Teil der Behandlung. Ansonsten wurde auf eine einfache, stabilisierende Grunddiät zurückgegriffen, um auch auf der geistig-spirituellen Ebene Klarheit zu erlangen. Wichtig war in der Behandlung die Frage des Leber-Qi nach dem Woher und Wohin. In dieser Phase wurde angeregt, über Pläne und Zukunftsperspektiven zu reflektieren und sie auf ihre Realisierbarkeit hin gründlich zu untersuchen.

In der zweiten Phase wurde die Leber gestützt. Diese Phase wurde meist ungeduldig erwartet. Jetzt kamen große Blattgemüse und viel frische Kost zum Einsatz. Bei Hitze wurden insbesondere Sprossen zugefügt. Auch Schwarzkümmel spielte eine wichtige Rolle im Ausgleich der Leber. Bei schwereren Fällen verschrieb ich Nachtkerzenöl. In der Phase kamen die fetthaltigen Yin-Tonika zum Einsatz.

Bei besonders ausgeprägter Schwellung der Brüste wurde noch Gelbwurz zum Anrichten der Gerichte verordnet. Um die häufig gleichzeitig bestehende Nahrungsstagnation zu bessern, sollten die Frauen Kohlgemüse in Variationen essen, beispielsweise eine leichte Tamari-Brühe, garniert mit Seitan und frischen Lauchzwiebeln und mit kurz gedämpften Wirsingblättern.

Honig ist in dieser Zeit tatsächlich versüßend und durfte in kleinen Mengen täglich verzehrt werden. Auch Dattelsirup, Melasse und unraffinierter Zuckerrohrsaft waren erlaubt, denn sie befördern den Qi-Fluss, befördern und entspannen die Leber. Da der süße Geschmack die Leber entspannt und die Wirkung schnell zu spüren ist, musste ich in der Behandlung allerdings ausdauernd darauf hinweisen, dass ein Zuviel die Symptome verschlechtern würde und vor allem dann, wenn Hitze im Körper vorlag, sogar schädlich sei. In den Kapiteln über Geschmack und Thermik können Sie nachlesen, welche energetische Natur verschiedene Lebensmittel aufweisen.

Ein Erste-Hilfe-Mittel bei Leber-Qi-Stagnation ist qualitativ hochwertiger Reisessig aus braunem Reis, frischer biologischer Apfelessig oder auch Genmai Su. Da Essig aber erwärmend ist, war hier große Vorsicht geboten, um nicht mehr Hitze ins Blut zu tragen. Bei Kältezeichen hingegen wurde etwas Essig oder Gurkengemüse (Pickles) mit Sesam sehr gut vertragen. Durch den bitteren Geschmacksanteil des Essigs konnten auch Nahrungsstagnationen in den meisten Fällen beseitigt werden, da der Stuhlgang befördert wurde. Als leicht saurer Geschmack erwies sich aufgrund der kühlenden Eigenschaften ein Salat aus frischem Spinat zur Beilage als ausgesprochen hilfreich. Auch Grapefruit, Limone und Zitrone sind von der Qualität her bittersauer, haben aber kühlende Qualität. Weitere geeignete Nahrungsmittel kamen alternierend oder ergänzend hinzu. Spargel, Roggen, Amaranth und alle Frühlingsgemüse und -Kräuter tragen dazu bei, die Stagnation zu lösen. Dennoch blieb stets der Grundsatz der Einfachheit zu wahren. Nur wenn Klarheit und Übersicht in allen Bereichen des Lebens als tägliche Übung verstanden wird, kann die Leber sich entfalten. Wenn Überflüssiges festgehalten wird oder falsche Wertvorstellungen Unerreichbares oder kurzfristige Wunscherfüllungen bevorzugen, wird die visionäre und planerische Kraft der Leber eingeschränkt. Ihre Koppelung an den Geist ist über ihre Koppelung an das Blut offensichtlich. Was geschieht mit unserer Seele, wenn wir ihr keinen Raum geben, wenn wir das Opfergefäß für die Geister (das Blut) nicht füllen? Leber-Qi-Stagnation ist die Geschichte derjenigen, die ihren Schatten, also ihre Seele, für kurzfristige Lösungen verkauft haben, statt gesamtperspektivisch verantwortungsvoll zu handeln. Ein wesentlicher diagnostischer Hinweis ist die Tradition der Ausreden. Die Kinder, die Arbeit, der Zeitplan ... es ist stets etwas schuld. Werden Verantwortliche außen gesucht, kann die Person keine Verantwortung für ihr eigenes Schicksal übernehmen. Manchmal wird dieses Verhalten schon in der Kindheit antrainiert: Ein Kind stößt sich den Kopf an einem Baum. Die Mutter geht hin und sagt: Böser Baum, warum hast du meinem Kind das angetan? Sie sollte lieber sagen: Sei wachsamer, der Baum hat dir gezeigt, dass du unaufmerksam warst, und wenn du unaufmerksam bist, können Dinge eintreten, die du nicht möchtest.

Der dritte Schritt begann mit dem Einsetzen der Menstruation: Nun legte ich besonderes Gewicht auf den Blutaufbau, das Eliminieren von Toxinen und eventuell Hitze aus dem Blut. Eine Schlüsselrolle spielte hierbei wiederum der Honig. Honig wird in verschiedenen Volksmedizinen als Tonikum bei verschieden Menstruationsbeschwerden empfohlen. Auch ich habe in der Behandlung gute Erfahrungen mit ihm gemacht. Die Dosis sollte allerdings nicht einen Teelöffel täglich überschreiten.

Ein täglicher Tee während der Blutung war Rosenblüten- und Hagebuttentee, entweder alternierend oder gemeinsam. Rosenblüten wirken ausgesprochen harmonisierend und beseelen das Blut mit ihrer warmen Natur. Hagebutten enthalten viel Vitamin C und bessern so generell die Eisenabsorption. Auch hier nahm Kohl einen Hauptplatz ein, vor allem Brokkoli. Auch Roggen und Haferflocken wurden wegen ihrer befördernden und tonisierenden Eigenschaften gerne angenommen. Wenn keine Kältezeichen bestanden, konnten in dieser Phase nun auch rohe Früchte verzehrt werden, die einen deutlich reinigenden Effekt haben. Bei den Früchten wurde besonders auf Bioqualität geachtet. Trauben, die als eine der wenigen Fruchtsorten leicht erwärmend sind, sollten nach Möglichkeit nicht aus konventionellem Anbau stammen, da sie sehr stark mit Insektiziden und Herbiziden besprüht werden. Sollte es dennoch nicht zu vermeiden sein, mussten sie nicht nur mit heißem Wasser gewaschen werden, sondern auch mit einem Schuss Spülmittel. Das heiße Wasser in Verbindung mit dem Spülmittel ist einzig in der Lage, die fettigen Spritzmittel zu entfernen. Wasserlösliche würden vom Regen abgewaschen werden. Davon abgesehen sind Trauben ausgezeichnet geeignet. Wichtig war auch der Hinweis, ausschließlich Ware mit Kernen zu verwenden und diese mitzuverzehren. Kernloser Wein wird in seiner Wachstum- und Reifungsphase bestäubt, damit er sich nicht artgerecht als Samen herausbildet. Zudem enthalten die Kerne wertvolle Säuren und Fette, die insbesondere bei Mangelerscheinungen einen aufbauenden Effekt haben.

Karotten gemeinsam mit grünem Gemüse war ebenfalls als Basisdiät vorgesehen. Zum Anrichten der Speisen verwendeten die Frauen Flachsöl. Alle anderen Fette wurden erst nach der Zubereitung kalt an die Speisen gegeben. Erhitzte Fette waren in den ersten drei Monaten tabu. Sautieren, Dämpfen und Kochen in Wasser waren die bevorzugten Zubereitungsmethoden.

Nach einer Frist von drei Monaten wurde die Wirkung der einfachen Grunddiäten überprüft. Bei fast allen Frauen waren die Beschwerden um mindestens dreißig Prozent gebessert, beim Großteil sogar ganz verschwunden. Dreißig Prozent ist für Therapeuten die Minimalforderung, um den Therapieerfolg zu evaluieren. Bei zwei Frauen waren die Beschwerden zurückgekehrt oder bestanden weiterhin fort. Sie hatten allerdings selbst eine gewisse Inkonsequenz ihres Verhaltens eingeräumt.

Dennoch: Ausgehend von meinen Überlegungen zu Beginn des Programms war ja nicht die Beseitigung der PMS-Beschwerden für mich der Behandlungsauftrag, sondern die Gewährleitung des freien Flusses des Leber-Qi und damit der Weg in eine bessere Perspektive. Hier berichteten alle übereinstimmend, dass sie viel Einsicht in ihr Gefühlsleben und ihre wahren Wünsche gewonnen hatten. Sie sagten, dass sie die Beschwerden nicht mehr als ein Anhängsel des „Frauseins" sahen, sondern als ein deutliches Signal zum Aufbruch.

Die besprochenen Kriterien gelten selbstverständlich in diversen Abwandlungen. Wenn mehr Kälte im Körper vorhanden ist, sollten mehr erwärmende

Nahrungsmittel in der ersten und zweiten Phasen gegessen werden, in der dritten Phase wird dann Rohkost gestrichen.

Ist mehr Wärme im Körper vorhanden, kann der Anteil an kühlenden, erfrischenden Substanzen angehoben werden. Fleisch sollte dann aber ebenso wie Eier nicht mehr auf dem Speiseplan stehen. Bei Blut-Leere als parallel bestehendem Syndrom ist sorgfältig die Ursache zu untersuchen, um dann wieder differenziert nach Hitze und/oder Erschöpfungszeichen in Flüssigkeitsmangel, Milz-Qi-Leere, Nieren-Leere, Leber-Blut-Leere zu unterscheiden.

Prinzipiell muss also unterschieden werden zwischen Erschöpfungs- und Stagnationszeichen, um die drei Phasen schwerpunktmäßig zu stützen. Der Zustand ist natürlich veränderlich, das bedeutet, dass die ganze Zeit über kontrolliert werden muss, ob aus Hitze Kälte statt moderater Wärme, ob aus Leere mit einem Mal Fülle geworden ist.

TEIL 5

Ernährungsbehandlung im Alltag

18
Einfache Richtlinien für Eilige

Wir haben beim Frühstück heute Morgen über Shangri-la diskutiert – den Ort aller Träume, an dem alles genauso ist, wie du es haben möchtest; deine Vorstellung davon, wie ein ultimativer Ort wäre. Aber ich glaube, Shangri-la wird manchmal überstrapaziert. Wir wollen es wirklich zu sehr, diesen besonderen Ort finden. Wir wollen die ultimative Methode entdecken, die zur Erleuchtung führt – ob es Yoga ist oder Zen oder Tai Ji, Sufi oder was auch immer. Wenn du anfängst zu glauben, dass es irgendeine bestimmte Sache ist, schränkst du dich selbst ein. So etwas wie eine Methode gibt es nicht.

(Al Chungliang Huang)[130]

Unser modernes Leben ist geprägt von Sehnsüchten, die auch immer wieder in diesem Buch thematisiert werden – allen voran der Sehnsucht nach einem erfüllten Leben, in dem genügend Zeit für die wirklich wichtigen Dinge vorhanden ist. Betrachten wir hingegen unser Leben, stellen wir zumeist fest, dass es oft genug Zeiten der Eile und Verpflichtungen gibt. Unsere Ernährung muss sich auch dem anpassen können, da sonst Kollisionen nicht zu vermeiden sind. Entweder wir vernachlässigen unsere Prinzipien, oder wir klammern uns unangemessen an sie.

An solchen Tagen, an denen Sie sich nicht wohl fühlen oder sogar krank sind, sollten Sie die Mengenverhältnisse, wie sie im Kapitel „Das Zusammenstellen der Heilmahlzeiten" (Kap. 8) aufgeführt sind, strikt beachten. Wenn Sie gesund sind und sich wohl fühlen, ist eine solche Disziplin nicht nötig – hier kommt es maßgeblich auf die Freude und Dankbarkeit an, mit der gegessen wird. Bei Isabell Allende heißt es:

„Eine gut durchdachte Mahlzeit ist ein langes Crescendo; es beginnt mit den sanften Noten der Suppe, dann folgen die zarten Appeggien der Vorspeise, es gipfelt in den Trompetentönen des Hauptganges, und den Schluss bilden die lieblichen Akkorde der Nachspeise. Der Verlauf ist dem des Liebens im Stil vergleichbar; es beginnt mit dem Flirt, genießt die erotischen Spiele, kommt zum Höhepunkt mit dem üblichen Donnerschlag und sinkt zum Schluss in freundliche, wohl verdiente Ruhe. Hast in der Liebe hinterlässt ein zorniges Brennen in der Seele, Hast beim Essen greift die Verdauungssäfte an.[131]

Wenn Sie mit der richtigen Einstellung an das Essen selbst herangehen, brauchen Sie bei der Zubereitung nur noch einige Grundregeln zu beherzigen:

- Legen Sie den Schwerpunkt stets auf Getreide.
- Ergänzen Sie mit Hülsenfrüchten, Nüssen.
- Beleben Sie mit Gemüse.
- Reichen Sie zur Flüssigkeitsergänzung eine kleine Brühe oder Suppe.
- Setzen Sie tierische Nahrung sparsam und nicht täglich ein.
- Erfrischen Sie mit Salat oder Obst.
- Würzen Sie sparsam und vielfältig.

Zum Zusammenstellen einer Heilmahlzeit und eines ganzen Diätplans sind einige einfache, aber grundlegende Kenntnisse in der Auswahl der Getreide, Gemüsesorten und Beilagen wie Fleisch und Salat besonders wichtig.

Wenn Sie dagegen die tägliche Mahlzeit für sich selbst oder die ganze Familie zubereiten, sollten sie die Art der Zubereitung besonders sorgsam auswählen, da sie das thermische Verhalten eines Nahrungsmittels bis ins Gegenteil verkehren kann.

Die Art der Zubereitung hat damit Vorrang vor allen anderen energetischen Überlegungen.

- Generell sollte der größte Anteil unserer Nahrung erwärmt gegessen werden, um unser inneres Feuer zu erhalten.
- Verwenden Sie moderate Kochmethoden, und heben Sie belastende Zubereitungstechniken für Feiertage auf (Backen, Frittieren).
- Achten Sie in der Nahrung auf ein ausgewogenes Yin-Yang-Verhältnis mit einem großen Anteil neutraler Wertigkeit (Getreide).
- Verändern sie das Verhältnis von Yin und Yang Ihren täglichen Bedürfnissen und Anforderungen entsprechend.

Die Ernährung basiert nicht nur auf dem, was wir essen, sondern wird auch maßgeblich vom Wie gefärbt. Eine einfache und bescheidene Mahlzeit im Grünen mit Freunden trägt mehr zur Assimilation der Nahrung und Bereitstellung von Qi bei als eine penibel ausgewogene Mahlzeit, die mit Zorn oder in Eile eingenommen wird.

- Achten Sie bei Tisch auf eine harmonische Atmosphäre für alle Beteiligten.

- Planen Sie ausreichend Zeit für die Mahlzeiten in Ihrem Tagesablauf ein.

- Kontrollieren Sie Ihre Lebensweise, so dass Essen, Schlafen und stille Einkehr zu den Säulen ihres Tagesablaufs werden, damit genug Yang-Energie gebildet und erhalten wird, um Ihrem Beruf, Ihren Kindern und Ihrer Freizeit Aktivität und liebevolle, achtsame und kreative Aufmerksamkeit zu ermöglichen.

- Genießen Sie Ihr Leben und die Reichhaltigkeit des Daseins in täglicher Dankbarkeit.

19
Die kleine Hausapotheke

Ist es sinnvoller, der Befriedigung vieler Bedürfnisse hinterherzujagen, oder edler, ein einziges zu besiegen?

(Aus: Samsara)[132]

„Die kleine Hausapotheke" beinhaltet Ratschläge zur Anwendung von Nahrungsmitteln bei kleineren Ungleichgewichten. Wir befassen uns daher nicht, wie in den anderen Kapiteln, mit der Betrachtung der Konstitution und erworbener Disharmonien, sondern gehen der Frage nach, wie energetisches Denken – zum Beispiel bei Diätfehlern, wie sie an Festtagen auftreten können – spontan angewendet werden kann.

Die Vorschläge sind als solche zur gelegentlichen Anwendung gedacht, das heißt, Sie sollten sie natürlich nicht täglich korrigierend einsetzen. Schwerpunkt in der Ernährungsbehandlung ist die langfristige Stabilisierung und das Entwickeln von Achtsamkeit. Achtsamkeit bedeutet, dass wir von uns und anderen Lebewesen Schaden fernhalten, in jedem Moment unseres Daseins die Hingabe in diesem Moment praktizieren, vollkommen konzentriert und im Bewusstsein der Konsequenzen unseres Handelns.

„Ein Lehrer, der mich in Indien unterrichtete, war ganz wild auf Süßigkeiten. Ganz besonders gern mochte er Gulab jaman. Gulab jaman ist so süß, dass Baklava dagegen wie trockener Toast schmeckt. Nachdem er es ohne Erfolg mit innerer Disziplin und Meditation versucht hatte, beschloss er, mit dem Ausagieren zu arbeiten. Eines Tages ging er zum Markt und kaufte für dreißig Rupien Gulab jaman. Das ist ein Berg von Süßigkeiten in einem Meer von zuckersüßem Sirup. Er setzte sich mit diesem Schatz hin und machte sich mit großer Achtsamkeit daran, so viel davon zu essen, wie er nur konnte, und beobachtete währenddessen alles, was mit ihm geschah. Er sah das friedliche Gefühl, das ihn diesem Augenblick überkam, als die Begierde ihr Ende fand (beim ersten Bissen). Er spürte die Pein der Begierde. Er spürte das Vergnügen an der Süße. Er erlebte, wie sich das Vergnügen in schmerzhaften Druck verwandelte, als er damit fortfuhr, das begehrte Objekt, diesen Berg Gulab jaman, zu verschlingen. Danach wurde er nie wieder von dem unstillbaren Verlangen nach Gulab jaman geplagt."[133]

Übermäßiger Genuss von Fleisch

Tritt heftiges Erbrechen vor allem nach dem Genuss von Fleisch, Fisch, Schalentieren, Muscheln oder Eiern auf, ist unverzüglich ein Arzt aufzusuchen. Es besteht dann die Gefahr einer akuten Lebensmittelvergiftung!

Wenn etwas zu reichlich zugegriffen wurde, macht sich ein unangenehmes Völlegefühl von Nahrungsstagnation breit. Zusätzlich können Durchfall und Erbrechen oder sogar leichtes Fieber auftreten, insbesondere, wenn das Fleisch unzureichend gegart war.

Behandlung: In der Behandlung werden Energien eingesetzt, die der Stagnation entgegenwirken und sehr fermentreich sind, um die Stagnation zu beseitigen und ihre Nebenwirkungen (Blähungen, Übelkeit) zu reduzieren. Verwenden Sie Miso-Suppe (Miso erst nach dem Kochvorgang zugeben, um die Fermente zu erhalten) mit reichlich Frühlingszwiebeln und frischem Ingwer. Ingwer und Frühlingszwiebeln nur ziehen lassen, sie wirken dann zerteilend-scharf. Ingwer ist in der Lage, Giftstoffe im Körper zu neutralisieren und sie auszuleiten. Er ist stets das erste Mittel bei allen Vergiftungserscheinungen. Zudem kann er den Kreislauf beleben und Schwindel und Übelkeit beseitigen.

Shiitake-Pilze wirken entgiftend. Naturreisessig hat ebenfalls entgiftende Wirkung. Da er zudem bitter-sauer ist, werden die Giftstoffe nach unten abgeleitet.

Gerstenkörner können gekocht gegessen oder geröstet als Tee getrunken werden. Geröstete Gerstenkörner sind auch zum Knabbern mit etwas Salz auf Reisen gegen Reiseübelkeit oder bei Nahrungsumstellung zu empfehlen.

Alle vorgestellten Nahrungsmittel brechen Stagnationen auf, zerteilen stagnierendes Qi und entgiften.

Übermäßiger Eierverzehr

Eier haben eine sehr stark konzentrierende, einwärts gerichtete Energie. Sie bilden schnell einen Überschuss an Yin und haben die Tendenz, Zusammenballungen zu erzeugen. Sie sind ein Yin-Tonikum der Sorte Fette (Eigelb). Das Eiweiß ist schwer verdaulich, aber energetisch von geringem Nährwert. Es kann Nahrungsstagnationen begünstigen. Beide, Eigelb und Eiweiß, sammeln Nässe im Körper an. Sie können Übelkeit und Kopfschmerzen verursachen.

Energetische Nahrung aus den Wandlungsphasen Holz und Feuer sind hilfreich. Zitronen (zum Beispiel heißer Zitronensaft mit Ingwer und Honig zur Entgiftung), Sauerkraut, Miso, grüner Tee, Gerste, Mais, insbesondere wenn er mit Maisbart verzehrt wird, da Maisbart Feuchtigkeit ausleitet. Maisbrei am Morgen für einige Tage und mehrmals täglich eine kleine Portion Sauerkraut stellen das Wohlbefinden wieder her.

Übermäßiger Zuckerkonsum

Übermäßiger Zuckerverzehr, zum Beispiel nach einem Geburtstag, erzeugt reichlich Nässe im Körper. Kopfschmerzen, Unlust und Übelkeit zusammen mit Mattigkeit und Verdauungsstörungen entstehen. Zucker wirkt auf das Qi expandierend und erwärmend (Yang), daher verwenden wir Energien, die zusammenführend und haltend (Yin) sind.

Geeignet ist besonders Meeresgemüse, da es auch das entstehende Mineral- und Vitamindefizit ausgleicht: Kombu-Algen, Hiziki, Wakame, Brauntangtee. Wurzelgemüse ist mild im Geschmack und stützt den stark abfallenden Blutzuckerspiegel: Klettenwurzel, Karotten, Steckrübe. Kohl wirkt zusätzlich entgiftend und sollte sanft gedämpft gegessen werden; Tekka neutralisiert als Erste-Hilfe-Medikament und bindet den Magenschmerz und die Übelkeit, da die Energie in den Unteren Erwärmer herabgeführt wird. Einen Teelöffel voll im Mund langsam einspeicheln und kauen oder in Bancha-Tee auflösen. Empfehlenswert sind Gersten- oder Kukicha- oder Bancha-Tee mit etwas Sojasoße oder Umeboshi, gerösteter Gerstentee, Miso-Brühe mit Algen.

Übermäßiger Salzkonsum

In Käse oder Knabbergebäck zum Beispiel stecken große Mengen Salz, die man kaum wahrnimmt und in der täglichen Ernährung dadurch nicht bilanziert. Übermäßiger Salzkonsum führt zu Verspannungen des Rückens und zu Kopfschmerzen, die auch migräneartig sein können. Wenn Migräne in der Anamnese besteht, entferne ich stets alle Hartkäsesorten und Dauerwurst aus dem Speiseplan. Stattdessen setze ich viel Nudeln (ohne Salz gekocht und nur mit etwas Butter oder Öl) in der Grunddiät ein. Die Erfolge sind gut.

Salziger Geschmack gehört zum Wasser, hat aber in Form von Kochsalz auch Metall-Qualität. Feuer schmilzt Metall und wird vom Wasser kontrolliert. Das Verwenden von Nahrungsmitteln mit Feuer-Qualität steht im Vordergrund. Empfehlenswert: Zitronensaftgetränk mit Ingwer und Honig, frischer Orangensaft, gekochter Apfelsaft.

Übermäßiger Konsum von Krusten- und Schalentieren (Krustazaen)

Häufig ist eine Nahrungsmittelunverträglichkeit die Ursache von Beschwerden nach dem Verzehr von Krusten- und Schalentieren. Immer mehr Menschen reagieren mit Unverträglichkeit oder sogar Allergien auf Krustazaen (Garnelen, Muscheln, Krebse, Hummer usw.). Sie haben eine Dynamik, die das Qi stark bewegt, weshalb man sie gut bei Nahrungsstagnationen einsetzen kann. Allerdings erzeugen sie aufgrund ihrer Dynamik bei Leere-Patienten schnell Wind, der sich dann als Unverträglichkeit oder sogar als Allergie zeigt. Hautrötung mit Jucken, spontaner Kopfschmerz, Übelkeit oder schwallartiges Erbrechen und Drehschwindel können die Symptome sein.

Hilfreich ist geriebener weißer Rettich mit Umeboshi-Pflaume. Empfehlenswert sind auch langer weißer Meerrettich, geriebener frischer Ingwer und frischer Zitronensaft. Zur Vorbeugung sollten diese Dinge gemeinsam mit den Krustentieren und Muscheln verzehrt werden.

Übermäßiger Fischkonsum

Die speziellen Wirkungen von Fisch lassen sich gleich beim Verzehr mit den geeigneten Nahrungsmitteln im Zaum halten. Im Falle einer Fischvergiftung gelten dieselben Regeln wie für Fleisch.

Bei Fisch gilt es, die verschiedenen Arten zu unterscheiden: Küstenfische wie Kabeljau und Heilbutt haben mehr Holz-Qualität und werden gemäß dem Kontrollzyklus am besten mit Metall-Qualität gebändigt. Hier ist Meerrettich mit seiner durchdringenden Schärfe angebracht; er eignet sich auch bei Lachs.

Große und aktive Hochseefische wie Thunfisch oder Hai verfügen über mehr Feuer-Qualität. Sie sollten von Wasser-Energien kontrolliert werden. Da Algen spezifische Wasserqualität haben, verwendet man diese Fische besonders gern zu Sushi. Auch Senf hat entgiftende Qualitäten.

Flussfische wie Forelle oder Barsch sind mild im Geschmack und setzen schnell Fett an. Sie werden der Wandlungsphase Erde zugeordnet. Hier empfiehlt sich traditionell der gemeinsame Verzehr mit Kräutern, die dem Holz zugeordnet werden, wie Petersilie oder Dill.

Fische, die sich sehr schnell bewegen und schmal und fest im Fleisch sind, wie zum Beispiel Aale, haben Metall-Charakter und werden durch die Wandlungsphase Holz gebändigt. Zitronensaft oder Essig mildern dementsprechend ihre energetische Wirkung.

20
Die besondere Ernährung
von Kleinkindern

Kleinkinder sind in jedweder Hinsicht abhängig von unserem Urteil. Jeder Bereich ihres Lebens muss mit unseren Möglichkeiten einen Kompromiss schließen. In der Ernährung sind sie allerdings nicht zu jedem Kompromiss bereit oder fähig. Wenn Sie für eine Familie kochen, werden Sie täglich mehrmals vor die Schwierigkeit gestellt, verschiedenen Bedürfnisse in kürzester Zeit gerecht werden zu müssen. Für eine Familie gesund und individuell zu kochen bedeutet jedoch keinesfalls, dass Sie den ganzen Tag mit der Nahrungszubereitung beschäftigt sein sollten. Eine Person, die für die Ernährung der Familie sorgt, darf nicht durch zu hohe Ansprüche an Nahrungsperfektion unter Stress geraten! Genießen Sie Freizeit mit Ihrer Familie, und suchen Sie nach vielfältigen Möglichkeiten, Ihre Liebe und Zuneigung auszudrücken.

Die Ernährung des Säuglings

Die Ernährung des Säuglings setzt sich in den ersten Monaten aus der Ernährung der Mutter plus ihrer Reserven und ihrer Blutqualität zusammen. Die ausgewogene Ernährung der Mutter bereits in der Schwangerschaft ist daher die beste Vorsorge. Das Baby kann voll, teilweise oder zusätzlich gestillt werden. Auch adaptierte Milch ist in den meisten Fällen eine sichere Alternative zum Stillen.

Stillen ist zwar praktisch hinsichtlich des Transports und der Hygiene, aber anspruchsvoll, wenn die Mutter arbeitet oder sich gelegentlich ohne das Baby ausruhen will. Stillen kann zur Belastung werden, wenn die Milch nicht ausreichend fließt, Entzündungen an der Brust das Stillen erschweren oder Medikamente eingenommen werden müssen.

Ist die Milch ausreichend, kann sie abgepumpt aufbewahrt werden und von einer weiteren Person im Fläschchen gegeben werden – ein Vorgang, der allerdings den Vorteil des intensiven Austauschs und der entstehenden Bindung zwischen Mutter und Kind mindert und außerdem die Qualität der Milch durch Kühlung und Lagerung reduziert.

Muttermilch gilt als das Beste für das Baby in den ersten Monaten, aber sie ist unzweifelhaft stark mit Schadstoffen belastet. Diese Belastung ist gemäß den Resultaten lebensmitteltechnischer Untersuchungen so groß, dass Muttermilch kaum mehr als Lebensmittel in den Handel gelangen dürfte.

Ich möchte mit diesen Anmerkungen keinesfalls der Lebensmittelindustrie zu neuen Kunden verhelfen, möchte aber den liebevollen Einsatz um ihre Kinder auch solchen Frauen attestieren, die ihre Kinder nicht stillen können – vielleicht, weil das Kind adoptiert wurde oder Erkrankungen der Brust oder andere schwere Allgemeinerkrankungen dies verhindern, oder weil sie es einfach nicht möchten – und eben auch Männern, die ihre Kinder von früh an allein aufziehen.

Zärtlichkeit, Liebe und Verständnis sind Muttermilch, die nicht aus den Brüsten stammt und das Kind trotzdem gedeihen lassen. Stressfreie Umgebung und eine entspannte Seele beim Füttern sind die Voraussetzungen für eine gesunde Milz beim Baby.

Sollte die Mutter stillen, sind die gleichen Forderungen des Babys wie für Erwachsene zu beachten: Zwischen den Mahlzeiten braucht die Verdauung eine Pause. Beim Stillen nach Bedarf ist der Bedarf des Kindes gemeint.

Vielfach wird ein Quengeln zwischen den anvisierten Mahlzeiten mit Hunger gleichgesetzt, und das Baby wird sofort gestillt. Dieses Verhalten führt zu Nahrungsstagnation – die Milch gärt im unreifen Verdauungssystem. Spontanerbrechen und Blähungen bis zu Koliken finden hier ihre Ursache. Auch Kopfgrind ist ein Zeichen für ein überlastetes Verdauungssystem.

Ist sich die Mutter unsicher, ob das Baby ausreichend versorgt ist, können eine Waage und regelmäßige kinderärztliche Kontrolle Sicherheit verschaffen. Gesunde Babys nehmen recht gleichmäßig zu; kleine Schwankungen sind bei warmem Wetter oder Fieber normal, Gewichtsverluste dürfen nicht eintreten.

Babys mit regelmäßigen Nahrungsintervallen nehmen besser zu als Dauergestillte, da die Milz die Nahrung mit Pausen besser ausschöpfen kann. Nahrungsstagnation hingegen behindert die Aufnahme von Substanzen. Die Erde blockiert dann die freie Entfaltung des Leber-Qi. Beim Baby verursacht dies Blähungen und kann den Boden bereiten für spätere Allergien bis hin zu Neurodermitis.

Der seelische Zustand der Mutter kreist in ihrem Blut. Muttermilch ist ein Ultrafiltrat von ihrem Blut. Ihr Baby nuckelt die Verfassung der Mutter in sich hinein. Daher ist die Mutter anzuleiten, sich Ruhe zu gönnen und in den Stillzeiten zurückzuziehen und nicht parallel Aufgaben zu erledigen.

Die Stillende hat zwar den Energiebedarf eines Schwerstarbeiters, aber selten mehr die entsprechende Anerkennung. Wir sollten ihr den Respekt erweisen, der ihr zukommt, und ihr unsere Unterstützung anbieten. Sollte die Mutter sich für eine spezielle Ernährungsform – zum Beispiel Makrobiotik, vegane oder vegetarische Kost, Rohkost, Trennkost oder Ähnliches – entschieden haben, sollte ein erfahrener Praktiker prüfen, ob diese Art der Ernährung ausreichend die besonderen Erfordernisse von Schwangerschaft, Geburt und Stillzeit berücksichtigt. Bei makrobiotischer wie veganer Ernährung kann ein Mangel an Vitamin B 12 entstehen, der das Wachstum des Gehirns und die Reifung der Nerven des Babys stark beeinträchtigt. Auch ist Eisenmangel nicht selten. Ferner sind Kriterien zur Überprüfung der Gesundheit der Mutter anzuwenden. Sie kann sich ausreichend ernähren, aber durch Zöliakie, Sprue (Glutenunverträglichkeit), Morbus Crohn, chronische Durchfälle oder andere Erkrankungen des Magen-Darm-Trakts kann ihre Resorptionsfähigkeit geschwächt sein.

Vitaminsubstitution bei geschwächten, älteren oder sich einseitig ernährenden Frauen in der Stillzeit lehne ich ab.

Vitaminsubstitution stillender Frauen

Die Vitamingaben, die Ärzte gelegentlich verordnen, werden im Allgemeinen als Komplexe verabreicht, die wasser- wie fettlösliche Vitamine in einem Präparat zusammenfassen. Die Mengen sind standardisiert und somit auf das durchschnittliche Gewicht eines Erwachsenen berechnet – zumeist wird ein Gewicht von siebzig Kilogramm veranschlagt. Die wasserlöslichen Vitamine verursachen nicht selten beim Säugling Durchfälle und Hautrötungen, da sie beim Stillen über die Milch der Mutter aufgenommen werden. Insbesondere Vitamin C kann Windeldermatitis und Neurodermitis begünstigen, da es inneren Wind erzeugt, und außerdem Blähungen und Koliken verstärken, da der saure Charakter das Qi in der Leibesmitte einschnürt.

Vitamin C fördert die Harnausscheidung (Diurese), das heißt, dass das Baby mehr Flüssigkeit wieder über die Blase ausscheidet als notwendig. Die fettlöslichen Vitamine reichern sich im Fettgewebe sowohl beim Kind wie bei der Mutter an und bleiben in hohen Dosen in der Muttermilch. Da fettlösliche Vitamine bei Überdosierung nicht ausgeschieden werden, sondern sich summieren, können Vitamin-Überdosierungen (Hypervitaminosen) entstehen. Diese sind in erster Linie toxisch für die Leber, stören aber auch Reifungsprozesse der Nerven und des Gehirns, da Nervenzellen zur Isolation ebenfalls in fetthaltige Gewebe gebettet sind.

In Komplexpräparaten sind auch Magnesium-Kalzium-Verbindungen gemischt. Solche Verbindungen sind unsinnig, da Kalzium und Magnesium sich gegenseitig in der Aufnahme behindern. Überhöhte Kalziumzufuhr führt zu Kalkanlagerungen nicht nur in den Knochen, sondern generalisiert, das heißt überall. Besonders die Nieren reagieren empfindlich auf Verkalkungen der feinen Kanälchen, da sich dadurch der Druck im Filtersystem erhöht und zu Schäden des Nierengewebes (Parenchym) und zu Bluthochdruck führt. Eisengaben für die Mutter können beim Säugling zu Blutungen führen und den eigenen Eisenspeicher überlasten, sollten also gemieden werden. Günstig sind blutbildende Tees auf der Basis von Brombeer-, Himbeer- und Walderdbeerblättern sowie Fenchel und Anis. Ist die Mutter wegen ihres schlechten Befindens oder höheren Lebensalters oder aufgrund zusätzlicher schwächender Grunderkrankungen auf Vitaminsubstitution angewiesen, ist es günstiger, wenigstens eine bis sämtliche Stillmahlzeiten durch Fertigkost zu ersetzen.

Mit dem Einsetzen des Zahnens tritt der Beginn der ersten festen Kost in das Leben des kleinen Menschen. Die Zähnchen wollen ausprobiert werden und zeigen eine beginnende Reife der Gedärme an. Aufbaukalk und Kräftigungsmittel aus dem Reformhaus oder Bioladen, die nicht mehr als einen Unterstützungsbereich ansprechen, können nach den Kriterien der fernöstlichen Medizin überprüft werden. Sie sind in den meisten Fällen unproblematisch. Von Mineralstoff- oder Vitaminmischungen (so genannten Vitamin-/Mineralstoffkomplexen) ist abzuraten, gleich ob biologischer oder industrieller Herstellung. Sie sind teuer und überdosiert.

Eine ausgewogene Ernährung in Kombination mit körperlich-seelischen Ruhezeiten dient Baby und Mutter.

Die Übergangskost

Die Zeit des Übergangs von der flüssigen zur vorwiegend festen Nahrung ist im Allgemeinen im sechsten bis siebten Lebensmonat erreicht. Nun ist das Verdauungssystem vorbereitet. Die vorher hyperpermeable Darmschleimhaut verringert ihre Durchlässigkeit. Allergieauslösende Substanzen können nun nicht mehr hindurchschlüpfen und unerwünschte Reaktionen des Immunsystems auslösen.

Für das Baby beginnt auch ein weiterer wichtiger Abschnitt: Aus seiner liegenden Position heraus beginnt es die Welt zu erkunden. Es rollt, dreht sich und fängt bereits an zu krabbeln oder zu sitzen. Daher sollte nun auch seine Nahrung den veränderten Bedürfnissen angepasst werden und seine wachsende Neugier stimulieren.

Geeignet sind selbst gekochte Karotten, Kartoffeln und Reisbrei. Auch pürierter Apfel ist besonders in den Sommermonaten erfrischend und kann zum Gemüse dazugegeben werden. Am Anfang reicht ein Teelöffelchen, mit etwas reinem Pflanzenöl oder biologischer Butter oder Sahne vermischt. Komplizierte, variationsreiche Menüs, wie sie in Gläschen angeboten werden, sind ungünstig. Sie überfordern die noch ungeübte Verdauung. Zudem sind sie unverhältnismäßig teuer. Auf Reisen können Sie natürlich auf sie zurückgreifen, aber im Alltag ist es besser, darauf zu verzichten.

Das Gemüse für das Baby darf jedoch noch nicht aus dem Familientopf stammen, sofern dieser bereits gesalzen wurde. Salz darf erst nach dem zehnten Lebensmonat verwendet werden.

Die Einschränkungen bis zum Ende des dritten Lebensjahres

Generell sollten Sie in den ersten Lebensjahren des Kindes die Nahrungsmittel besonders sorgfältig auswählen. Mehl kann Allergien auslösen. Besonders Weizenmehl erzeugt Hitze und Schleim im Körper. Daher sollte Weizenmehl in den ersten zwei Lebensjahren gemieden werden. Besteht in der Familie sogar bereits eine allergische Disposition, ist es sinnvoll, im zweiten Jahr Kamut- oder Grünkernmehl oder -schrot auszuprobieren und dem Kind keine Kekse – auch nicht solche aus dem Bioladen – zu geben. Besonders zu empfehlen sind, sobald das Baby kauen kann, Gerichte aus Getreideschrot, oder auch Reisbrei.

Beim Kochen sollten nur ausgesuchte Pflanzenöle verwendet werden. Gewöhnliche oder raffinierte Fette und Margarine blockieren den Stoffwechsel. Verschiedene Textquellen zur fernöstlichen Medizin weisen auf die Gefahr von Stoffwechselstörungen im Bereich des Nervensystems und den Zusammenhang mit degenerativen Erkrankungen hin.

Neigt das Kind zu Exzess-Zeichen wie zum Beispiel einem roten Gesicht, einer lauten Stimme oder zu großer Unruhe, ist Rohkost in kleinem Mengen geeignet. Bei Kindern, die Mangelzeichen zeigen wie blasse Haut, Neigung zu Durchfällen und Neigung zum Frösteln, sollten Sie rohe Salate und Früchte meiden. Das Gemüse sollte zumindest blanchiert werden. Kleine Kinder sind auch besonders anfällig für Parasiten und neigen zum Befall mit Madenwürmern. Aus diesem Grund ist Salat noch nicht empfehlenswert.

Zu viel Obst, zum Beispiel Bananen, schwächen das Verdauungssystem und führen zum Abkühlen. Die Nase läuft, und es kommt zu wiederholten schleimigen Infekten der Luftwege und der Därme. Fruchtsäfte sollten mit Wasser verdünnt werden und mindestens Zimmertemperatur haben. Für den kindlichen Organismus ist Fruchtsaft schwächender als Früchte.

Salzüberschuss schwächt die Energie der Wandlungsphase Wasser beim Kind und schädigt damit die Nieren. Die Nieren kontrollieren das Wachstum des Kindes, seine Reifung, Zahnung und die Haarqualität. Daher ist es empfehlenswert, die Nahrung des kleinsten Kindes zuerst zuzubereiten und aus dem Kochwasser und den vorbereiteten Gemüsen für die restliche Familie eine schmackhafte Gemüsesuppe zu kochen. „Essen vom Tisch" ist in den frühen Jahren nicht zuträglich.

Zucker und Fruchtzucker schwächen die Wandlungsphase Erde und führen zu Schleimbelastungen der Mitte und zu Nahrungsstagnation. Bei ohnehin unruhigen Kindern fachen sie zudem das Feuer an und stören die Einschlaf- und Ruhephasen.

Künstliche Süßstoffe sind tabu. Verwenden Sie Reismalz, Melasse, Ahornsirup zur Zubereitung von Pudding und Brei. Auch Nussmus hat einen milden, süßen Geschmack. Insbesondere geschältes Mandel- und Cashewnussmus lassen sich gut mit Rosinen kombinieren. Experimentieren Sie!

Schokoladen enthalten zu viel Theobromin, einen Verwandten des Koffein, und sind daher ungeeignet. Sie schüren die Feuerphase im Kind und erzeugen innere Hitze und inneren Wind. Zudem enthält Schokolade Oxalsäure, die die Aufnahme von Kalzium behindert.

Honig ist für kleine Kinder roh ungeeignet, da er häufig natürliches Botulin enthält. Kleinste Mengen werden in einem ausgereiften Verdauungssystem neutralisiert, im Darm eines Kleinkindes nicht. Botulin ist ein nervenlähmendes Gift. Es steht auch in Verdacht im Zusammenhang mit frühem Kindstod. Erst ab dem 18. Lebensmonat ist es ohne Risiko möglich, dem Kind Honig zu geben. Im Handel erhältlicher Honig ist zumeist roh, nur wenige Sorten, die flüssig bleiben sollen, sind gekocht. Es gibt in Bezug auf Botulin keinen Unterschied zwischen Bioladen- und Supermarktqualität, auch keinen, wenn direkt vom Imker gekauft wird. Es ist also empfehlenswert, in den ersten anderthalb Jahren ganz auf Honig zu verzichten und Reismalz zu verwenden.

Als Zubereitungsart für Gemüse und Getreide empfiehlt sich für Kinder zuerst das Kochen in Wasser. Konzentrierende Zubereitungen wie Backen oder Anbraten überfordern die reifende Verdauung, Frittiertes blockiert die Mitte. Die Nahrung wird am besten leicht über Körpertemperatur gereicht. Gekühlte Nahrung oder Säfte belasten den Organismus und sollten Festtagen vorbehalten sein.

Ein gesundes Kind gedeiht gut und ist gefühlsmäßig ausgeglichen. Es schläft ruhig und hat ein liebenswertes Wesen. Damit gelingt es ihm, in der Familie eine harmonisierende Stellung innezuhaben, und es genießt große Wertschätzung.

21
Entgiftung

Jene, die mit Mut und Courage handeln, werden die Krankheiten besiegen, während jene, die aus Angst handeln, verlieren werden.

(Su wen)

Die Entgiftung ist ein Thema, über das in den verschiedenen Schulen der fernöstlichen Philosophie wie der Medizin, sofern diese überhaupt trennbar sind, Uneinigkeit herrscht. Die Grundfrage nach der Ursache des Giftes oder der Vergiftung wird sehr verschieden beantwortet.

Die radikalste Interpretation entspringt den *tibetischen buddhistischen Schulen.* Gemäß dieser Anschauung verursacht bereits das Vorhandensein jeglicher Verunreinigung des Geistes durch ungeläutertes Bewusstsein Vergiftungen. Der entferntere Grund ist die Unwissenheit (Skt. Avidya[134]). „Die näheren Ursachen, Wind, Galle, Schleim, entstehen aus den drei negativen Geisteszuständen Begierde, Hass und geistige Verdunklung. (...) Diese drei, die ihrerseits ihren Ursprung in der Grundlage aller Krankheit haben – in der Unwissenheit –, sind die drei Blätter am Zweig der Ursachen."[135] Denn nur der Geist, der frei ist von diesen drei Verunreinigungen, kann seiner Vollendung entgegenstreben.

Im *indischen Ayurveda* stehen die drei Doshas Vata, Pitta und Kapha, die in ihrer jeweiligen Präsenz unseren Charakter prägen, zum einen für „den Tanz"[136] unserer biologischen Existenz, zum anderen bedeutet das Sanskrit-Wort Dosha wörtlich übersetzt „Fehler, Makel". Die drei Doshas stehen für die Faktoren, die unsere Reinkarnation in dieser Form verursacht haben und ferner Krankheit und Verfall bedingen, somit „Gifte" darstellen.

Nach den *taoistischen frühen Texten* sind nur der Säugling und der Weise frei von Verunreinigungen, da ihr Geist – noch nicht oder nicht mehr – über sich selbst reflektiert. Im Namen des legendären Verfassers des Daodejing (Tao Te King), Laozi, findet sich ein Anklang an diese Entsprechung, wenn man das „zi" in Laozi in der Bedeutung als „Kind, Sohn" auffasst. Gemäß dieser Interpretation würde sein Name die Übersetzung „altes (lao) Kind (zi)" ergeben.

Diese Forderungen aus der Perspektive des tibetischen Buddhismus, des Ayurveda und des Taoismus sprechen von innerer geistiger Läuterung. In der westlichen Naturheilkunde ist der Begriff „Entgiftung" hingegen sehr eng gefasst. Hier stehen die Reinigung des Darmes oder das Ausleiten über die Haut an erster Stelle, wobei der Begriff Entgiftung geläufig ist, aber das Gift nicht weiter klassifiziert wird. In der fernöstlichen Medizin verbinden wir nun diese beiden Interpretationen. Da der Geist nicht allein, sondern gebunden an einen Körper in seiner irdischen Erscheinungsform existiert, bilden sich Verunreinigungen auch in Form von Blockaden des freien Flusses von Qi und Blut im Körper ab. Diese können ebenfalls als Gifte bezeichnet werden. Doch auch das unbewusste oder ungewollte Aufnehmen von Giften durch Atmung, Nahrung oder über die Haut verursacht eine Anreicherung von Toxinen im Körper, die Blockaden darstellen. Das bewusste Zuführen von Giftstoffen wie Tabak, Koffein oder anderen, auch illegalen, Suchtstoffen fügt Körper und Geist ungleich mehr Schaden zu, da das ureigenste menschliche Bedürfnis nach Unversehrtheit von einem aggressiven Willen selbst zerstört wird.

Ein guter Beginn zu einer gesunden Lebensbetrachtung durch das Beseitigen von Blockaden ist der über die Reinigung des Körpers. Die Reinigung des Körpers schließt Veränderungen des Geistes mit ein, da auch Letztere an Disziplin und Reflexion geknüpft sind. Vorschläge zur besseren Lebensführung, um Schaden abzuwenden, gelten als Praxis, um die Reinigung auf allen Ebenen des Seins zu vertiefen und zu erhalten. Diese Vorschläge werden meist erst im fortgeschrittenen Krankheitsstadium ernst genommen und beherzigt, da sie anfangs unbequem oder sogar unmodern erscheinen.

Eine Entgiftung sollte auch vor Beginn einer Ernährungsbehandlung durchgeführt werden, wenn einer der folgenden Faktoren zutrifft:

• Die Person steht unter laufender medikamentöser Behandlung (Corticoide, Asthmamittel, hormonelle Substitution, hormonelle Kontrazeption/Pille) oder sogar unter Chemotherapie oder Bestrahlungen. Zum Bereich Dauermedikation gehören auch Aufbaunahrungsmittel, wie sie von Kraftsportlern eingenommen werden, da diese schwere Fülle-Zustände hervorrufen können. Bei Sportlern ist auch nach Anabolika zu fragen, die zum Teil sehr giftig sind.

• Eine Entgiftungsbehandlung ist im gewissem Umfang auch nötig, wenn die Person von Medikamentennebenwirkungen oder -unverträglichkeiten und Allergien in Bezug auf Nahrungsmittel oder Medikamente betroffen ist.

- Auch Personen mit einer Lebensmittelvergiftung oder Nahrungsstagnation und diejenigen, die Giftstoffen aus der Umwelt ausgesetzt waren bzw. sind oder sogar eine Schwermetallvergiftung durchgemacht haben, sollten eine Entgiftungsbehandlung vorausgehen lassen. Dasselbe gilt auch für jene, die an Leber- oder Nierenerkrankungen litten oder leiden, da sich in ihrem Körper Toxine über lange Zeiträume ansammeln konnten, und für Operierte, da nicht nur die Narkose, sondern auch die Resorption von toten Zellen Toxine im Körper hinterlassen kann.

Die Entgiftungsbehandlung stellt die volle oder zumindest verbesserte Reaktionsfähigkeit des Körpers wieder her. Ihr Erfolg ist selbstverständlich abhängig von der Schwere der vorausgegangenen Belastung und von der konsequenten Durchführung der Behandlung. Letzteres ist wichtig, denn grundsätzlich ist es immer noch besser, eine kleinere Behandlung bis zum Ende durchzuhalten, als vor einem vollständigen Programm zurückzuschrecken und gar nichts zu tun. Je einfacher die Anweisungen, desto größer ist erfahrungsgemäß die Bereitschaft zur Durchführung des Programms.

Das Programm

Das Programm der Entgiftung besteht aus drei Teilen. Der erste Teil vermindert die Schadstoffzufuhr; der zweite leitet vorhandene Schadstoffe durch Ernährung, Kräuter oder Zusatzstoffe aus; der dritte Teil beinhaltet körperliche Reinigungsmethoden.

Erster Teil

Eine günstige Voraussetzung für jedwede Entgiftung ist das Einstellen des Rauchens. Wir können noch so gewissenhaft Schadstoffe in Lebensmitteln kontrollieren, die Aussicht auf Erfolg ist gering, wenn die Patienten gleichzeitig Schwermetalle und nervenaufputschende Stoffe wie Nikotin, Teer und andere künstliche Zusatzstoffe inhalieren. Auf die Forderung, mit dem Rauchen aufzuhören, sollten wir daher sehr großen Wert legen.

Erscheint es jedoch dem Betroffenen unmöglich, müssen wir darauf hinweisen, dass die Behandlung nur eingeschränkte Wirksamkeit entfalten kann, und zudem deutlich machen, dass die Zigarettenabhängigkeit eine ernste Erkrankung ist. Zur gleichen Kategorie gehören regelmäßiger Alkoholkonsum oder der Gebrauch von Drogen und Schlafmitteln verschiedener Art.

All dies sollte in der Phase der Entgiftung reflektiert und die betreffenden Schadstoffe weggelassen werden. Machen Sie sich dabei auf Schwierigkeiten gefasst – es ist eine Sache, sich eine Entgiftung vorzunehmen und theoretisch ihre Notwendigkeit einsehen; sie hingegen auch durchzuhalten erfordert sehr viel Disziplin. Entgiftung ist nicht lustig. Ihr Wert zeigt sich meistens erst hinterher. Der Weg ist oft steinig und beschwerlich, insbesondere während dieser Phase. Vor allem, wenn sie länger dauert oder mit deutlichen Einschnitten in das gewohnte Leben verbunden ist, können sogar sehr unangenehme Empfindungen auftreten. Besonders deutlich wird dies beim zeitweiligen oder längeren Entzug von Nikotin, Koffein oder Alkohol.

Wichtig bei der Entgiftung ist der Gedanke der Einheit im Leben. Die Kluft zwischen Erkennen und Handeln kann überwunden werden. Solange wir Altes mit uns herumschleppen, dessen Grundlage sich zumeist in emotionalen Erschütterungen der Vergangenheit findet, verstopfen wir förmlich den freien Fluss der Energien in unserem Körper. Dort, wo der freie Fluss verlegt ist, kann auch der Geist Shen nicht ungehindert reisen.

Erst wenn eine Einstellung des Verzeihens und des Mitgefühls eingezogen ist, können diese Konditionierungen wirklich abgelegt werden. Unterdrückter oder ausbrechender Ärger verletzt hingegen in erster Linie uns selbst.

„In allen Dingen will das Tao ungehindert sein, denn wo es Behinderungen gibt, gibt es Ersticken. Hört dieses Ersticken nicht auf, kommt es zu Unordnung, und Unordnung schadet dem Leben aller Kreaturen (…) Der Himmel öffnet die Verbindungswege und versorgt sie Tag und Nacht ohne Unterlass. Der Mensch jedoch blockiert diese Öffnungen." (Zhuangzi)

Zweiter Teil

Der Plan für die ersten zwei Tage (je schwerwiegender die Erkrankung, umso länger sollte in Absprache mit der behandelnden Person die Entgiftung durchgeführt werden): kein Kaffee, kein Schwarztee, kein Guarana, kein Fleisch, kein Zucker, keine Gewürze, keine Strahlung (Computer, Handy, schnurloses Telefon …).

- *Morgens:* eine Tasse Zitronen-Ingwer-Getränk mit Honig, Vollkornreis mit Miso-Brühe oder Shoyu-Tamari-Umeboshi-Soße

- *Mittags:* Reis und Weizen oder Hiobstränensamen zu gleichen Teilen, einen Bund frische Petersilie unterrühren, etwas Ghee oder biologisches Sesamöl verwenden; Miso-Brühe mit Algen

- *Abends:* Reis mit kleinen grünen Sojabohnen gekocht, Rucola oder Petersilie; Miso- oder Shoyubrühe mit Algen

- Über den Tag verteilt heißes Wasser trinken

Je weniger Zutaten, desto schneller wird die Mitte entlastet, und Toxine werden eliminiert. Zusätzlich können jedoch reinigende Kräuter oder Zusätze wie Umeboshi-Pflaume, Spirulina oder Gelée Royale verwendet werden. Brennnesseltee, Bancha-Tee, Maisbart-Tee können bei sanfteren Entgiftungen anstelle von heißem Wasser getrunken werden.

Algen und Miso können für einige Tage weiter verwendet werden, bei Exzess auch in der Kombination mit Weizengras, Keimen, Sonnenblumenkernen, Buchweizen, Spirulina oder Chlorella. Bei starkem Durstgefühl oder großer Unruhe bringen eine oder zwei Mahlzeiten aus geriebenem Apfel mit Honig Besserung.

An diesen Teil können zwei Tage Rohkost angehängt werden. Dies ist jedoch nur Personen mit robuster Kondition anzuraten, solchen mit Hitze-Fülle-Zeichen oder Stagnation, nie hingegen Menschen mit kalten Händen oder Füßen, nach schwereren Erkrankungen, nach Geburten oder bei Erschöpfung und Schwindelgefühlen. Rohkost hat eine intensiv reinigende Wirkung.

Dritter Teil

Die Verdauung sollte in dieser Entgiftungsphase regelmäßig stattfinden. Ein Anzeichen für eine geglückte Entgiftung ist Stuhlgang morgens zwischen fünf und sieben Uhr in der Frühe. Körperausdünstungen und Stuhlgang, Atem und Urin sollten nahezu geruchlos sein.

Bei Menschen mit deutlichen Schwächezeichen sollte die Entgiftungsphase nicht länger als drei Tage ausgedehnt werden. (Die Einnahme von Schadstoffen sollte selbstverständlich unterbleiben.)

Ist die Verdauung unregelmäßig, kann auf indisches Flohsamenschalenpulver zurückgegriffen werden. Bei Exzess-Zeichen kann Glauber- oder Bittersalz verwendet werden. Keinesfalls Sennesblätter oder Faulbaumrinde verwenden, da diese sehr schnell eine ernst zu nehmende Darmträgheit verursachen.

Während und natürlich fortgesetzt auch nach der Entgiftung ist auf ausgeglichene und harmonisierende Bewegung zu achten. Kein hektisches Herumrennen, keine Partys oder Leistungssport, sondern entspanntes Radfahren, Tanzen oder energetisierende Übungen wie Yoga oder Qi Gong, Nordic Walking oder Schwimmen in der freien Natur. Auch Einläufe, gezieltes Erbrechen oder Schwitzen können eingesetzt werden, abhängig von der

Grunderkrankung und der Kondition, jedoch ausschließlich unter Aufsicht. Sie sind im Wesentlichen bei Fülle, Schleim und Hitze angezeigt, keinesfalls bei Schwäche durch Mangel oder Leere. Wichtig ist es, ausreichend reine Luft einzuatmen. Das beinhaltet auch das regelmäßige Lüften und Entstauben von Büro- und Wohnräumen. Während der Phase der Entgiftung, aber auch während der Phase der Ernährungsumstellung kann es gelegentlich zu vielfältigen Störungen des Wohlbefindens kommen. Am häufigsten sind Kopfschmerzen, leichtes Unwohlsein, Gelenkbeschwerden und Stimmungsschwankungen.

Bei der Ernährungsumstellung treten häufig Blähungen, Durchfälle und Kälte- oder Hitzegefühle auf. Die Emotionen scheinen sich ebenfalls wie Blähungen zu entladen: depressive Verstimmungen oder Ärger und erhöhte Reizbarkeit können vereinzelt beobachtet werden, und es ist möglich, dass mehr Schlaf benötigt wird. In einigen Fällen wird das sexuelle Verlangen gemindert, regelt sich dann aber von selbst zu einem angemessenen Maß. Leichtes Fieber ist möglich. Ausfluss aus der Nase, aber auch vaginaler Ausfluss, Juckreiz, ungewöhnlicher Körper- oder Mundgeruch können ebenfalls auftreten, außerdem auch Pickel.

Im Falle einer Schwangerschaft ist es nie sinnvoll, die Ernährung drastisch umzustellen oder radikale Entgiftungskuren wie Fastenkuren durchzuführen, da der Fötus durch die freigewordenen Toxine geschädigt werden kann oder es sogar zum Abort kommt. Selbstverständlich aber kann die werdende Mutter weitere Vergiftungen unterbinden, ohne Schaden zu nehmen.

Meist halten die Verschlechterungen eine Woche lang an, selten länger. Bei einer Reinigungskur bei einer eher geringen Grundstörung, die ohnehin nur zwei Tage durchgeführt wird, ist selbstverständlich nicht oder nur gering mit Anpassungsschwierigkeiten zu rechnen. Je tiefer allerdings das Muster des Toxins in Körper- und Geist-Bereiche des Menschen eingedrungen ist und dort bereits begonnen hat, Forderungen zu stellen, wie dies bei den Süchten geschieht, umso heftiger können unangenehme Empfindungen den Prozess begleiten. Hier ist die Einsicht, die in der Vernunft gründet, der Motor des Willens.

Massagen und regelmäßige warme Bäder während der Umstellungsphasen sind eine große Hilfe und beschleunigen den Prozess der Reinigung. Selbstverständlich sollten auch innere Betrachtungsübungen angewendet werden, um die Emotionen zu kontrollieren. Meditation, Reflexion und stilles Sitzen sind günstige Praktiken.

Geistige Veränderungen

„Wenn du keinen Gebrauch machst von dem Reichtum, der sich in deinen Qualitäten zeigt und in deinen Möglichkeiten, und statt dessen wählst, von anderen abhängig zu sein, wird dies zum Scheitern führen."[137]

Warum also Entgiftung? Warum sollte man sich all diesen Mühen aussetzen? Stagnierende Substanzen, wie zum Beispiel durch Toxinwirkung abgestorbene Zellen, blockieren an jedem denkbaren Ort den gleichmäßigen, harmonischen Fluss des Qi. Im Blut ist der Geist bewahrt. Ist der Fluss des Qi nicht mehr überall ungestört und gleichmäßig, kann auch das Blut nicht ungehindert fließen. An den Stagnationsstellen entwickeln sich Schwellungen, lokale Entzündungen und Veränderungen der Zellen und ihrer Funktionen. Diese chronischen Entzündungen werden heutzutage für eine Vielzahl von Erkrankungen von Rheuma und Krebs bis hin zum Herzinfarkt verantwortlich gemacht.

In der fernöstlichen Medizin dokumentiert das Auftreten dieser Erkrankungen aber bereits, dass wir es einen langen Zeitraum unseres Lebens hindurch versäumt haben, uns von Belastendem zu befreien, zu reinigen. Die kleinen Anzeichen haben wir einfach übersehen, da das Leben so viele Anforderungen an uns stellt, dass wir kaum dazu kommen, in uns hineinzuhorchen. So sammeln wir Jahr für Jahr, Tag für Tag und Atemzug für Atemzug Überflüssiges an und verbrauchen Nützliches und Wertvolles.

Während der Entgiftung wird unser Bewusstsein für diesen Zeitraum mit unserer Vergangenheit und unseren Mustern konfrontiert. Dieser Prozess verursacht Unbehagen auf geistig-seelischer wie auf körperlicher Ebene. Gehen wir jedoch unverzagt auf diesem Weg weiter, können selbst chronische Prozesse gebessert oder sogar geheilt werden. Chronische Entzündungsprozesse oder Überreaktionen des Immunsystems, wie wir es von Rheuma und von Allergien kennen, aber auch Neigung zu Schlaganfällen und Krebs reagieren auf Entgiftung mit verbesserten Heilungschancen. Selbst seelische Nöte, Depressionen oder Süchte können unter strenger Aufsicht mit Entgiftung behandelt werden, und der geistig-seelische Zustand kann sich dauerhaft stabilisieren.

Die Entgiftung entspricht der Wandlungsphase Metall. Überflüssiges, das sich nicht im Einklang mit uns befindet, wird erkannt und sorgfältig entfernt, wie bei einer Drainage, die lange Zeit verstopft war und zuerst übel riechendes Brackwasser entlässt, bis die Abfälle wieder geordnet und verstopfungsfrei ihren Weg nach draußen finden können. Abfall muss beseitigt werden, um Platz zu schaffen für wahre Werte und Qualität.

Wir können uns über den Weg der Entgiftung somit von alten Erinnerungen und Ballast trennen, die unser Leben schwer gemacht haben, und uns einem einfacheren, klareren Weg öffnen. Lebensqualität ist eine aktive tägliche Entscheidung. „Was überschießend ist, wird reduziert, was gering ist, wird ergänzt."[138]

Eine Vielzahl von unangenehmen Gefühlen wird von uns durch Essen beseitigt – sei es durch Belohnungsnaschen bei Erschöpfung, Frustfressen, Ablenkungsmanöver gegen Langeweile, als Trostpflaster oder als Betthupferl. Anlässlich einer Ernährungsumstellung oder sogar einer Entgiftungsbehandlung können solche Gefühle wieder ins Tagesbewusstsein gespült werden.

Die Gefühle, die uns am häufigsten zu Kompensationsmaßnahmen treiben, sind Angst, Sorge und Aggression. Die Ernährungsstörungen, die sie hervorrufen, sind Exzess durch Überernährung, Mangel durch Unterernährung oder die Kombination von beiden. Die Kombination bedeutet, dass von einer Substanz zu viel zuungunsten einer anderen verzehrt wird. Dadurch verzerrt sich der Zyklus des Hervorbringens und der Kontrolle. Eine Person, die von den Emotionen Angst, Sorge oder Aggression geplagt wird, ernährt sich gemeinhin nach einem Muster an bevorzugten und vermindert verwendeten Nahrungsmitteln. Süßigkeiten bieten sich besonders schnell an, um unangenehme Gefühle zu verdrängen.[139]

Der Konsum von Süßigkeiten führt zu einer qualitativen Überernährung der Wandlungsphase Erde und einer quantitativen Unterernährung der anderen Wandlungsphasen. Es fehlen die anderen Geschmacksstoffe. Süßes erzeugt noch mehr Appetit auf Süßes und bewirkt, dass andere Geschmacksrichtungen vernachlässigt werden. Lediglich die Leber bekommt dann noch „ihr Fett weg". So entstehen Ungleichgewichte, die ihrerseits unangenehme Gefühle produzieren. Überkonsum lässt uns leicht vergessen, was wertvoll und wichtig für uns ist, und verführt uns zu Leichtsinn und Kontrollverlust.

Ein Tag ohne Stimulantien gestattet uns also einen intimen Blick auf uns selbst. Nur wenn es uns gelingt, in dieser Phase mit uns selbst Frieden zu schließen und die unangenehmen Gefühle nicht zu verdrängen, sondern aufmerksam als einen Teil unseres Bewusstseins zu akzeptieren, können wir die nächste Stufe erreichen.

Diese nächste Stufe der Heilung ist der Frieden in uns, wenn es uns gelungen ist, alte Ressentiments loszulassen und statt Vergeltung und Genugtuung Mitgefühl und Großzügigkeit zu erleben. Dieser Zustand wird uns nicht schwächen, sondern kultiviert eine innere Stärke der Gelassenheit und Festigkeit, eben jene innere Heiterkeit, die entsteht, wenn wir uns dem Himmel öffnen.

„Wenn du Kompromisse eingehst und dich von gewöhnlicher Freude durch Zerstreuung verführen lässt, wird dich dies am Ende verletzen. Gefahr droht."[140]

Wir sind ständig vor die Wahl gestellt, uns aufzugeben oder unsere Bestimmung *(ming)* zu erfüllen. Jeder Moment ist der richtige, jeder Schlag unseres Herzens erinnert uns wie die Ritualtrommel im Kaiserpalast an diese Aufgabe.

Ernährung für Übergangsphasen

Übergangsphasen sind solche, in denen die Grunddiät zuvor aus bestimmten Gründen zwar vernachlässigt wurde, aber dennoch keine Fastenkur im weitesten Sinne, wie die Entgiftungsdiät, notwendig ist.

Grünes Gemüse enthält reichlich Chlorophyll und beschleunigt den Prozess der Umstellung durch Klärung der energetischen Bahnen. Grünes Blattgemüse, Früchte, insbesondere Zitronen und Blaubeeren, Vollkorngetreide und Sprossen haben ein hochenergetisches Potenzial, um den Körper zu erfrischen. Dazu können Gelee Royale zum Yin-Aufbau, Muschelkalk und Omega-3-haltige Nahrungsmittel oder Ergänzungen verzehrt werden. Diese Ernährung ist eher kühlend und daher nur für Übergangsphasen nach Exzessen oder Fernreisen anzuwenden. Danach ist die balancierte Grunddiät die tägliche Basis.

Wir sind nun am Ende dieses Buches angelangt, und ich wünsche mir an dieser Stelle, dass Ihre Neugier geweckt ist und Sie von nun an Ihre eigenen Erfahrungen mit der angewandten Weisheit des Fernen Ostens sammeln werden. Ich hoffe, es ist mir geglückt, Ihnen einen guten und umfassenden Einblick in die Philosophie der fernöstlichen Ernährung zu vermitteln, die eben nicht nur das „richtige Essen" bedeutet, sondern vielmehr ein Mittel zur Einsicht darstellt, wie wichtig es ist, unser Leben selbstbestimmt, verantwortungsvoll und in Harmonie mit allen Wesen zu leben.

ANHANG

Tabellen

Thermische Eigenschaften/Geschmacksqualitäten der Nahrungsmittel
Heiße Nahrungsmittel. 355
Warme Nahrungsmittel. 356
Neutrale Nahrungsmittel. 358
Kühle Nahrungsmittel. 360
Kalte Nahrungsmittel 362
Hitze oder Kälte beseitigen
Hitze vertreibende Nahrungsmittel 363
Kälte vertreibende Nahrungsmittel 370
Lebensmittelkategorien und ihre Eigenschaften
Getreide 374
Gewürze und Kräuter 374
Früchte 376
Gemüse. 377
Hülsenfrüchte 379
Salate 379
Fische und Meeresfrüchte 380
Fleisch. 380
Fette 381
Milchprodukte 382
Qi- und Blutsyndrome
Allgemeiner Qi-Mangel. 383
Allgemeiner Blutmangel 385
Die Wandlungsphase Wasser
Nieren-Qi, Nieren-Yang- und Nieren-Yin-Mangel 386
Die Wandlungsphase Holz
Leber-Qi-Stau und Leber-Blut-Stase-Symptome 390
Aufsteigendes Leber-Yang und Loderndes Leber-Feuer 392
Leber-Blut-Mangel 393
Die Wandlungsphase Feuer
Herz-Yin-Mangel, Loderndes Herz-Feuer, Schleim-Feuer erregt das Herz 395
Herz-Qi, Herz-Blut-, Herz-Yang-Mangel 396
Dünndarmsyndrome. 397
Die Wandlungsphase Erde
Qi- und Yang-Mangel der Milz 400
Mangelndes Verdauungsfeuer 402
Feuchte Kälte in der Milz – feuchte Hitze in Milz und Magen 403
Nahrungsstagnation im Magen, Loderndes Magen-Feuer,
  Blutstase im Magen 405
Die Wandlungsphase Metall
Wind-Kälte- und Wind-Hitze-Invasion in der Lunge 407
Lungen-Yin-Mangel und Lungen-Trockenheit 408
Lungen-Qi-Mangel. 409
Flüssigkeitsmangel im Dickdarm, Hitze im Dickdarm,
  Feuchte Hitze im Dickdarm. 411

Thermische Eigenschaften/ Geschmacksqualitäten der Nahrungsmittel

In Klammern aufgeführte Nahrungsmittel sind thermisch nicht eindeutig zuzuordnen, haben aber eine Tendenz zur in der jeweiligen Tabelle angegebenen Richtung.

Heiße Nahrungsmittel

Nahrungsmittel	Geschmacksqualität
Gewürze	
Bockshornkleesamen	bitter, süß
Cayennepfeffer	scharf
(Curry)	scharf, bitter
Dillsamen	scharf
Ingwer, getrocknet	scharf
Knoblauch	scharf, etwas süß
Paprikaschoten/Chilis	scharf
Pfeffer, schwarz	scharf, etwas süß
Piment	scharf
Rosmarin	bitter, etwas scharf
Senfsamen	scharf, bitter
Sternanis	scharf, süß
Zimtrinde	süß, scharf
Getränke	
Alkohol, hochprozentig	scharf
Fencheltee	süß
Fleisch	
(Hammel)	süß, wenig bitter
(Lamm)	süß
Salami	salzig
Schinken, roh	salzig
(Ziege)	süß, wenig bitter
Sonstiges	
(Sojaöl)	süß, scharf

Nahrungsmittel	Geschmacksqualität
Getreide	
Amaranth	süß, wenig sauer
Buchweizen	süß
Dinkel	süß
Haferflocken	süß
Kasha	süß, wenig bitter
Klebreis	süß
(Langkornreis)	süß
Reis, süßer	süß
(Roggen)	süß, wenig bitter
Gemüse	
Bohnen, schwarz	süß
Fenchel	süß
Frühlingszwiebeln	scharf
(Kürbis)	süß
(Linsen, rot)	süß
Meerrettich	scharf
(Pastinake)	süß, bitter, scharf
Petersilienwurzel	süß, wenig scharf
Porree	scharf
Rosenkohl	süß, bitter
(Süßkartoffeln)	süß
Zwiebeln	scharf
Obst	
(Aprikose)	sauer, süß
Dattel	süß
Erdbeere	süß, sauer
Granatapfel	süß, sauer
Himbeeren	sauer, süß
Pfirsich	süß, sauer
Quitte	bitter
Rosinen	süß, etwas sauer
Süßkirschen	süß
Gewürze	
Anissamen	süß, etwas scharf
Basilikum	scharf, etwas bitter
Bohnenkraut	scharf, etwas bitter, süß
Cumin	scharf, süß
Dillkraut	scharf
Essig	sauer, bitter
Fenchelsamen	süß, etwas scharf
Ingwer, frisch	scharf

Kakao	bitter, süß
Koriandergrün	scharf
Kardamom	süß, scharf
Kümmel	süß, scharf, etwas bitter
Liebstöckel	süß, etwas scharf und bitter
Lorbeer	scharf, etwas bitter
Majoran	süß, scharf, etwas bitter
Mandarinenschale	bitter, scharf
Muskatnuss	scharf, süß, etwas bitter
Nelke	scharf
Orangenschale	scharf, bitter
Oregano	bitter, scharf
Paprika, mild (Rosen-)	bitter, süß
Petersilie	süß, bitter
Salbei	bitter, scharf
Thymian	bitter, scharf
Vanille	süß
Wacholderbeere	süß, bitter, scharf
Ysop	bitter, scharf

Fleisch

Fasan	süß
Hirsch	süß
Hühnerleber	süß
Huhn	süß
Lammfleisch	süß
Rinderniere	süß
Schweineleber	süß, wenig bitter
Truthahn	süß
(Wildschwein)	süß

Meerestiere

Aal	süß
(Forelle)	süß, salzig
Garnelen	süß, salzig
Kabeljau	süß, wenig salzig
Lachs	süß, wenig salzig
Miesmuscheln	salzig
Scholle	süß, salzig

Milchprodukte

Schafsmilch	süß
Schafsmilchkäse	scharf, salzig, süß
Schimmelkäse	süß
Ziegenmilch	süß
Ziegenmilchkäse	scharf, salzig

Öle, Nüsse und Samen

Butterschmalz	süß

Nahrungsmittel	Geschmacksqualität
(Haselnüsse)	süß, bitter
Kokosnuss	süß
Kürbiskernöl	süß
Leinsamen	süß
Maronen	süß
Oliven	sauer
Pinienkerne	süß
(Pistazien)	süß
Rapsöl	süß
Walnussöl	süß
Walnüsse	süß
Getränke & Kräuter	
Alant	bitter, süß, etwas scharf
Baldrian	süß, etwas bitter
Brennessel	süß, etwas bitter
Gerste-Getreide-Kaffee	bitter
Johanniskraut	bitter, etwas süß
Lindenblüten	süß, etwas bitter
Mönchspfeffer	scharf
Ringelblumenkraut	bitter, scharf
Rotwein	etwas sauer, bitter
Tee, schwarz	bitter
Sonstiges	
Gerstenmalz	süß
Melasse	süß
Zucker	süß

Neutrale Nahrungsmittel

Nahrungsmittel	Geschmacksqualität
Getreide	
Buchweizen	süß
Hafer	süß
Mais	süß
Reis (Rundkorn)	süß
Reiskleie	süß, scharf
Roggen	süß, bitter
Gemüse	
Bohnen, grün	süß
Bohnen, dick (Saubohne)	süß
Chinakohl (gekocht)	süß

Erbsen, grün	süß
Grünkohl	etwas bitter
Karotten	süß
Kartoffel	süß
Kopfsalat	süß, bitter
Kürbis	süß
Rote Bete	süß, etwas scharf
Rotkohl	süß
Sellerieknolle	süß, etwas bitter
Shiitake-Pilz	süß

Hülsenfrüchte

Azukibohnen	süß, etwas sauer
Kichererbsen	süß
Kidneybohnen, rot	süß, salzig
Sojamilch	süß

Obst

Ananas	süß, sauer
Feige	süß
Himbeeren	süß
Pflaumen	süß, sauer
Weintrauben	süß, sauer

Gewürze

Fleisch

Eigelb	süß
Gans	süß
Hühnerei	süß
Rinderleber	süß
Rindfleisch	süß
Schinken, gekocht	salzig, süß
Schweinefleisch	süß, salzig
Taube	salzig

Meerestiere

Hering	süß
Karpfen	süß
Makrele	süß
Sardine	süß, salzig
Tintenfisch	salzig

Milchprodukte

Käse	süß, sauer
Kuhmilch	süß

Öle, Nüsse & Samen

Butter	süß, salzig
Erdnuss	süß

Forts. **Neutrale Nahrungsmittel** *Öle, Nüsse & Samen*

Nahrungsmittel	Geschmacksqualität
Erdnussöl	süß
Gemüsebrühe	süß
Haselnuss	süß
Mandeln	süß
Olivenöl	süß
Sahne	süß
Sesam	süß
Sonnenblumenkerne	süß

Getränke & Kräuter	
Königskerze	etwas süß und bitter
Ringelblumenblüten	etwas bitter und salzig
Schafgarbe	bitter, etwas salzig
Süßholz	süß

Sonstiges	
Blütenpollen	alle Geschmacksrichtungen
Honig	süß

Kühle Nahrungsmittel

Nahrungsmittel	Geschmacksqualität
Getreide	
Gerste	süß, salzig
Hirse	süß, salzig
Weizen	süß
Weizenkleie	süß

Hülsenfrüchte	
Mungbohnensprossen	süß
Sojabohnen, gelbe	süß
Tofu	süß

Gemüse	
Artischocke	bitter
Aubergine	süß
Blumenkohl	süß
Brokkoli	süß
Champignons	süß
Chicorée	bitter
Chinakohl (roh)	süß
Endivie	bitter
Gurke	süß, etwas bitter
Kohlrabi	scharf, süß, etwas bitter
Mangold	süß

Paprikaschote	süß
Radieschen	scharf
Rettich	scharf, süß
Romanasalat	bitter
Sauerkraut	sauer
Schwarzwurzel	süß, etwas bitter
Spinat	süß
Stangensellerie	süß
Zucchini	süß, etwas bitter

Gewürze	
Borretsch	etwas süß und salzig
Kresse	bitter, scharf
Pfefferminze	scharf

Obst	
(Ananas)	süß, sauer
Apfel	süß, sauer
Apfelsine	süß, sauer
Birne	süß
Honigmelone	süß
Johannisbeere	sauer, süß
Mango	süß, etwas sauer
Orange	süß, sauer
Stachelbeere	sauer

Fleisch	
Ente	süß, salzig
Hase	süß
Speck	salzig

Meerestiere	
Rotbarsch	salzig, süß
Seelachs	salzig

Milchprodukte	
Buttermilch	sauer, etwas bitter
Crème fraîche	süß, sauer, etwas bitter
Frischkäse	süß, etwas sauer
Joghurt	sauer, süß
Sahne, saure	sauer, süß

Öle, Nüsse & Samen	
Schweineschmalz	süß
Sesamöl	süß

Getränke & Kräuter	
Aloe vera	etwas süß und salzig
Eisenkraut	bitter
Islandflechte	etwas bitter und süß

Nahrungsmittel	Geschmacksqualität
Tee, grüner	bitter
Weißwein	sauer, süß
Weizenbier	sauer, bitter
Zinnkraut	süß, etwas salzig und bitter
Sonstiges	
Miso	salzig, teilweise etwas süß
	salzig, etwas süß

Kalte Lebensmittel

Nahrungsmittel	Geschmacksqualität
Gemüse	
Algen	salzig
(Avocado)	süß
Löwenzahn	bitter
Spargel	süß, bitter
(Tomate)	süß, sauer
Hülsenfrüchte	
Mungbohne	süß
Obst	
Banane	süß
(Grapefruit)	sauer, süß, bitter
Kaki	süß
(Kiwi)	süß, sauer
Heidelbeere	süß, sauer
Rhabarber	sauer, bitter
Wassermelone	süß
Zitrone	sauer
Gewürze	
Agar agar	süß
Kurkuma	bitter, scharf
Salz	salzig
(Sojasauce)	kalt
Meerestiere	
(Austern)	salzig
Jacobsmuscheln	salzig
Krabben	salzig
Schnecken	salzig
(Tintenfisch)	salzig, süß

Getränke & Kräuter

Frauenmantel	etwas bitter
Löwenzahn	bitter, etwas süß
Spitzwegerich	salzig, etwas bitter

Hitze oder Kälte beseitigen[1]

HITZE

Nahrungsmittel	Haupteinsatzmöglichkeit
(1) Getreide Buchweizen (n – kü/sü)	- Milz, Magen, Dickdarm - Feuchte-Hitze-Zeichen (Nässe ausleitend, Magen öffnend, Därme freimachend, entgiftend)
Gerste (n – kü/sz – sü)	- Milz, Magen, Blase, Dickdarm - Nässe-Hitze in der Blase (mit Durst, Störungen der Harnblasenentleerung (Miktionsbeschwerden)) - Verdauungsblockaden beseitigend - leicht abführend
Hirse (kü/sü – sz	- Milz, Magen, Niere - Magenhitze (mit Durst, Reflux bis Erbrechen) - Miktionsbeschwerden
Weizen (kü/sü)	- Milz, Magen, Leber, Niere, Herz - Schwäche des Herz-Yin (Hitzewallungen, Nachtschweiß, Schlaflosigkeit …) - Schwäche des Magen-Yin (Durst, Mundtrockenheit, Obstipation …)
Weizenkeime (kü – k/sf – sü)	- Herz, Dünndarm - Leber-Hitze kühlend (z. B. nach exzessivem Alkoholgenuss)
Weizenkleie (kü/sü)	- Herz, Milz - Herz-Yin-Mangel (Hitzewallungen)
(2) Gemüse Algen – *kunbu* Brauntang (k/sz)	- Magen, Leber, Niere - zur Stärkung Magen-/Leber-Yin - Verhärtungen erweichend (z. B. Kropf)

---

[1] b – bitter; h – heiß; k – kalt; kü – kühl; n – neutral; sa – sauer; sf – scharf; sü – süß; sz – salzig; ↓ – wenig/leicht ausgeprägt

Forts. **Hitze beseitigen** *(2) Gemüse*

Nahrungsmittel	Haupteinsatzmöglichkeit
nori Rotalge (k/sz – sü)	- Lunge, Niere - Wind-Hitze in der Lunge (Halsschmerz, Husten mit gelbem Auswurf ...) - Schwäche des Nieren-Yin (Miktionsstörungen mit wenig dunkel-konzentriertem Urin, Nachtschweiß ...)
Aubergine (kü/sü – ↓b)	- Milz, Magen, Dickdarm, Leber - Hitze im Blut (blutende Hämorrhoiden, Obstipation) - Trockenheit in der Lunge mit Hitzezeichen (trockener Husten, kitzelndes Gefühl im Hals, rissig-trockene Haut)
Avocado (kü/sü)	- Dickdarm, Lunge, Leber - Lungen-Yin-Mangel (Trockenheit des Halses, trockener Husten) - Trockene Hitze im Dickdarm (Obstipation, Brennen am Anus)
Bambussprossen (k/sü)	- Magen, Lunge - Magen-Hitze (starker Durst) - Hitze-Schleim in der Lunge (Enge- und Spannungsgefühl im Brustraum, Husten mit gelblichen Auswurf, zum Teil schwer abzuhusten)
Blumenkohl (kü – n/sü)	- Magen, Milz, Dickdarm, (Lunge) - Magen-Hitze kühlend - Dickdarm-Hitze kühlend (Obstipation, Brennen am Anus ...)
Blumenkohl (kü – n/sü)	- Magen, Milz, Dickdarm, (Lunge) - Magen-Hitze kühlend - Dickdarm-Hitze kühlend (Obstipation, Brennen am Anus ...)
Champignons (kü/sü)	- Milz, Magen, Lunge, Dickdarm - kühlen Hitze und befeuchten Trockenheit (trockener Stuhl mit erschwerter Stuhlentleerung)
Chicorée (kü/b – sü)	- Leber - kühlt entstehende Leber-Hitze durch Emotionen (vertreibt z. B. Verbitterung)
Chinakohl (kü/sü)	- Magen, Lunge, Dickdarm, Blase - Magen-Hitze (starker Durst, Obstipation, ...) - Hitze im Dickdarm (macht Darm gleitfähig)

	- Feuchte-Hitze in der Blase (Brennen beim Urinieren, trüb dunkler Harn …)
Erbsen, grüne (n – kü/sü)	- Magen, Milz - Schwäche des Magen-Yin (Durst, Mundtrockenheit …)
Gurke (kü/sü)	- Magen, Milz, Dickdarm, Blase - kühlt Hitze in Magen und Lunge (Akne) - Feuchte-Hitze im Dickdarm (übel riechende Durchfälle, Afterbrennen …)
Karotte (roh: kü/sü)	- Milz, Magen, Lunge, Leber - Lungen-Hitze (Husten ohne oder mit wenig Auswurf; Keuchhusten)
Kopfsalat (kü/sü – b)	- Milz, Magen, Herz, Dünndarm - Feuchte Hitze in der Milz (Durst ohne Trinkverlangen, wenig konzentrierter Harn) - Herz-Yin-Mangel (Schlafstörungen, Unruhe, Hitzegefühle)
Lotuswurzel (roh: kü/sü)	- Milz, Magen, Herz - kühlt Hitze im Blut (Nasenbluten/blutiger Stuhl) - Magen-Hitze/-Yin-Mangel (Unruhe, Durst, Übelkeit, Reflux)
Löwenzahnblätter (k/b – sü)	- Leber, Gallenblase, Dickdarm, Dünndarm, Magen - kühlt Leber-Feuer (rote, geschwollene Augen) - Hitze in den Därmen kühlend (Ulzerationen) - Magen-Hitze (chronische Gastritis) - Hitze bedingte Schwellungen +/- Entzündungen (Mastitis)
Mangold (kü/sü)	- Milz, Magen - kühlt Hitze und neutralisiert Gifte (Infektionskrankheiten, z. B. Ruhr)
Rettich (kü/sf – sü)	- Milz, Magen, Lunge, Gallenblase - Heißer Schleim in der Lunge (Husten mit zähem gelben Auswurf) - Blut-Hitze (Nasenbluten, blutiger Stuhl) - Feuchte-Hitze in Leber und Gallenblase (leitet Gallengrieß/-steine aus)
Sauerkraut (kü/sa)	- Magen, Dickdarm, Leber - Magen-, Darm-Hitze (fördert Darmbewegung, schützt Darmschleimhaut; Obstipation)
Sellerie (kü/sü – ↓b)	- Milz, Magen, Niere, Leber - Magen-Hitze (Übelkeit bis hin zu Erbrechen)

Nahrungsmittel	Haupteinsatzmöglichkeit
Forts. Sellerie (kü/sü – ↓b)	- Aufsteigendes Leber-Feuer (Konjunktivitis, Kopfschmerz, Bluthochdruck) - Miktionsstörungen (schmerzhaft, erschwert, teilweise blutiger Urin)
Spargel (k/sü – b)	- Lunge, Nieren - Lungen-Yin-Mangel (Husten mit blutig tingiertem Auswurf, Tbc) - Nieren-Yin-Mangel (wenig dunkel konzentrierter Harn)
Spinat (kü/sü)	- Magen, Leber, Dickdarm - Magen-Hitze (Durst, Mundtrockenheit, Unruhe) - Blut-Hitze (Nasenbluten, Blut im Stuhl) - Aufsteigendes Leber-Feuer (Kopfschmerz, Schwindel) - Hitze & Trockenheit im Dickdarm (chronische Obstipation, Brennen am Anus/Analfisteln)
Stangensellerie (kü/sü)	- Leber - senkt emporschlagendes Leber-Yang ab (Schwindel, Kopfschmerz, gerötetes Gesicht)
Tomaten (kü – k/sü – sa)	- Magen, Leber - Magen-Yin-Mangel mit Hitze (Durst, Trockenheit in Mund & Kehle) - Blut-Hitze (Nasen-, Zahnfleischbluten)
Zucchini (kü/sü - ↓b)	- Magen, Dickdarm, Dünndarm - Magen-Hitze (Durst, Unruhe) - Hitze in den Därmen (Schleimhäute regenerierend, Obstipation)

(3) Hülsenfrüchte	
Azukibohne (n/sü – ↓sa)	- Milz, Dünndarm, Niere, Leber - Feuchte-Hitze in der Leber (schmerzhafte Miktion, Ikterus) - Karbunkel, Furunkel, Hautgeschwüre - Hämorrhoiden, blutiger Stuhl
Mungbohne (k – kü/sü)	- Herz, Leber, Gallenblase, Magen - Sommerhitze kühlend (Unruhe, Durst) - Feuchte Hitze mit Durchfall/Geschwürbildung - Magen-Hitze (Parotitis) - entgiftend (bei Unverträglichkeit/Intoxikation durch heiße Arzneimittel wie Aconitum)

Mungbohnensprossen (kü/sü)	- Herz, Leber, Gallenblase - kühlen Sommerhitze - Feuchte Hitze in Leber und Gallenblase (z. B. chronischer Alkoholmissbrauch; entgiftend)
Sojabohnensprossen, gelb (k/sü)	- Milz, Magen - Feuchte Hitze in Milz (Müdigkeit, Appetitlosigkeit, Durst ohne Trinkwunsch)
Sojabohnen, schwarz (n/sü)	- Milz, Nieren - entgiftend und Hitze kühlend (bei heißen Arzneimitteln, z. B. Aconit; bei übermäßigem Alkoholgenuss)
Tofu (kü – k/sü)	- Milz, Magen, Lunge, Dickdarm - Lungen-Hitze (trockener Husten) - Feuchte-Hitze in der Blase (spärlich konzentriert rötlicher Harn)

---

(4) Früchte

Ananas (n – kü/sü – sa)	- Magen, Blase, Herz - kühlt Sommerhitze - Magen-Yin-Mangel +/- Hitze (Unruhe, Durst, Übelkeit/Erbrechen) - Feuchte Hitze in der Blase (Miktionsstörungen mit vermindertem Harnfluss, leichtes Fieber)
Apfel (kü/sü – sa)	- Milz, Magen, Lunge, Dickdarm, Niere, Herz - lindert Sommerhitze - Milz-Yin-Mangel (Appetit- und Geschmacksverlust, Durchfälle …)
Banane (k/sü)	- Dickdarm, Lunge, Magen - Trockenheit im Dickdarm (Obstipation) - Hämorrhoidalblutungen - Lungen-Yin-Leere (chronisch trockener Husten, Mund- und Rachentrockenheit)
Birne (kü/sü – sa)	- Magen, Lunge - Lungen-Hitze (trockener Husten, Schluckbeschwerden, Laryngitis) - Schleimfeuer erregt das Herz (Unruhe, Verwirrtheit …) durch chronischen Alkoholabusus
Honigmelone (kü/sü)	- Magen, Lunge, Herz - Sommerhitze kühlend (Unruhe, Durst) - Magen-Yin-Mangel mit Hitzezeichen (Durst)
Kaki (k/sü)	- Lunge, Dickdarm, Herz - Trockene Hitze verletzt die Lunge (trockener Husten, Durst, Mundtrockenheit)

Nahrungsmittel	Haupteinsatzmöglichkeit
Forts. Kaki (k/sü)	- Hämorrhoidalblutungen
Karambola/Sternfrucht (k/sü – sa)	- Magen, Lunge, Blase - Magen-Hitze (Durst, Unruhe, Geschwürbildungen im Mund) - Wind-Hitze in der Lunge (starke Halsschmerzen, Husten) - Miktionsstörungen (Harnsteine, trüb dunkelgelber Urin)
Kiwi (k/sü – sa)	- Magen, Blase - Magen-Hitze kühlend (Mundtrockenheit, Durst) - gegenläufiges Magen-Qi absenkend - Feuchte Hitze in der Blase (schmerzhafte, angestrengte Miktion, teilweise mit Konkrementen, Harnstein)
Sauerkirsche (kü/sa)	- Leber - Leber-Yin-Mangel (trockene Bindehaut, Sehstörungen) - Blut aufbauend
Wassermelone (k/sü)	- Magen, Herz, Blase - Magen-Hitze (Durst) - Sommerhitze kühlend - loderndes Herzfeuer (Mundtrockenheit, Aphten im Mund/an der Zunge, Unruhe) - Feuchte Hitze in der Blase (spärlich, konzentriert rötliche Miktion)
Zitrone (kü/sa)	- Magen, Leber, Lunge - vertreibt Sommerhitze - Schleim-Hitze in der Lunge (Husten mit gelbem Schleim) - Magen-Hitze

(5) Kräuter & Gewürze

Agar agar (k/sü)	- Lunge, Leber, Herz - Wind-Hitze in Lungen (trockener Husten, Halsentzündungen, Fieber) - Hitze im Herzen, aufsteigendes Herz-Feuer (Unruhe, Hitzeempfindungen) - Hämorrhoiden
Borretsch (kü/b - ↓sü - ↓sz)	- Leber

- Feuchte Hitze in Niere +/- Blase (Nachtschweiß, Mundtrockenheit, wenig trüber, dunkelgelber Harn, teilweise mit Harndrang ...)
- Lungen-Yin-Mangel mit Hitzezeichen (unproduktiver Husten, Heiserkeit ...)
- Toxische Hitze im Blut (Entzündungszeichen an der Haut, u. a. Furunkel, Eiterbeulen ...)

Chrysanthemenblüten
(kü – k/sü – b)

- Lunge, Leber
- äußere Wind-Hitze (Fieber, Kopfschmerz ...)
- Kopfschmerz, Schwindel durch aufsteigendes Leber-Yang/aufsteigenden Leber-Wind
- Äußerlich: bei Augenentzündung, roten Augen, Schmerz/Schwellung (mildes Stadium von Heuschnupfen)

Kerbel (kü/b – sü)

- Milz, Leber
- Blut-Hitze (Hitzegefühl, Mundtrockenheit ohne Durst, Unruhe)
- Feuchte Hitze in Milz und Magen (Appetitmangel, Völlegefühl; ↓ tiefgelber Harn, evtl. Urtikaria)

Klettenwurzel/-früchte
(k/b – Frucht: sf)

- Lunge, Früchte: Magen
- Wind-Hitze (Halsentzündungen, Husten)
- Frucht: Hitze-Toxine, Hautgeschwüre (Masern)
- Wurzel: Hämorrhoiden, Rectumprolaps (äußerliche Anwendung)

Kuzu (kü/sü - ↓sf)

- Milz, Magen
- Äußere Wind-Hitze (fiebrige Erkältungskrankheiten, vor allem bei Kindern im Anfangsstadium mit Nackensteife, Kopfschmerz)
- Feuchte Hitze (akute Durchfallerkrankungen, z. B. Ruhr, Cholera)

Pfefferminze (kü/sf - ↓sü)

- Lunge
- Wind-Hitze (Fieber, Kopfschmerz, Heiserkeit)
- äußerlich: Augen kühlend

Rehmanniawurzel (k/sü – b)

- Niere, Leber, Herz
- Blut-Hitze (stoppt Blutungen, Fieber)
- kühlt nach oben schlagendes Herz-Feuer (Reizbarkeit, Schlafstörungen, Wangenrötung)

---

(6) Fleisch, Fisch, Meeresfrüchte
Auster (kü/sü – sz)

- Leber, Niere
- Nieren-Yin-Mangel mit emporschlagender Hitze (Unruhe, Nervosität, Nachtschweiß, Schlafstörungen)

Nahrungsmittel	Haupteinsatzmöglichkeit
Forts. Auster (kü/sü – sz)	- Hitze nach übermäßigen Alkoholgenuss (Unruhe, Durst) - akute heftige Uterusblutungen durch Hitzeeinwirkung bei bestehenden Nieren-Yin-Mangel
Ente (kü/sü – sz)	- Milz, Magen, Lunge, Niere - Magen-Yin-Mangel (Appetitmangel, Mundtrockenheit) - chronische Hitzeerkrankungen mit zunehmenden Yin-Mangel (Erschöpfungszeichen: Unruhe, Fieber, Nachtschweiß) - trockene Hitze in den Lungen
Hase (kü/sü)	- Milz, Magen, Leber, Dickdarm, Niere - Magen-Hitze (Übelkeit/Erbrechen, Obstipation) - Blut-Hitze (Beginn Masernexanthem)
Krabben (k/sz)	- Milz, Magen, Leber - Feuchte Hitze in der Leber (Ikterus) - äußerlich: bei Hautkontakt mit giftigen Stoffen (z. B. Lack), die juckende Hautausschläge verursachen)
Schnecken (k/sü – sz)	- Niere, Herz, Lunge - Blasen-Hitze (Schmerz beim Urinieren …)

KÄLTE

Nahrungsmittel	Haupteinsatzmöglichkeit
(1) Getreide Klebreis (↓w/sü)	- Milz, Magen, Lunge, Dickdarm - Kälte in Milz/Magen (Durchfall) - Vorsicht: etwas schwer verdaulich, Feuchte-Hitze-Bildung bei geschwächter Mitte
Langkornreis (w/sü)	- Milz, Magen - Yang- +/- Qi-Mangel von Milz/Magen (z. B. Durchfälle beseitigend) - Feuchtigkeit beseitigend - Vorsicht: übermäßiger Verzehr, Hitze (Obstipation)

(2) Gemüse

Chinesischer Lauch (w/sü – sf)	- Leber, Magen, Niere - Kälte in Milz und Magen (Appetitlosigkeit, Übelkeit …)
Fenchelknolle (w/sü – sf)	- Niere, Milz, Magen, Leber, Lunge - Kälte im Magen (Aufstoßen, Erbrechen, abdominelles Spannungsgefühl) - Kälte im Unteren Erwärmer mit Stasebildung (Genitalschmerz, Hernien) - Wind-Kälte in der Lunge zerstreuend (Husten mit weißlich-wässrigem Auswurf; Bronchitis)
Frühlingszwiebel (w/sf)	- Lunge, Magen, Dickdarm - akute äußere Wind-Kälte (beginnende Erkältung mit Fieber ohne Schweiß, Schüttelfrost…) - eindringende Kälte in „Mitte" (mit Durchfall, Bauchschmerz)
Zwiebel (w/sf – sü)	- Milz, Magen, Lunge, Dickdarm - äußere Wind-Kälte in der Lunge (Beginn von Erkältungskrankheiten) - Kälte-Stase in der „Mitte" (Bauchschmerz)

(3) Gewürze & Kräuter

Cayenne-/Chilipfeffer (h/sf)	- Milz, Magen, Herz, Lunge - Kälte-Stase in Milz und Magen (Bauchschmerz, Erbrechen) - Wind-Kälte/Nässe-Kälte in den Gelenken (äußerlich) - Äußere Wind-Kälte in der Lunge (Schüttelfrost, Kältegefühl mit ↓ Schweiß)
Fenchelsamen (w/sü – sf)	- Magen, Milz, Blase, Niere - Kälte im Unteren Erwärmer (Hernien; Schmerz im Unterbauch) - Magen-Kälte mit Brechreiz und Schmerz
Ingwer, frisch (w/sf)	- Milz, Magen, Lunge - Wind-Kälte in der Lunge (Erkältung mit Husten) - Kälte im Mittleren Erwärmer (Übelkeit/Erbrechen)
Kardamom (w/sf)	- Milz, Magen, Lunge - Milz-Yang-Mangel/Kälte im Magen (Erbrechen; besonders geeignet für Babys mit kaltem Magen)
Knoblauch (w – h/sf)	- Milz, Magen, Lunge

Nahrungsmittel	Haupteinsatzmöglichkeit

Forts. Knoblauch (w – h/sf)
- Kälte in Milz und Magen (Magenschmerz, Verdauungsstörung)
- Wind-Kälte in der Lunge (Husten, Keuchhusten)

Koriander (w/sf)
- Magen, Lunge
- Kälte in Milz und Magen (Verdauungsblockaden, abdominelle Schmerzen)
- Wind-Kälte in der Lunge (Fieber ohne Schweiß)

Kümmel (w/sü – sf)
- Milz, Niere
- Kälte in der „Mitte" (Verdauungsblockaden)

Lorbeer (w/sf)
- Lunge, Milz, Magen, Niere
- Feuchte Kälte in der Milz (Appetitmangel, Völlegefühl, Ödeme)
- Kälte-Schleim in der Lunge
- erwärmt den Uterus
- Nieren-Yang-Mangel
- Milz, Magen, Herz, Lunge, Niere
- Kälte in Milz und Magen (Bauchschmerz, Verdauungsschwäche)
- Kälte-Schleim in der Lunge
- Nieren-Yang-Mangel

Nelken (w/sf)
- Milz, Lunge, Niere
- Milz-Yang-Mangel
- Nieren-Yang-Mangel
- erwärmt Uterus
- Kälte-Schleim in der Lunge

Petersilie (w/sf – b – ↓sz)
- Milz, Leber, Niere, Lunge
- Kälte im Mittleren Erwärmer
- Schleim-Kälte in der Lunge
- Wasserüberfluss in der Niere (Urinausscheidung, Knöchelödeme)

Paprika (w/b – sf - ↓sü)
- Milz, Magen, Herz
- Kälte im Mittleren Erwärmer (Verdauungsstörung)

Pfeffer, schwarz (h/sf)
- Milz, Magen, Niere, Dickdarm
- Kältestagnation in der „Mitte"
- Kälte im Dickdarm (Obstipation mit dumpfen Bauchschmerz)

Senfsamen (w – h/sf – b)
- Milz, Magen, Lunge, Leber
- Kälte in der „Mitte"
- Wind-Kälte/Kälte-Schleim in der Lunge

Thymian (w/b – sf)
- Milz, Lunge

	- Kälte in der „Mitte"
	- äußere Wind-Kälte
	- Kälte-Schleim in der Lunge
Wacholderbeeren (w/sü – sf – b)	- Herz, Milz, Lunge
	- Kälte im Mittleren Erwärmer
	- Kälte-Schleim in der Lunge
Zimtrinde (w/sü – sf)	- Niere, Leber, Lunge, Herz
	- Wind-Kälte-Feuchtigkeits-Erkrankungen (rheumatische Erkrankungen)
	- Wind-Kälte in der Lunge (Erkältung im Anfangsstadium)

(4) Fleisch, Fisch & Meeresfrüchte

Forelle (w-h/sa – sü)	- Magen, Leber
	- erwärmt den Magen und vertreibt Kälte; „Mitte" harmonisierend
	- Leber-Qi regulierend
Hammel (w-h/sü)	- Milz, Magen, Niere
	- wärmt den Mittleren und Unteren Erwärmer (z. B. auftretendes Kältegefühl nach der Geburt)
	- Blutstagnation beseitigend und Kälte austreibend im Unteren Erwärmer (z. B. Hernien, kältebedingten Lendenschmerz)
Hirsch (w-h/sü – sf)	- Niere
	- tonisiert das Nieren-Yang (Schmerz und Schwäche im LWS-Bereich und der Knie, schlechter durch Kälte)
Huhn (w/sü)	- Milz, Magen, Niere, Leber
	- wärmt die „Mitte" (Appetitmangel; kältebedingter Durchfall)
	- Blut-Stagnation beseitigend und Kälte austreibend
Lamm (h/sü – bi)	- Milz, Magen, Niere
	- wärmt die „Mitte", tonisiert das Milz-Yang, vertreibt Kälte (Erschöpfungszustände)
	- beseitigt Kälte, tonisiert das Nieren-Yang
Lammnieren (w/sü)	- Milz, Magen, Nieren, Leber
	- stärkt das Nieren-Yang, vertreibt Kälte (Schmerzen im LWS-Bereich, schwache Knie und Beine)
	- vertreibt Kälte aus der „Mitte" und stärkt Milz-Yang (Erschöpfung)

Lebensmittelkategorien und ihre Eigenschaften

Getreide*

Amaranth	warm	süß, sauer	Feuer
Basmatireis	neutral	süß	
Buchweizen	neutral-kühl	süß, ↓bitter	Erde, Feuer, Metall
Dinkel	neutral	süß,	Erde, Holz
Gerste	kühl-neutral	salzig, süß	Erde, Wasser
Grünkern	neutral	süß, ↓sauer	Holz
Hafer	neutral-↓warm	süß, ↓bitter	Erde, Metall
Hirse	kühl-neutral	süß, salzig	Erde, Wasser
Kasha	warm	süß, ↓bitter	
Klebreis	warm	süß	Erde
Langkornreis	↓warm	süß	Erde
Rundkornreis	neutral	süß	Erde
Mais	neutral	süß	Erde, Wasser
Polenta	neutral	süß	Erde
Quinoa	neutral	süß, ↓sauer	Wasser, Erde
Roggen	neutral	süß, bitter	Erde, Holz
Weizen	kühl	süß	Erde, Wasser, Feuer

Gewürze und Kräuter

Agar agar	kalt	süß	Holz, Metall
Anis	warm	süß, scharf	Feuer, Erde, Metall
Bärlauch	warm	scharf	Metall
Basilikum	warm	scharf, bitter, (süß)	Feuer, Erde, Metall
Beifuß	warm	bitter, sauer	Feuer
Bockshornklee	heiß-warm	bitter, süß, (scharf)	Holz, Wasser
Bohnenkraut	warm	sauer, bitter, ↓süß	Metall
Borretsch	kühl	bitter, süß, (salzig)	Holz
Cayennepfeffer	heiß	scharf	Feuer, Erde, (Metall)

* Die Begriffe in Klammern zeigen Tendenzen an; ↓ leicht/wenig ausgeprägt

Chili	heiß	scharf	Feuer, Erde, Metall
Curcuma	warm	bitter, scharf	Holz, Erde, Feuer
Curry	heiß	bitter, scharf	Metall
Dill	warm	scharf	Holz, Erde, Wasser
Estragon	neutral (kühl-warm)	süß, scharf	Holz, Erde
Fenchel	warm	süß, scharf	Holz, Erde, Wasser
Hefe	kühl	sauer, süß, bitter	
Ingwer, frisch	warm	scharf, (süß)	Holz, Erde, Metall
Ingwer, getrocknet	heiß	scharf	Erde, Metall
Kardamom	warm	scharf, bitter	Erde, Metall
Kerbel	warm, (kühl-neutral)	bitter, süß	Holz, Erde
Knoblauch	heiß-warm	scharf	Holz, Erde, Metall
Koriander	warm, (kühl-neutral)	scharf, bitter	Erde, Metall
Kreuzkümmel (Cumin)	warm	scharf	Metall
Kümmel	warm	süß, scharf	Erde, Wasser
Kuzu	kühl	süß	Erde
Liebstöckel	warm	scharf, bitter	Metall
Lorbeer	warm	scharf, süß, (bitter)	Metall, Erde
Majoran	neutral	bitter, scharf, süß	Feuer, Metall, (Holz)
Melisse	neutral	sauer	Holz
Muskat	warm	scharf, (salzig)	Feuer, Erde, Metall
Nelken	warm	scharf	Erde, Metall, Wasser
Petersilie	warm	scharf, bitter, salzig	Holz, Erde, Wasser
Paprika	warm	bitter, ↓süß, scharf	Erde
Pfeffer, schwarz	heiß	scharf	Erde, Metall
Piment	heiß	scharf	Feuer, Erde, Metall
Rosmarin	warm-heiß	scharf, bitter, (süß)	Feuer, Erde, Metall, Wasser
Safran	neutral (kühl)	scharf, süß, bitter	Holz, Feuer
Salbei	warm	bitter, scharf	Feuer

Salz	kalt	salzig	Feuer, Erde, Metall, Wasser
Schnittlauch	warm	scharf, ↓ bitter	Holz, Metall, Wasser
Senf	warm-heiß	scharf, bitter	Metall, (Erde)
Sesam	neutral	süß	Holz, Erde, Metall, Wasser
Sternanis	warm-heiß	süß, scharf	Holz, Feuer, Erde, Wasser
Thymian	warm	bitter, scharf	Erde, (Metall, Wasser)
Vanille	warm	süß	Erde
Wacholderbeeren	warm	scharf, bitter	Feuer
Zimtrinde	warm	süß, scharf	Holz, Erde, Metall, Wasser
Zucker, braun	warm	süß	Erde
Zucker, weiß	neutral	süß	Erde

Früchte

Ananas	neutral-kühl	süß, sauer	Erde, Metall
Apfel	kühl	süß, sauer	Holz, Erde, Metall
Aprikose	warm	süß, sauer	Holz, Erde, Metall
Banane	kalt	süß	Erde, Metall
Birne	kühl	süß, sauer	Erde, Metall
Brombeere	kühl	süß, sauer	Holz, Wasser
Dattel	neutral-warm	süß	Erde
Erdbeere	kühl	süß, sauer	Erde, Metall
Feige	neutral	süß	Erde, Metall
Granatapfel	warm	süß, sauer	Erde
Grapefruit	kühl	süß, sauer	Holz, Erde
Heidelbeeren	kühl-kalt	süß, sauer	Erde, Wasser
Himbeeren	warm	süß, sauer	Holz, Wasser
Holunderbeeren	kühl	süß, sauer	Holz, Metall, Wasser
Honigmelone	kühl	süß	Erde, Metall

Johannisbeeren	kühl	süß, sauer	Holz, Erde, Wasser
Kaki	kalt	süß	Feuer, Metall
Karambola	kalt	süß, sauer	Erde
Kirschen, süß	warm	süß	Erde, Wasser
Kiwi	kalt	süß, sauer	Holz, Erde, Wasser
Kumquat	warm	süß, sauer, scharf	Holz, Erde, Metall
Litschi	neutral-warm	süß, sauer	Erde
Longane	neutral	süß	Feuer, Erde
Mandarine	kühl	süß, sauer	Erde, Metall
Mango	kühl	süß, sauer	Erde
Orange	kühl	süß, sauer	Metall, Erde
Papaya	neutral	süß, ↓ bitter	Holz, Erde
Pfirsich	warm	süß, sauer	Erde, Wasser
Pflaume	neutral	süß, sauer	Holz, Wasser
Quitte	neutral (kühl-warm)	bitter, ↓ süß	Erde
Rhabarber	kalt	sauer, bitter	Holz, Erde, Metall
Stachelbeeren	kühl	süß, sauer	Wasser,
Sauerkirsche	kühl	sauer	Holz
Wassermelone	kalt	süß	Wasser, Feuer, Erde
Weintrauben	neutral	süß, sauer	Erde, Wasser
Zitrone	kühl	sauer	Holz, Erde, Wasser

Gemüse

Alge	kalt	salzig, süß (Rotalge)	Wasser
Artischocke	kühl	bitter, süß	Feuer, Holz, Wasser
Aubergine	kühl	süß, ↓ bitter	Erde, Metall, Holz
Avocado	kühl	süß	Holz
Blumenkohl	kühl-neutral	süß	Erde
Bohnen, grün	neutral	süß	Holz, Wasser
Brokkoli	kühl	süß	Erde, Holz
Champignon	kühl	süß	Erde
Chicorée	kühl	bitter, süß	Feuer, Holz
Chinakohl	kühl-neutral	süß	Erde, Metall

Erbsen, grün	neutral	süß	Erde
Fenchel	warm	süß, scharf	Holz, Erde, Wasser
Frühlingszwiebel	warm	scharf	Metall
Gurke	kühl	süß	Erde, Metall
Karotte	neutral	süß	Erde
Kartoffel	neutral	süß	Erde
Kohlrabi	neutral	scharf, süß	Erde, Metall
Kürbis	warm-neutral	süß	Erde
Lauch, chinesisch	warm	scharf, süß	Holz, Erde, Wasser
Lotoswurzel	kühl (gekocht: warm)	süß	Erde, Feuer
Mangold	kühl	süß	Feuer, Erde
Paprikaschote	kühl	süß, ↓ bitter	Erde
Pastinake	warm-neutral	süß	Feuer
Porree	warm	scharf	Holz, Metall
Radieschen	kühl	scharf	Metall
Rettich	kühl	scharf, süß	Holz, Erde, Metall
Rosenkohl	warm	süß, bitter	Erde, Feuer
Rote Bete	neutral	süß, ↓ bitter	Erde, Metall
Rotkohl	neutral	süß	Erde
Rüben	neutral	süß, scharf	Erde
Sauerkraut	kühl	sauer	Holz
Schwarzwurzel	kühl	süß, ↓ bitter	Metall
Sellerie	kühl	süß, ↓ bitter	Erde, Holz
Shiitake-Pilz	neutral	süß	Erde
Spargel	kalt	süß, bitter	Metall, Wasser
Spinat	kühl	süß, bitter	Erde, Holz
Stangensellerie	kühl	süß	Holz
Süßkartoffeln	neutral	süß	Erde, Wasser
Tomaten	kühl-kalt	süß, sauer	Holz, Erde
Topinambur	neutral	süß	Erde
Weißkohl	neutral	süß	Erde, Metall
Wirsing	neutral	süß	Erde

Yamswurzel	neutral	süß	Erde, Metall, Wasser
Zucchini	kühl	süß, ↓ bitter	Erde
Zwiebel	warm	scharf, süß	Holz, Metall, Feuer

Hülsenfrüchte

Azukibohnen	neutral	süß, ↓ sauer	Feuer
Bohnen, weiß	neutral	süß	Erde
Kichererbsen	kühl	süß	Wasser, Erde
Limabohnen	kühl	süß	Wasser
Linsen	neutral-leicht warm	süß	Erde, Wasser
Mungbohnen	kalt-kühl	süß	Feuer, Erde
Nierenbohnen, rot	kühl	süß	Wasser
Saubohne	neutral	süß	Erde
Schwarzaugenbohnen	neutral	süß	Erde, Wasser
Sojabohnen, gelb	kühl	süß	Feuer, Erde, Metall
Sojabohnen, schwarz	neutral	süß	Erde, Wasser

Salate

Bambussprossen	kalt	süß	Erde
Brunnenkresse	kühl	bitter, sauer	Wasser, Erde, Metall
Eisbergsalat	kühl	süß, bitter	Feuer, Erde
Endiviensalat	kühl	bitter	Holz, Feuer
Feldsalat	kühl	süß, bitter	Feuer, Erde, Holz
Gartenkresse	kühl	scharf	Metall
Radicchio	neutral	bitter, ↓ süß	Feuer, Holz
Rucola	kühl	bitter, scharf	Feuer
Salat, grüner	kühl	süß, bitter	Feuer, Erde

Fische und Meeresfrüchte

Aal	warm	süß	Holz, Erde, Wasser
Auster	neutral-kühl-kalt	salzig, ↓ süß	Holz, Wasser
Barsch	neutral	süß	Holz, Erde
Forelle	heiß-warm	sauer, ↓ süß	Wasser
Garnele	warm	süß, salzig	Holz, Feuer, Erde, Metall, Wasser
Hai	neutral	salzig, süß	
Hering	neutral	süß	Erde, Metall, Wasser
Hummer	warm	salzig, süß	Holz, Wasser
Kabeljau	neutral-warm	salzig, süß	Holz, Erde, Metall, Wasser
Karpfen	neutral	süß	Erde, Wasser
Kelp-Alge	kalt	salzig	Wasser
Krabben	kalt	salzig	Holz, Erde
Krebse	warm	salzig	
Lachs	neutral	süß	Erde, Wasser
Makrele	neutral	süß	Erde, Wasser
Meeräsche	neutral	süß	
Miesmuscheln	kalt/warm	salzig	Holz, Wasser
Nori-Alge	kalt	salzig, süß	Wasser
Rotbarsch	kühl	salzig, süß	
Sardelle	warm	süß	
Sardine	neutral	salzig, süß	Erde
Schellfisch	kühl	salzig	Wasser
Scholle	warm	salzig	Wasser
Seelachs	kühl	salzig	
Stör	neutral	süß	
Tintenfisch	neutral-kalt	salzig, süß	Erde
Thunfisch	neutral	süß, salzig	Erde, Wasser

Fleisch

Ei, Huhn	neutral	süß	Metall

Ente	kühl	süß, salzig	Erde, Metall
Fasan	warm	sauer, süß	Erde
Fleischbrühe	warm	salzig, süß	
Gans	neutral-kühl	süß	Erde, Metall
Hahn	warm	süß	Erde
Hammel	warm-heiß	süß	
Hase	kühl	süß	Erde
Hirsch	warm	süß	Wasser
Huhn	neutral	süß	Erde
Hühnerleber	warm	süß	
Kaninchen	kühl	süß	Erde
Lamm	heiß	süß, bitter	Erde, Wasser
Lammnieren	warm	süß	
Rindfleisch	neutral-warm	süß	Erde
Rinderleber	neutral	süß	Holz
Schinken, roh	neutral	süß, etwas salzig	Erde, Wasser
Schinken, gekocht	neutral-warm	salzig, süß	Erde
Schweinefleisch	neutral	süß, salzig	Erde, Wasser
Schweinenieren	neutral-kühl	salzig	Wasser
Schweineschmalz	kühl	süß	
Speck	kühl	salzig	
Schaf	warm-heiß	süß	Erde
Taube	neutral	salzig	Holz, Wasser
Truthahn	warm	süß	
Wachtel	neutral	süß	Erde
Ziege	warm-heiß	süß, etwas bitter	Wasser

Fette

Butter	neutral	süß	Erde
Distelöl	kühl	süß	Metall
Erdnussöl	neutral	süß	Metall
Kürbiskernöl	warm	süß	Erde, Metall
Leinsamenöl	kühl	süß	Feuer
Maisöl	kühl	süß	Erde

Olivenöl	kühl-neutral	süß	Holz
Rapsöl	warm	süß, scharf	Metall
Schweineschmalz	kühl	süß	Erde
Sesamöl	kühl	süß	Erde, Holz, Metall
Sojaöl	warm-heiß	süß, scharf	Metall, Erde
Sonnenblumenöl	kühl	süß	Erde
Wallnussöl	warm	süß	Metall, Wasser
Weizenkeimöl	kühl	süß	Erde, Wasser

Milchprodukte

Produkt	Temperatur	Geschmack	Funktionskreisbezug
Butter	neutral	süß	Erde
Buttermilch	kühl	süß, sauer	Holz, Erde
Frischkäse	kühl	süß	Erde
Harzer Käse	warm	scharf	Metall
Joghurt	kalt	süß, sauer	Holz
Kefir	kalt	sauer	Holz
Kuhmilch	neutral	süß	Erde, Metall
Kuhmilchkäse	neutral	salzig, süß	Metall
Quark	kühl	süß, sauer	Holz
Sahne, sauer	kühl	sauer	Holz
Sahne, süß	neutral	süß	Erde, Wasser
Schafsmilch	warm	süß	Erde, Metall
Schafskäse	warm	süß, salzig, ↓scharf	Erde, Metall
Schimmelkäse	warm	süß	Metall
Sojamilch	kühl	süß	Erde
Ziegenmilch	warm	süß	Feuer
Ziegenkäse	warm	salzig, scharf, süß	Feuer

Qi- und Blutsyndrome

Allgemeiner Qi-Mangel – Symptome und Empfehlungen

Symptome
- Müdigkeit (körperlich und geistig); Lethargie
- Abwehrschwäche
- Leuchtend-blasses Gesicht
- Spontanschweiß, schon bei geringer Anstrengung
- Bei Anstrengung Verschlechterung der Symptomatik
- Belastungsdyspnoe
- Leise Stimme

Weitere (je nach Organbezug)
- Verdauungsstörungen (Durchfall, Blähungen; Völlegefühl im Abdomen); Appetitverlust
- Rückenschmerz im Lendenbereich; häufig klare Urinentleerungen; Nykturie (nächtliches Wasserlassen); sexuelle Unlust; Impotenz; bei Männern > vorzeitiger Samenerguss
- Palpitationen; Konzentrationsschwäche
- Kälteaversion; Erkältungsanfälligkeit

Empfehlungen
- Gekochte Mahlzeiten, mit wärmenden Kochmethoden (Dünsten in heißem/kochendem Wasser; Blanchieren; Kochen im Druckkochtopf; Pürieren; Dampfgaren)
- Mindestens zweimal täglich warm essen (Kraftsuppen, Eintöpfe, Getreidebrei)
- Temperaturverhalten: neutral-warm; Geschmack: süß, leicht scharf und leicht salzig
- Getreide (Reis, Dinkel, Hirse, Hafer, Mais, Quinoa)
- Gemüse (Karotten, Kartoffeln, Kürbis, Fenchel, Rote Bete, Rüben, Yamsknolle, Süßkartoffel, Lauch, Kohlsorten, Kohlrabi, Shiitake, Austernpilz, Selleriewurzel)
- Hülsenfrüchte (Erbsen, schwarze und gelbe Sojabohnen, dicke Bohnen, Linsen)
- Samen und Nüsse (schwarzer Sesam, Walnüsse, Mandeln, Haselnüsse, Sonnenblumenkerns, Kürbiskerne; Esskastanie)
- Fleisch und Fisch (Huhn, Hühnerei, Gans, Rind, Schwein; Barsch, Aal, Hering, Sardelle, Karpfen, Sardine, Makrele)
- Früchte (Datteln, Feigen, Weintrauben, Rosinen, Süßkirschen, Aprikosen, Papaya, Longane)
- Gewürze & Kräuter (leicht scharf-pikant: frischer Ingwer, Anis, Basilikum, Bohnenkraut, Thymian, Kardamom, Petersilie, Sternanis, Vanille, Salbei, Kurkuma, Kümmel, Weißdorn, Süßholz, Fenchel, Wacholder, Engelwurz, Alant, Benediktendistel, Brennessel; Honig)
- Getränke (Kräutertees mit Anis, Kümmel, Fenchel, Kamille, Maisbart; siehe bei Kräutern; Trauben-, Kirschsaft)
- Chinesische Drogen (Radix Ginseng Ren Shen, Radix Codonopsis pilosulae Dang Shen, Radix Astragali Huang Qi, Radix Dioscoreae oppositae; Shan Yao, Radix Glycyrrhizae uralensis Gan Cao)

	Zu meidende Nahrungsmittel
	• Nahrungsmittel mit kaltem bis kühlem Temperaturverhalten
	• Rohe Nahrungsmittel und -zubereitungen
	• „Falsch" aufputschende Mittel wie Kaffee, Alkohol, Drogen

Allgemeiner Blut-Mangel – Symptome und Empfehlungen

Symptome:
- Trockene, blasse Haut und Lippen
- Gesicht blassweiß-fahlgelb, glanzlos
- Schwindel
- Taubheitsgefühle in Extremitäten
- Sehstörungen (mouches volantes, Augenflimmern, Lichtscheue)
- Schwäche
- Mangelndes Selbstwertgefühl; kein Durchhaltevermögen
- Brüchige Nägel; sprödes, dünnes Haar
- Konzentrationsstörungen; Vergesslichkeit
- Schlafstörungen
- Palpitationen
- Frauen: oft verlängerter Zyklus, schwache Blutung (hellrot)

Empfehlungen:
- Gekochte Mahlzeiten, vor allem kühle Kochmethoden (Blanchieren, Dünsten; Kochen mit reichlich Wasser; Kochen unter Verwendung erfrischender Beigaben)
- Geschmacks- und Temperaturbevorzugung: neutral, leicht kühl; süß, sauer
- Getreide (Reis, süßer Reis, Amarant, Dinkel, Grünkern)
- Gemüse (Möhre, Süßkartoffel, Rote Bete, Spinat, Mangold, Sellerie, Staudensellerie, Aubergine, grüne Bohnen, Fenchel)
- Nüsse und Samen (Sesam, Sonnenblumenkerne, Haselnüsse)
- Fleisch und Fisch (Huhn, Ente, Schwein, Barsch, Sardellen, Aal, Austern)
- Früchte (Weintrauben, besonders rot; Pflaumen, Ananas, Apfel, Litschis, Süßkirschen, Longane)
- Gewürze und Kräuter (Majoran, Estragon, Melisse, Safran, Petersilienwurzel, Brunnenkresse)
- Getränke (rote Säfte aus Roter Beete, Trauben, Süßkirschen; Früchtetee, vor allem Hagebutte, Hibiskus; Brennessel)
- Chinesische Drogen (Radix Polygoni Multiflori *He Shou Wu,* Radix Rehmanniae glutinosae conquitae *Shu Di Huang,* Radix Angelicae sinensis *Dang Gui,* Radix Paeoniae Lactiflorae *Bai Shao,* Fructus Mori albae *Sang Shen*

Zu meidende Nahrungsmittel
- Nahrungsmittel mit heißem Temperaturverhalten, vor allem Getränke wie hochprozentiger Alkohol, Yogitee, schwarzer Kaffee oder Espresso, schwarzer Tee, Kakao
- Nahrungsmittel mit kaltem Temperaturverhalten

Die Wandlungsphase Wasser

Nieren-Qi-, Nieren-Yang- und Nieren-Yin-Mangel

Nieren-Qi-Mangel	Nieren-Yang-Mangel	Nieren-Yin-Mangel
• Schwindel	• (leichter Schwindel)	• Schwindel
• Rückenschmerz: im Lendenbereich langsam einsetzend, dumpf (besser durch Ruhe)	• Rückenschmerz: im Lendenbereich mit Kältegefühl (besser durch Wärme und bei Bewegung; schlimmer nachts und morgens beim Aufstehen)	• Rückenschmerz: im Lendenbereich, Knochenschmerz (besser im Liegen und in Ruhe)
• Schwäche, Schmerz und Wundheitsgefühl in den Beinen (schlimmer bei Anstrengung)	• Schwäche, Schmerz und Kälte in Knien	• Schwäche und Schmerz in Knien
• lockere Zähne	• lockere Zähne	
• Tinnitus, Schwerhörigkeit bis Taubheit	• Tinnitus (Rauschen), Schwerhörigkeit bis Taubheit	• Tinnitus (langsamer Beginn, Rauschen), Schwerhörigkeit
• Kraftlosigkeit	• müde, antriebslos	• Gefühl von Überlastung, gleichzeitig keine befriedigende Ruhe finden; Erschöpfung • Schreckhaftigkeit • zunehmende Unruhe, die von Schwäche begleitet wird • Schlafstörungen: viele Träume; Ein- und Durchschlafstörungen; kleinste Geräusche behindern den Schlaf • oft sexuelle Übererregtheit mit heftigen Träumen/Drang, die Sexualität eilig auszuleben

• ♀: weißlicher Ausfluss, Abortusneigung	• ♀: eventuell Amenorrhoe; verminderte Libido, Unfruchtbarkeit	• ♀: heftige Libido, die aber zu keiner wirklichen Befriedigung führt - unerfüllter Kinderwunsch/häufige Frühgeburten
• ♂: nächtliche Samenergüsse (ohne erotische Träume), verminderte Potenz und Libido	• ♂: verminderte Potenz und Libido	• ♂: verfrühte Ejakulation, nächtliche Pollutionen (mit erotischen Träumen); verminderte Potenz, gesteigerte Libido
	• Kältegefühle (kalte Extremitäten, leichtes Frieren)	• überschießende Hitze (Nachtschweiß, Durst, Hitzewallungen, heiße brennende Fußsohlen)
• Urin: Harninkontinenz, auch nachts, häufiger Harndrang, Nachtröpfeln	• Urin: viel und klar, Harninkontinenz / -träufeln möglich, nächtlicher Harndrang	• Urin: wenig, konzentriert, dunkel, beißender Geruch
		• Stuhlgang erschwert
• Haarausfall		• Durst, auch nachts; Mund- und Rachentrockenheit

Nahrungsmittel zur Stützung des Nieren-Yin

- Kühlende, Säfte spendende Nahrungsmittel

Getreide:
- Getreideanteil in Mahlzeiten deutlich mehr
- Reis, Hirse, Gerste, Weizen
- Weizenkeime

Hülsenfrüchte:
- Bohnen in jeder Form (schwarze und rote Sojabohnen, Mungbohnen)
- Tofu (ideal in Kombination mit Getreide; vor allem Silken-Tofu in heißem Wasser schwimmend erwärmt)

Gemüse:
- Kartoffeln, Algen, Kelp, grüne Bohnen, Spargel, Reishi

Fleisch und Fisch:
- Schweinefleisch, Ente, Rindfleisch
- Krabben, Sardinen, Austern, Kabeljau, Rotbarsch, Tintenfisch
- Hühnerei (vor allem Eigelb)

Nüsse und Samen:
- schwarzer Sesam (als Gewürz/Tee), Sonnenblumenkerne
- Walnuss

Gewürze und Kräuter:
- Aloe Vera
- Vogelmiere (lat. Hb. Stellariae mediae)
- Hopfen (lat. Strob. Lupuli)
- Petersilienwurzel
Chinesische Kräuter:
- chin. Spargelwurzel (chin. *Tian Men Dong,* lat. Tb. Asparagi Cochinchinensis)
- Ecliptenkraut (chin. *Han Lian Cao,* lat. Hb. Ecliptae Prostratae)
- Ligusterfrüchte (chin. *Nu Zhen Zi,* lat. Fruct. Ligustri Lucidi)

Sonstiges:
- Spirulina, Chlorella
- kolloidales Silber
- Six-Flavour-Tea-Pills
- Rehmannia-Six-Pills
- Olivenöl
- Rosinen
- Salz (in Maßen), Sojasauce, Miso

Nahrungsmittel, die geeignet sind, das Nieren-Yang zu erwärmen

- Zur Stützung vor allem salzig, absenkend/scharf, entfaltend
- Temperatur: wärmend (vor allem die Nieren wärmend), dynamisierend/evtl. heiß
Kombination mit Nahrungsmitteln der Erde (*Ke*-Kontrollzyklus), Metall (*Sheng*-Hervorbringungszyklus)
Zwei- bis dreimal täglich warm verzehren

Gemüse:
- chin. Lauch, Fenchelknolle, Weißkohl, Wurzelgemüse, Meerrettich, Zwiebeln

Getreide:
- Hirse, Hafer, Reis, Quinoa, Amaranth

Früchte:
- Weintraube, Kirsche, Erdbeere, Brombeere

Hülsenfrüchte:
- Azukibohnen, Linsen, schwarze Sojabohnen (sehr gut zusammen mit Kombu-Algen)

Samen und Nüsse:
- Kastanien, Lotossamen, angerösteter schwarzer Sesam, Sonnenblumenkerne, geröstete Walnüsse
- Walnusskerne in Alkohol (schnell wirkendes Yang-Tonikum)

Fleisch und Fisch:
- Huhn, Hühnerleber, Lamm, Schafs-, Ziegenfleisch, Schweinenieren
- Garnelen, Forelle, Lachs, Miesmuscheln

Gewürze und Kräuter:
- Sternanis, Zimtrinde, ↓schwarzer Pfeffer, frischer Ingwer, Knoblauch, Gewürznelken, Nelken, Fenchelsamen, Bockshornklee, Anis, Petersilie
- Gingkonüsse und -blätter, Sibirischer Ginseng (Eleutherococcus), Damianskraut, Alant
- Schnittlauch, Basilikum, Bohnenkraut, Liebstöckel, Lorbeer, Muskat, Rosmarin, Selleriewurzel, Senfsamen, Wacholder

Chinesische Kräuter:
- Hirschhorn (chin. *Lu Rong,* lat. Cornu Cervi Parvum)
- Efeublumenkraut (chin. *Yin Yang Huo,* lat. Hb. Epidemii)
- Morindawurzel (chin. *Ba Ji Tian,* lat. Rad. Morindae off.)
- Asphaltkleefrüchte (chin. *Bu Gu Zhi,* lat. Fruct. Psoraleae corylifoliae)
- chin. Guttapercharinde (chin. *Du Zhong,* Cort. Eucommiae ulmoidis)

VERMEIDEN
- Kühl/kalte Nahrungsmittel,
- Tiefkühl-, Rohkost, kalte Obstsorten, Sauermilchprodukte, übermäßiges Trinken besonders von kalten Getränken; Vorsicht: mit heißen Kräutern bzw. Nahrungsmitteln (sparsam einsetzen => schädigen im Übermaß Säfte und Yin)!
- Bei Anwendung von Nüssen (auch Walnuss in Alkohol) stets nach Feuchtigkeitssymptomatiken schauen

Die Wandlungsphase Holz

Leber-Qi-Stau- und Leber-Blut-Stase-Symptome

Leber-Qi-Stau	Leber-Blut-Stase
Gefühl von Einschnürungen/Einengungen auf körperlicher und/oder seelisch-geistiger Ebene	- Bauchschmerzen (lokal fixiert), stechend; Druck verschlechtert
1. Symptom:	- Gefühl eines „Klumpens" im Bauch
- Blähungen (kolikartige Schmerzen)	- Menstruationsbeschwer-
- Schmerz veränderlich und wechselnde Lokalisation	den: vor und während
- Spannungsgefühl teilweise mit Schmerz im Hypochondrium, seitlichen Brustkorb, auch Verspannungen im Nacken und Rücken	Menstruation Schmerzen (lokal fixiert); Brustknoten; unregelmäßig; dunkles,
- Globusgefühl, zum Teil Schluckbeschwerden	klumpiges Blut
- Menstruationsbeschwerden: Prämenstruelles Brustspannen, Spannen im Unterbauch; Menstruation schmerzhaft, unregelmäßig; oft prämenstruell sehr reizbar	
- Stimmungslabil mit Schwankungen (reizbar, nervöse Anspannungen und Erschöpfung mit Zornesneigung oder Depression; Frustration)	
Mitbeteiligung von Milz und Magen *(Leber-Qi attackiert Milz und Magen):*	
- Völlegefühl und kolikartige Bauchschmerzen, saures Aufstoßen, Übelkeit bis Erbrechen (vor allem bei „Attacke" auf den Magen); Durchfall	

Nahrungsmittel zur Beseitigung des Leber-Qi-Staus

Gemüse:
- chinesischer Lauch (chin. *jiucai,* lat. Allium tuberosum)
  Geschmack: scharf, leicht süß
  Temperatur: warm (ohne Hitze zu entwickeln)
  Einsatz vor allem in Suppen; bei schmerzhaften Einschnürungen im Brustkorb (Angina pectoris)
- Stangensellerie (chin. *qincai,* lat. Apium graveolens)
  Geschmack: süß, evtl. leicht bitter
  Temperatur: kühl
  Einsatz: vor allem in Form von frischem Saft
- Wurzelgemüse, Taro, Kohlrabi, Blumenkohl, Brokkoli, Steckrübe, Rettich, Sprossen (gekocht; teilweise roh), Fenchel, Möhre, Artischocke

Gewürze und Kräuter:
- Charakter: vor allem moderat scharfer Geschmack
- Alle Zwiebelgewächse (in Wasser dünsten); Basilikum, Lorbeer, Wasserkresse, Rosmarin, Dill, alle Minzesorten, Senfblätter, Melisse, Pfeffer (weiß, schwarz, rot), frischer Ingwer, Eisenkraut, Fenchel, Kamille, Majoran, Mariendistel, Schöllkraut, Zimt, Curcuma, Petersilienkraut, Schnittlauch, Estragon, Safran, Borretsch, Kerbel, Knoblauch in Maßen

Chinesische Kräuter:
- grüne Mandarinenschale (chin. *Qing Pi*, lat. Pericarpium Citri Reticulatae Viride)
- Buddhas-Hand-Früchte (chin. *Fo Shou*, lat. Fruct. Citri Sarcodactylis)
- Nussgraswurzelstock (chin. *Xiang Fu*, lat. Rhiz. Cyperi)
- Litchi-Samen (chin. *Li Zi He*, lat. Sm. Litchi)

Obst:
- Kumquat, Pfirsich, Apfel, Granatapfel, Wassermelone, Honigmelone, Papaya

Öle und Fette:
- Olivenöl, natives/biologisch ungeröstetes Sesamöl, kleine Mengen Ghee/frische Butter
- Wichtig: kein fett Frittiertes; keine Margarine/ranzige bzw. minderwertige Fette und Öle!

Sonstiges:
- Pinienkerne (z. B. süßer Reis mit Pinienkernen), schwarzer Sesam
- kleine Mengen Honig, evtl. zusammen mit Apfelessig
- Reis-, Dattelsirup/Malz/Zuckerrohrsaft (nur wenn keine Hitze-Zeichen!)
- Alkohol als Notfallmedizin (keine regelmäßige Anwendung)

VERMEIDEN
- Nahrungsmittel mit heißem Temperaturverhalten, Schleim erzeugende (z. B. in Fett Frittiertes)
- heiß und scharf
- Margarine/andere minderwertige bzw. ranzigen Fette und Öle
- Pesto im akuten Stadium (enthält zu viel Fett)
- Szechuan-Pfeffer, getrockneter Ingwer (zu heißes Temperaturverhalten)
- Fast food; Zusatz-/ Farb-/Konservierungsstoffe in Nahrungsmitteln

Aufsteigendes Leber-Yang und Loderndes Leber-Feuer

Aufsteigendes Leber-Yang	Loderndes Leber-Feuer
- Kopfschmerzen: stark klopfend, „Gefühl des Zerplatzens", Scheitel-, Augen-, Temporalbereich; oft einseitig; Migräne	- Kopfschmerzen: stark intensiv pochend/ rasend, Temporal-, Augenbereich; oft mit Hitzezeichen - Migräne (oft plötzlich und heftig auftretend)
- Schwindel	- Schwindel plötzlich
- Reizbarkeit, Wut	- Reizbarkeit, innere Unruhe, Wut- bis Zornesausbrüche
- Tinnitus: oft akut, wechselnde Geräusche	- Tinnitus: akut, hoch frequentes Geräusch; bei Stress oft schwankend in Frequenz und Lautstärke; bis Hörverlust
- Schlaf: viele Träume, Schlafstörungen	- Schlaf: unruhige Träume, Durchschlafstörungen/Schlaflosigkeit mit frühem Erwachen (Interaktion zum Herzen)
- Augen: trocken, gerötete Skleren	- Augen: gerötete Skleren, Augenflimmern, Schmerzen im Augapfel; ev. Glaukomanfall (plötzlich, heftig)
- Bluthochdruck	- Bluthochdruck, hypertone Krisen - Hitzezeichen: Mundtrockenheit den ganzen Tag, Durst, wenig dunkler Urin, Verstopfung; rotes Gesicht mit Hitze - Flankenschmerz, teilweise brennend

Nahrungsmittel, die die Beseitigung von Fülle und Hitze in der Leber unterstützen

- Richtlinien ähnlich denen des Leber-Qi-Staus
- Nahrungsmittel mit absteigender Wirkung, das Yin nährend
- Neutral-kühles, teilweise kaltes Temperaturverhalten
- bitteren und sauren Geschmack verstärken

Gemüse:
- Römersalat, Chicorée, Löwenzahnwurzel, Spinat, Mangold, Sauerkraut, Sellerie, Sprossen, Tomate, Gurke

Getreide:
- Roggen, Grünkern, Dinkel

Obst:
- Grapefruit, Zitrone, Limone, Sauerkirschen, Stachelbeere

Getränke:
- Pfefferminztee, Früchtetee, Apfelsaft

392

Kräuter und Gewürze:
- Kamille, Mistel, Mutterkraut, Cimicifuga, Passionsblume

Sonstiges:
- milder Reisessig (in kleinen Mengen, zur Herstellung von Pickles, evtl. mit etwas Honig vermischt)
- Zitrus-, Grapefruitkernöl
- Sauermilchprodukte, Buttermilch, Kefir, Joghurt (in Maßen)

VERMEIDEN:
- Nahrungsmittel mit scharfen Geschmack, heißem Temperaturverhalten
- Übermaß an bitterem Geschmack => trocknet Blut
- andere Essigsorten außer Reisessig (diese zu stark erwärmend)
- scharfe Gewürze, zu fette/ölige Speisen
- erhöhter Fleischkonsum

Leber-Blut-Mangel

- Schwindel, Schwäche, eventuell Gleichgewichtsstörungen; Blässe
- Augensymptome: Mouches volantes, verschwommenes Sehen, trockene, evtl. gerötete und juckende Augen, ständiges Blinzeln, Nachtblindheit
- Schwäche in Muskeln und Sehnen: Zittern, Spasmen, Taubheitsgefühle, „Einschlafen" der Extremitäten, Sehnenverkürzungen/-entzündungen
- brüchige, blasse Nägel, eventuell Rillenbildung
- spröde, dumpftrockene, glanzlose, brüchige Haare, ausgedünnt bis Haarausfall (kreisrund/an Zonen von Leber und Gallenblase wie Schädelmitte/Schläfen)
- immer müde, ohne Dynamik, vergesslich, Konzentrationsstörungen
- Menstruation: unregelmäßig, Hypo- bis Amenorrhoe; schwache, schmerzhafte Blutung; eventuell Migräne zum Ende/nach der Menstruation
- Schlafstörungen: schlaflos, viele Träume, unruhiger Schlaf; Einschlafstörungen/häufig nächtliches Aufwachen

Nahrungsmittel, die verjüngend auf das Blut wirken

- Yin und Flüssigkeiten nährende Nahrungsmittel
- Geschmack vorwiegend süß und sauer
- Temperaturverhalten vorwiegend neutral, kühl, teilweise warm

Gemüse:
- vorwiegend grüne Gemüsearten (Spinat, Mangold, Brokkoli, grüne Bohnen), Sprossen, Süßkartoffeln, Karotten, Rote Beete, Erbsen, Shiitake

Fleisch:
- rotes Muskelfleisch und Knochenmark; Ente, Schwein, Hase, Huhn
- Barsch, Aal, Tintenfisch

Getreide:
- Dinkel, Reis

Gewürze und Kräuter:
- Schwarzkümmel, Wasserkresse; Hagebutte und Hibiskus, Brennnessel
Chinesische Kräuter:
- chinesische Angelikawurzel (chin. *Dang Gui,* lat. Rad. Angelicae Sinensis),
- Ginseng (chin. *Ren Shen,* lat. Rad. Ginseng),
- präparierte Rehmanniawurzel (chin. *Shu Di Huang,* lat. Rad. Rehmanniae praep.),
- Bocksdornfrüchte (chin. *Gou Qi Zi,* lat. Fruct. Lycii) => sehr gute Augenpflanze (verbessert die Sehkraft)

Früchte:
- Erdbeere, Himbeere, rote Johannisbeere, Süßkirschen, rote Trauben, Rosinen, Longane, Maulbeere, Litschi

Sonstiges:
- Yin-Tonika der mineralischen Klasse (Muschelkalk, Zink, Algen)
- Nachtkerzenöl, frisch gepresstes Flachsöl
- schwarze Sojabohnen, Sesam, Pinienkerne, Walnüsse, Haselnüsse
- chlorophyllhaltige Nahrungsmittel
- evtl. Nahrungsergänzungsmittel: Linolensäure, Lachsöl, Omega-3, Spirulina, Mikroalgen

Vorsicht bei Nahrungsmitteln mit heißem, teilweise warmem Temperaturcharakter zusammen mit scharfem, auch bitterem Geschmack!

Die Wandlungsphase Feuer

Herz-Yin-Mangel, Loderndes Herzfeuer, Schleim-Feuer erregt das Herz

Herz-Yin-Mangel	Loderndes Herz-Feuer	Schleim-Feuer erregt das Herz
- Palpitationen - erhöhte Frequenz des Herzschlages - Hitzesymptome: Hitze der fünf Flächen (Handflächen, Fußsohlen, Brust), Wangenrötung, Hitzegefühle, Nachtschweiß	- Palpitationen - Hitzesymptome: gerötetes Gesicht, Hitzewellen	- Hitzesymptome: Gesichtsrötung
- Schlaf: Ein- und Durchschlafstörungen; heftige Träume, häufig von Träumen geweckt/von Panikattacken und Ängstlichkeit	- Schlaf: durch viele Träume gestörter Schlaf	- Schlaf: durch Albträume gestörter Schlaf
- reizbar, schreckhaft, vergesslich	- reizbar, sehr unruhig und rastlos, Steigerung bis zur Manie möglich	- erregt, aggressiv bis manisch; verwirrt, zusammenhangloses Reden, grundloses Lachen
- Angstzustände - evtl. Schilddrüsenüberfunktion	- Angstzustände	

Nahrungsmittel, die besonders geeignet sind, Hitze des Herzens zu entfernen, das Herz-Yin zu stabilisieren und Herz-Blut mehren

- Vor allem Nahrungsmittel mit neutral-kühlem Temperaturverhalten mit bevorzugten Geschmacksrichtungen süß, sauer

Getreide:
- Weizen, frische Weizen- und Haferkeime

Hülsenfrüchte:
- Mungbohnen, Azukibohnen

Gemüse:
- Lotoswurzel (frisch, gerieben), Spinat, Möhre, Oliven, Gurke

Obst:
- Longane, Maulbeerfrüchte, Preiselbeeren, Blaubeeren (auch getrocknet), Kirschen, Weintrauben, rote Datteln, Wassermelone (auch als Saft), Birne als Kompott

Kräuter und Gewürze:
- Baldrian, Borretsch, Hopfen, Lavendel, Kalifornischer Mohn

Fleisch:
- Fasan

Milch- und Milchprodukte:
- Kuh-, Schafs-, Ziegenmilch; Frischkäse (alles in moderaten Mengen)

VERMEIDEN
- Nahrungsmittel mit heiß-warmen Temperaturverhalten, vor allem zusammen mit bitterem/scharfem Geschmack
- Milch bzw. Milchprodukte bei Hitze-Schleim vermeiden
- Vorsicht mit Wassermelonensaft bei Magen-Kälte
- Scharfe Gewürze

Herz-Qi-, Herz-Blut-, Herz-Yang-Mangel

Herz-Qi-Mangel	Herz-Blut-Mangel	Herz-Yang-Mangel
- Palpitationen, oft tagsüber und ohne Anstrengung auftretend	- Palpitationen, vor allem morgens, eventuell in Zusammenhang mit Angstzuständen	- Palpitationen, Herzrasen bis -rhythmusstörungen
- Müdigkeit	- Schlafstörung: viele Träume, Einschlafstörung	- Müdigkeit, Erschöpfung
- Atembeschwerden bei Belastung, Spontanschweiß	- Schwindel, Drehschwindel	- Atembeschwerden bei Belastung, Beklemmungsgefühl im Brustkorb, Spontanschweiß
- Blässe	- Gesicht und Lippen blass, dumpfe Blässe	- Kältesymptome: kalte Hände, Frösteln; Zyanose von Lippen und Fingernägeln

Nahrungsmittel, die das Herz-Qi- und -Yang stärken

- Bevorzugt Nahrungsmittel mit neutral-warmem Temperaturverhalten zusammen mit
  bitterem/saurem/süßem Geschmack

Getreide:
- Hafer (vor allem frisch geflockt), süßer Reis

Fleisch:
- Lamm, Schweineherz

Kräuter und Gewürze:
- Basilikum, Bohnenkraut, Muskat, Rosmarin, Zimt, Senfsamen, Thymian, Wacholder

Getränke:
- Yogitee, Kaffee, Kakao

VERMEIDEN
- kühl-kalte Nahrungsmittel, vor allem in Kombination mit bitterem Geschmack
- Roh-, Tiefkühlkost, eisgekühlte Getränke
- Fast food, stark veränderte Nahrungsmittel
- in der Mikrowelle erhitzte Speisen

Dünndarmsyndrome

Dünndarmschwäche mit Kälte	Qi-Blockade im Dünndarm	Fülle-Hitze im Dünndarm
- Bauchschmerz: mild, dumpf, bei Druck und Wärme besser	- Bauchschmerz: akut, heftig ausstrahlend; Druck verschlechtert	- Bauchschmerz (Unterbauch): Völlegefühl; Druck und Wärme auf Unterbauch verschlimmern
- Stuhlgang: Durchfall, Blähungen (laut)	- Stuhlgang: Verstopfung mit fehlender Gaspassage, bis Darmverschluss	- Stuhlgang: übel riechend, evtl. mit Schleim und Blutbeimengungen; teilweise nach Stuhlgang Brennen im Anusbereich mit/ohne Entzündungszeichen
- Urin: viel und blass, oft häufiger Harndrang		- Urin: dunkelgelb (manchmal blutig), konzentriert, übel riechend; brennende Schmerzen beim Urinieren, häufiger Harndrang
		- große Reizbarkeit
		- brennende Schmerzen im Mund
		- bei leichter Anstrengung klebriger, teilweise übel riechender Schweiß

(A) Nahrungsmittel, die besonders bei Leere und Kälte im Dünndarm zur Anwendung kommen

- Vor allem neutral-warmes Temperaturverhalten zusammen mit süßem Geschmack

Getreide:
- Buchweizen (bevorzugt mit geriebenem Rettich), alle Hirsearten (Kolben-, Kleb-, Mohrenhirse)

Hülsenfrüchte:
- Sojabohnen, Azukibohnen

Gemüse:
- Karotte, Kartoffel, Kohlrabi
- Tendenz zu leicht warmem Temperaturverhalten, gekocht/gedünstet

Kräuter und Gewürze:
- Ingwer, Chili, Nelken, Muskat, Safran, Paprika, Zimtrinde
Chinesische Kräuter:
- Großköpfige Atractylodiswurzel (chin. *Bai Zhu,* lat. Rhiz. Atractylodis Macrocephalae);

Früchte:
- geriebener Apfel
- Japanaprikosen

(B) Nahrungsmittel, die dazu beitragen, Hitze und Feuchtigkeit aus dem Dünndarm zu entfernen

- Neutral-kühles Temperaturverhalten zusammen mit süßem/bitterem Geschmack

Getreide:
- Buchweizen, Amaranth (gut in Kombination mit Reis und Früchten), Weizenkeime

Hülsenfrüchte:
- Azukibohnen

Gemüse:
- Kartoffeln, vor allem zusammen mit Lotoswurzel und Aubergine
- Lotoswurzel einzeln (roh als Saft/als getrocknetes Pulver bei blutigem Stuhl)
- Gurke (geschält und gerieben/in Honig getaucht)
- Schwarze Morcheln, Auberginen, Spinat, Zucchini, Süßkartoffel

Früchte:
- Banane (nicht täglich)
- Honigmelone, Granatapfel, Kaki, Kokosnussfleisch

Fleisch und Fisch:
- lediglich als Brühe (aus Kaninchenfleisch)
- Barsch, Zander
- evtl. Milch

VERMEIDEN
- Nahrungsmittel mit heißem Temperaturverhalten
- scharfe Gewürze
- gebratene, gegrillte oder gebackene Speisen
- Bananen sollten nicht täglich verzehrt, sondern nur in kleinen Mengen gegessen werden (können Kongestionen verursachen; nicht bei Durchfall essen)
- Honigmelone (kann Oberbauchbeschwerden verursachen)
- Kuhmilch (evtl. Laktoseintoleranz)

Die Wandlungsphase Erde

Qi- und Yang-Mangel der Milz

Milz-Qi-Mangel

- Appetitmangel bis -verlust;
- Völle und Druck vor allem nach dem Essen, dumpfer Bauchschmerz (besser durch Druck); Übelkeit nach dem Essen (Magen mitbetroffen); ev. Unverträglichkeit bei verschiedenen Nahrungsmitteln; häufiges Aufstoßen
- unvollständige Verdauung mit Nahrungsresten im Stuhl, leichter Durchfall (chronisch; unabhängig von der Tageszeit); Blähungen (besonders nach dem Essen)
- Muskelschwäche, vor allem der Extremitäten, schlaffer Händedruck
- allg. müde und kraftlos, nur gering belastbar und schnell erschöpft (physisch und psychisch)
- schwerer dumpfer Kopf
- Knöchelödeme/generalisiertes Ansammeln von Wasser im Körper

Weiterentwicklung des Milz-Qi-Mangels zum

Milz-Yang-Mangel

- Symptomatik wie bei Milz-Qi-Mangel, ausgeprägter und mit Kältezeichen
- leichtes Frieren und Kälteabneigung, kalte Extremitäten
- Blässe (leuchtend, weiß)
- Ödembildung an Extremitäten
- wässriger Durchfall
- viel Speichel
- chronischer Ausfluss

Nahrungsmittel, die besonders bei Milz-Qi-Schwäche zu empfehlen sind

- Mild-süßer Geschmack aus der Klasse der Kohlenhydrate, von Nüssen, Samen, Hülsenfrüchten und reifen Früchten
- Erwärmende Nahrungsmittel

Getreide
- Gerste und Hafer, vor allem auch in Flockenform
- Reis, vor allem Vollkornreis (gern in Mischung mit Hülsenfrüchten)
- Sorghum, Mais

Hülsenfrüchte
- kleine, gelbe Sojabohnen; gesplittete, grüne Sojabohnen; rote Bohnen; Erbsen; Azukibohnen; große gelbe Sojabohnen (besonders geeignet mit Reis zusammen gekocht)
- besonders hochwertig: Kombination von Getreide mit Hülsenfrüchten und Mais
  (insbesondere mit Maisbart gemeinsam gekocht)

Gemüse
- Winterkürbis, Karotten, Steckrüben, Austernpilz, Kohl, Kartoffeln, Möhre, Pilze,
  Stangenbohnen, grüne Bohnen, Topinambur
- kleine Mengen leicht scharfen Geschmacks zugeben: Zwiebeln, Lauch, Ingwer,
  schwarzer Pfeffer

Gewürze und Kräuter:
- süßlich-mild
- Fenchel (lat. Fruct. Foeniculae vulgare), Anis (lat. Fruct. Anisi), Kümmel (lat. Fruct.
  Carvi),
- Sternanis (lat. Fruct. Anisi stellati), Zimt (lat. Cort. Cinnamomi), Muskatnuss (lat.
- Sm. Myristici fragrans)
Chinesische Kräuter:
- Longanfrucht (chin. *Long Yan Rou,* lat. Arillus Euphoriae Longanae)
- Glockenwindenwurzel (chin. *Dang Shen,* lat. Rad. Codonopsis Pilosulae)
- Yamswurzel (chin. *Shan Yao,* lat. Rad. Dioscorae Oppositae)
- Astragaluswurzel (chin. *Huang Qi,* lat. Rad. Astragali Membranaceus)
- großköpfige Atractylodiswurzel (chin. *Bai Zhu,* lat. Rhiz. Atractylodis Macrocephalae)

Früchte:
- selten roh
- Kirschen, Datteln, Apfel (in geriebener/gekochter Form), gekochte Ananas, Litschis,
  Feigen

Fleisch und Fisch:
- vor allem dem Getreide zugesetzt
- gekochte Muskelfleischgerichte
- Zubereitung in Butter geschmort intensiviert die Wirkung
- Huhn, Ente, Schinken, Taube, Rind, Truthahn, Lamm, Ziege, Schaf, Gans
- Zusatz von Yams, Ingwer/chinesischer Angelikawurzel verstärkt die Wirkung
- Makrele, Heilbutt, Thunfisch, Sardelle, Barsch, Hering, Karpfen

Nüsse und Samen:
- Erdnuss, Mandel, Haselnuss
- Bsp. gekochte Erdnüsse (vorher Häutchen entfernen und anrösten) als Suppe/Ge-
  tränk mit Azukibohnen
- Bsp. Getränk aus Mandeln, Zimt und Sojabohnen

Sonstiges:
- Butter/Butterschmalz (in angemessener Menge)
- Fencheltee

VERMEIDEN
- rohe Speisen, Gemüse, Früchte
- wenig bis keine Nahrungsmittel mit kaltem/kühlem Temperaturverhalten
- Weißmehlprodukte (Weizenmehl: warmes Temperaturverhalten, erzeugt im Körper schnell Hitze; Feuchtigkeit wird zu Schleim eingedickt, und dies begünstigt Nahrungsstagnation und Völlegefühl)
- Hafer und Gerste haben als Ganzkorngetreide leicht abführende Wirkung, deshalb in Flockenform günstiger.
- Kleb-, Langkorn-, Milch-, oder süßer Reis können im Körper Hitzeprozesse entstehen lassen.
- Klebreis begünstigt Schleimbildung.
- Feigen wirken stark abführend, deshalb nur gekocht verwenden.
- kein zu reichlicher Fleischverzehr, da er die „Mitte" und Gedärme belastet
- Fleisch nicht gebraten/frittiert
- Nüsse und Samen mit Vorsicht genießen, wenn gleichzeitig Schleimbelastung/Hitze in den Därmen besteht

Mangelndes Verdauungsfeuer

Unbehandelte Milz-Qi-Schwäche
Entwicklung von mangelndem Verdauungsfeuer;

gleichzeitig:
- Verstärkung der Kältezeichen im Körper
- zunehmendes Kältegefühl in Händen und Füßen
- heftige Abneigung gegen kaltes Wetter
- Urin klar und durchsichtig
- häufiger und vermehrt Erkältungsneigung, längere Genesungszeit

Bevorzugte Nahrungsmittel bei mangelndem Verdauungsfeuer

- Entsprechen vorwiegend den Nahrungsmittelrichtlinien des Milz-Qi-Mangels
- Günstig: morgendliches Getränk aus heißem Wasser, Honig, etwas Zitrone und getrocknetem Ingwer

STRIKT VERMEIDEN
- rohe Gemüse (vor allem Tomaten, Spinat), Salate, Sprossen und Früchte (vor allem Zitrusfrüchte)
Yin-Tonika aus der Klasse der Algen und Gräser (Mikroalgen, Weizengras); Tofu; Salz; Hirse, Amaranth, Klebreis (Feuchtigkeit bildend; fördert Stagnation); Nahrung, die die Leber in Fülle geraten lässt (z. B. frittiertes/öliges Essen)
- wenig Sojasauce erst nach Kochvorgang zusetzen
- ausgedehnte Mahlzeiten und reichliche Mengen
- Nüsse, Samen und öliges Essen vermeiden

Feuchte Kälte in der Milz und feuchte Hitze in Milz und Magen

Feuchte Kälte in der Milz	Feuchte Hitze in Milz und Magen
- Appetitmangel	- Appetitverlust
- allgemeines körperliches Schwerege- fühl, Müdigkeit	- allgemeines körperliches Schwerege- fühl, Müdigkeit
- Völle- und Druckgefühl in der Bauch- und Brustkorbregion	- Völlegefühl in der Bauchregion, zum Teil schmerzhaft
- Geschmack: Geschmacksverlust/süß- lich schleimig	- Geschmack: bitter
- Durst: nicht vorhanden	- Durst: vorhanden, aber ohne Trinkbe- dürfnis/kleine Schlucke
- Urin: flockig	- Urin: dunkel, wenig
- Stuhl: weich bis Durchfall	- Stuhl: weich und intensiv übel rie- chend/Verstopfung
- Flüssigkeitsansammlungen: Ödeme/ dickflüssiger Speichel/weißlich trüber Ausfluss (bei Frauen)/trübe Augense- kretion/flüssigkeitsgefüllte Hautaus- schläge	- eventuell dumpfer Kopfschmerz (wie Band um den Kopf)
	- subfebrile Temperaturen

Einsatz geeigneter Nahrungsmittel

In zwei Schritten: Lösung thermisches Problem (Kälte erwärmen/Hitze ausleiten)
Schleim aufbrechen, klären und ausleiten

Essenszeiten: keine späten Mahlzeiten (möglichst nicht mehr nach 18 Uhr, keinesfalls nach 20 Uhr)

Getreide:
- Buchweizen zu Beginn wichtigstes Getreide
- Gerste

Hülsenfrüchte:
- Azukibohnen, Mungbohnen
- bei zu viel Hitze evtl. kleine Mengen von Mung-Sojasprossen
- schwarze und gelbe Sojabohnen

Gemüse:
- gedämpft/gedünstet in etwas Wasser mit wenig Salz für kurze Zeit
- vor allem süß, leicht bitterer Geschmack
- Gurke, Löwenzahn, Sellerie, Artischocke; evtl. mit Flaschenkürbis, Süßkartoffeln moderieren

403

Fleisch, Fisch und Meeresfrüchte:
- Krebse
- Karpfen

Kräuter und Gewürze:
- Knoblauch, Lorbeer, Rosmarin, Salbei, Paprika, Ingwer, Koriander, Fenchel, Pfeffer, Kardamom
Chinesische Kräuter:
- Kokospilz (chin. *Fu Ling*, lat. Sclerotium Poriae Cocos);
- Hiobstränensamen (chin. *Yi Yi Ren*, lat. Sm. Coicis Umbellati);

Sonstiges:
- grüner Tee

VERMEIDEN
- weißen, polierten Reis; Pasta aus weißem/Vollkornmehl; Brot; gebratenes/frittiertes Gemüse
- Mung-, Sojasprossen nicht bei Verdauungsblockaden durch Kälte
- Krebse bei bestehender, nervöser Unruhe vermeiden
- Ananas und Kirschen verschlimmern Schleimerkrankungen (kontraindiziert bei Furunkeln, anderen Hautgeschwüren)
- übermäßig kühle, wasserreiche Obstsorten
- Alkohol

Nahrungsstagnation im Magen –
Loderndes Magen-Feuer – Blutstase im Magen

Nahrungsstagnation im Magen	Loderndes Magen-Feuer	Blutstase im Magen
- Appetitlosigkeit - Schmerz im Magenbereich: Druck- und Völlegefühl (verschlimmert durch Druck) - übel riechender Mundgeruch, Säurereflux, Übelkeit, eventuell Erbrechen von unverdauten Nahrungsresten nach Essen	- ständiges Hungergefühl - Schmerz im Magenbereich: brennend (oft verschlimmert durch Wärme und Druck); Oberbauchbeschwerden - Mundgeruch (meist faulig), Säurereflux - übergroße Neigung zu Karies, Zahnfleischentzündungen - großer Durst, vor allem auf kalte Getränke - nervöse Unruhe, reizbar	- Schmerz im Magenbereich: stechend, bohrend, lokal fixiert (oft verschlimmert durch Druck, Wärme, Nahrungsaufnahme) - Erbrechen (blutig, dunkelrot)
- faulig riechender Durchfall/Verstopfung	- schnell Verstopfung	- Blut im Stuhl (sog. Teerstuhl)

Nahrungsmittel, die bei Magen-Hitze besonders geeignet sind

- bevorzugt kühles bis kaltes Temperaturverhalten der Nahrungsmittel zusammen mit süßem/bitterem Geschmack

Getreide:
- Gerste und Weizen (gekocht oder als Frischkornbrei in gemahlener Form oder als Sprossen)
- Buchweizen, Rundkorn-, Klebreis, Amaranth

Gemüse:
- Spinat, Chinakohl, Aubergine, Kartoffel, Süßkartoffel, Lotoswurzel, schwarze Morcheln, Gurke, Rettich, Blumenkohl, Karotte, Mangold, Romana-Salat, Sellerieknolle, Shiitake

Früchte:
- Birne, Pfirsich, Mango, Sternfrucht, Wassermelone, Honigmelone, evtl. reife Südfrüchte in kleinen Mengen, Granatapfel (mit weißem Häutchen zusammen mit frischer Minze; Fruchtschale als Teezubereitung), Bananen, Litschis, Kirschen, Weintrauben

Fleisch und Fisch:
- in kleinen Mengen ein- bis zweimal pro Woche
- mageres Fleisch (Ente, Schwein, Gans, Pferd)
- evtl. salzarmen Schinken

Gewürze und Kräuter:
- Löwenzahn (lat. Rad. cum Hb. Taraxaci), Frauenmantel (lat. Hb. Alchemillae vulg.)

Chinesische Kräuter:
- abgezogene Haut des Bambus (chin. *Zhu Ru,* lat. Caulis Bambusae in taeniis)
- mineralischer Gips (chin. *Shi Gao,* lat. Gypsum)
- Schilfrohrwurzelstock (chin. *Lu Gen,* lat. Rhiz. Phragmitis Communis)

Sonstiges:
- Milchprodukte (Sahne, Butter, Frischkäse, Buttermilch, Crème fraîche)
- Sojaprodukte (Sojaquark, Tofu, Sojasauce)
- grüner Tee
- Sesamöl

VERMEIDEN
- Nahrungsmittel mit heißem/warmem Temperaturverhalten; scharfem Geschmack
- zu viel Rundkorn-, Klebreis/Amaranth blockieren die Verdauung (weil befeuchtend)
- kein Orangensaft morgens auf nüchternen Magen
- keine Grapefruit zum Frühstück
- kein fettes Fleisch, da es Fett, Schleim und Feuchtigkeitsblockaden erzeugt
- Gänsefleisch nicht bei Hitze-Feuchtigkeit/Hautgeschwüren

Die Wandlungsphase Metall

Wind-Kälte- und Wind-Hitze-Invasion in der Lunge

Wind-Kälte in der Lunge	Wind-Hitze in der Lunge
- Beginn: plötzlich durch Windeinfall	- Beginn: plötzlich durch Windeinfall
- Husten: akut, reichlich klarer Auswurf	- Husten: akut, klebriger gelber Auswurf
- Schmerzen: Hinterkopf- und Nacken-schmerzen, wandernde Gliederschmer-zen	- Schmerzen: Hals-, Gliederschmerzen, Kopfschmerz (vor allem im Stirnbe-reich)
- Hals: kratzen; raue Stimme	- Hals: rot und geschwollen (Rachen und Tonsillen), wund, trocken; Mund-trockenheit, Schluckbeschwerden
- Fieber: wenig Fieber meist ohne Schweiß, anfangs Schüttelfrost, Wind- und Kälteabneigung	- Fieber: Hitzegefühl bis zu hohem Fieber mit Schweiß, anfangs Schüttel-frost, Wind- und Kälteabneigung
	- Hitzeandrang zum Kopf, Gesicht stark gerötet
- Nase: wässriges Sekret/verstopft	- Nase: trocken, verstopft/dickes, gelbes zähes Sekret
- Durst: nicht vorhanden	- Durst: wenig, trockener Mund
	- Urin: wenig, dunkel
	- unangenehme Hitzegefühle stören Schlaf (brennende Hand- und Fuß-sohlen)

Geeignete Nahrungsmittel, um Hitze aus der Lunge zu entfernen

- Vor allem Nahrungsmittel mit kühlem – bedingt aus kaltem – Temperaturverhalten mit bevorzugt scharfem und süßem Geschmack

Getreide:
- Zubereitung als Suppe/Getreidecreme (Congee)
- häufig Kresse zum Getreide verwenden
- Reis, Hirse, Gerste

Gemüse:
- Karotten, Kürbis, Algen, Kohl, Blumenkohl, weißer Wolkenohrpilz (Poria cocos), Lotuswurzel (in gestampftem/gemahlenem Zustand), Bambussprossen, Radicchio, Rettich, Wachskürbis

Früchte:
- Apfel, Papaya, Aprikose, Kumquat, Luohan-Frucht, Wassermelone

Gewürze und Kräuter:
- Wasserkresse, Pfirsichkerne, Kuzu, Lotuskerne
- Mädesüß (lat. Hb. cum Fl. Spiraeae ulmariae),
- Lavendel (lat. Flor. Lavendulae),
- Spitzwegerich (lat. Hb. Plantaginis lanceolatae),
- Schlüsselblume (lat. Flor. cum Rad. Primulae),
- Eisenkraut (lat. Hb. Verbenae)
Chinesische Kräuter:
- Chinesische Ackerminze (chin. *Bo He,* lat. Hb. Menthae hapocalycis),
- Klettenfrüchte (chin. *Niu Bang Zi,* lat. Fruct. Arctii Lappae),
- Lilienzwiebel (chin. *Bai He,* lat. Bulbus Lilii)
- Chrysanthemenblüten (chin. *Ju Hua,* Fl. Chrysanthemi morifolii),
- Maulbeerbaumblätter (chin. *Sang Ye,* Fol. Mori Albae)

Sonstiges:
- grüner Tee

VERMEIDEN
- Nahrungsmittel mit heißem Temperaturverhalten und saurem Geschmack
- Kaffee

Lungen-Yin-Mangel und Lungen-Trockenheit

Lungen-Yin-Mangel	Lungen-Trockenheit
- Husten: trocken, ohne Auswurf/ schwach mit blutig tingiertem Auswurf; Hüsteln, häufiger Hustenreiz mit Zwang zum Husten	- Husten: rau und trocken/mit schwer abzuhustendem, spärlichem Auswurf (teilweise blutig tingiert)
- Stimme: schwach und heiser	- Stimme: heiser bis stimmlos
- trockene Mund- und Rachenschleimhaut, Kratzen im Hals	- Trockene Schleimhäute von Mund, Rachen und Nase
- blasses Gesicht mit roten Wangen (wie aufgepudert)	
- gelegentlich leichtes Nachmittagsfieber	
- große Hitze im Körperinneren (unangenehmes Hitzegefühl an Händen und Fußsohlen, trocken)	- Hitzeunverträglichkeit
- Nachtschweiß	
- Durst, auch nachts, gern kalte Getränke	- Durst
- eventuell Verstopfung	- Längeres Bestehen der Trockenheit führt zum Lungen-Yin-Mangel.
- große und schnelle Erschöpfbarkeit	

Nahrungsmittel, die das Lungen-Yin tonisieren, die Lunge befeuchten und Hitze klären

- bevorzugt Nahrungsmittel mit neutralkühlem Temperaturverhalten und süßem Geschmack

Getreide:
- Buchweizen, Reis, Mais

Gemüse:
- Bambus-, Bohnensprossen, Wasserkastanie, Algen (Hijiki, Wakame, Kombu), Yamswurzel, Aubergine, Silbermorcheln, Lotoswurzel, Tomate, Olive, Rettich (gekocht), Spargel

Früchte:
- Birne, Mango, Feigen, Sternfrucht, Wassermelone, Banane in Honig gebacken

Fleisch und Fisch:
- Austern, Krebse; ev. Heilbutt, Lachs, Thunfisch, Kabeljau
- Schweinefleisch, Ente
- Eier (von der Ente, vom Huhn)

Gewürze und Kräuter:
- Löwenzahn, Boretsch
- Lilienblüten, Salomonssiegel
Chinesische Kräuter:
- Becherglockenwurzel (chin. *Sha Shen,* lat. Rad. Adenophorae seu Glehniae),
- Schlangenbartknollen (chin. *Mai Men Dong,* lat. Tb. Ophiopogonis japonici),
- amerikanische Kraftwurz (chin. *Xi Yang Shen,* Rad. Panacis Quinquefolii),
- chinesische Spargelwurzel (chin. *Tian Men Dong,* Tb. Asparagi Cochinchinensis)

Sonstiges:
- Butter, Ghee, Erdnussmus, Rapsöl
- Spirulina, Chlorella
- Sojamilch
- Pinienkerne, süße Mandeln
- grüner Tee
- Sushi ohne Wasabi

VERMEIDEN
- Nahrungsmittel mit heißem Temperaturverhalten und scharfem/bitterem Geschmack

Lungen-Qi-Mangel

- allgemeine körperliche Schwäche, Müdigkeit, Blässe
- ständiges Hüsteln, Husten ohne Kraft, leise, zum Teil mit klarem, dünnflüssigem Auswurf

- Atembeschwerden bei Belastung (Kurzatmigkeit, flach); bei asthmatischen Beschwerden mit klarem, dünnflüssigem Auswurf, oft ohne Rasselgeräusche
- Stimme ist leise und schwach; sprechunlustig, liebt es zu schweigen
- bei kleinster Belastung Spontanschweiß
- Neigung zum Frösteln
- erhöhte Erkältungsanfälligkeit
- trockene Haut

Nahrungsmittel, die vor allem das Qi der Lungen mehren

- bevorzugt Nahrungsmittel mit neutral bis warmem Temperaturverhalten, zusammen mit einem süßen, leicht scharfen Geschmack

Getreide:
- Reis, vor allem Klebreis
- Haferflocken (frisch geflockt)

Gemüse:
- Karotten, grüne Blattgemüse, Kohl, Brokkoli, Senfblätter, Süßkartoffeln, Yamswurzel, Kartoffeln, Rote Beete, Zwiebel

Früchte:
- Weintrauben

Gewürze und Kräuter:
- frischer Ingwer, Knoblauch, alle Lauch- und Zwiebelgewächse, Pak choy, Lorbeer
- Fenchel (lat. Fruct. Foeniculi vulg.), Liebstöckel (lat. Rad. Levistici off.), Nelken (lat. Fl. Caryophylli), Thymian (lat. Hb. Thymi vulg.)
Chinesische Kräuter:
- Ginseng-Wurzel (chin. *Ren Shen,* Rad. Ginseng),
- Glockenwindenwurzel (chin. *Dang Shen,* Rad. Codonopsis Pilosulae),
- Astragaluswurzel, unzubereitet (chin. *Huang Qi,* Rad. Astragali Membranaceus)

Fleisch und Fisch:
- Karpfen, Hering

Sonstiges:
- Walnüsse, schwarzer Sesam (angeröstet)
- in Maßen Honig
- Sojaöl

VERMEIDEN
- Nahrungsmittel mit kaltem/kühlem Temperaturverhalten
- sauren Geschmack (Zitrone und andere Zitrusfrüchte)
- Bitterstoffe und Salz
- Milch und Milchprodukte (bilden schnell Schleim)
- salziges Meeresgemüse (strikt meiden)

Flüssigkeitsmangel im Dickdarm – Hitze im Dickdarm – feuchte Hitze im Dickdarm

Flüssigkeitsmangel im Dickdarm	Hitze im Dickdarm	Feuchte Hitze im Dickdarm
- Stuhlgang: erschwert; Verstopfung mit hartem, trockenem Stuhl	- Stuhlgang: trockener Stuhl, bei Entleerung stinkend wässrig	- Stuhlgang: akuter Durchfall, oft faulig riechend, eventuell mit Blut-/ Schleim-/Eiterauflagerungen; Stuhldrang (heftig) auch nach Entleerung fortbestehend
- Bauchschmerz: meistens keine	- Bauchschmerz: vorhanden; aufgetriebener Bauch	- Bauchschmerz: akut
- trockener Mund und Kehle	- Fieber möglich	- Anusbrennen

Empfohlene Nahrungsmittel bei Trockenheit des Dickdarms, Verstopfung und Mangel an Yin im Dickdarm

- befeuchtende Nahrungsmittel

Nüsse & Sämereien:
- schwarzer Sesam, Bockshornklee, Hanfsamen, indisches Flohsamenschalenpulver, Leinsamen, Sonnenblumenkerne
- Walnüsse, Mandeln, Erdnüsse, Pinienkerne

Getreide:
- Reis, Hirse, Buchweizen, Gerste

Hülsenfrüchte:
- schwarze Linsen und Bohnen, gelbe Sojabohnen
- Tofu

Gemüse:
- Algen, Rote Beete, Karotten (evtl. mit Schale gerieben), Kartoffeln, Spinat, Erbsen, Blumenkohl (roh im Salat), Okra (nur gekocht), Kohl (Rotkohl), Aubergine, Süßkartoffeln nur in kleinen Mengen
- Alfalfasprossen
- Löwenzahn-, Petersilienwurzel

Früchte:
- Banane, Birne, Pflaumen, Apfel, Aprikose, Kokosnussfleisch, Feigen

411

Sonstiges:
- Schweinefleisch, Kabeljau
- Milch- und Sauermilchprodukte (Joghurt, Kefir), Butter, Frischkäse
- Miso
- Sauerkraut
- Birnensaft
- Erdnussöl, Rapsöl, Sesamöl, Sojaöl
- Honig

VERMEIDEN
- Kleie (wirkt austrocknend)
- bei durch Blutmangel bedingter Verstopfung: Eisenpräparate
- bei Schleimsymptomatik: Milch und Sahne
- Süßkartoffeln (fördern Stagnation in der Leibesmitte, verursachen Füllezustände)

Anmerkungen

[1] Chinesische Namen und Begriffe werden im Fließtext – soweit es sich nicht um Zitate aus anderen Werken handelt, die eine andere Umschrift verwenden – nach der Pinyin-Umschrift wiedergegeben. Ausnahmen sind die Begriffe „Tao", Taoismus, taoistisch usw., die in der Schreibung mit „T" bei einem deutschen Lesepublikum einen größeren Wiedererkennungswert haben als die Pinyin-Formen „Dao, Daoismus …".

[2] *Der Sturm.*

[3] Friedrich Schiller, *Briefe über die ästhetische Erziehung des Menschengeschlechts.*

[4] *The Yoga Tradition.*

[5] *Richtig* bedeutet in diesem Zusammenhang stets: der Situation und den Bedingungen entsprechend, angemessen Mit der richtigen Bewegung ist das Üben von Techniken gemeint, die mit Hingabe verbunden sind und nicht einem oberflächlichen Zweck der Eitelkeit dienen oder durch Wettkampf Stress auslösen.

[6] *Hara,* S. 26.

[7] Stephen Birch, *Qian Jin Yao Fang. What is the Sanjiao Triple Burner? An exploration* (eigene Übersetzung).

[8] Wolfram Eberhard, *Lexikon chinesischer Symbole,* S. 61.

[9] John Blofeld, *Der Taoismus,* S. 262.

[10] Die Frage bliebe zu klären, ob tatsächlich in den Konzepten des Alten China Platz war für die Unterscheidung zwischen Kräften und Substanz. Auch in der modernen Physik wird diese Frage erneut diskutiert.

[11] „Die Lehren des Weißen Nebels", in: John Blofeld, *der Taoismus,* S. 146.

[12] Yuanqi Lun, *Qi-Lebenskraftkonzepte im alten China,* S. 273.

[13] Guanzi, 16. Kap. „Neiye Pian", zit. nach Yuanqi Lun, *Qi-Lebenskraftkonzepte im alten China.*

[14] Su Wen, Kap. 26, zit. nach Noll/Lorenzen, *Feuer.*

[15] Laozi, Kap. 6, zit. nach Lorenzen/Noll, *Feuer.*

[16] Ni Maoshing, *Der Gelbe Kaiser,* S. 19f.

[17] Die Herkunft des Textes ist unbekannt; eigene Übersetzung aus dem Englischen.

[18] Buddhistischer Text über Medizin, zit. nach Bob Flaws, *Das Handbuch der chinesischen Ernährungslehre.*

[19] Zhuangzi, zit. nach Lonny Jarrett, *Nourishing Destiny,* S. 233 (eigene Übersetzung).

[20] Nach Wiegers Lexikon der chinesischen Schrift.

[21] Zhuangzi, zit. nach Lonny Jarrett, *Nourishing Destiny,* S. 257 (eigene Übersetzung).

[22] Zhuangzi, Kap. XXXI, zit. n. Chang Chung-yuan, *Tao, Zen und schöpferische Kraft,* S. 15.

[23] Ni Maoshing, *Der Gelbe Kaiser.*

[24] Ni Maoshing, a. a. O., S. 37.

[25] *Jing yue quan shu,* ein medizinisches Lehrwerk aus dem Jahre 1624.

[26] Ni Maoshing, *Der Gelbe Kaiser.*

[27] a. a. O., S. 388ff.

[28] Zit. n. Chang Chung-yuan, *Tao, Zen und schöpferische Kraft,* S. 152.

[29] Ni Maoshing, *Der Gelbe Kaiser.*

[30] Die Entscheidung, ob jemand Fleisch in seine Grundernährung aufnimmt oder nicht, soll hier nicht weiter erörtert werden. Hinweise zu den Wechselwirkungen von Fleischernährung und der Zucker-Salz-Achse finden sich im Kapitel über die Geschmacksqualitäten (Kap. 6).

[31] Wenn Fleisch verwendet werden soll, sollte es von frei lebenden Tieren stammen, die unter ökologischen Gesichtspunkten ernährt und auch geschlachtet wurden. Es geht nicht nur um hohe Belastungen an Rückständen in konventionell gehaltenen Tieren – diese finden sich zum Teil bedauerlicherweise auch in ökologisch aufgezogenen Tieren –, sondern um das präventive Verhalten: Wenn ich Nahrungsmittel bevorzuge, die ohne den Einsatz von Düngemitteln, Pestiziden, Gentechnologie usw. erzeugt wurden, leiste ich einen Beitrag zum Einsparen dieser Methoden und kann damit die Umkehr einer fatalen Agrarpolitik in eine ökologische unterstützen. Der aggressive Umgang mit Lebewesen und Pflanzen, den unsere Agrarpolitik und die Nahrungsmittelindustrie betreiben, schlägt sich global in der Qualität unserer Nahrung nieder und beeinflusst unser Bewusstsein. Wir stumpfen ab oder werden aggressiv, aber erleben uns als hilflos. Aus diesem Grund sollten wir unseren Beitrag leisten, indem wir sorgsam mit unserer Nahrung umgehen und darauf achten, dass auch diejenigen, die sie für uns anbauen oder kultivieren, dies mit einer ähnlichen Einstellung tun. Dies ist ein Beitrag zu einem friedvollen und gerechten Geist.

[32] Leitbahnen sind Akupunkturmeridiane.

[33] In unseren Vorträgen werden wir oft darauf hingewiesen, dass wir an anderer Stelle behauptet haben, *in Wasser kochen kühlt.* Bitte beachten Sie hier die Ausgangstemperatur des Nahrungsmittels. In Wasser kochen kühlt tendenziell stärker ab, als wenn man das *gleiche* Nahrungsmittel in der Pfanne rösten würde. Ist das Nahrungsmittel vorher thermisch heiß, wie Chilis oder Ingwer, so wird ihm durch Kochen in Wasser die starke Hitze entzogen. Es wird auf einen energetisch und thermisch nicht so ausgeprägten Zustand reduziert und ist im Falle von Nahrungsmitteln mit großer medizinischer Wirkung wie Knoblauch, Ingwer, Chili gut einsetzbar, ohne dass das therapeutische Fenster schnell geschlossen wird. Ein gutes Beispiel ist Knoblauch, der aufgrund seiner ausgeprägt scharfen Wirkung Blockaden in den Gefäßen beseitigen kann. Ein Problem dabei ist seine stark erhitzende Natur. Hat jemand ohnehin einen erhöhten Blutdruck, wird ihm die große Hitze des Knoblauchs Probleme wie Sodbrennen, Blutdruckkrisen und Schlafprobleme oder Glaukomanfälle (Anstieg des Augeninnendrucks) bereiten. Insbesondere bei der Einnahme in Kapseln, die den Geruch dämpfen sollen, greift man schnell zu gedankenlosen Überdosierungen, da es sich „ja nur um ein Naturmittel" handelt. Bedenken Sie bitte bei allen Naturmitteln, dass die Natur unglaubliche Gifte hervorbringt (giftige Pilze, Kartoffelsprossen, Tollkirsche, Pfaffenhütchen, roter Fingerhut, blauer Sturmhut, um nur ein paar einheimische Giftquellen zu nennen).

34 In den letzten Jahren wird verstärkt die Frage nach der Wirkung von Mikrowellenherden an uns herangetragen. Ich bitte Sie, jede nur denkbare Quelle der Information zu nutzen. Mikrowellengeräte erhitzen das Wasser innerhalb der Zelle, von einem wirklichen Kochvorgang oder einer energetischen Anreicherung mit lebendigem Qi kann also nicht die Rede sein. Der Geschmack ist zudem beeinträchtigt. Hinzu kommt das relativ große elektromagnetische Feld, das sich um das Gerät aufbaut und die Felder, die bereits in einem modernen Haushalt bestehen, ergänzt. So erhöht sich die Belastung durch Elektrosmog. Elektrosmog mindert die Immunabwehr, löst Stress aus und steht im Verdacht, auch in kleineren Mengen Krebs auslösen zu können.

35 S. 69.

36 Isabell Allende, *Aphrodite,* S. 69.

37 Es gibt andere, nichtenergetische Betrachtungsweisen für Pflanzen, wie zum Beispiel die Signaturenlehre, auf die wir hier nicht weiter eingehen. Die Signaturenlehre beschreibt die Wirkung von Pflanzen aus ihrem Erscheinungsbild heraus.

38 Ni Maoshing, *Der Gelbe Kaiser,* S. 323.

39 a. a. O., S. 325.

40 Symptom: ein Krankheitsmerkmal; Syndrom: Zusammenfassung von Symptomen zu übergeordneten Kategorien.

41 Vipassana ist die besondere Meditationstechnik des Buddhismus. Die Unterweisung in dieser Technik sowie das Üben werden von verschiedenen buddhistischen Trägern weltweit angeboten. Die Kurse sind im Allgemeinen kostenlos und jeder Konfession offen. Sie dauern von wenigen Tagen bis zu mehreren Monaten. Die Unterweisungen und Übungen konzentrieren sich vor allem auf die Beobachtung des Atems und das Erlernen von Aufmerksamkeit. Während des Rückzugs aus der Außenwelt wird im Allgemeinen geschwiegen. Für Fortgeschrittene gibt es – wie für buddhistische Mönche – eine einzige Mahlzeit am Tag gegen elf Uhr vormittags.

42 Ni Maoshing, *Der Gelbe Kaiser,* S. 324.

43 ebd.

44 ebd.

45 Kap. XXVIII, Laozi, zit. n. Chang Chung-yuan, *Tao, Zen und schöpferische Kraft,* S. 35.

46 Kap. II, a. a. O., S. 34.

47 Manfred Porkert: *Theoretische Grundlagen der chinesischen Medizin.*

48 ebd.

49 ebd.

50 Genannt seien hier *Wiegers Lexikon der chinesischen Schriftzeichen* als allgemein gültige Grundlage der Interpretation der Zeichen sowie die Ausführungen der Sinologen Paul Unschuld und Manfred Porkert und die der taoistischen Schulen Elisabeth la Roche, Claude Larre und Lonny Jarrett.

51 Gerade die chinesische Medizin geht mit ihren tierischen Ressourcen zur Herstellung von Arzneien sehr weit. Tierschützer fordern daher seit langem deutliche Maßnahmen. Chinesische „Kräuterrezepturen" enthalten häufig Stoffe, die aus Körpersubstanzen geschützter Tiere oder solchen, die bedroht sind, bestehen.

Dazu gehören insbesondere so genannte Nieren-Yang-Tonika, Potenzmittel, die Anteile von Rhinozeroshörnern und vom Penis des weißen sibirischen Tigers enthalten können. Auch in Rheumamitteln finden sich, zur inneren wie zur äußeren Anwendung, Knochen von Tigern. Da Tiger in China inzwischen kaum noch zu finden sind, haben Händler wegen der gigantischen Gewinnspannen mittlerweile bewirkt, dass Wilderer in zwei Jahren die geschützten indischen Tiger in den Nationalparks um zwei Drittel reduziert haben. Kragenbären („Balu" aus dem Dschungelbuch), Lippenbären und Sonnenbären sind ebenfalls bedroht, da ihre Galle für Rheumamittel abgezapft wird. Reptilien, wie verschiedene Schildkröten und Schlangen, werden in Arzneiweine eingelegt. Nachtaffen, wie der vietnamesische Plump-Lori, gelten als Hausapotheke gegen Blutungen.

Bei Verschreibungen von „Kräutern" pflanzlichen Ursprungs sollten Sie ebenfalls beachten, dass eine beträchtliche Anzahl von Pflanzen wild nicht mehr in genügender Menge wächst. Auch hier gilt es, das Gesetz zum Schutz bedrohter Arten zu achten.

52 In privaten Importen – das sind Mittel, die Reisende auf lokalen Märkten oder Apotheken wie Einheimische erwerben – fanden sich nach Untersuchungen in signifikant vielen Fällen neben Teilen oder Substanzen von geschützten Tieren auch Anteile von konventionellen Rheumamitteln, Cortison oder sogar synthetischen Hormonen. Auch extrem hohe Rückstandswerte an Pestiziden wurden gemessen. Wenn Sie fernöstliche Kräuter in Deutschland verwenden wollen, prüfen Sie die Zusammensetzung und die Herkunft. Sie können einen Großteil der Kräuter mittlerweile geprüft über Apotheken beziehen. Schonen Sie unseren Planeten und seine Bewohner! Eine Medizin, die unter Missachtung von Gesetzen und Schutzbestimmungen zusammengestellt wird, kann keinen friedvollen Geist hervorbringen, sondern wird Schaden anrichten.

53 Die mögliche Dauer einer therapeutischen Intervention, bevor ein Umschlagen in das Gegenteil erfolgt.

54 *Daodejing,* zit. nach N. Girardot (eigene Übersetzung aus dem Englischen).

55 Jack Kornfield, *Frag den Buddha und geh den Weg des Herzens.*

56 *Classics of the Golden Chamber.*

57 Ni Maoshing, *Gelber Kaiser,* S. 26.

58 a. a. O., S. 23.

59 „Das Wasser ist es, das das Lebensmilieu für die Existenz aller lebenden Dinge bildet. Auf diesem Niveau der Abstraktion gibt die Rolle des Nieren-Yin Anlass für theologische Spekulationen, denen zufolge es zum Beispiel das Wasser des Lebens, das den Geist tauft und reinigt, oder die Essenz der göttlichen Liebe sein soll. Der westliche Ansatz interpretiert dies folgendermaßen: Liebe ist die Fähigkeit zu verzeihen, wie sie im Vaterunser zum Ausdruck kommt: ‚Vergib uns unsere Schuld, so wie auch wir unseren Schuldigern vergeben.' Sie ist daher vorbehaltlos. Das Nieren-Yin im Sinne der göttlichen Liebe bildet die Voraussetzung für ein solches Verzeihen. Diese Fähigkeit ist eine potenzielle Liebe, die von der Energie des Nieren-Yin von Generation zu Generation weitergegeben wird, und sie ist die Basis für die Bindung schaffende Liebe der Erdenergie und für die kreative Liebe der Feuerenergie. Ohne die göttliche Liebe des Nieren-Yin könnten die anderen

Formen von Liebe nicht entstehen." (Leon Hammer, *Psychologie und Chinesische Medizin,* S.158.)

60 Niedriger organisierte Organismen teilen sich durch Einschnürung, komplexere, also höher organisierte Lebewesen, vermehren sich durch zweigeschlechtliche Verschmelzung.

61 Ni Maoshing, *Der Gelbe Kaiser,* S. 22-23.

62 Leon Hammer, *Psychologie und Chinesische Medizin,* S. 163.

63 Chang Chung-yuan, *Tao, Zen und schöpferische Kraft,* S. 153.

64 In der Praxis beobachten wir dies recht eindrucksvoll mit Patienten, die Marihuana konsumieren. Sie erzählen, dass sie in der Phase des Berauschtseins tausend Ideen hatten, die tatsächlich von unglaublicher Originalität und Phantasie sind, sie aber danach nicht die geringste Lust verspüren, irgendetwas davon umzusetzen.

65 Wer die verschmutzten Wasserläufe in Südostasien oder Südamerika gesehen hat, wird diesen unbegreiflichen Anblick wohl nie vergessen. Es sind zähflüssige, riesige Müllhalden. Was früher gelang – ein paar Fäkalien und ein benutztes Bananenblatt vom Wasser forttragen zu lassen –, gelingt in tausendfacher Anforderung nicht mehr. Alle Verführungen unserer modernen Welt stapeln sich: Plastikschlappen und -tüten, Elektronikschrott. Dazwischen suchen Menschen und Tiere nach Verwertbaren und frischem Wasser gegen den Durst.
Auch unsere europäischen Gewässer sind überdüngt durch unsere Gier nach mehr, sie sind überwärmt und durch Chemiecocktails auch jenseits von guter Trinkwasserqualität.

66 Ni Maoshing, *Der Gelbe Kaiser,* S. 23.

67 ebd.

68 Nach Auffassung der westlichen Schulmedizin setzen Nervenenden der Organe an den Wirbelkörpern an. Die Neuraltherapie zum Beispiel blockiert diese An- knüpfungspunkte mittels Lidocain – Lidocain ist ein Betäubungsmittel, das auch in der Zahnheilkunde verwendet wird – und wirkt so auf Fehlfunktionen wie Übersäuerung des Magens oder Reizdarm ein.

69 Gemäß der indischen Mythologie (Rigveda) konnten die Berge hingegen in der Urzeit fliegen; sie flogen von einem Ort zum anderen. Doch dann kam Indra und schnitt ihnen die Flügel ab. Seit diesem Tag stehen sie still.

70 Ni Maoshing, *Der Gelbe Kaiser.*

71 „Neue unfrisierte Gedanken", zit. n. Watzlawick, *Lösungen,* S. 51.

72 *Classics of the Golden Chamber.*

73 ebd.

74 Ni Maoshing, *Der Gelbe Kaiser.*

75 ebd.

76 Jeremy Ross, *Akupunktur-Punktkombinationen.*

77 Kap. 8, zit. n. Lorenzen/Noll, *Feuer.*

78 Japanischer Dichter, Meiji-Zeit (1868–1912).

79 *Classics of the Golden Chamber.*

80 Kap. 4 u. 5, zit. n. Noll, *Feuer,* S. 20.

81 Zit. n. Lonny Jarrett, *Nourishing Destiny,* S. 204 (eigene Übersetzung).

82 Kap. 48, zit. n. Lorenzen/Noll, *Feuer.*

[83] Zit. n. John C. H. Wu, *Tao Teh King. Lao tzu* (eigene Übersetzung).
[84] Das Buch der Riten, *Li Ji*, zitiert nach Noll/Lorenzen, *Feuer*, S. 90.
[85] Wörtlich eigentlich „wenig".
[86] Guido Fisch, *Der Herzmeridian Nr. V.*
[87] XIX u. XX, zit. n. Chang Chung-Yuan, *Tao, Zen und schöpferische Kraft*, S. 37.
[88] Zit. n. Isabell Allende, *Aphrodite*, S. 206.
[89] *Classics of the Golden Chamber.*
[90] *Chun Qiu Fan Lu*, zit. Nach Noll/Lorenzen, *Erde*.
[91] *Traditional Acupuncture (I).*
[92] Leon Hammer, *Psychologie und Chinesische Medizin.*
[93] *Traditional Acupuncture*, Vol. I (1992).
[94] Zit. n. Noll, *Erde*, Kap. 22.
[95] ebd.
[96] ebd.
[97] Kap. 5, zit. n. Noll/Lorenzen, *Mikrokosmische Landschaften.*
[98] *Classics of the Golden Chamber.*
[99] *Daodejing* (eigene Übersetzung aus dem Englischen).
[100] Wilhelm Wundt, *Elemente der Völkerpsychologie. Grundlinien einer psychologischen Entwicklungsgeschichte der Menschheit.* Leipzig 1912, zit. nach Steininger, *Hauch- und Körperseele und der Dämon bei Kuan Yin Tze.* Sammlung orientalistischer Arbeiten, Heft 20, Leipzig 1953.
[101] Mengzi, Kap. 6.
[102] In der fernöstlichen Sittenlehre finden wir Typenbeschreibungen, die auf den ersten Blick antiquiert wirken. Es lohnt sich dennoch, sich urteilsfrei diesen Bildern zu nähern und nach Deutungen Ausschau zu halten. Selbst über Jahrtausende und Kulturkreise hinweg tragen sie eine innere Weisheit in sich, die offensichtlich universell ist. Sie sprechen von einem Ideal, das die Menschen der Vollkommenheit näher bringen soll, wenn alles zwischen Himmel und Erde richtig eingerichtet ist. Durchdenken wir diese Bilder und beobachten, in welchen Widersprüchen sie zu unseren modernen familienpolitischen Ansichten vielleicht stehen, aber auch welche Chancen und Qualitäten in diesen alten Forderungen stecken.
[103] In der Übersetzung von Richard Wilhelm.
[104] *Ling shu*, Kap. 72.
[105] *Traditional Acupuncture*, Vol. I.
[106] Es ist nicht immer ein tatsächlich spürbarer Luftzug. Vielmehr wird ein grippaler Infekt als Wind-Hitze oder Wind-Kälte unter den Syndromen klassifiziert und dementsprechend behandelt, obwohl die westliche Schulmedizin dieses als eine virale oder bakterielle Erkrankung – somit unabhängig von klimatischen Bedingungen – bezeichnet.
[107] Die *Angina tonsillaris* ist nicht mit der *Angina pectoris* zu verwechseln, die im Anfall eine spontane Verengung der Herzkranzgefäße herbeiführt.
[108] Die Augen unterstehen der Leber, die Zunge dem Herzen, der Mund der Milz, die Nase der Lunge und die Ohren der Niere.
[109] Sie können auch Kapseln mit Fischöl verwenden. Achten Sie aber auf gute Qualität, und informieren Sie sich gründlich. Gerade im Fettgewebe bei Mensch und Tier

lagern sich stets fettlösliche Gifte an, zum Beispiel Dioxin oder DDT. Verwenden Sie deshalb keine tierischen Fette in größerem Ausmaß in der Schwangerschaft, schon gar keine isolierten hoch dosierten Präparate wie Kapseln. Natürlich ist die industrielle Isolierung von Substanzen prinzipiell nicht gut, aber manchem ist Fisch, vor allem fetter Fisch, widerwärtig. Achten Sie deshalb stets darauf, wie die behandelte Person mitwirkt, ob sie wirklich Einsicht in die unbedingte Anwendung der Nahrungsmittel oder Substanzen hat. Oft ist eine gute Idee nur eine gute Idee geblieben, weil die Umstände zur Realisierung nicht genug geprüft wurden. Die besten Ideen scheitern an den Leuten, hat Bertolt Brecht einmal gesagt.

Wenn der Nieren-Yin-Mangel stärker ausgeprägt ist als der Lungen-Yin-Mangel, verwenden Sie mehr mineralische Substanzen. Diese wirken tiefer im Yin des Körpers, so wie auch die Niere im tiefen Yin des Körpers sitzt. Hier sind Mineralpräparate der Firma Weleda, bekannt als „Aufbaukalk 1 + 2", besonders gut einzusetzen. Manche nehmen auch *os draconis*, Drachenknochen. Sie können auch Mark (Markknochen) verwenden, wenn Sie sich für eine nichtvegetarische Behandlung entschieden haben. Bedenken Sie, dass Fleisch von Tieren oder Fischen, als Medizin verstanden, eine schnelle Besserung bringen kann.

Pflanzliche Nahrung baut sanfter und wesentlich langsamer auf. Entscheiden Sie aus dem Herzen und nach dem Zustand des Erkrankten oder gemäß Ihren eigenen tiefsten Überzeugungen. Nur wenn das Rezept auf die erkrankte Person abgestimmt und in Harmonie mit ihr ist, können die Substanzen ihre volle Wirksamkeit entfalten und sie stabilisieren. Beraten Sie über Vor- und Nachteile der Behandlungsansätze, und erzwingen Sie nichts. Dadurch würde nur eine neue Disharmonie entstehen.

[110] Zit. n. J. R. Worsley, *Traditional Acupuncture* (Vol II).

[111] ebd.

[112] Ted Kaptchuk: *The Web that has no Weaver*. 1983, S. 35 (eigene Übersetzung).

[113] Lonny Jarrett, *Nourishing Destiny*, S. 301 (eigene Übersetzung).

[114] Lonny Jarrett, ebd.

[115] Zusammenfassung in Anlehnung an die Texte des Gelben Kaisers (s. Ni Maoshing).

[116] In der ostasiatischen Kunstgeschichte werden die langen Ohrläppchen des Buddha in der ikonographischen Darstellung als Zeichen dafür gedeutet, dass er der Welt entsagt hat und deswegen keinen Prinzenschmuck (an den Ohrläppchen) mehr trägt.

[117] Zit. n. Chang Chung-yuan, *Tao, Zen und schöpferische Kraft*, S. 153.

[118] Zit. n. *The Secrets of the Golden Cabinet*.

[119] Ni Maoshing, *Der Gelbe Kaiser*.

[120] John Blofeld, *Der Taoismus*.

[121] Salomons Siegel ist toxisch und sollte nur von erfahrenen Pharmakologen verschrieben werden.

[122] Neu; aus David Frawley: *Ayurvedic Healing. A Comprehensive Guide*.

[123] Entstehung des Textes: Sui-Dynastie (581–618 n. Chr.)

124 S. T. Coleridge (1772–1834), zit. n. Jorge Luis Borges, *Aus Himmel und Hölle,* S. 46.

125 Bertholet Collection, S. 21 (eigene Übersetzung).

126 Zit. nach Jolan Chang, *Das Tao der Liebe,* S. 33.

127 Jolan Chang, zit. n. Christian Rätsch/Claudia Müller-Ebeling, *Isoldens Liebestrank,* S. 42.

128 Li Yong-Cui, zit. n. Maciocia, *Praxis der chinesischen Medizin,* S. 90.

129 G. Maciocia, *Die Gynäkologie in der chinesischen Medizin,* S. 255.

130 *Embrace Tiger, Return to Mountain,* S. 85 (eigene Übersetzung).

131 Isabell Allende, *Aphrodite,* S. 71.

132 Deutsch-nepalesischer Spielfilm.

133 Jack Kornfield, *Frag den Buddha und geh den Weg des Herzens,* S. 151.

134 „Avidya (auch ‚Nicht-Wissen', ‚Nicht-Erkenntnis', ‚Verblendung'; Anm. der Autorin) gilt als die Wurzel alles Unheilsamen in der Welt und wird definiert als das Nicht-Wissen um den leidhaften Charakter des Daseins. Es ist derjenige Geisteszustand, der nicht mit der Wirklichkeit übereinstimmt, der illusorische Phänomene für Wirklichkeit hält und Leiden herbeiführt. Nicht-Wissen bedingt Gier (Trishna) und ist somit der wesentliche Faktor, der die Wesen an den Kreislauf der Wiedergeburten bindet. Nach mahayanistischer Auffassung bedingt Avidya in Bezug auf die Leere (Shunyata) der Erscheinungen, dass ein Nicht-Erleuchteter die phänomenale Welt als die einzige Wirklichkeit ansieht und sich damit das Essenzielle verdeckt." (Ehrhard, Franz-Karl/Fischer-Schreiber, Ingrid, *Das Lexikon des Buddhismus,* S. 37)

135 Yeshe Donden, *Gesundheit durch Harmonie,* S. 55.

136 Frawley, *Yoga und Ayurveda,* S. 46.

137 Yi Jing, Hexagramm 27, zit. n. Kim Anh-Lim, *Practical Guide to the I Ching* (eigene Übersetzung).

138 *Daodejing* (eigene Übersetzung).

139 In unseren Gesellschaften sind Süßigkeiten ständig und überall präsent. In Indien, Vietnam und anderen Ländern des Ostens sind traditionelle Süßigkeiten vielerorts nur in besonderen Geschäften zu beziehen, sie sind kostspielig und besonderen Anlässen wie Hochzeiten vorbehalten. Schokoladen konnten lange Jahre nicht auf den Markt kommen, da sie schlicht dahinschmolzen. Mittlerweile ist es gelungen, künstliche, hitzestabile Fette zu erfinden, die dies verhindern. Nun sind die Schokoriegel auch dort auf dem Vormarsch und verändern nachhaltig die Ernährungsgewohnheiten. Sie gelten als modern und schick und werden von der aufstrebenden Mittelschicht im Vorbeilaufen gekauft und gegessen.

140 Hexagramm 58, Yi Jing; zit. n. Kim Anh-Lim, *Practical Guide to the I Ching,* (eigene Übersetzung).

420

Literatur

Deutsch

Alexander, Meta/Raettig, Hansjürgen: *Infektionskrankheiten.* Georg Thieme Verlag, Stuttgart 1987 (3. Auflage).

Allende, Isabel: *Aphrodite, eine Feier der Sinne.* Suhrkamp, Frankfurt 1996.

Basan, Ghillie: *Die orientalische Küche.* Heyne, München 2001.

Beinfield, Harriet./Korngold, Efrem: *Traditionelle Chinesische Medizin und westliche Medizin.* O. W. Barth, München 2002.

Birch, Stephen, Manaka, Yoshio: *Quantensprung. Essenz und Praxis der Akupunktur.* ML Verlag, Uelzen 2004.

Blofeld, John: *Der Taoismus. Die Suche nach Unsterblichkeit.* Diederichs Gelbe Reihe, München 1998.

Brockhaus Ernährung – gesund essen, bewusst leben. Bibliographisches Institut, Mannheim 2001.

Chang Chung-yuan: *Tao, Zen und schöpferische Kraft.* Diederichs Gelbe Reihe, München 1987.

Clifford, Terry: *Tibetische Heilkunst.* O. W. Barth Verlag, Bern – München – Wien 1986.

Connelly, Dianne: *Traditionelle Akupunktur. Das Gesetz der fünf Elemente.* Endrich Verlag, Heidelberg 1989.

Dahmer, Jürgen: *Anamnese und Befund.* Thieme Verlag, Stuttgart 1988 (6. Auflage).

Deadman, Peter u. a.: *Großes Handbuch der Akupunktur.* Wühr Verlag, Kötzting 2000.

Ding Yu-he: *Handbuch der traditionellen chinesischen Heilpflanzen.* Haug, Heidelberg 1987.

Diolosa, Claude: „Ernährung nach den Fünf Elementen", in: *dao* 1/91.

Donden, Yeshe: *Gesundheit durch Harmonie.* Diederichs, München 1990.

Ehrhard, Franz-Karl/Fischer-Schreiber, Ingrid (Hrsg.): *Das Lexikon des Buddhismus.* O. W. Barth, München 1993 (2. Auflage).

Engelhardt, Ute/Hempen, Carl-Hermann: *Chinesische Diätetik.* Urban & Schwarzenberg, München 1997.

Englert, Stefan: *Großes Handbuch der chinesischen Phytotherapie, Akupunktur und Diätetik.* Wühr Verlag, Kötzting 2002.

Fazzioli, Edoardo: *Gemalte Wörter.* Lübbe Verlag, Bergisch-Gladbach 2004.

Ferlinz, Rudolf: *Internistische Differentialdiagnostik.* Thieme Verlag, Stuttgart 1984.

Feuerstein, Georg: „Hindernisse auf dem Yoga-Weg", in: *Yoga Aktuell 30,* 1/2005.

Fisch, Guido: *Der Herzmeridian Nr. V. Sammlung der Meridiane und ihrer Punkte in der Traditionellen Chinesischen Medizin.* Tung Ch'uan Yi Verlag 1987.

Fischer-Schreiber, Ingrid : *Das Lexikon des Taoismus.* Goldmann 1996.

Focks, Claudia: *Leitfaden Traditionelle Chinesische Medizin.* Gustav Fischer, Ulm 1997.

Frawley, David Dr.: *Das große Handbuch des Yoga und Ayurveda.* Windpferd 2001.

Gernet, Jacques: *Die chinesische Welt.* Suhrkamp, Frankfurt 1988.

Goethe, Johann Wolfgang von: *Die Leiden des jungen Werther.* Reclam 1989.

Granet, Marcel: *Das chinesische Denken.* Suhrkamp, Frankfurt 1985.

Hammer, Leon: *Psychologie und Chinesische Medizin.* Joy Verlag, Sulzberg 2000.

Heider de Jahnsen, Manuela: *Scripten zur Ausbildung in Traditioneller Chinesischer Medizin und Orientalischer Medizin.* (Unveröffentlicht)

Hornfeck, Ma: *Die acht Schätze der chinesischen Heilküche.* dtv, München 2004.

Kappstein, Stefan: *An-Mo. Die chinesische Mikromassage.* Bauer Verlag, Breisgau 1981.

Kastner, Jörg: *Propädeutik der chinesischen Diätetik.* Hippokrates, Stuttgart 2003.

Kleber, Johann Josef: *Traditionelle Chinesische Medizin.* Müller & Steinicke, München 1988.

Kornfield, Jack: *Frag den Buddha und geh den Weg des Herzens.* Kösel 1995.

Kushi, Michio: *Die makrobiotische Hausapotheke.* Ost-West-Bund, Völklingen 1985.

Kushi, Michio und Aveline: *Das große Buch der makrobiotischen Ernährung und Lebensweise.* Ost-West-Bund, Völklingen 1988.

Li, Christine: *Chinesische Heilmittel.* Ludwig, München1999.

Licht, Hans: *Lebenskultur im alten Griechenland.* Paul Aretz Verlag, Zürich – Berlin 1925.

Lobo, Rocque: *Die Grundlagen des Ayurveda.* Editora pantainos, München 2001.

Lorenzen, Udo: *Terminologische Grundlagen der traditionellen chinesischen Medizin.* Verlag Müller & Steinicke, München 1998.

Lorenzen, Udo/Noll, Andreas: *Die Wandlungsphasen der traditionellen chinesischen Medizin. Die Wandlungsphase Erde.* Müller & Steinicke, München 1996.

Dies.: *Die Wandlungsphasen der traditionellen chinesischen Medizin. Die Wandlungsphase Feuer.* Müller & Steinicke, München 1998.

Dies.: *Mikrokosmische Landschaften.* Bd. 1, Müller & Steinicke, München 2006.

Lu, Bi-Yän: *Niederschrift von der smaragdenen Felswand* (1. Bd.), Hanser, München 1977.

Maciocia, Giovanni: *Die Praxis der Chinesischen Medizin.* Wühr Verlag, Kötzting 1997.

Ders.: *Die Gynäkologie in der Praxis der chinesischen Medizin.* Wühr Verlag, Kötzting 2000.

MSD Manual. Handbuch Gesundheit. Hrsg. von Merck & Co. Urban & Schwarzenberg, München – Wien – Baltimore 1988 (4. Auflage).

Neeb, Günther: *Das Blutstasesyndrom.* Wühr Verlag, Kötzting 2002.

Nguyen van, Nghi Dr.: *Hoang ti nei king so ouenn.* (Band 1), MLV Uelzen 1977.

Ders.: *Pathogenese und Pathologie der Energetik in der chinesischen Medizin.* (Band 1), MLV Uelzen 1989.

Ders.: *Hoang ti nei king so ouenn.* (Band 2), MLV Uelzen 1997.

Nguyen van, Nghi Dr./Recours-Nguyen, Christine: *Pathogenese und Pathologie der Energetik in der chinesischen Medizin.* (Band 2), MLV Uelzen 1980.

Ni Maoshing. *Der Gelbe Kaiser. Das Grundlagenwerk der chinesischen Medizin.* O. W. Barth bei Scherz, München 1998 (6. Auflage).

Nyanaponika: *Geistestraining durch Achtsamkeit.* Christiani Verlag, Konstanz 1989.

Osho: *Das Harabuch.* Osho Verlag, Zürich 2002.

Ouspensky, P. D.: *Gespräche mit einem Teufel.* Aurum Verlag, Freiburg 1972.

Platsch, Klaus-Dieter: *Psychosomatik in der chinesischen Medizin.* Urban & Fischer, München 2000.

Porkert, Manfred: *Die chinesische Medizin.* Econ, Düsseldorf 1982.

Ders.: *Die theoretischen Grundlagen der chinesischen Medizin.* Hirzel Verlag, Stuttgart 1982.

Powell, James: *Das Tao der Symbole.* Diederichs Gelbe Reihe, München 1989.

Rätsch, Christian: *Isoldens Liebestrank.* Kindler, München 1986.

Ders.: *Enzyklopädie der psychoaktiven Pflanzen,* AT Verlag, Aarau/Schweiz, 1998 (6. Auflage).

Ders.: *Pflanzen der Liebe.* AT Verlag, Aaraun/Schweiz 1995 (3. Auflage).

Ders./Müller-Ebeling, Claudia: *Lexikon der Liebesmittel,* AT Verlag, Aarau/Schweiz 2003.

Ross, Jeremy: *Akupunktur-Punktkombinationen.* MLV Uelzen 1998.

Roth, Lutz u. a.: *Giftpflanzen – Pflanzengifte*. Nikol Verlag, Hamburg 1994 (4. Auflage).

Schimmel, Annemarie: *Lyrik des Ostens. Gedichte der Völker Asiens vom Nahen bis zum Fernen Osten*. Hanser, München 1978.

Schmidt, Heribert: *Konstitutionelle Akupunktur*. Hippokrates, Stuttgart1988.

Schumann, Hans W.: *Die großen Götter Indiens*. Diederichs Gelbe Reihe, München 2004.

Siedentopp, Uwe: *Praxishandbuch Chinesische Diätetik*. Verlag Siedentopp und Hecker GbR, Kassel 2004.

Steininger, Hans: *Hauch- und Körperseele und der Dämon bei Kuan Yin Tze*. Sammlung orientalistischer Arbeiten, Heft 20, Leipzig 1953.

Sui, Qingbo: „Vom Verständnis der traditionellen chinesischen Philosophie", in: *dao* 1/91.

Unschuld, Paul U. (Hrsg.): *Huichun – Chinesische Heilkunde in historischen Objekten und Bildern. Eine Ausstellung des Museums für Völkerkunde, Stiftung Preußischer Kulturbesitz Berlin*. Prestel, München – New York 1995.

Watts, Alan: *Der Lauf des Wassers. Einführung in den Taoismus*. Suhrkamp, Frankfurt 1983.

Watzlawick, Paul u. a.: *Lösungen*. Verlag Hans Huber, Bern, 2. Aufl. 1979.

Wilhelm, Richard: *Kungfutse. Schulgespräche*. Diederichs Gelbe Reihe, München 1981.

Wing, R. L.: *Der Weg und die Kraft*. Droemer Knaur, München 1987.

Englisch

Bertholet, L. C. P.: *Dreams of Spring. Erotic Art in China*. From the Bertholet Collection. Pepin Press, Amsterdam 1997.

Bensky, Dan: *Chinese Herbal Medicine*. Eastland Press, Seattle 1986.

Ders.: *Formulas and Sttrategies*. Eastland Press, Seattle1990.

Chang, Jolan: *Das Tao der Liebe. Unterweisungen in altchinesischer Liebeskunst*. Rowohlt/Reinbek 1978.

Classics of the Golden Chambers. François Ramakers 1999.

Dash, Bhagwan Vaidya: *Materia Medica of Indo-Tibetan Medicine*. Classics India Publications, New Delhi 1987.

Ders.: *Indian Aphrodisiaks*. Roli Books, Parkland, New Delhi 2001.

Douglas, Nic: *Sexual Secrets*. Destiny Books, New York 1979.

Feng u. a. (Hrsg.): *Chuang Tzu. Inner Chapters*. Vintage Books, New York 1974.

Feuerstein, Georg: *The Yoga Tradition*. Motilal Banarsidass, New Delhi 2002.

Flaws, Bob u. a.: *Prince Wen Hui's Cook Book*. Paradigm Publications, Brookline, Massachusetts 1983.

Ders.: *Something Old, Something New.* Blue Poppy Press, Boulder, CO 1991.

Frawley, David: *Ayurvedic Healing. A Comprehensive Guide.* Motilal Banarsidass, New Delhi 2000.

Frawley, David/Ranade (Drs.): *Ayurveda, Nature's Medicine.* Motilal Banasirsdass, Delhi 2001.

Frawley, David/Lad, Vasant: *The Yoga of Herbs.* Motilal Banarsidass, Delhi 2004.

Fu Weikang: *Traditional Chinese Medicine and Pharmacology.* Foreign Language Press, Beijing 1985.

Gardner-Abbate, Skya: *The Art of Palpatory Diagnosis in Oriental Medicine.* Churchill/Livingstone, USA 2001.

Girardot, Norman J.: *Myth and Meaning in Early Taoism.* University of California Press, Berkeley 1974.

Holmes, Peter: *The Energetics of Western Herbs.* (2 Vols.), Artemis, Colorado 1989.

Huang, Chungliang Al: *Embrace Tiger, Return to Mountain. The Essence of Tai Ji.* Celestial Art, Berkeley/California 1987.

Jarrett, Lonny: *Nourishing Destiny.* Spirit Path Press, Stockbridge, Massachusetts 1998.

Kim Anh-Lim: *Practical Guide to the I Ching.* New Age Books, New Delhi 2004.

Li Xuemei: *Acupuncutre, Patterns and Practice.* Eastland Press, Seattle 1993.

Lu, Henry: *Chinese System of Food Cures.* Sterling Press, New York 1986.

Modi, Vithaldas: *Nature Cure for Common Diseases.* Orient Paperbacks, New Delhi 1980.

Pitchford, Paul: *Healing with Whole Foods.* North Atlantik Books, Berkeley/California 2002 (3. Auflage).

Rajeswarananda (Swami): *Thus spoke Ramana.* Sri Ramanasraman, Tiruvannamalai/India 2003.

Ramakers, François: *Psychopuncture.* (Unveröffentlichtes Manuskript der Berliner Vorträge vom 30. – 31.1.1999).

Ders.: *Differentiation & Treatment of Static Blood Pathology.* (Unveröffentlichtes Manuskript der Berliner Vorträge vom 28. – 29.4.2001).

Requena, Yves: *Terrains and Pathology in Acupuncture (Vol. I).* Paradigm Publications, Brookline, Massachussetts 1986.

Rochat de la Vallee, Elisabeth: *The Heart in Ling Shu Chapter 8. Chinese Medicine from the Classics.* Monkey Press, London 1996.

Rochat de la Vallee, Elisabeth: *The eight extraordinary Meridians.* Monkey Press, London 1997.

Rochat de la Vallee, Elisabeth/Larre, Claude: *The Seven Emotions*. Monkey Press, London 1997.

Song Tian Bin: *Tongues and Lingual Coatings in Chinese Medicine*. Joint Publication of People's Medical Publishing House, Beijing 1986.

Swenson, Doug: *Mastering the Secrets of Yoga Flow*. New York 2004.

Teeguarden, Ron: *Chinese Tonic Herbs*. Japan Publications, Tokyo – New York 1987.

Wallgren, Thomas u. a.: *Dreams of Solidarity*. Keuruu, Helsinki/Finnland 2003.

Wiseman, Ellis u. a.: *Fundamentals of Chinese Medicine*. Paradigm Publications, Brookline, Massachusetts 1985.

Wong, Eva: *The Shambala Guide to Taoism*. Shambala South Asia Editions, New Delhi 2000.

Worsley, John R.: *Traditional Acupuncture, Traditional Diagnosis. (Vol. II)*. Royal Lemington, Spa/UK 1990.

Ders.: *Traditional Acupuncture*. (Vol. I), Element Books lim., Shaftesbury, Dorset, England, 1992.

Wu, John C. H. (Hrsg. u. Übers.): *Tao Teh Ching. Lao Tzu*. Shambala Dragon Editions, South Asia Books, New Delhi 2000 (Reprint von St. John's University Press, New York 1961).

Andere Sprachen

Gian Yeu: *Cham Cuu*. People's Army Press, Hanoi 1990.

Verzeichnis der Abbildungen

Abb. 1: Der Dreifache Erwärmer 25

Abb. 2: Das Mingmen-Feuer 27

Abb. 3: Die Drei Schätze 37

Abb. 4: Sun Simiao in Begleitung von Drache und Tiger 46

Abb. 5: Yin- und Yang-Erkrankungen unterscheiden 57

Abb. 6: Die Basisdiät 139

Abb. 7: Die Organuhr 141

Abb. 8: Die Lehre der Fünf Wandlungsphasen 148

Die Autorin

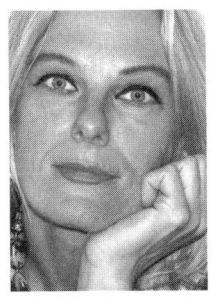

Manuela Heider de Jahnsen, Jahrgang 1961, begann 1980 in Indien eine Heilkunde-Ausbildung, zunächst in Ayurveda und Yoga, später auch in japanischer Akupunktur. 1982 ging sie nach London, wo sie ihre Studien vertiefte und durch eine Ausbildung in Makrobiotik und Shiatsu ergänzte. Daran anschließend studierte sie Indologie und Soziologie in Berlin. 1989 schloss sie die Ausbildung zur Heilpraktikerin ab. In den Jahren 1994 bis 1997 lebte sie in Nord-Vietnam, wo sie in Hanoi in verschiedenen Krankenhäusern für Östliche Medizin arbeitete. Seither unterrichtet sie als freie Dozentin Chinesische/Fernöstliche Medizin sowie Akupunktur, Tui Na/Chiropraktik und Yoga. In Berlin, wo sie derzeit mit ihren drei Töchtern lebt, führt sie eine Praxis für Akupunktur, Diätetik und Yogatherapie und arbeitet außerdem am Aufbau einer Akupunktur-Ambulanz im Norden Indiens.

Kontaktadresse

Manuela Heider de Jahnsen
Society of Friends
Fehrbellinerstraße 24
10119 Berlin
030 - 30 83 47 95
www.societyoffriends.biz
info@societyoffriends.biz

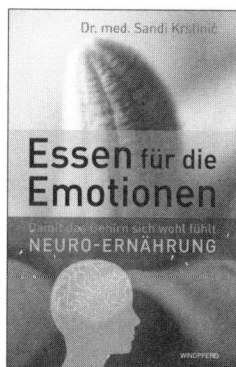

Dr. med. Sandi Krstinić
Essen für die Emotionen
Damit das Gehirn sich wohl fühlt: Neuro-Ernährung

Glück kann man essen, denn für Glücksgefühle entstehen durch eine bestimme Mischung von biochemischen Stoffen im Gehirn. *Essen für die Emotionen* zeigt, wie wir unserem Gehirn durch eine intelligente Auswahl an Lebensmitteln die jeweils passenden Molekül-Bausteine liefern können, um Empfindungen wie Glück, Gelassenheit, Harmonie oder kraftvolle Energie zu unterstützen. Neuro-Ernährung ist die metabolische Balance für das Gehirn und funktioniert auf der Basis von 4 Nahrungsmittel-Typen. Vier Hauptakteure heißen: Serotonin, Dopamin, Noradrenalin und GABA. Ein spannende und praktische Einführung.

109 Seiten · ISBN: 978-3-89385-635-0
www.windpferd.de

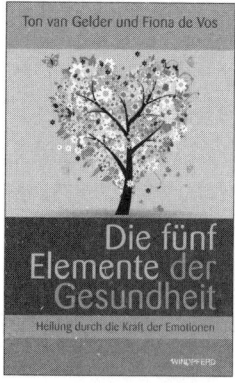

Ton van Gelder · Fiona de Vos
Die fünf Elemente der Gesundheit
Heilung durch die Kraft der Emotionen

Solange alle Zellen unseres Körpers im Austausch miteinander und mit der sie nährenden Matrix sind, fließt Energie ungehindert und der Mensch ist gesund. Ins Stocken geraten, wendet sich diese Kraft gegen uns. Welche Emotionen welche Blockaden entstehen lassen, wie sie sich gesundheitlich auswirken und schließlich aufgelöst werden können, damit der Körper sich heilen kann, darauf liegt der Fokus des Buches. Tiefgründig und zugleich wundervoll leicht zugänglich ist dieser Gesundheitsratgeber, in dem der Arzt Ton van Gelder uns an dem traditionellen Wissen der chinesischen Heilkunde vor dem Hintergrund der Erfahrungen aus seiner Praxis für Naturheilkunde und TCM teilhaben lässt.

160 Seiten · ISBN: 978-3-89385-628-2
www.windpferd.de